PSIQUIATRIA
DIGITAL

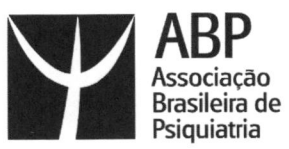
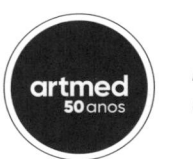

A Artmed é a editora oficial da ABP

NOTA

A medicina é uma ciência em constante evolução. À medida que novas pesquisas e a própria experiência clínica ampliam o nosso conhecimento, são necessárias modificações no tratamento e na farmacoterapia. Os autores desta obra consultaram as fontes consideradas confiáveis, em um esforço para oferecer informações completas e, geralmente, de acordo com os padrões aceitos à época da publicação. Entretanto, tendo em vista a possibilidade de falha humana ou de alterações nas ciências médicas, os leitores devem confirmar estas informações com outras fontes. Por exemplo, e em particular, os leitores são aconselhados a conferir a bula de qualquer medicamento que pretendam administrar, para se certificar de que a informação contida neste livro está correta e de que não houve alteração na dose recomendada nem nas contraindicações para o seu uso. Essa recomendação é particularmente importante em relação a medicamentos novos ou raramente utilizados.

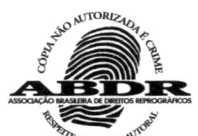 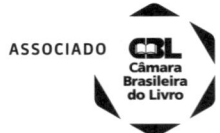

```
P974   Psiquiatria digital / Organizadores, Ives Cavalcante Passos,
       Carolina Benedetto Gallois. – Porto Alegre : Artmed, 2024.
       xviii, 353 p. ; 23 cm.

       ISBN 978-65-5882-161-8

       1. Psiquiatria. I. Passos, Ives Cavalcante. II. Gallois,
       Carolina Benedetto.
                                                    CDU 616.89
```

Catalogação na publicação: Karin Lorien Menoncin – CRB 10/2147

Ives Cavalcante **Passos**
Carolina Benedetto **Gallois**
(Orgs.)

PSIQUIATRIA
DIGITAL

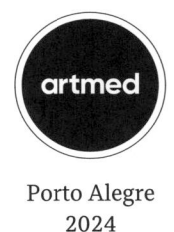

Porto Alegre
2024

© Grupo A Educação S.A., 2024.

Gerente editorial: *Letícia Bispo de Lima*

Colaboraram nesta edição:
Coordenadora editorial: *Cláudia Bittencourt*
Capa: *Paola Manica / Brand&Book*
Preparação de originais: *Israel Pedroso*
Leitura final: *Netuno*
Projeto gráfico e editoração eletrônica: *Kaéle Finalizando Ideias*

Foram efetuados todos os esforços para contatar os potenciais detentores dos direitos dos materiais utilizados nesta obra. No caso de, para algum material, ter sido inadvertidamente omitido o devido crédito ou ter havido imprecisão na informação da fonte, faremos a devida correção por errata à obra quando o potencial detentor apresentar comprovação.

Reservados todos os direitos de publicação ao GRUPO A EDUCAÇÃO S.A.
(Artmed é um selo editorial do GRUPO A EDUCAÇÃO S.A.)
Rua Ernesto Alves, 150 – Bairro Floresta
90220-190 – Porto Alegre – RS
Fone: (51) 3027-7000

SAC 0800 703 3444 – www.grupoa.com.br

É proibida a duplicação ou reprodução deste volume, no todo ou em parte, sob quaisquer formas ou por quaisquer meios (eletrônico, mecânico, gravação, fotocópia, distribuição na Web e outros), sem permissão expressa da Editora.

IMPRESSO NO BRASIL
PRINTED IN BRAZIL

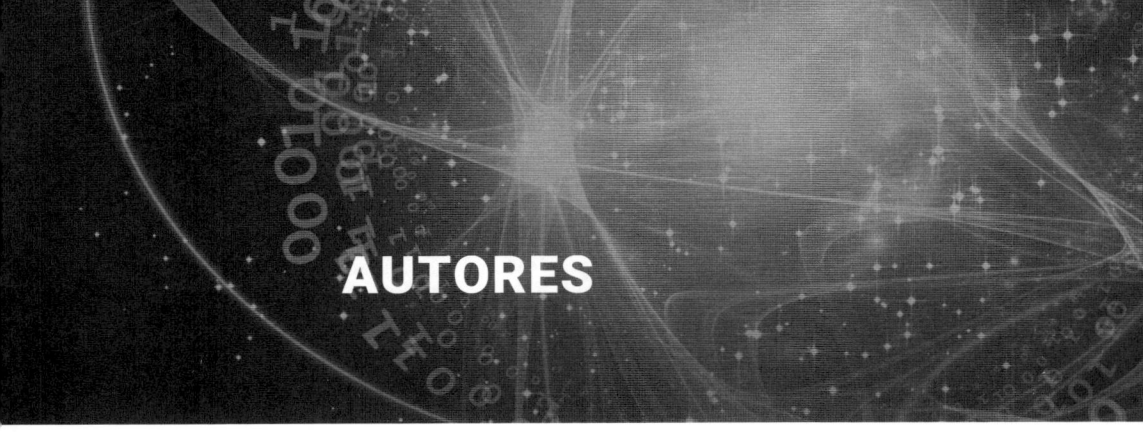

AUTORES

Ives Cavalcante Passos (org.)
Psiquiatra. Professor de Psiquiatria do Hospital de Clínicas de Porto Alegre (HCPA) da Universidade Federal do Rio Grande do Sul (UFRGS). Coordenador do Programa de Residência Médica em Psiquiatria e do Programa de Transtorno Bipolar do HCPA/UFRGS. Doutor em Psiquiatria e Ciências do Comportamento pela UFRGS. Pós-doutorado na University of Texas Health Science Center at Houston, Estados Unidos.

Carolina Benedetto Gallois (org.)
Psiquiatra. Especialista em Psicoterapia de Orientação Analítica pelo Centro de Estudos Luís Guedes (CELG). Doutoranda em Psiquiatria e Ciências do Comportamento na UFRGS.

Adriane R. Rosa
Farmacêutica-bioquímica. Professora adjunta de Farmacologia da UFRGS. Mestra em Farmacologia pela Universidade Federal de Ciências da Saúde de Porto Alegre (UFCSPA). Doutora em Ciências Médicas pela UFRGS. Pós-doutorado no Instituto de Neurociências da Universidade de Barcelona, Espanha.

Alice C. M. Xavier
Psiquiatra. Pesquisadora do Programa de Transtornos de Ansiedade (Protan) do HCPA/UFRGS. Especialista em Terapia Cognitivo-comportamental pelo Centro de Estudos da Família e do Indivíduo de Porto Alegre (Cefi-POA). Mestra em Ciências da Saúde pela UFCSPA. Doutoranda em Psiquiatria e Ciências do Comportamento da UFRGS.

Alicia Carissimi
Psicóloga. Professora do Curso de Psicologia da Faculdade Dom Bosco de Porto Alegre. Especialista em Psicoterapia Cognitivo-comportamental pelo Instituto WP Psicoterapia Cognitiva e Faculdades Integradas de Taquara (Faccat). Psicóloga do sono certificada pela Associação Brasileira de Sono e Sociedade Brasileira de Psicologia. Mestra em Medicina: Ciências Médicas pela UFRGS. Doutora em Psiquiatria e Ciências do Comportamento pela UFRGS.

Aline Zimerman
Psicóloga. Especialista em Terapia Cognitivo-comportamental pela Pontifícia Universidade Católica do Rio Grande do Sul (PUCRS). Doutoranda em Psiquiatria e Ciências do Comportamento na UFRGS/Universidade Federal de São Paulo (Unifesp)/Universidade de São Paulo (USP).

Ana Laura Gehlen Walcher
Médica. Residente em Psiquiatria no HCPA/UFRGS.

Analise de Souza Vivan
Psicóloga clínica do Instituto de Neurociências e Terapias Cognitivas (INTCognitivas). Especialista em Terapia Cognitivo-comportamental pela Universidade do Vale do Rio dos Sinos (Unisinos). Mestra em Psicologia Clínica pela PUCRS. Doutora em Ciências Médicas: Psiquiatria pela UFRGS.

André Comiran Tonon
Médico. Assistente de pesquisa do Laboratório de Cronobiologia e Sono do HCPA/UFRGS. Doutor em Psiquiatria e Ciências do Comportamento pela UFRGS.

Andressa Goldman Ruwel
Graduanda de Medicina na Unisinos. Bolsista de Iniciação Científica pelo HCPA/UFRGS.

Anna Clara Sarmento Leite Caobelli
Psicóloga clínica.

Anna Viduani
Psicóloga. Mestra em Psiquiatria e Ciências do Comportamento pela UFRGS.

Augusto Reginatto
Graduando de Medicina na UFRGS.

Brunna Boaventura
Nutricionista. Professora adjunta de Nutrição na Universidade Federal de Santa Catarina (UFSC). Mestra em Nutrição pela UFSC. Doutora em Ciência de Alimentos pela UFSC/Cornell.

Bruno Braga Montezano
Psicólogo e analista de dados. Mestrando em Psiquiatria e Ciências do Comportamento na UFRGS.

Camila Zimmer
Psicóloga. Mestranda em Psiquiatria e Ciências do Comportamento na UFRGS.

Carolina Blaya Dreher
Psiquiatra. Professora associada de Psiquiatria da UFCSPA e professora adjunta de Psiquiatria da UFRGS. Especialista em Psicoterapia pelo CELG. Mestra e Doutora em Psiquiatria e Ciências da Saúde pela UFRGS. Pós-doutorado em Psiquiatria e Ciências da Saúde na UFRGS.

Carolina Cassiano Rangel
Psiquiatra.

Christian Kieling
Psiquiatra. Professor de Psiquiatria da Infância e da Adolescência da UFRGS. Especialista em Psiquiatria da Infância e da Adolescência pelo HCPA/UFRGS. Mestre e Doutor em Ciências Médicas: Psiquiatria pela UFRGS. Fundador da plataforma de cuidados personalizados em saúde mental Wida.

Cleonice Zatti
Psicóloga clínica. Formação em Psicoterapia de Orientação Psicanalítica pelo Gaepsi – Associação de Psicoterapia Psicanalítica. Mestra e Doutora em Psiquiatria e Ciências do Comportamento pela UFRGS. Pós-graduada em Suicidologia: Prevenção e Posvenção, Processos Autodestrutivos e Luto pela Universidade Municipal de São Caetano do Sul (UsCS). Pós-doutorado em Psiquiatria e Ciências do Comportamento na UFRGS.

Daniel Tornaim Spritzer
Psiquiatra. Especialista em Psiquiatria da Infância e Adolescência pelo HCPA/UFRGS. Mestre e Doutor em Psiquiatria e Ciências do Comportamento pela UFRGS.

Daniela Tusi Braga
Psicóloga. Mestra e Doutora em Psiquiatria: Ciências Médicas pela UFRGS.

Debora Tornquist
Licenciada e Bacharela em Educação Física. Especialista em Tecnologias Educacionais para Prática Docente no Ensino da Saúde na Escola pela Escola Nacional de Saúde Pública Sergio Arouca/Fundação Oswaldo Cruz (ENSP/Fiocruz). Mestra em Promoção da Saúde pela Univer-

sidade de Santa Cruz do Sul (Unisc). Doutora em Educação Física pela Universidade Federal de Pelotas (UFPel). Pós-doutorado na Universidade Federal de Santa Maria (UFSM).

Eduarda Taís Schneider
Graduanda de Medicina na UFRGS.

Felipe B. Schuch
Licenciado em Educação Física. Professor adjunto da UFSM. Mestre e Doutor em Ciências Médicas: Psiquiatria pela UFRGS.

Felipe Gutiérrez Carvalho
Psiquiatra contratado do Serviço de Medicina Ocupacional do HCPA/UFRGS. Atuação em Medicina do Sono no HCPA/UFRGS. Professor assistente da Escola de Saúde da Unisinos. Mestre e Doutor em Psiquiatria e Ciências do Comportamento pela UFRGS.

Felix Henrique Paim Kessler
Psiquiatra. Professor adjunto do Departamento de Psiquiatria e Medicina Legal da UFRGS. Chefe do Serviço de Psiquiatria de Adições e Forense do HCPA/UFRGS. Doutor em Psiquiatria e Ciências do Comportamento pela UFRGS.

Gabriel Gonçalves Veloso
Graduando de Medicina na UFRGS.

Gabriela Damasceno Ferreira Campos
Psicóloga clínica, professora e supervisora. Especialista em Terapias Comportamentais Contextuais pelo Cefi. Mestra em Psicologia e Saúde pela UFCSPA.

Gabrielle Terezinha Foppa
Psiquiatra. Especializanda em Psiquiatria Forense no HCPA/UFRGS. Mestranda em Psiquiatria e Ciências do Comportamento na UFRGS.

Giancarlo Franceschi Dalla Vecchia
Graduando de Medicina na UFRGS.

Gisele Gus Manfro
Psiquiatra. Professora titular de Psiquiatria da UFRGS. Doutora em Ciências Biológicas: Bioquímica pela UFRGS.

Igor Londero
Psicólogo. Mestre em Psiquiatria e Ciências do Comportamento pela UFRGS.

Isabella Cardia Lorenzoni
Graduanda de Medicina da UFRGS.

Jéferson Ferraz Goularte
Nutricionista clínico.

Josiane Maliuk
Psicóloga clínica.

Júlio César Bebber
Psiquiatra. Mestrando no Programa de Pós-graduação (PPG) em Psiquiatria e Ciências do Comportamento da UFRGS.

Júlio César Bisognin Lopez
Médico.

Kyara Rodrigues de Aguiar
Psicóloga. Pesquisadora vinculada ao PPG em Psiquiatria e Ciências do Comportamento da UFRGS. Formação em Terapia Cognitivo-comportamental pelo CELG e pelo INTCognitivas. Mestra e doutoranda em Psiquiatria e Ciências do Comportamento na UFRGS.

Lisieux E. de Borba Telles
Psiquiatra forense. Professora do Departamento de Psiquiatria e Medicina Legal da UFRGS. Preceptora da Residência em Psiquiatria Forense do HCPA/UFRGS. Especialista em Psiquiatria Forense pela Associação Brasileira de Psiquiatria (ABP). Mestra em Psiquiatria Forense pela Universidad Nacional de La Plata (UNLP), Argentina. Doutora em Medicina pela UNLP, Argentina.

Lucas Tavares Noronha
Graduando de Medicina na PUCRS.

Luciana C. Antunes
Nutricionista clínica. Professora adjunta de Nutrição Clínica da UFSC. Mestra e Doutora em Medicina: Ciências Médicas pela UFRGS. Pós-doutorado em Neuromodulação Clínica e Terapêutica no Laboratório de Dor & Neuromodulação do HCPA/UFRGS.

Luiz Roberto Carvalho
Venture builder de impacto em saúde mental e administrador de empresas. Pós-graduado em Marketing pelo Insper. Mestre em Psiquiatria pelo Instituto de Psiquiatria (IPq) da Faculdade de Medicina (FM) da USP.

Malu Joyce de Amorim Macedo
Psiquiatra. Especialista em Psiquiatria da Infância e da Adolescência pela UFCSPA. Especialista em Psicoterapia de Orientação Analítica pelo CELG. Mestranda em Psiquiatria e Ciências do Comportamento na UFRGS.

Marcelo Trombka
Psiquiatra e psicoterapeuta. Professor de *Mindfulness* com treinamentos pela Unifesp, pelo Oxford Mindfulness Centre e pela Harvard Medical School. Doutor em Psiquiatria e Ciências do Comportamento pela UFRGS, com período sanduíche na Harvard Medical School.

Marcos da Silveira Cima
Psiquiatra. Especialista em Psicoterapia pelo CELG. Mestre em Psiquiatria e Ciências do Comportamento pela UFRGS.

Maria Paz Hidalgo
Psiquiatra. Professora titular do Departamento de Psiquiatria e Medicina Legal da UFRGS. Especialista em Psiquiatria pelo HCPA/UFRGS. Mestra e Doutora em Medicina: Ciências Médicas pela UFRGS.

Marta Braga Ryff Moreira
Psiquiatra.

Matheus A. Makrakis
Médico. Residente em Psiquiatria no HCPA/UFRGS.

Natasha Kim de Oliveira da Fonseca
Nutricionista. Mestra em Neurociências pela UFRGS. Doutoranda em Psiquiatria e Ciências do Comportamento na UFRGS.

Neusa Sica da Rocha
Psiquiatra. Professora adjunta do Departamento de Psiquiatria e Medicina Legal e professora permanente do PPG em Psiquiatria e Ciências do Comportamento da UFRGS. Especialista em Psiquiatria pelo HCPA/UFRGS. Mestra em Ciências Médicas: Psiquiatria pela UFRGS. Doutora em Ciências Médicas: Psiquiatria pela UFRGS/University of Edinburgh, Reino Unido.

Nicole da Silva Mastella
Graduanda de Medicina na UFRGS.

Paula Blaya Rocha Stoffels
Psiquiatra.

Pedro H. Manfro
Psiquiatra. Professor assistente de Psiquiatria da Escola de Saúde da Unisinos. Doutor em Psiquiatria e Ciências do Comportamento pela UFRGS.

Rafael Lopes
Psiquiatra.

Rafaela Fernandes Pulice
Graduanda de Medicina na Universidade Luterana do Brasil (Ulbra).

Ramon A. Proença
Graduando de Psicologia na UFRGS.

Ricardo Matsumura Araujo
Cientista da computação. Professor associado da UFPel. Doutor em Ciência da Computação pela UFRGS.

Roberta C. S. Zorzetti
Médica. Residente em Psiquiatria no Hospital Municipal Getúlio Vargas (HMGV).

Sarah Aline Roza
Professora adjunta e supervisora clínica em Terapia Cognitivo-comportamental do Departamento de Psicologia da Universidade Tuiuti do Paraná (UTP). Mestra em Educação: Cognição, Aprendizagem e Desenvolvimento Humano pela Universidade Federal do Paraná (UFPR). Doutora em Educação: Processos Psicológicos em Contextos Educacionais pela UFPR.

Sofia Cid de Azevedo
Psiquiatra forense. Mestranda no PPG em Psiquiatria e Ciências do Comportamento da UFRGS.

Thiago Henrique Roza
Psiquiatra e psiquiatra forense. Professor adjunto do Departamento de Medicina Forense e Psiquiatria da UFPR. Doutor em Psiquiatria e Ciências do Comportamento pela UFRGS. Doutorando do Programa Tripartite em Psiquiatria Translacional do Desenvolvimento da USP, Unifesp e UFRGS.

Thyago Antonelli-Salgado
Psiquiatra. Especialista em Psicoterapia de Orientação Analítica pelo CELG. Mestre e doutorando em Psiquiatria e Ciências do Comportamento na UFRGS.

Vitor Breda
Psiquiatra. Especialista em Psicoterapia de Orientação Analítica pelo CELG. Mestre e Doutor em Ciências Médicas: Psiquiatria pela UFRGS. Postdoctoral Fellow na Queen's University, Canadá.

Vitória Dall Agnol Bouvier
Graduanda de Medicina na UFRGS.

Vivian Day
Psiquiatra. Coordenadora de Programa do Curso de Formação em Psicoterapia do CELG. Especialista em Psiquiatria Forense pela ABP e em Psicoterapia de Orientação Analítica pelo CELG. Membro da Sociedade Psicanalítica de Porto Alegre (SPPA).

APRESENTAÇÃO

Durante a pandemia de covid-19, houve um aumento exponencial no uso de ferramentas digitais e aplicativos (*apps*) em psiquiatria. As orientações para o isolamento social ("Fique em casa", "Evite aglomerações") e, sobretudo, as determinações para o fechamento de clínicas e consultórios obrigaram os profissionais da saúde, em particular os da saúde mental, a encontrar alternativas para continuar o atendimento dos pacientes e possibilitar a manutenção dos tratamentos em curso, fossem eles medicamentosos ou psicoterápicos. Inicialmente, tal continuação ocorreu por telefone, mas, em seguida, os profissionais se deram conta da possibilidade de usar a câmera do celular ou do computador por meio de aplicativos, com muitas vantagens sobre o simples contato telefônico, e a consulta *on-line* passou a ser uma prática rotineira, assim como a psicoterapia *on-line*. Mesmo os que se opunham a tais modalidades, por considerarem que o contato médico-paciente direto, presencial, constituía a essência do atendimento em saúde mental, acabaram se rendendo. O uso amplo das novas tecnologias no acompanhamento clínico *on-line* se mostrou de tal forma vantajoso que ultrapassou os limites impostos pela crise sanitária, principalmente no que se refere à acessibilidade: tornou-se possível o atendimento em cenários que até pouco tempo nem imaginávamos, em que o contato direto era difícil ou até impossível.

A avaliação do paciente, a aplicação de escalas e instrumentos diagnósticos, a indicação e a implementação do tratamento, o monitoramento e, eventualmente, a realização de todo o processo psicoterápico nesse novo *setting* se consolidaram como práticas, não só pela ampliação do acesso, mas também pela economia de tempo e dinheiro, inaugurando, assim, a chamada "psiquiatria digital". A experiência foi tão bem-sucedida que atualmente a consulta e os tratamentos *on-line*, como a psicoterapia, a prescrição digital de medicamentos e o acompanhamento *on-line* do paciente, fazem parte do dia a dia da maioria dos profissionais da área. Calcula-se em mais de dez mil o número de aplicativos em saúde mental disponíveis para *download*. Apesar desse grande número, a adesão a esses aplicativos é um ponto crítico, pois cerca de 90% dos usuários interrompem seu uso em até dez dias, principalmente quando desacompanhado da prática clínica.

Na verdade, mesmo antes da pandemia, o cotidiano das pessoas já vinha passando por grandes transformações em decorrência das tecnologias digitais. Seu uso em grande escala se tornou possível com a disseminação da internet de banda larga e a popularização dos *smartphones*. Os aplicativos passaram a ser usados para as mais variadas e corriqueiras tarefas, como, por exemplo, movimentar a conta bancária, ler o jornal, fazer compras, escolher uma rota no trânsito, chamar um carro para transporte ou ver a previsão do tempo. De maneira radical, transformaram o nosso modo de fazer as coisas, facilitando tremendamente nosso dia a dia, a tal ponto que não conseguimos mais viver sem eles.

O uso de aplicativos acabou se estendendo para os mais variados campos de atuação profissional, e não poderia ser diferente com a saúde (telessaúde) e, em particular, a saúde mental, na chamada telepsiquiatria. Na área da saúde mental, os aplicativos passaram a ser usados como auxílio ao diagnóstico, ao tratamento e ao monitoramento dos pacientes. No auxílio ao diagnóstico, podem ser empregados na coleta de informações preliminares do paciente, poupando tempo dos profissionais. Na triagem diagnóstica, são usados para identificar indivíduos que apresentam indícios de transtornos ainda não diagnosticados, que ainda não procuraram ajuda profissional ou que apresentam risco de suicídio. A partir de alertas de um aplicativo, tais indivíduos podem ser encaminhados para uma avaliação clínica mais cuidadosa e para o devido tratamento.

Aplicativos também têm sido usados em intervenções terapêuticas, como psicoterapias *on-line*, prescrição digital de medicamentos e monitoramento de efeitos colaterais. Eles permitem a verificação da gravidade dos sintomas de humor, de ansiedade, entre outros, e servem para monitorar a adesão e a resposta ao tratamento, possibilitando a detecção precoce de sinais de recaída, de não adesão ou de abandono do tratamento. Além disso, facilitam a interação e a troca de informações entre profissional e paciente e possibilitam que a psicoeducação se dê de forma mais consistente.

Apesar de todas essas funções e vantagens, que complementam e tornam mais efetivo o trabalho dos profissionais, várias questões precisam ser respondidas antes de se indicar um aplicativo a um paciente. Qual é a base teórica que sustenta seu uso? Quem são seus desenvolvedores? Os responsáveis são profissionais renomados? É de uma instituição conhecida? Ensaios clínicos comprovam sua efetividade? Foi atualizado nos últimos 180 dias? Apresenta uma política clara de privacidade e segurança com relação aos dados do paciente? Os relatos de pessoas que já o testaram são favoráveis? É fácil de usar? O seu uso supõe a integração à prática clínica de algum profissional e facilita a interação deste com o paciente? É importante lembrar, ainda, que aplicativos de saúde mental também podem representar riscos para a saúde dos usuários se oferecerem, por exemplo, orientações de saúde equivocadas ou se apresentarem falhas na segurança digital, comuns em aplicativos descontinuados.

Como visto, o uso de aplicativos já faz parte do presente e sem dúvida será ainda maior no futuro da prática clínica em saúde mental. Apesar de promissores, preocupações com o engajamento do usuário e a adesão efetiva, com as evidências de qualidade técnica e efetividade e com a garantia da permanente atualização por parte dos desenvolvedores e da privacidade dos dados do paciente sugerem cautela e parcimônia na adoção dessas tecnologias e em recomendá-las aos pacientes. Além disso, os aplicativos precisam cair no gosto dos profissionais, comprovando na prática o potencial de ajuda que representam, seja no diagnóstico, no manejo do paciente ou no seu monitoramento, para que seu uso rotineiro seja adotado, como ocorreu no caso da consulta, da terapia e da prescrição *on-line*, entre outros exemplos. Eles também precisam ser aprovados pelos usuários, que farão uso apenas se perceberem seus benefícios.

É importante ressaltar, no entanto, que a tecnologia digital não deve substituir a terapia tradicional, ou seja, a relação pessoal e direta entre o profissional e o paciente, pois é essa relação que constrói a base sólida para um bom tratamento em saúde mental. O papel dos aplicativos é de apoio ao tratamento convencional.

Em resumo, mesmo com tantas dúvidas e receios, tomadas as devidas precauções, os aplicativos podem ser de grande ajuda ao profissional. Eles poupam tempo na coleta de dados, oferecem a possibilidade de monitoramento do paciente em tempo real e complementam de maneira eficiente a psicoeducação, aumentando a efetividade da interação entre profissional e paciente.

Assim, em boa hora e de maneira muito oportuna, a Artmed vem brindar seus leitores com o livro *Psiquiatria digital*, organizado por dois colegas experientes – Dr. Ives Cavalcante Passos e Dra. Carolina Benedetto Gallois –, que, além de trazer informações atualizadas e relevantes sobre uma área incipiente do conhecimento e sobre as possibilidades que as novas tecnologias oferecem, responde às inúmeras incertezas que essas novidades despertam. O livro tem 25 capítulos que englobam questões mais gerais da psiquiatria digital, como o uso de aplicativos no manejo do paciente em vários transtornos (bipolar, depressão, ansiedade, obsessivo-compulsivo, insônia, *skin picking*), e destacam os aplicativos que podem oferecer ajuda na manutenção da prática de exercícios físicos e dietas, entre outros tópicos. Todos os capítulos são interessantes, mas vale destacar o Capítulo 22, "Como avaliar a qualidade dos aplicativos em saúde mental e orientar o seu paciente acerca deles", e o Capítulo 25, "Ética na era digital".

Escrito em uma linguagem simples, clara, de leitura agradável, *Psiquiatria digital* certamente despertará o interesse e a curiosidade dos leitores e profissionais da área da saúde mental, sobretudo daqueles não familiarizados com as tecnologias apresentadas. Quem sabe, com a leitura, poderão se interessar em utilizar e incorporar em sua prática clínica diária esses novos e importantes recursos que facilitam o dia a dia do profissional e melhoram o contato com o paciente.

Aristides Volpato Cordioli
Psiquiatra. Professor aposentado do Departamento
de Psiquiatria e Medicina Legal da Faculdade de Medicina (Famed)
da Universidade Federal do Rio Grande do Sul (UFRGS).
Mestre e Doutor em Ciências Médicas: Psiquiatria pela UFRGS.

SUMÁRIO

Apresentação.. xi
    Aristides Volpato Cordioli

1. **A clínica digital na psiquiatria**..................................... 1
   Aline Zimerman
   Augusto Reginatto
   Eduarda Taís Schneider
   Ives Cavalcante Passos

2. **Elaboração de pesquisas em psiquiatria usando tecnologias digitais**..................... 13
   Carolina Benedetto Gallois
   Paula Blaya Rocha Stoffels
   Ana Laura Gehlen Walcher
   Gisele Gus Manfro

3. **Uso de aplicativos para orientar a conduta clínica na psiquiatria**..................... 29
   Carolina Benedetto Gallois
   Pedro H. Manfro
   Roberta C. S. Zorzetti
   Gisele Gus Manfro

4. **Intervenções digitais no transtorno depressivo maior**............. 40
   Júlio César Bebber
   Gabriel Gonçalves Veloso
   Analise de Souza Vivan
   Daniela Tusi Braga
   Ives Cavalcante Passos

5. **Uso de aplicativos no manejo do paciente com transtorno bipolar**..................... 59
   Kyara Rodrigues de Aguiar
   Camila Zimmer
   Rafaela Fernandes Pulice
   Anna Clara Sarmento Leite Caobelli
   Ives Cavalcante Passos

6. **Uso de intervenções digitais no manejo do paciente com transtornos de ansiedade** 74
   Carolina Benedetto Gallois
   Rafael Lopes
   Gabrielle Terezinha Foppa
   Gisele Gus Manfro

7. **Intervenções digitais no manejo do paciente com transtorno obsessivo-compulsivo** 85
   Daniela Tusi Braga
   Júlio César Bisognin Lopez
   Marta Braga Ryff Moreira
   Analise de Souza Vivan

8. **Uso de aplicativos para insônia** 99
   Felipe Gutiérrez Carvalho
   André Comiran Tonon
   Alicia Carissimi
   Matheus A. Makrakis
   Maria Paz Hidalgo

9. **Uso de aplicativos para transtorno de déficit de atenção/hiperatividade** 115
   Luiz Roberto Carvalho
   Vitor Breda

10. **Intervenções digitais em *mindfulness*** 130
    Marcelo Trombka
    Gabriela Damasceno Ferreira Campos
    Ana Laura Gehlen Walcher

11. **Intervenções digitais para *skin picking*** 144
    Carolina Cassiano Rangel
    Alice C. M. Xavier
    Malu Joyce de Amorim Macedo
    Carolina Blaya Dreher

12. ***Big data* e a psiquiatria de precisão** 161
    Thyago Antonelli-Salgado
    Thiago Henrique Roza
    Vitória Dall Agnol Bouvier
    Nicole da Silva Mastella
    Ives Cavalcante Passos

13. **Predição de risco de suicídio utilizando técnicas de inteligência artificial** 175
    Thiago Henrique Roza
    Bruno Braga Montezano
    Thyago Antonelli-Salgado
    Ives Cavalcante Passos

14. **O uso da inteligência artificial para identificar doenças psiquiátricas** 189
    Bruno Braga Montezano
    Giancarlo Franceschi Dalla Vecchia
    Isabella Cardia Lorenzoni
    Ives Cavalcante Passos

15. **O que é o fenótipo digital e como ele pode auxiliar na abordagem clínica dos transtornos do humor** 202
    Vitória Dall Agnol Bouvier
    Nicole da Silva Mastella
    Ives Cavalcante Passos

16. **Telemedicina e psicoterapia *on-line*** 213
    Cleonice Zatti
    Igor Londero
    Josiane Maliuk
    Neusa Sica da Rocha

17. **Uso da realidade virtual na psiquiatria** 227
    Andressa Goldman Ruwel
    Ramon A. Proença
    Marcos da Silveira Cima
    Felix Henrique Paim Kessler

18. **Como a era digital pode ajudar o paciente com transtorno psiquiátrico a se exercitar?** 240
    Debora Tornquist
    Felipe B. Schuch

19. **Como a era digital pode ajudar o paciente com doença psiquiátrica a manter uma dieta equilibrada?** 250
    Natasha Kim de Oliveira da Fonseca
    Luciana C. Antunes
    Brunna Boaventura

20. **Avaliação da saúde mental via internet: a psicometria na era digital** 267
    Jéferson Ferraz Goularte
    Adriane R. Rosa

21. **Como os *chatbots* podem ajudar os psiquiatras?** 282
    Anna Viduani
    Ricardo Matsumura Araujo
    Christian Kieling

22. Como avaliar a qualidade dos aplicativos em saúde mental e orientar o seu paciente acerca deles? 297
Roberta C. S. Zorzetti
Pedro H. Manfro

23. Uso problemático de jogos digitais 303
Daniel Tornaim Spritzer

24. Uso problemático de internet e redes sociais 311
Sarah Aline Roza
Lucas Tavares Noronha
Eduarda Taís Schneider
Thiago Henrique Roza

25. Ética na era digital 326
Lisieux E. de Borba Telles
Thiago Henrique Roza
Sofia Cid de Azevedo
Vivian Day

Índice 347

1 A CLÍNICA DIGITAL NA PSIQUIATRIA

Aline Zimerman
Augusto Reginatto
Eduarda Taís Schneider
Ives Cavalcante Passos

À medida que o mundo se torna mais interconectado e a tecnologia avança em um ritmo sem precedentes, não é surpresa que os cuidados com a saúde mental também estejam se tornando cada vez mais digitalizados. Este campo emergente, conhecido como *psiquiatria digital*, pode vir a revolucionar a maneira como abordamos os cuidados de saúde mental, trazendo, por exemplo, novas oportunidades de acesso a tratamento.

Envolvendo o uso da tecnologia para fornecer serviços e intervenções de saúde mental, a psiquiatria digital varia desde a telepsiquiatria, que permite que os indivíduos recebam sessões de terapia remotamente, até aplicativos para *smartphones*, que fornecem ferramentas terapêuticas e intervenções. O uso de tecnologia na área de saúde mental não é novidade, mas o alcance e o impacto potencial da psiquiatria digital parecem cada vez maiores e ainda podem ser mais bem explorados.

Um dos principais benefícios da psiquiatria digital é a acessibilidade. Para indivíduos com dificuldade de acesso a serviços tradicionais de saúde mental, seja por conta de localização, problemas de mobilidade ou estigma, a psiquiatria digital oferece a possibilidade de tratamento em suas próprias casas. Além disso, ela pode ajudar a reduzir os custos associados, tornando os cuidados com a saúde mental mais baratos e acessíveis em larga escala.

Também existem, no entanto, desafios associados. Uma preocupação, por exemplo, é com a necessidade de garantir que os serviços digitais de saúde mental sejam seguros e eficazes, com regulamentação adequada a fim de proteger a privacidade dos indivíduos e evitar possíveis danos. Apesar dos desafios, trata-se de um campo fascinante e em rápida evolução, com potencial para transformar os cuidados na área. Assim, neste capítulo, exploraremos os benefícios e os desafios da psiquiatria digital, bem como as formas pelas quais ela está moldando o futuro dos cuidados em saúde mental.

SAÚDE MENTAL DIGITAL

No contexto de digitalização exacerbada em que vivemos, surgem cada vez mais oportunidades relacionadas à saúde mental. Intervenções como psicoeducação ou técnicas de psicoterapia podem, hoje, ser oferecidas via aplicativos de *smartphone*. Por exemplo, é comum o uso de aplicativos de monitoramento do humor via *smartphone* para um acompanhamento mais dinâmico fora do âmbito da clínica. Com a digitalização, também surge a oportunidade da fenotipagem digital,[1] que utiliza a coleta de dados em tempo real no contexto natural do indivíduo, aumentando as chances de detecção, diagnóstico e tratamento de transtornos mentais.[2]

O conceito de fenótipo digital envolve a possibilidade de avaliação de dados clínicos de maneira mais objetiva e em tempo real por meio de dispositivos vestíveis (*wearables*) ou *smartphones*. Diversos sensores produzem uma imagem única do estado do paciente a partir de medidas não apenas autorreferidas, mas também coletadas em seu dia a dia passivamente,[1] conforme ilustra a **Figura 1.1**. Esse tipo de abordagem evita vieses de memória do paciente[3] e pretende identificar estados psicológicos subjacentes de maneira mais assertiva, incentivando, inclusive, o trabalho de cientistas da área de psiquiatria molecular, ensejando uma melhor resposta a essas demandas.[4]

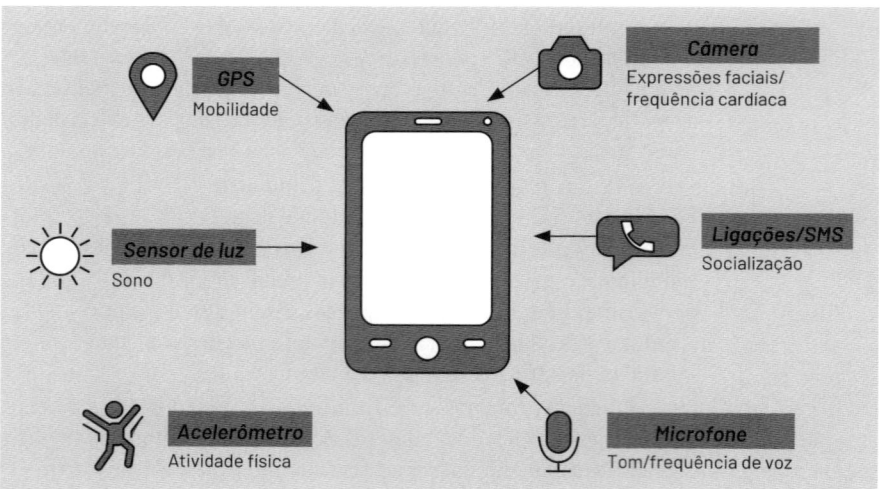

■ **Figura 1.1**
A fenotipagem digital utiliza dados passivos para entender padrões dos indivíduos.

A pandemia de covid-19, em virtude das limitações extremas de contato e das necessidades urgentes de acompanhamento psicológico, tornou popular o engajamento em consultas clínicas e psicoterapêuticas de modo *on-line*. O advento da teleconsulta propiciou uma opção viável à demanda crescente por cuidado e, em longo prazo, provou-se eficiente em oferecer resultados.[5] Um levantamento realizado em 2022 informou que 33% dos médicos brasileiros usaram a ferramenta da teleconsulta.[6] Com efeito, a disseminação satisfatória desse método cumpre seu papel de incentivar as discussões acerca da digitalização do acesso a cuidados de saúde mental. Em uma revisão temática conduzida por Sharma e Devan,[7] a análise de artigos acerca da efetividade da telepsiquiatria evidenciou, além da satisfação generalizada com o serviço oferecido remotamente, boa confiabilidade de diagnóstico, efeitos positivos em variados desfechos clínicos – sobretudo em pacientes com limitações de deslocamento – e redução na taxa de não comparecimento (em comparação com consultas presenciais).

Nesse contexto, o crescimento constante da capacidade da inteligência artificial (IA) promove uma sinergia entre o ímpeto de encontrar cada vez mais padrões reconhecíveis em condições mentais e a capacidade da IA de identificá-los, precocemente, em tempo real. Os *chatbots*, apesar de as evidências ainda serem escassas, oferecem uma alternativa, a partir dos avanços da IA, ao paciente que, porventura, necessite de atenção instantânea, articulando certa democratização no acesso ao cuidado psicoterapêutico. Além disso, cumpre ressaltar que os *chatbots* têm a capacidade intrínseca de aprendizado, o que permite a absorção de informações relevantes do paciente. Com base nos dados coletados, eles são capazes de construir um perfil individualizado para cada paciente, contribuindo para um acompanhamento clínico mais preciso e eficaz. Tal personalização pode fornecer informações valiosas para profissionais da saúde, permitindo que o tratamento seja adaptado às necessidades específicas de cada paciente.[8,9]

Em 2018, a Agência Nacional de Vigilância Sanitária (Anvisa) aprovou o uso clínico do aplicativo Deprexis para o tratamento do transtorno depressivo. A ferramenta, que chegou ao Brasil no mesmo ano, baseou-se na terapia cognitivo-comportamental (TCC) para propor, a partir de autoavaliações produzidas pelo usuário, soluções para o manejo de sintomas depressivos, sem renunciar ao acompanhamento guiado por um profissional. Evidências apresentadas a partir de um ensaio clínico randomizado (ECR) produzido por Berger e colaboradores[10] indicam que o uso do aplicativo em conjunto com psicoterapia parece mais efetivo do que psicoterapia aplicada de forma isolada. Mais recentemente, uma revisão sistemática conduzida por Twomey e colaboradores[11] concluiu que, em um período de 8 a 12 semanas, a intervenção guiada por tal aplicativo produz redução nos sintomas depressivos, com um tamanho de efeito clinicamente significativo. Ainda assim, o registro do Deprexis foi cancelado 2 anos depois sem justificativa pública, o que mostra a ainda incipiência da área.

Já um ECR conduzido por Place e colaboradores[12] comparou os efeitos de um sistema de monitoramento via aplicativo de *smartphone* sobre os sintomas depressivos e o bem-estar geral dos pacientes com os efeitos observados a partir do cuidado usual. Os resultados apontam para uma melhoria tanto na capacidade de comunicação do paciente com o clínico quanto na saúde mental e em sintomas depressivos. Todavia, a jornada de autoconhecimento proporcionada pelo auxílio digital por vezes carece de algum apelo em longo prazo.

Dentre as dificuldades ainda enfrentadas pela pesquisa, a alta taxa de abandono em ECRs acerca de aplicativos do gênero incita uma problemática em torno da validade interna e externa dos estudos da área e, por consequência, a retenção do usuário nesse novo sistema.[12] Em uma revisão sistemática conduzida por Torous e colaboradores,[13] uma taxa de abandono de cerca de 47% foi encontrada ao considerar o viés de publicação dos estudos elegíveis. A revisão ainda ressalta que as taxas de retenção, no entanto, foram maiores em aplicativos que ofereciam *feedback* humano e monitoramento do humor, sugerindo um caminho interessante para um cenário que se mostra flexível e dinâmico. Embora alto, o número de abandonos está em linha com o observado em outros tratamentos de saúde mental, que incluem taxas de abandono de aproximadamente 30% em estudos de retenção em tratamento com medicamentos antidepressivos[14] e 47% em psicoterapia.[15]

Entretanto, o intuito de desbravar esse novo cenário encontra certa resistência no que concerne à livre disposição de dados clínicos pessoais, tendo em vista a busca por maior segurança e privacidade nos novos modelos de negócio, à luz da viabilidade dessas iniciativas. Identificou-se em uma revisão que apenas 4% de uma gama de aplicativos direcionados a cuidados para demência ofereciam garantia escrita de que os dados do usuário não seriam vendidos. Nessa mesma revisão, apenas 22% dos aplicativos direcionados a cuidados para diabetes ofereciam essa garantia. Sob esse viés, cumpre analisar a capacidade de sustentabilidade desses serviços, uma vez que os grandes serviços de saúde ainda não contemplam aplicativos em seus contratos.[16]

CLÍNICA DIGITAL

O ambiente clínico clássico, como costumávamos conhecer, encontra-se sob constante modernização de seus conceitos, e a incorporação de novas tecnologias no dia a dia de pacientes reverbera novas possibilidades de interação médico-paciente. Um levantamento realizado em 2022 indica que cerca de 88% das instalações de saúde do Brasil usam tecnologias digitais para o manejo de dados dos pacientes.[5,6] Diante desse novo paradigma, quais as perspectivas da chamada clínica digital no manejo de pacientes?

Uma das mudanças mais palpáveis nesse novo cenário se apresenta no modelo passivo de coleta de dados, representado na fenotipagem digital. Essa coleta se dá por meio de acessórios eletrônicos que se adequam ao vestuário cotidiano e permitem o registro de informações como frequência cardíaca, tom de voz e padrão de sono para entender o comportamento do indivíduo. Juntamente com isso, *smartphones* também possibilitam que o paciente insira ativamente relatórios próprios ou responda a questionários de forma ecológica, nos seus ambientes naturais e com uma frequência que permita maior granularidade. A partir disso, presume-se que os profissionais da saúde possam identificar com mais assertividade condições subjacentes, que otimizem o tempo presencial das consultas e que suas decisões sejam guiadas, cada vez mais, por dados.[2,17]

Essa nova relação profissional-paciente se propõe a rediscutir a dinâmica de uma sessão terapêutica ou de uma consulta médica. A produção de *insights* extraconsultório, por meio da fenotipagem digital ou de monitoramento do humor, promete direcionar a atenção do profissional da saúde ao paciente, uma vez que a coleta de dados hoje ocupa parte da consulta.[1] Por exemplo, as trajetórias identificadas por GPS podem gerar *insights* com respeito à rotina de um paciente, relacionando-a com padrões comportamentais e clínicos apresentados por ele.[18] O advento da IA pode auxiliar o médico a focar mais o paciente em si e não o transtorno, e vem se provando capaz de ajudar na análise de exames de imagem, como mamografias,[19,20] ou mesmo na análise de sensibilidade a antibióticos com razoável redução de tempo, revolucionando o tratamento de doenças infecciosas.[21,22] Evidências sugerem que taxas mais altas de retenção à terapia híbrida (acompanhamento profissional e uso de plataformas digitais) estão associadas ao *feedback* humano dentro dessas plataformas.[13]

No entanto, a abundante variedade de aplicativos disponíveis e a incipiente discussão sobre uma regulamentação criteriosa de seu uso tornam custosa a abordagem em função da desconfiança tanto de clínicos quanto de pacientes. Para sanar esse problema, é preciso que sejam desenvolvidas medidas que busquem mitigar essas desconfianças e mediar o uso de tais tecnologias, sendo uma das mais discutidas a presença de um mediador entre as duas partes (clínico e paciente), o chamado curador digital.[23]

Uma vez que a implementação de tais ferramentas demanda um grande esforço, a inserção de um mediador nesse processo parece uma alternativa promissora. Sob essa premissa, o papel do curador seria integrar a relação profissional-paciente ao auxiliar o profissional a escolher aplicativos com maior confiança, fundamentando e customizando intervenções de acordo com mudanças no plano de tratamento. O curador digital também deve facilitar o uso do aplicativo pelo paciente, solucionando problemas técnicos e de linguagem no espaço entre sessões. Por último, espera-se do curador uma análise interpretativa dos dados coletados pelos aplicativos, a partir de, por exemplo, gráficos ilustrativos. Tal análise visa otimizar o tempo em consultório, tornando-se um facilitador da comunicação entre as partes, conforme mostra a **Figura 1.2**. Isso é particularmente importante em um cenário que se torna cada vez mais transparente, uma vez que todas as partes têm acesso e um entendimento dos dados coletados.[24]

INTELIGÊNCIA ARTIFICIAL

É possível remontar a primeira definição de IA ao questionamento de Allan Turing em 1950: "uma máquina é capaz de pensar?". A partir de então, a IA avançou e se abriu um novo campo de pesquisa sobre a aplicabilidade, os benefícios e os cuidados necessários para sua utilização em saúde mental.[25] Hoje, empregam-se as técnicas de aprendizado de máquina (*machine learning*) para implementar modelos de classificação que predizem

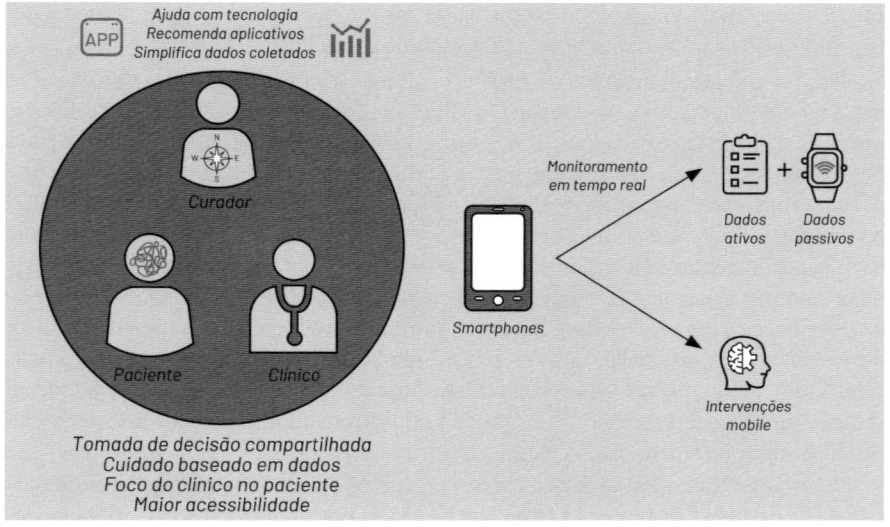

■ **Figura 1.2**
A clínica digital é caracterizada pela presença de um curador facilitando a relação clínico-paciente e a adesão a novas tecnologias.

desfechos relacionados à psiquiatria e para elaborar calculadoras de risco, desempenhando um papel cada vez mais importante na assistência clínica.

A principal vantagem dos algoritmos de aprendizado de máquina está em sua capacidade de analisar, integrar e comparar uma grande quantidade de informações. Ou seja, é possível integrar dados biológicos, psicológicos e sociais de grandes bases de dados para treinar o algoritmo e, a partir disso, permitir uma abordagem individualizada, como, por exemplo, por meio de calculadoras de risco. Um bom exemplo foi o estudo de Machado e colaboradores,[26] que visava criar um modelo capaz de prever tentativas de suicídio na população norte-americana. O modelo desenvolvido usando dados clínicos e variáveis sociodemográficas retirados de um estudo de coorte chamado National Epidemiologic Survey on Alcohol Related Conditions (Nesarc) conseguiu prever tentativas de suicídio com uma acurácia de 82%. Seguindo nessa linha, o estudo realizado por Coppersmith e colaboradores[24] buscava criar um sistema que estimasse o risco de suicídio a partir de dados fornecidos por diversas redes sociais dos pacientes. Lançando mão de mecanismos para a análise da linguagem utilizada nas publicações e combinado os dados com técnicas de aprendizado de máquina, eles conseguiram resultados superiores à porcentagem de detecção de clínicos.[27] Outra vantagem do modelo desenvolvido é a coleta e a observação contínua de meses de dados, diferentemente do clínico, que poderá apenas analisar os sinais de risco do paciente no momento do atendimento.[24]

Além de prever tentativas de suicídio, o uso da IA pode ajudar a estabelecer o diagnóstico diferencial entre doenças, como foi abordado no estudo de Ergunzel e colaboradores,[28] que usa o eletroencefalograma como biomarcador para diferenciar o transtorno depressivo do transtorno bipolar. Utilizando algoritmos para interpretação dos dados coletados pelo eletroencefalograma, foi possível diferenciar os pacientes com transtorno bipolar dos com transtorno unipolar com uma acurácia de 89,89%.[28] Outro estudo, realizado por Suen e colaboradores,[29] propõe unir informações sociodemográficas, traços de personalidade e escalas de humor para criar um modelo de aprendizado de máquina capaz de diferenciar episódios de depressão bipolar da depressão unipolar. A principal vantagem abordada pelos autores é o uso de apenas elementos clínicos na hora de aplicar o modelo, que atingiu uma acurácia máxima de 76%.

O manejo farmacológico personalizado de pacientes com depressão é outro campo que se beneficiará com as técnicas de aprendizado de máquina. Pelo seu perfil heterogêneo, os pacientes costumam se submeter a diferentes tratamentos até que seja encontrado um que os leve à remissão dos sintomas. Pensando nesse campo, o estudo de Checkroud e colaboradores[30] propôs criar um algoritmo para prever quais pacientes alcançariam a remissão dos sintomas depressivos após um curso de 12 semanas de escitalopram. Foram utilizadas 25 variáveis consideradas mais determinantes para o resultado do tratamento a fim de treinar o algoritmo validado, empregando dados de pacientes com transtorno depressivo maior nos Estados Unidos durante os anos de 2001 a 2004 (estudo STAR*D).

No entanto, os modelos de aprendizado de máquina também apresentam algumas limitações. Os desenvolvedores precisam tomar cuidado com questões éticas para evitar o uso de bancos enviesados, como aqueles que priorizam determinada classe, gênero ou etnia.[31,32] Além disso, o tamanho da amostra na qual o algoritmo de aprendizado de máquina é testado também é relevante, pois, caso conte com um número pequeno de pessoas ou com apenas uma população, seus resultados podem não ter validade externa para serem aplicados em outros lugares.[33] No contexto de transtornos mentais, obter esses bancos de dados robustos e de alta qualidade ainda é um desafio.[31]

O uso da IA em saúde mental é um campo promissor, com o potencial de oferecer diversos benefícios para os pacientes, incluindo o tratamento personalizado. Existem, entretanto, limitações inerentes que não podem ser ignoradas a fim de que essa nova tecnologia, de fato, gere valor para a sociedade, principalmente no que se refere à privacidade e à segurança dos usuários. Reconhecer as falhas e limitações da IA abre espaço para a discussão sobre a sua regulamentação.

REGULAMENTAÇÃO DE APLICATIVOS DE SAÚDE MENTAL

Em uma época de aumento no número de aplicativos voltados para a saúde mental e o bem-estar, torna-se essencial uma legislação que os regulamente e que preze pela proteção do usuário. Por lidar com informações sensíveis, de cunho pessoal e com possíveis consequências no tratamento ou no cotidiano do usuário, esses aplicativos revisitaram questionamentos e demandam atualizações nas legislações vigentes. Além disso, com uma variedade crescente de aplicativos e de propostas, torna-se uma tarefa complexa para o consumidor avaliar qual se encaixa melhor às suas necessidades e características individuais de forma segura.

Um marco legislativo mundial sobre a proteção de dados pessoais foi a entrada em vigor da General Data Protection Regulation (GDPR) na União Europeia em 2018. A Lei Geral de Proteção de Dados (LGPD), aprovada no Brasil no mesmo ano, foi inspirada nas regras europeias, consideradas por programadores como as mais rígidas. A GDPR determina que é necessário garantir a segurança dos dados coletados, que as informações coletadas devem ser limitadas apenas ao que é fundamental e para fins legítimos e adequados, e que os usuários e seus dados devem ser identificáveis apenas pelo tempo necessário, com suas informações processadas de forma transparente.[34] A conduta adequada, conforme as diretrizes da GDPR, seria fornecer avisos claros explicando como os dados são tratados e obter o consentimento do usuário antes da coleta de informações, sendo que esse consentimento pode ser retirado a qualquer momento, levando, consequentemente, à exclusão dos dados. No contexto de dados particularmente sensíveis, o consentimento não pode ser um documento generalista, devendo estar expresso o aceite específico para o tratamento desses dados. Assim como com dados gerais, a qualquer momento o consentimento pode ser retirado. Esta última cláusula é especialmente importante no contexto analisado.

No Brasil, ainda que não de maneira tão rígida como na Europa, a LGPD traz mais segurança aos usuários na hora de utilizar aplicativos e fornecer seus dados. Assim como a GDPR, a LGPD visa criar instrumentos efetivos para controlar o uso dos dados pessoais de um cidadão por instituições privadas e públicas. A Autoridade Nacional de Proteção de Dados Pessoais (ANPD) surgiu em 2019 para fiscalizar e aplicar penalidades advindas do descumprimento da LGPD. Além disso, a ANPD tem o papel de informar a população e promover o conhecimento das normas e das políticas públicas referentes à proteção de dados no País.

De maneira mais específica para a saúde mental digital, a Anvisa, órgão responsável pela aprovação dos aplicativos e dos *softwares*, desenvolveu, em 2022, uma resolução que visa complementar a regulamentação do uso de *softwares* como dispositivos médicos (Software as a Medical Device – SaMD). Não são todos os aplicativos que devem pedir a aprovação da Anvisa – a regulamentação fica restrita àqueles que tiverem alguma aplicação médica que possa ser considerada uma terapia ou um diagnóstico, como indicar alguma ação ao usuário com base nos dados oferecidos. Ainda não há uma legislação no Brasil que verse estritamente sobre aplicativos de saúde mental, sendo assim, eles se enquadram nessa generalização que inclui tanto programas de processamento de imagens radiográficas quanto aplicativos disponíveis para *smartphones*.

Porém, como determinar se os aplicativos de saúde mental encontrados nas lojas são de fato bons e obedecem aos critérios de proteção da privacidade é uma preocupação tanto de pacientes quanto de profissionais. Pensando nisso, algumas instituições decidiram criar mecanismos de avaliação desses aplicativos. Um exemplo é o da American Psychiatric Association (APA),[35] que considera, de maneira resumida, os seguintes critérios: em que dispositivo funciona e se é possível usá-lo em computador; se foi atualizado nos últimos 180 dias; se tem uma política de privacidade clara e disponível para o usuário conferir antes de se cadastrar; se coleta informações de cunho sensível e se responsabiliza por fazê-lo de maneira segura; se existe embasamento teórico em pesquisas que comprovem o seu benefício; se é funcional e fácil de usar; se os dados podem ser compartilhados e interpretados de forma consistente com o objetivo declarado. Além de dispor o questionário simplificado, a instituição também elaborou perguntas subsequentes para avaliar melhor cada categoria, permitindo, assim, que o próprio usuário analise o aplicativo que deseja usar. A **Figura 1.3** ilustra o modelo de avaliação de aplicativos da APA. Além disso, no site da associação, é possível verificar os aplicativos que já foram avaliados por ela. (Veja mais no Capítulo 22, "Como avaliar a qualidade dos aplicativos em saúde mental e orientar o seu paciente acerca deles?".)

Enquanto a psiquiatria digital avança, cada vez mais mecanismos são criados para a sua avaliação. Em uma das últimas tentativas de criar um mecanismo que priorize a adoção de aplicativos eficazes e relevantes, foi proposta uma estrutura para atender às necessidades de diversas partes interessadas no processo, como investidores ou planos de saúde. Por ser considerada mais rigorosa e rápida, isso pode permitir que as partes interessadas invistam em clínicos de alta qualidade com maior confiança de que o investimento vale a pena.[36]

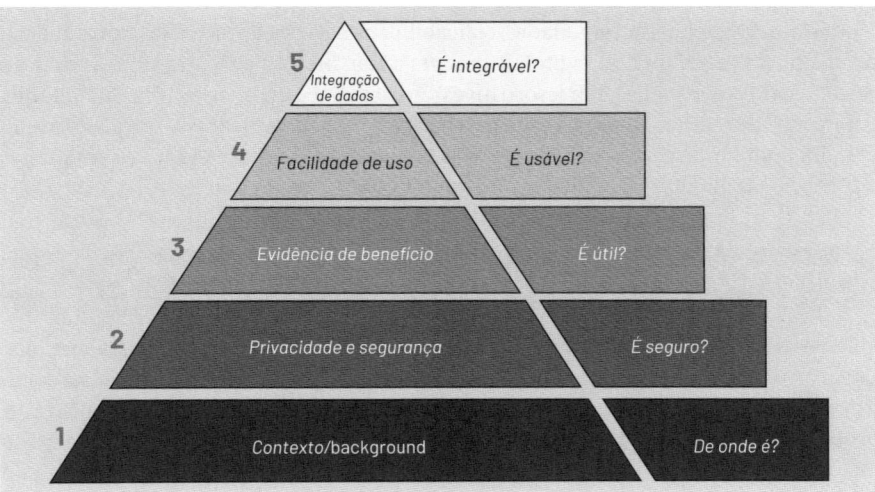

■ **Figura 1.3**
Modelo de avaliação da APA para aplicativos de saúde mental.

O PARADOXO DA SAÚDE MENTAL DIGITAL

Como visto, o potencial da saúde mental digital para melhorar o acesso e a qualidade do atendimento foi reconhecido com o surgimento dos *smartphones* e a disseminação da telepsiquiatria durante a pandemia de covid-19. No entanto, surge um paradoxo no campo: apesar da empolgação em torno da psiquiatria personalizada e preventiva, além da grande preocupação em relação à sua regulamentação, a saúde mental digital ainda não transformou desfechos em psiquiatria conforme o esperado.[37]

Um dos grandes desafios enfrentados por ferramentas e intervenções digitais de saúde é o engajamento dos usuários, que é perdido ao longo do tempo. Torous e colaboradores[2] afirmam que 90% dos usuários abandonam os aplicativos em 10 dias. O *feedback* humano durante esse processo parece ser crucial para o engajamento digital prolongado, mas devem ser investigados outros fatores de *design* e intervenções personalizáveis e adaptativas. Para tanto, é importante a realização de estudos qualitativos que compreendam fatos importantes para a motivação dos participantes no processo.

Outro grande desafio é a falta de pesquisas de alto nível e alta confiabilidade dos aplicativos no mercado. Apesar de haver uma grande gama de aplicativos que prometem intervenções para sintomas psiquiátricos, apenas 2% dos aplicativos de saúde mental oferecidos comercialmente são apoiados por evidências científicas,[2] e grande parte das evidências disponíveis vem de países de alta renda, promovendo diversos vieses. A falta de pesquisas científicas e evidências clínicas, assim como os vieses muitas vezes presentes, comprometem sua validade, replicabilidade e alta confiabilidade. Dessa forma, criadores de aplicativos devem ter como objetivo desenvolver estudos usando seus aplicativos, com transparência, rigor estatístico, grupos-placebo adequados e maior replicabilidade.

Garantir engajamento, equidade, replicabilidade e eficácia é essencial para o avanço do campo da saúde mental digital. Promover a transparência e garantir a eficácia do seu uso são as prioridades. Por isso, o investimento em pesquisas de alta qualidade que enfatizem sua relevância clínica e seu potencial para promover o acesso e a qualidade do atendimento é indispensável. Trazer novas vozes para o campo e traduzir os resultados das pesquisas em prática clínica é fundamental para o progresso futuro.

PERSPECTIVAS FUTURAS

Mesmo com uma série de desafios, a realidade do atendimento aos pacientes vem mudando progressivamente com o avanço e a democratização de novas tecnologias, como o acesso à internet, o uso de *smartphones* e a IA. Consequentemente, a relação entre o profissional da saúde e o paciente também vem passando por mudanças, trazendo facilidades para ambos, sobretudo em relação às possibilidades da telepsiquiatria no que tange ao acesso aos cuidados de saúde, à coleta de dados passivos para embasar tomadas de decisão fundamentadas em informações mais precisas e às intervenções realizadas por meio de *smartphones*. Uma das principais aplicações da psiquiatria digital está relacionada à promoção da autonomia do paciente, visando aprimorar sua independência e capacidade de autogestão. Nesse sentido, a última grande revolução tem sido o uso do ChatGPT, sistema de IA que simula uma interação humana por meio de perguntas e comandos na *web*. Com ele, voltaram os debates a respeito do que o futuro reserva para os profissionais da saúde e se, eventualmente, eles seriam substituídos.

Ainda que não seja possível determinar quais serão os avanços nos próximos anos, é seguro afirmar que, hoje, uma relação integrada e harmoniosa entre tecnologia e pessoas é a mais benéfica. Assim, a máquina entra na psiquiatria como uma ferramenta para permitir que os clínicos foquem mais o paciente do que os dados, bem como para, conforme afirma Eric Topol, permitir que os humanos fiquem cada vez mais humanos.[38] Isso transforma as relações como as conhecemos e faz surgir novas possibilidades e aplicações para o campo da saúde mental, que, inegavelmente, vive um cenário de revolução.

REFERÊNCIAS

1. Insel TR. Digital phenotyping: a global tool for psychiatry. World Psychiatry. 2018;17(3):276-77.
2. Torous J, Bucci S, Bell IH, Kessing LV, Faurholt-Jepsen M, Whelan P, et al. The growing field of digital psychiatry: current evidence and the future of apps, social media, chatbots, and virtual reality. World Psychiatry. 2021;20(3):318-35.
3. Parry DA, Davidson BI, Sewall CJR, Fisher JT, Mieczkowski H, Quintana DS. A systematic review and meta-analysis of discrepancies between logged and self-reported digital media use. Nat Hum Behav. 2021;5(11):1535-47.
4. Montag C, Quintana DS. Digital phenotyping in molecular psychiatry: a missed opportunity? Mol Psychiatry. 2023;28(1):6-9.
5. Laboissière P. Pesquisa aponta que 33% dos médicos do país atenderam via teleconsulta [Internet]. Brasília: Agência Brasil; 2022 [capturado em 25 jun. 2023]. Disponível em: https://agenciabrasil.ebc.com.br/saude/noticia/2022-12/pesquisa-aponta-que-33-dos-medicos-do-pais-atenderam-teleconsulta.
6. TIC Saúde 2022: enfermeiros [Internet]. São Paulo: Cetic.br; 2023 [capturado em 25 jun. 2023]. Disponível em: https://cetic.br/pt/pesquisa/saude/indicadores/.
7. Sharma G, Devan K. The effectiveness of telepsychiatry: thematic review. BJPsych Bull. 2023;47(2):82-9.
8. Gratzer D, Goldbloom D. Therapy and e-therapy: preparing future psychiatrists in the era of apps and chatbots. Acad Psychiatry. 2020;44(2):231-4.
9. Abd-Alrazaq AA, Alajlani M, Ali N, Denecke K, Bewick BM, Househ M. Perceptions and opinions of patients about mental health chatbots: scoping review. J Med Internet Res. 2021;23(1):e17828.
10. Berger T, Krieger T, Sude K, Meyer B, Maercker A. Evaluating an e-mental health program ("deprexis") as adjunctive treatment tool in psychotherapy for depression: Results of a pragmatic randomized controlled trial. J Affect Disord. 2018;227:455-62.
11. Twomey C, O'Reilly G, Bültmann O, Meyer B. Effectiveness of a tailored, integrative Internet intervention (deprexis) for depression: updated meta-analysis. PLoS One. 2020;15(1):e0228100.
12. Place S, Blanch-Hartigan D, Smith V, Erb J, Marci CD, Ahern DK. Effect of a mobile monitoring system vs usual care on depression symptoms and psychological health: a randomized clinical trial. JAMA Netw Open. 2020;3(1):e1919403.
13. Torous J, Lipschitz J, Ng M, Firth J. Dropout rates in clinical trials of smartphone apps for depressive symptoms: a systematic review and meta-analysis. J Affect Disord. 2020;263:413-9.
14. Lurie I, Levine SZ. Meta-analysis of dropout rates in SSRIs versus placebo in randomized clinical trials of PTSD. J Nerv Ment Dis. 2010;198(2):116-24.

15. Wierzbicki M, Pekarik G. A meta-analysis of psychotherapy dropout. Prof Psychol Res Pract. 1993;24(2):190-5.
16. Huckvale K, Torous J, Larsen ME. Assessment of the data sharing and privacy practices of smartphone apps for depression and smoking cessation. JAMA Netw Open. 2019;2(4):e192542.
17. Rowland SP, Fitzgerald JE, Holme T, Powell J, McGregor A. What is the clinical value of mHealth for patients? NPJ Digit Med. 2020;3:4.
18. D'Mello R, Melcher J, Torous J. Similarity matrix-based anomaly detection for clinical intervention. Sci Rep. 2022;12(1):9162.
19. Wu N, Phang J, Park J, Shen Y, Huang Z, Zorin M, et al. Deep neural networks improve radiologists' performance in breast cancer screening. IEEE Trans Med Imaging. 2020;39(4):1184-94.
20. McKinney SM, Sieniek M, Godbole V, Godwin J, Antropova N, Ashrafian H, et al. International evaluation of an AI system for breast cancer screening. Nature. 2020;577(7788):89-94.
21. Bhattacharyya RP, Bandyopadhyay N, Ma P, Son SS, Liu J, He LL, et al. Simultaneous detection of genotype and phenotype enables rapid and accurate antibiotic susceptibility determination. Nat Med. 2019;25(12):1858-64.
22. Rajpurkar P, Chen E, Banerjee O, Topol EJ. AI in health and medicine. Nat Med. 2022;28(1):31-8.
23. Rodriguez-Villa E, Rauseo-Ricupero N, Camacho E, Wisniewski H, Keshavan M, Torous J. The digital clinic: implementing technology and augmenting care for mental health. Gen Hosp Psychiatry. 2020;66:59-66.
24. Coppersmith G, Leary R, Crutchley P, Fine A. Natural language processing of social media as screening for suicide risk. Biomed Inform Insights. 2018;10:1178222618792860.
25. Natale S. Deceitful media: artificial intelligence and social life after the turing test. Oxford: Oxford University; 2021.
26. Machado CS, Ballester PL, Cao B, Mwangi B, Caldieraro MA, Kapczinski F, et al. Prediction of suicide attempts in a prospective cohort study with a nationally representative sample of the US population. Psychol Med. 2021;52(4):2985-96.
27. Franklin JC, Ribeiro JD, Fox KR, Bentley KH, Kleiman EM, Huang X, et al. Risk factors for suicidal thoughts and behaviors: a meta-analysis of 50 years of research. Psychol Bull. 2017;143(2):187-232.
28. Erguzel TT, Sayar GH, Tarhan N. Artificial intelligence approach to classify unipolar and bipolar depressive disorders. Neural Comput Appl. 2016;27:1607-16.
29. Suen PJC, Goerigk S, Razza LB, Padberg F, Passos IC, Brunoni AR. Classification of unipolar and bipolar depression using machine learning techniques. Psychiatry Res. 2021;295:113624.
30. Chekroud AM, Zotti RJ, Shehzad Z, Gueorguieva R, Johnson MK, Trivedi MH, et al. Cross-trial prediction of treatment outcome in depression: a machine learning approach. Lancet Psychiatry. 2016;3(3):243-50.
31. Koutsouleris N, Hauser TU, Skvortsova V, Choudhury M. From promise to practice: towards the realisation of AI-informed mental health care. Lancet Digit Health. 2022;4(11):e829-40.
32. World Health Organization. Artificial intelligence in mental health research: new WHO study on applications and challenges [Internet]. Geneva: WHO; 2023 [capturado em 25 jun. 2023]. Disponível em: https://www.who.int/europe/news/item/06-02-2023-artificial-intelligence-in-mental-health-research--new-who-study-on-applications-and-challenges.
33. Cho G, Yim J, Choi Y, Ko J, Lee SH. Review of machine learning algorithms for diagnosing mental illness. Psychiatry Investig. 2019;16(4):262-9.
34. Art. 5 GDPR: principles relating to processing of personal data. In: General Data Protection Regulation (GDPR) [Internet]. Intersoft Consulting; 2023 [capturado em 25 jun. 2023]. Disponível em: https://gdpr-info.eu/art-5-gdpr/.
35. American Psychiatric Association. The app evaluation model [Internet]. Washington: APA; 2023 [capturado em 25 jun. 2023]. Disponível em: https://www.psychiatry.org/psychiatrists/practice/mental-health-apps/the-app-evaluation-model.
36. Silberman J, Wicks P, Patel S, Sarlati S, Park S, Korolev IO, et al. Rigorous and rapid evidence assessment in digital health with the evidence DEFINED framework. NPJ Digit Med. 2023;6:1-8.
37. Insel T. Digital mental health care: five lessons from act 1 and a preview of acts 2-5. NPJ Digit Med. 2023;6(1):1-3.
38. Topol E. When patient questions are answered with higher quality and empathy by ChatGPT than physicians [Internet]. Ground Truths; 28 Apr 2023 [capturado em 25 jun. 2023]. Disponível em: https://erictopol.substack.com/p/when-patient-questions-are-answered.

2 ELABORAÇÃO DE PESQUISAS EM PSIQUIATRIA USANDO TECNOLOGIAS DIGITAIS

Carolina Benedetto Gallois
Paula Blaya Rocha Stoffels
Ana Laura Gehlen Walcher
Gisele Gus Manfro

O uso de ferramentas digitais na pesquisa científica em psiquiatria tem aumentado significativamente nos últimos anos, impulsionado pela rápida evolução tecnológica e pela crescente necessidade de métodos mais precisos e eficientes para a avaliação e o tratamento na área. Diversos estudos têm investigado o potencial de aplicativos móveis, jogos eletrônicos, dispositivos de monitoramento, entre outros recursos, no diagnóstico e tratamento de transtornos mentais. Como exemplo, podemos citar pesquisas que têm avaliado o uso de aplicativos no monitoramento do humor e do comportamento de indivíduos com transtornos depressivos, fornecendo dados objetivos que podem ser usados no processo de diagnóstico e no acompanhamento da eficácia do tratamento. Além disso, jogos eletrônicos têm sido estudados como uma forma de tratamento para alguns transtornos psiquiátricos, como transtorno de déficit de atenção/hiperatividade (TDAH), transtorno do espectro autista (TEA), depressão ou ansiedade. Pesquisas recentes também têm usado técnicas de inteligência artificial (IA) e aprendizado de máquina (*machine learning*) para analisar grandes conjuntos de dados digitais de pacientes com transtornos mentais, com o objetivo de identificar novos padrões e prever desfechos clínicos. Da mesma forma, algoritmos vêm sendo empregados para identificar padrões de comportamento e predizer resultados nesses pacientes a partir de dados como histórico médico, registros eletrônicos de saúde e atividades *on-line*. Em suma, o uso de ferramentas digitais pode vir a revolucionar a prática da psiquiatria, oferecendo novas possibilidades para o diagnóstico, o tratamento e o acompanhamento de indivíduos com sofrimento emocional e transtornos mentais.

De fato, o uso desses instrumentos digitais tem se tornado cada vez mais importante na pesquisa científica em psiquiatria. Com o avanço da tecnologia, surgiram diversas plataformas e *softwares* que permitem a coleta, o armazenamento e a análise de dados de forma mais eficiente e precisa. Além disso, o uso de meios digitais possibilita a realização de estudos mais complexos, com uma grande quantidade de participantes e variáveis, além de permitir a comunicação e a colaboração entre pesquisadores de diferentes partes do mundo. Com isso, torna-se possível avançar no entendimento das doenças mentais e desenvolver novas estratégias de tratamento, melhorando a qualidade de vida dos pacientes.

Embora a pesquisa em psiquiatria digital possa oferecer muitas oportunidades, é fundamental atentar para os cuidados éticos necessários a fim de garantir a privacidade e o bem-estar dos participantes desses estudos. À medida que avançamos nesse novo cenário, surgem novos dilemas e desafios éticos, exigindo maior proteção de dados e da confidencialidade. Isso implica a criação de novas estratégias que garantam a integridade dos dados coletados e a privacidade dos participantes, levando em consideração os possíveis riscos envolvidos no uso de tecnologias digitais em saúde mental.

A pobreza digital é outro tema que merece atenção, pois afeta milhões de pessoas em todo o mundo e é uma barreira significativa para a inclusão de pacientes em pesquisas em psiquiatria digital. A falta de acesso a dispositivos eletrônicos e à internet de alta velocidade limita a participação dos indivíduos em estudos clínicos e impede que pesquisadores obtenham dados representativos da população em geral. Além disso, mesmo quando as pessoas têm acesso à tecnologia, a falta de habilidades digitais pode dificultar a participação em pesquisas *on-line* e comprometer a qualidade dos dados coletados. É essencial que os pesquisadores considerem as limitações impostas pela pobreza digital e trabalhem para desenvolver estratégias que permitam a inclusão de pacientes que enfrentam essas dificuldades.

Além dos cuidados éticos e de inclusão, outro desafio importante das pesquisas na área é a adequação do uso dessas tecnologias para a prática clínica. Embora a coleta e a análise de dados em larga escala possam fornecer informações valiosas sobre a saúde mental, é importante garantir que esses dados sejam aplicáveis e úteis na prática clínica. Para tanto, é necessário estabelecer critérios claros para a coleta e a análise de dados, bem como para a validação de ferramentas e algoritmos usados nas tomadas de decisão clínica. Também é preciso considerar as limitações e restrições impostas pelo ambiente clínico, como a disponibilidade de recursos e a competência técnica da equipe de saúde mental. Assim, o uso de tecnologias digitais em psiquiatria deve ser cuidadosamente avaliado e adaptado a fim de atender às necessidades específicas da prática clínica.

Este capítulo busca fornecer uma visão abrangente sobre as possibilidades e os desafios da pesquisa em psiquiatria digital e saúde mental, envolvendo coleta e análise de dados e intervenções terapêuticas. Também serão discutidas as questões éticas e de privacidade relacionadas à pesquisa na área, bem como os obstáculos e desafios que os pesquisadores enfrentam ao empregar tecnologias digitais em suas investigações.

PESQUISAS ENVOLVENDO TECNOLOGIAS DIGITAIS NA COLETA DE DADOS EM PSIQUIATRIA

A coleta de dados em tempo real sobre o comportamento e o contexto ambiental das pessoas em seu cotidiano é chamada de avaliação momentânea ecológica (AME).[1] Geralmente, os participantes recebem um alerta em seu dispositivo móvel e, em seguida, respondem a perguntas sobre seu humor, sintomas ou comportamentos recentes. A AME com frequência é usada em pesquisas para obter informações precisas e detalhadas sobre a experiência diária dos indivíduos. Uma de suas principais vantagens é permitir a coleta de dados em tempo real, o que ajuda a minimizar o viés de memória e retrospectivo. Sua principal diferença em relação aos aplicativos de monitoramento de sintomas é ser mais voltada à coleta de informações sobre a experiência diária dos indivíduos, enquanto os aplicativos de monitoramento são mais voltados para o acompanhamento da progressão de sintomas de saúde ao longo do tempo. Ambas as abordagens têm suas vantagens e desvantagens, e sua escolha depende do objetivo específico da pesquisa ou do tratamento.

Os aplicativos de monitoramento fornecem aos profissionais da saúde e aos pacientes a possibilidade de acompanhar sintomas por meio de coleta ativa e passiva de dados. A coleta ativa exige que os usuários insiram informações, geralmente na forma de questionários, diários ou avaliações subjetivas de humor e ansiedade, enquanto os dados passivos são coletados automaticamente pelos sensores incorporados a *smartphones*, incluindo GPS para monitorar a localização, acelerômetros para registrar movimento e atividade física, bem como chamadas telefônicas, atividade de texto e microfones para detectar engajamento social.[2]

O automonitoramento via aplicativo móvel tem-se mostrado uma estratégia eficaz no auxílio ao tratamento de transtornos como depressão e ansiedade. Com a possibilidade de registro e acompanhamento constante de sintomas, pensamentos e comportamentos, os usuários podem ter um maior entendimento sobre sua saúde mental e identificar padrões e gatilhos para seus problemas emocionais. Um ensaio clínico randomizado realizado com jovens australianos de zonas rurais e metropolitanas apontou que o automonitoramento via aplicativo aumenta a autoconsciência emocional, o que, por sua vez, diminui os sintomas depressivos em jovens.[3]

Existem também sistemas que minimizam a necessidade de interação do usuário e oportunizam a geração de grandes quantidades de dados, tanto para monitorar sintomas quanto para permitir intervenções a partir dos dados coletados.[4] É possível avaliar alguns comportamentos diários, como movimento físico (atividade, padrões de mobilidade), interações sociais (encontros face a face, comunicações mediadas via *smartphone*) e outras atividades (ver Tab. 2.1).[5]

Todos os dados coletados sobre um indivíduo por meio de tecnologias digitais, como *smartphones*, dispositivos vestíveis (*wearables*) e aplicativos de monitoramento da saúde, constituem seu *fenótipo digital*. O fenótipo digital representa uma nova forma de entender o comportamento humano e a saúde mental, fornecendo informações objetivas e precisas sobre estilo de vida, hábitos de sono, atividade física, interações sociais e outros aspectos do comportamento humano que podem ser usados para inferir o estado de saúde mental de um indivíduo. Com o avanço da tecnologia, a coleta de dados do fenótipo digital tornou-se mais acessível e comum, permitindo que os pesquisadores explorem novas formas de entender a saúde mental e desenvolvam novas abordagens terapêuticas para tratar transtornos mentais.

Os dados coletados por essas diversas fontes digitais podem nos trazer inúmeros avanços no campo da psiquiatria, tanto para o melhor entendimento de um único indivíduo quanto para a compreensão do funcionamento das patologias e previsões de desfechos. Um estudo avaliou um algoritmo de previsão do humor, criado a partir do aprendizado de máquina, que processou e reclassificou dados de pacientes com transtorno depressivo maior (TDM) e transtorno bipolar (TB) tipo I e tipo II para avaliar episódios de humor, atividade, sono, exposição à luz e frequência cardíaca durante cerca de 2 anos. A partir de rastreadores de atividade usados diariamente, foram coletados dados de registro digital de atividade, sono e frequência cardíaca. As precisões de previsão do estado de humor para os próximos 3 dias em todos os pacientes, pacientes com TDM, pacientes com TB do tipo I e pacientes com TB do tipo II foram, respectivamente, de 65, 65, 64 e 65%. As precisões de todos os pacientes para nenhum episódio, episódio depressivo, episódio maníaco e episódio hipomaníaco foram de 85,3, 87, 94 e 91,2%.[6] Esses resultados podem indicar que o uso de aprendizado de máquina e coleta de dados por sensores passivos pode ser promissor para a predição de episódios de humor.

■ **Tabela 2.1**
Fontes de dados coletados em *smartphones* e comportamentos analisados

Fonte de dados	Comportamentos		
	Atividade física	Interações sociais	Atividades diárias
Acelerômetro	x		x
Bluetooth		x	
Global-positioning system scans (GPS)	x		x
Sensor de luminosidade			x
Microfone		x	x
Câmeras		x	x

Fonte: Elaborada com base em Harari e colaboradores.[5]

■ TIPOS DE DADOS COLETADOS E SUA UTILIDADE EM PESQUISAS

ATIVIDADE FÍSICA E MOBILIDADE

Dados geralmente analisados: sedentarismo, movimento, aceleração, tempo em ortostase, tempo de caminhada ou corrida, contagem de passos, uso de escadas, distância percorrida, número e variedade de locais visitados, duração da permanência nos locais, modo de transporte. A atividade física é principalmente medida por acelerômetros, que são capazes de avaliar seus diferentes graus de intensidade.[7] Também são usados GPS e conexão à rede *wi-fi*.[5]

Padrões de mobilidade foram associados a alguns transtornos mentais, como humor deprimido,[8] sintomas na esquizofrenia[9] e ritmos sociais no TB.[10] Por exemplo, os dados de GPS podem informar sobre o tipo de localização e o tempo em cada localização, indicando retraimento social ou falta de energia e, portanto, estar associados à gravidade da depressão. Esses estudos, no entanto, não determinam a direção da causalidade, ou seja, se são apenas um reflexo de comportamentos que aparecem na depressão, como atividade física reduzida e retraimento social, ou se são, em si, preditores de deterioração do humor.[11] Embora alguns estudos longitudinais tenham encontrado relações entre atividade física e níveis de bem-estar[12] e felicidade,[13] análises sugerem que a precisão para o diagnóstico de TDM é baixa.[14]

INTERAÇÕES SOCIAIS

Dados geralmente analisados consistem em número, conteúdo e duração de conversas, características da voz, quantidade de interlocutores, número de interações em redes sociais, intervalo entre interações, número e comprimento de mensagens enviadas e recebidas.

Ao contrário dos sensores fisiológicos, os microfones não requerem contato com o corpo humano e estão presentes em todos os telefones celulares.[15] Atualmente é possível avaliar o estresse via *smartphones* que empregam programas de *software* e IA para analisar vários recursos da acústica da fala, incluindo tom, pequenas variações involuntárias na frequência fundamental, energia, frequência, duração e número de pausas.[16] Algumas limitações incluem, por exemplo, dificuldades em diferenciar conversas do paciente das conversas entre pessoas ou na mídia à sua volta.

Embora os índices de estresse baseados na fala tenham potencial para predizer riscos de doenças, ainda é necessário validá-los cientificamente. É importante ressaltar que a coleta de amostras de fala pode aumentar a preocupação com a privacidade dos usuários, pois informações confidenciais podem tornar-se públicas. Além disso, a obtenção de informações de risco psicossocial em tempo real levanta importantes questões éticas sobre o uso desses dados para fins médicos, comerciais e pessoais.[16] Ademais, dados referentes a *bluetooth* e *wi-fi* podem indicar se os indivíduos estão solitários ou próximos de outras pessoas. Essas técnicas também apresentam diversas limitações, como, por exemplo, o fato de uma mesma pessoa poder emitir sinais por diferentes aparelhos, superestimando o número de pessoas ao redor do paciente.[5]

SONO

Actígrafos são dispositivos usados para medir a atividade física e os padrões de movimento de uma pessoa durante o sono. Esses dispositivos são frequentemente usados em pesquisas para avaliar a qualidade do sono, fornecendo informações sobre sua duração e eficiência, bem como sobre o número de despertares durante a noite. Os actígrafos são geralmente usados em conjunto com questionários sobre o sono preenchidos pelos participantes, permitindo que os pesquisadores obtenham uma compreensão mais completa da qualidade do sono de uma pessoa. Embora a actigrafia seja uma técnica de medição amplamente utilizada em estudos de pesquisa, ainda são necessários mais estudos para determinar sua eficácia e utilidade clínica em várias condições médicas, como distúrbios do sono e transtornos neurológicos.[17]

OUTRAS ATIVIDADES DIÁRIAS

Neste tópico, incluem-se atividades em que as pessoas se envolvem sem a necessidade de um dispositivo eletrônico (p. ex., tarefas domésticas). Tais atividades podem ser medidas pela combinação de vários tipos de dados do sensor, processados para inferir uma atividade a partir de algoritmos. Por exemplo, acelerômetros e microfones podem ser combinados para avaliar atividades como limpar a casa e tirar o lixo.[18] Sintomas depressivos mais graves foram associados a menos tempo gasto em atividades físicas,[19] velocidade de movimento[20] e contagem de passos, o que pode ser medido por meio dos aparatos digitais, podendo melhorar a previsão diagnóstica e a assertividade no tratamento.

Registros do uso do telefone combinados com sensor de luz ambiente para determinar se está escuro, acelerômetro para determinar se o telefone está parado e microfone para determinar se o ambiente está quieto[21] podem ser utilizados para avaliar o padrão de sono. A menor eficiência ou qualidade do sono, assim como variações em estabilidade, tempo na cama e atraso no sono, foram associados a escores mais altos de depressão,[11] o que pode ser mais precisamente medido com o uso dos sensores digitais e, assim, melhorar o desfecho clínico por meio da aplicação de técnicas terapêuticas mais assertivas.

Ainda em relação a atividades mediadas pelo uso de aparelhos eletrônicos, é preciso mencionar a capacidade de avaliar se uma pessoa está usando seu *smartphone* para entretenimento ou produtividade,[10] para ouvir música, ler ou jogar.[22] Padrões de uso de aplicativos têm sido usados para prever o humor dos usuários.[23]

PESQUISAS ENVOLVENDO ANÁLISE DE DADOS DIGITAIS EM PSIQUIATRIA

O aprendizado de máquina é um subproduto da IA que envolve o desenvolvimento de algoritmos e modelos estatísticos que permitem que os computadores aprendam com os dados, usando técnicas estatísticas para melhorar automaticamente seu desempenho em uma tarefa específica, identificando padrões e associações nos dados. O processo de aprendizado de máquina envolve a alimentação de grandes quantidades de dados (*big data*) em um algoritmo, que então usa esses dados para identificar padrões e fazer previsões ou tomar decisões. O algoritmo é treinado nesses dados, e seu desempenho é continuamente avaliado e aprimorado à medida que mais dados se tornam disponíveis. O aprendizado de máquina é usado em uma ampla variedade de aplicações, algumas empregadas na pesquisa em saúde mental, como reconhecimento de imagem, reconhecimento de fala e processamento de linguagem.

Algoritmos estão sendo desenvolvidos e aplicados em várias áreas da psiquiatria, incluindo diagnóstico, planejamento de tratamento e previsão de alguns desfechos. No diagnóstico, eles podem ser usados para ajudar na identificação de transtornos mentais comuns, como depressão, ansiedade e TEA. Além disso, também podem auxiliar na avaliação de risco de suicídio e no diagnóstico diferencial de doenças neurológicas que apresentam sintomas psiquiátricos, como a doença de Parkinson. Na área de planejamento de tratamento, algoritmos podem ser usados para personalizá-lo, levando em conta as características individuais do paciente, o histórico clínico e genético, bem como dados objetivos de monitoramento da saúde. Por fim, na previsão de desfechos, podem ser usados para estimar a probabilidade de um paciente apresentar recidiva de sintomas ou para prever o resultado de um tratamento específico. Todos esses fatores tornam os algoritmos uma ferramenta promissora para o futuro da prática clínica psiquiátrica. No entanto, é importante ressaltar que, atualmente, os algoritmos ainda estão em estágio de pesquisa e precisam ser validados cientificamente quanto a eficácia e aplicabilidade antes de serem usados na prática clínica.

A comunicação por meio das mídias sociais tem sido usada extensivamente no *marketing* para análise de sentimentos (em geral, a atribuição de valência emocional positiva ou negativa a um texto)[24] e também para quantificar, por meio de características dos tuítes, traços ou dimensões de personalidade específicos, como, por exemplo, narcisismo, maquiavelismo e psicopatia.[25] Há também estudos identificando dimensões da personalidade ("*big 5*" – Abertura a experiências, Conscienciosidade, Extroversão, Amabilidade, Neuroticismo) a partir dos dados do Facebook.[26] Ademais, a linguagem de emoções negativas no Twitter demonstrou boa correlação com as estatísticas oficiais de suicídio em nível estadual nos Estados Unidos.[27]

Metanálises recentes mostraram que a capacidade de prever tentativas de suicídio está próxima do acaso há décadas. Uma das principais razões para essa predição ruim é que a maioria dos estudos testou preditores isoladamente (p. ex., um diagnóstico de depressão), e até mesmo os melhores preditores isolados são imprecisos.[28] A previsão precisa de tentativa de suicídio pode exigir combinações complexas de centenas de fatores de risco. As técnicas estatísticas tradicionais não são ideais para tais análises; felizmente, as técnicas de aprendizado de máquina são mais adequadas para esses problemas. Essas técnicas podem testar uma ampla gama de associações complexas entre um grande número de fatores potenciais para produzir algoritmos que otimizem a previsão.

Em um estudo realizado com algoritmos provenientes de aprendizado de máquina para predição de suicídio, foi possível prever com precisão futuras tentativas de suicídio a partir de diversos preditores. Além disso, a precisão melhorou de 720 para 7 dias antes da tentativa de suicídio, e a importância do preditor mudou ao longo do tempo. Essas descobertas representam um passo em direção à detecção de risco precisa e escalável e fornecem informações sobre como o risco de tentativa de suicídio muda ao longo do tempo.[28]

Os resultados atuais são promissores, mas estudos adicionais são necessários para investigar a contribuição de outros preditores (p. ex., eventos de vida), validar esses algoritmos em dados externos e testar como esse tipo de abordagem de identificação de risco afeta intervenções na prática clínica.[29]

PESQUISAS ENVOLVENDO INTERVENÇÕES DIGITAIS EM PSIQUIATRIA

■ INTERVENÇÕES PSICOTERÁPICAS

Desde 1998, o desenvolvimento de ferramentas digitais para intervenções em saúde mental tem aumentado significativamente.[30] Com o avanço tecnológico, as terapias em formato digital têm ganhado espaço de forma exponencial, especialmente após a pandemia de covid-19.[31] As terapias cognitivo-comportamentais (TCCs) *on-line*, conhecidas como TCCs baseadas na internet (iTCCs), têm-se destacado nesse cenário.[30] Além disso, o número de ensaios clínicos para tratamentos psicológicos fornecidos pela internet tem crescido em ritmo acelerado, em comparação aos ensaios sobre psicoterapia em geral, devido à facilidade de acesso ao tratamento, à obtenção de dados e à superação de barreiras geográficas e financeiras.[32] No entanto, é importante ressaltar que estudos específicos para diferentes plataformas e fenótipos são necessários para comprovar e validar a eficácia desses tratamentos, ponto em que as pesquisas têm ganhado mais espaço nos últimos anos.

Atualmente, existem diversas variações de iTCC, sendo que a maioria dos estudos as divide em duas categorias: guiada e não guiada. Na iTCC não guiada, o paciente pode receber suporte técnico automatizado, mas não tem acesso a suporte terapêutico de profissionais treinados na técnica, já que a plataforma é totalmente autoaplicada. Por sua vez, a iTCC guiada envolve suporte terapêutico síncrono ou assíncrono, fornecido por especialistas em saúde mental ou por pessoas não especialistas em saúde mental, mas que foram treinadas para administrar a técnica em questão.[33]

Os estudos mais recentes têm como foco o teste de eficácia para plataformas específicas no tratamento de diferentes transtornos, em comparação à lista de espera ou a outras abordagens terapêuticas. Até o momento, várias metanálises mostraram que as terapias baseadas em computadores são um meio eficaz de tratamento para transtorno de ansiedade e transtornos depressivos.[32] Além disso, estudos para outras populações vêm surgindo para comprovar a eficácia da abordagem.

Em 2021, Moreno e colaboradores[34] revisaram intervenções digitais destinadas a pacientes com déficits cognitivos. Eles identificaram que essas intervenções tiveram um impacto significativo na melhoria dos domínios sociais e comportamentais nessa população. Ademais, outros estudos mostraram que as intervenções digitais também melhoraram sintomas de depressão e ansiedade em pacientes com doenças crônicas, como concluído na revisão de Sassevile e colaboradores.[35] Vários estudos têm demonstrado cada vez mais benefícios da aplicação de iTCC tanto guiada quanto não guiada.[30] Entretanto, para cada novo protocolo, é importante a realização de um ensaio clínico, mesmo que para comprovação de eficácia em comparação com outros protocolos de iTCC já estabelecidos.

Outras abordagens também estão sendo exploradas no ambiente digital, como a terapia comportamental dialética,[36] a terapia psicodinâmica e a terapia de aceitação e compromisso.[37] Essas intervenções digitais podem incluir o uso de aplicativos, jogos, vídeos e outros recursos multimídia para facilitar a entrega da terapia. Além de já fazerem parte de alguns módulos das técnicas de psicoterapias, aplicativos e sites com intervenções especificamente relacionadas a *mindfulness* e psicoeducação têm sido estudados como ferramentas adicionais no tratamento de transtornos mentais e no alívio de sofrimento emocional.[38]

Nos últimos anos, diferentes plataformas e aplicativos para *smartphone* têm surgido com a "promessa" de entregar intervenções para transtornos mentais. Mais de um terço dos aplicativos para depressão em domínio público são endossados como intervenções de tratamento. Esses aplicativos oferecem diferentes intervenções terapêuticas, como hipnose, meditação, musicoterapia, frases motivacionais, entre outros, e muitos se baseiam na literatura leiga como fonte de informação. Esse cenário sugere que ainda são necessários muitos estudos e evolução nesse sentido, tanto no que tange à regulamentação quanto ao que se refere à disponibilização de ferramentas que pretendam oferecer qualquer forma de terapêutica para transtornos mentais, reforçando a importância de pesquisas na área a fim de que plataformas cuja eficácia ainda não está comprovada não sejam liberadas sem critérios definidos.

O uso de jogos e realidade virtual (RV) como tratamento para transtornos mentais também se tem mostrado uma área promissora de pesquisa. Essas tecnologias oferecem aos pacientes uma forma envolvente e imersiva de terapia, permitindo-lhes explorar cenários simulados e praticar habilidades em um ambiente controlado. Além dos protocolos de iTCC e outras psicoterapias, o uso de jogos e RV é uma opção de tratamento que pode beneficiar pacientes com diferentes transtornos mentais.

■ REALIDADE VIRTUAL

A RV tem sido aplicada, sobretudo, em tratamentos baseados em exposição, por meio da qual os indivíduos podem vivenciar situações ou contextos temidos de forma segura e controlada.[39] Existem diversos estudos aplicando a RV para diferentes transtornos, como esquizofrenia, transtornos de ansiedade, depressão, transtorno por uso de substâncias, transtornos alimentares e transtornos mentais em geral.[39,40] Nas revisões identificadas até o momento, a eficácia do tratamento com RV é observada em diferentes cenários. Entretanto, a qualidade metodológica dos estudos é geralmente baixa e a implementação desses tratamentos precisa ser mais bem observada.[39] Outro ponto fundamental a ser avaliado nas pesquisas com RV é que, embora muitos estudos afirmem usar "RV imersiva", existem diferentes opções de *hardware* e *software* que levantam questões relacionadas a suas confiabilidade e validade.[41]

A partir disso, surgem questões que devem ser fundamentalmente avaliadas nas pesquisas com RV, como a quantificação de presença, o nível de realismo gráfico, a questão das realidades duais, a reprodutibilidade da pesquisa, entre outros pontos. Há alguns movimentos na literatura para regulamentação e padronização dessa ferramenta, entretanto ainda não há um consenso.

Vasser e Aru[41] propuseram um *guideline* para pesquisa psicológica em RV imersiva e destacam alguns pontos relevantes:

- praticar jogos de RV para entender seu funcionamento;
- atentar para as realidades duais, pois o conhecimento de que o mundo virtual não é de fato real pode ter um efeito de confusão nos fenômenos de interesse pesquisados; sendo assim, os níveis de presença devem ser medidos ao longo do experimento;
- escolher a configuração e entender que a escolha particular dos paradigmas de RV imersiva e o nível de imersão devem estar de acordo com a questão de pesquisa;
- criar um *design* com princípios centrados no corpo humano; evitar criar doenças cibernéticas, exceto se o objetivo do estudo for quebrar alguma faceta da realidade virtual;
- embelezar o experimento, que deve estar de acordo com gráficos de computador contemporâneos – cenas complexas e verossímeis aumentam a validade ecológica;
- adicionar um valor de entretenimento ou aspectos de gamificação geralmente aumenta a motivação dos participantes;
- na seleção da amostra, questionar uso de RV anterior, pois pode influenciar a experiência no experimento atual;
- realizar testes frequentes e extensivos;
- congelar atualizações de *software* e *hardware* durante o período de coleta de dados para evitar vieses;
- ser realista na interpretação dos resultados e de sua aplicabilidade ao mundo real;
- possibilitar a replicação, ou seja, incluir dados sobre tamanho da área de jogo, configuração física, dados de origem, entre outros parâmetros que possibilitem a replicação dos dados.

■ CHATBOTS

Outra tecnologia que vem sendo bastante estudada nas pesquisas envolvendo psiquiatria digital são os *chatbots*, que podem ser usados para ajudar tanto no diagnóstico quanto no tratamento de doenças mentais. Esses programas de computador são capazes de simular uma conversa com um terapeuta, coletar informações sobre o paciente e fornecer orientação e suporte emocional. Eles podem ser programados para realizar avaliações iniciais e triagem de pacientes, oferecer apoio emocional e psicológico, fornecer informações sobre tratamentos e medicamentos e ajudar a monitorar o progresso do paciente ao longo do tempo. Uma das vantagens dos *chatbots* na psiquiatria digital é sua disponibilidade 24 horas por dia, 7 dias por semana, sendo que podem ser acessados a partir de qualquer lugar com uma conexão à internet. Isso torna o suporte psicológico mais acessível e conveniente para aqueles que podem ter dificuldade em encontrar um terapeuta em sua área ou que precisam de ajuda imediata em momentos de crise.

As pesquisas científicas sobre o uso de *chatbots* na psiquiatria têm mostrado resultados promissores.[42] Vários estudos têm demonstrado que eles podem ser eficazes no tratamento de uma variedade de condições de saúde mental, incluindo ansiedade, depressão e estresse pós-traumático. Além disso, os *chatbots* têm sido apontados como uma ferramenta útil para aumentar a adesão ao tratamento e melhorar os resultados dos pacientes. No entanto, é importante lembrar que o campo ainda é relativamente novo e muitas pesquisas adicionais são necessárias para avaliar adequadamente a eficácia dos *chatbots* em diferentes populações e contextos clínicos. É crucial que essas pesquisas sejam conduzidas de forma rigorosa, seguindo as melhores práticas metodológicas e éticas, a fim de garantir que os resultados sejam confiáveis e úteis na prática clínica.

REGULAMENTAÇÃO E LIBERAÇÃO

Apesar da ampla variedade de estudos com o uso de ferramentas digitais, é preciso cautela em relação à interpretação e à aplicação dos resultados na prática clínica. É importante aprofundar o conhecimento sobre como conduzir estudos com essas ferramentas, sua regulamentação e liberação para o domínio público.

Nos Estados Unidos, a agência regulamentadora de drogas e alimentos (Food and Drugs Administration – FDA) criou um centro especializado em regulamentação de ferramentas digitais, o Digital Health Center of Excellence, e tem aprovado, nos últimos anos, algumas formas de intervenção digital, como protocolos de iTCC autoaplicáveis e jogos de *videogame*.[43]

Em 2020, essa agência aprovou a comercialização do primeiro jogo para tratamento de TDAH como prescrição médica. Trata-se do EndeavorRx, que foi testado para crianças de 8 a 12 anos com TDAH dos subtipos desatento ou combinado. Desde então, a FDA se diz empenhada em fornecer vias regulatórias que permitam aos pacientes acesso oportuno a terapêuticas digitais inovadoras, seguras e eficazes.[44]

Para regulamentação, as terapias digitais estão enquadradas na categoria de *softwares* como dispositivos médicos (SaMD), descritos como um tipo de *software* usado para fins médicos, mas que, ao mesmo tempo, não atua no corpo humano por vias imunológicas, farmacológicas ou metabólicas. O processo regulatório de aprovação dessas tecnologias junto à FDA é feito por meio do De Novo Classification Request,[45] formulário de solicitação apresentado por um fabricante de dispositivos médicos que deseja que seu produto seja classificado como de baixo a médio ou moderado risco de intervenção médica e possa ser comercializado nos Estados Unidos. Para fazer a solicitação, o fabricante deve fornecer evidências que comprovem a segurança e a eficácia do dispositivo. Essa é uma submissão de regulamentação pré-mercado, que pode ser feita para dispositivos que se enquadrem nesses pré-requisitos. Uma vez que a solicitação seja aprovada pela FDA, o dispositivo recebe uma nova classificação e pode ser comercializado nos Estados Unidos, abrindo o caminho para que outros fabricantes de dispositivos semelhantes possam utilizar o mesmo processo regulatório para seus produtos. Para dispositivos médicos considerados "substancialmente equivalentes" a um dispositivo médico já aprovado pela agência, pode-se solicitar a notificação pré-comercialização 510(k), e, caso a FDA julgue que o dispositivo é substancialmente equivalente a um dispositivo aprovado anteriormente, a notificação é autorizada e o dispositivo pode ser comercializado no país de forma mais rápida e direta.[45]

Já no Brasil, a agência regulamentadora, Agência Nacional de Vigilância Sanitária (Anvisa), publicou uma resolução de diretoria colegiada — RDC Nº 657, de 24 de março de 2022 —, que dispõe sobre a regularização de *software* como dispositivo médico, também citado como SaMD. Assim como nos Estados Unidos, a norma define SaMD como o sistema de uso ou aplicação médica, odontológica ou laboratorial destinado a prevenção, diagnóstico, tratamento, reabilitação ou anticoncepção e que não utiliza meio farmacológico, imunológico ou metabólico para realizar sua principal função em seres humanos. Também determina a necessidade de ensaios clínicos conforme o risco do dispositivo, bem como a necessidade de manter uma monitorização pós-comercialização.[46]

À medida que a regulamentação se tornar mais uniforme, espera-se que as diversas ferramentas digitais disponíveis para intervenções terapêuticas em transtornos mentais apresentem maior confiabilidade.

ÉTICA E PRIVACIDADE NA PESQUISA EM PSIQUIATRIA DIGITAL

A revolução digital está mudando a maneira como a pesquisa em saúde é conduzida e, consequentemente, transformando a assistência médica. Com acesso a uma quantidade sem precedentes de dados objetivos e individuais, os pesquisadores têm um ambiente rico em potencial.[47] No entanto, a rápida expansão do ecossistema digital de saúde apresenta novos desafios éticos para aqueles que tomam decisões sobre seleção, teste, implementação e avaliação de tecnologias em saúde.[48]

Antes de discutir as questões éticas específicas da pesquisa digital em saúde mental, é fundamental considerar os princípios éticos que regem a pesquisa em saúde. Esses princípios incluem o respeito pelas pessoas, a beneficência e a justiça, que devem ser priorizados para garantir a proteção dos participantes da pesquisa. Os envolvidos devem ter todas as informações necessárias para tomar uma decisão informada, e os riscos e danos devem ser avaliados em relação aos benefícios potenciais gerados.[48]

Os novos desafios éticos surgem da combinação do uso de novas tecnologias e sua rápida expansão, bem como do interesse de novas partes envolvidas, como o mercado de tecnologia. Além disso, a quantidade de dados obtidos, as novas técnicas de IA para análise de dados e a falta de controle regulatório para orientar essa convergência tecnológica em avaliações e intervenções em saúde também contribuem para essa questão.[48]

Com isso em mente, Shen e colaboradores[47] propuseram um *checklist* de questões éticas a serem avaliadas na pesquisa digital em psiquiatria. Na tentativa de suprir lacunas regulatórias, inconsistências entre equipes e falta de consenso entre os conselhos de regulação, eles identificaram 20 questões-chave subdivididas em seis domínios inter-relacionados: consentimento informado; igualdade, diversidade e acesso; privacidade e parcerias; regulamentação e lei; retorno de resultados; dever de avisar e dever de relatar. Os pesquisadores ressaltam a importância de o pesquisador estar atento a cada um desses pontos no momento de desenvolvimento e aplicação de pesquisas no ambiente digital em psiquiatria.

No Brasil, não existem especificações para regulamentação de pesquisas com ferramentas digitais, conforme a Resolução do Conselho Nacional de Saúde nº 466, de 12 de dezembro de 2012.[49] Existe uma legislação vigente para o uso da internet, complementada pela Lei Geral de Proteção de Dados (LGPD),[50] que condiciona o uso de dados pessoais ao consentimento por escrito do cidadão, ou por outro meio que demonstre sua manifestação de vontade. O uso de dados pessoais passa a ser condicionado pela boa-fé de alguns princípios, dentre eles, ter um propósito legítimo e explicitamente informado ao titular dos dados; não usar os dados para finalidades outras que não as informadas no consentimento; garantir o acesso sobre a forma e duração do tratamento dos dados e utilização de medidas técnicas eficazes para garantir a segurança dos dados de acessos não autorizados. Ademais, orienta-se, sempre que possível, a anonimização dos dados pessoais.[51]

Embora seja crucial respeitar a legislação vigente em ambientes de pesquisa, é evidente que há uma necessidade premente de estabelecer regulamentações específicas que abordem as questões éticas relacionadas ao uso de ferramentas digitais na pesquisa.

CONSIDERAÇÕES FINAIS E PERSPECTIVAS FUTURAS

O uso de ferramentas digitais na pesquisa em psiquiatria tem trazido inúmeros benefícios, tais como o aumento da eficiência e da precisão na coleta e análise de dados. Com o auxílio de tecnologias como aplicativos móveis, dispositivos de monitoramento e jogos eletrônicos, os pesquisadores têm acesso a informações objetivas e precisas sobre o comportamento e a saúde mental dos pacientes, possibilitando uma avaliação mais assertiva e personalizada dos transtornos mentais. Além disso, o uso de tecnologias digitais na pesquisa em psiquiatria tem permitido o desenvolvimento de intervenções mais acessíveis e personalizadas, que podem ser adaptadas às necessidades e preferências individuais dos pacientes. Essas intervenções podem incluir terapias *on-line*, programas de treinamento cognitivo e outros tratamentos baseados em tecnologia, que têm o potencial de melhorar a eficácia e o alcance dos serviços de saúde mental.

Apesar dos inúmeros benefícios do uso de ferramentas digitais na pesquisa em psiquiatria, é importante reconhecer as limitações e os desafios envolvidos. Um dos principais consiste em garantir a qualidade e a validade dos dados coletados, uma vez que os pacientes podem fornecer informações inconsistentes ou incompletas via aplicativos móveis ou dispositivos de monitoramento. Além disso, as tecnologias digitais podem não ser acessíveis a todos os pacientes, o que pode levar a disparidades digitais e desigualdades no acesso à promoção de saúde na população. É importante, portanto, desenvolver estratégias para garantir a inclusão de pacientes de todas as faixas etárias e grupos socioeconômicos nas pesquisas em psiquiatria digital. Outro desafio é a necessidade de abordar as questões éticas e de privacidade. É fundamental garantir a proteção dos dados pessoais e o cumprimento das leis e dos regulamentos aplicáveis, de forma a manter a confidencialidade e a privacidade dos pacientes. É importante ressaltar que, com a coleta de dados digitais em grande escala e, muitas vezes, em tempo real em psiquiatria, ainda precisamos saber o que fazer com esses dados e como utilizá-los de forma ética e efetiva para aprimorar nossa conduta clínica e o cuidado com os pacientes.

A psiquiatria digital tem o potencial de revolucionar o campo da saúde mental, e as possibilidades futuras são bastante promissoras. À medida que a tecnologia continua avançando, novas ferramentas vão surgindo, como a realidade aumentada e a neurotecnologia, que podem permitir uma análise mais aprofundada e uma compreensão mais precisa dos transtornos mentais. Em suma, a pesquisa em psiquiatria digital apresenta muitas oportunidades e desafios, e é importante abordá-los de forma responsável e cuidadosa para garantir a qualidade e a validade da pesquisa, bem como a proteção dos direitos e interesses dos pacientes envolvidos.

REFERÊNCIAS

1. Wrzus C, Neubauer AB. Ecological momentary assessment: a meta-analysis on designs, samples, and compliance across research fields. Assessment. 2023;30(3):825-46.
2. Torous J, Staples P, Shanahan M, Lin C, Peck P, Keshavan M, et al. Utilizing a personal smartphone custom app to assess the patient health questionnaire-9 (PHQ-9) depressive symptoms in patients with major depressive disorder. JMIR Ment Health. 2015;2(1):e8.
3. Kauer SD, Reid SC, Crooke AHD, Khor A, Hearps SJC, Jorm AF, et al. Self-monitoring using mobile phones in the early stages of adolescent depression: randomized controlled trial. J Med Internet Res. 2012;14(3):e67.
4. Myers A, Chesebrough L, Hu R, Turchioe MR, Pathak J, Creber RM. Evaluating commercially available mobile apps for depression self-management. AMIA Annu Symp Proc. 2020;2020:906-14.
5. Harari GM, Müller SR, Aung MS, Rentfrow PJ. Smartphone sensing methods for studying behavior in everyday life. Curr Opin Behav Sci. 2017;18:83-90.
6. Cho CH, Lee T, Kim MG, In HP, Kim L, Lee HJ. Mood prediction of patients with mood disorders by machine learning using passive digital phenotypes based on the circadian rhythm: prospective observational cohort study. J Med Internet Res. 2019;21(4):e11029.
7. Lane ND, Miluzzo E, Lu H, Peebles D, Choudhury T, Campbell AT. A survey of mobile phone sensing. IEEE Commun Mag. 2010;48(9):140-50.
8. Saeb S, Zhang M, Karr CJ, Schueller SM, Corden ME, Kording KP, et al. Mobile phone sensor correlates of depressive symptom severity in daily-life behavior: an exploratory study. J Med Internet Res. 2015;17(7):e175.
9. Wang R, Aung MSH, Abdullah S, Brian R, Campbell AT, Choudhury T, et al. Crosscheck. In: ACM International Joint Conference on Pervasive and Ubiquitous Computing; 2016 Sep 12-16. Heidelberg, Germany.

10. Abdullah S, Matthews M, Frank E, Doherty G, Gay G, Choudhury T. Automatic detection of social rhythms in bipolar disorder. J Am Med Inform Assoc. 2016;23(3):538-43.
11. De Angel V, Lewis S, White K, Oetzmann C, Leightley D, Oprea E, et al. Digital health tools for the passive monitoring of depression: a systematic review of methods. NPJ Dig Med. 2022;5(1):1-14.
12. Wang R, Chen F, Chen Z, Li T, Harari G, Tignor S, et al. Student life. In: ACM International Joint Conference on Pervasive and Ubiquitous Computing; 2014 Sep 13-17. Washington, United States of America.
13. Lathia N, Sandstrom GM, Mascolo C, Rentfrow PJ. Happier people live more active lives: using smartphones to link happiness and physical activity. PLoS One. 2017;12(1):e0160589.
14. Müller SR, Chen X, Peters H, Chaintreau A, Matz SC. Depression predictions from GPS-based mobility do not generalize well to large demographically heterogeneous samples. Sci Rep. 2021;11(1):14007.
15. Lu H, Frauendorfer D, Rabbi M, Mast MS, Chittaranjan GT, Campbell AT, et al. Stress sense. In: 2012 ACM Conference on Ubiquitous Computing; 2012 Sep. 5-8. Pittsburgh, United States of America.
16. Slavich GM, Taylor S, Picard RW. Stress measurement using speech: recent advancements, validation issues, and ethical and privacy considerations. Stress. 2019;22(4):408-13.
17. Smith MT, McCrae CS, Cheung J, Martin JL, Harrod CG, Heald JL, et al. Use of actigraphy for the evaluation of sleep disorders and circadian rhythm sleep-wake disorders: an american academy of sleep medicine systematic review, meta-analysis, and grade assessment. J Clin Sleep Med. 2018;14(07):1209-30.
18. Lu H, Pan W, Lane ND, Choudhury T, Campbell AT. Sound Sense. In: 7th International Conference on Mobile systems, Applications, and Services; 2009 Jun. 22-25. Kraków, Poland.
19. Lu J, Shang C, Yue C, Morillo R, Ware S, Kamath J, et al. Joint modeling of heterogeneous sensing data for depression assessment via multi-task learning. Proc ACM Interact Mob Wearable Ubiquitous Technol. 2018;2(1):1-21.
20. Yue C, Wang B, Ware S, Morillo R, Lu J, Shang C, et al. Fusing location data for depression prediction. In: IEEE SmartWorld, Ubiquitous Intelligence & Computing, Advanced & Trusted Computed, Scalable Computing & Communications, Cloud & Big Data Computing, Internet of People and Smart City Innovation; 2017. San Francisco, United States of America.
21. Abdullah S, Matthews M, Murnane EL, Gay G, Choudhury T. Towards circadian computing. In: ACM International Joint Conference on Pervasive and Ubiquitous Computing; 2014 Sep 13-17. Washington, United States of America.
22. Jebara SB. Bio-mechanical characterization of voice for smoking detection. In: 22nd European Signal Processing Conference; 2014 Sep 1-5. Lisbon, Portugal.
23. LiKamWa R, Liu Y, Lane ND, Zhong L. Mood scope. In: 11th Annual International Conference on Mobile Systems, Applications, and Services; 2013 Jun. 25-28. Taipei, Taiwan.
24. Taboada M, Brooke J, Tofiloski M, Voll K, Stede M. Lexicon-based methods for sentiment analysis. Comput Linguist. 2011;37(2):267-307.
25. Sumner C, Byers A, Boochever R, Park GJ. Predicting dark triad personality traits from twitter usage and a linguistic analysis of tweets. In: 11th International Conference on Machine Learning and Applications. 2012 Dec. 12-15. Boca Raton, United States of America.
26. Park G, Schwartz HA, Eichstaedt JC, Kern ML, Kosinski M, Stillwell DJ, et al. Automatic personality assessment through social media language. J Personal Soc Psychol. 2015;108(6):934-52.
27. Jashinsky J, Burton SH, Hanson CL, West J, Giraud-Carrier C, Barnes MD, et al. Tracking suicide risk factors through twitter in the US. Crisis. 2014;35(1):51-9.
28. Walsh CG, Ribeiro JD, Franklin JC. Predicting risk of suicide attempts over time through machine learning. Clin Psychol Sci. 2017;5(3):457-69.
29. Boudreaux ED, Rundensteiner E, Liu F, Wang B, Larkin C, Agu E, et al. Applying machine learning approaches to suicide prediction using healthcare data: overview and future directions. Front Psychiatry. 2021;12:707916.
30. Andersson G, Titov N, Dear BF, Rozental A, Carlbring P. Internet-delivered psychological treatments: from innovation to implementation. World Psychiatry. 2019;18(1):20-8.
31. The Lancet Psychiatry. Digital psychiatry: moving past potential. Lancet Psychiatry. 2021;8(4):259.

32. Van Ameringen M, Turna J, Khalesi Z, Pullia K, Patterson B. There is an app for that! The current state of mobile applications (apps) for DSM-5 obsessive-compulsive disorder, posttraumatic stress disorder, anxiety and mood disorders. Depress Anxiety. 2017;34(6):526-39.
33. Karyotaki E, Efthimiou O, Miguel C, Bermpohl FMG, Furukawa TA, Cuijpers P, et al. Internet-based cognitive behavioral therapy for depression: a systematic review and individual patient data network meta-analysis. JAMA Psychiatry. 2021;78(4):361-71.
34. Moreno MT, Sans JC, Fosch MTC. Behavioral and cognitive interventions with digital devices in subjects with intellectual disability: a systematic review. Front Psychiatry. 2021;12:647399.
35. Sasseville M, LeBlanc A, Boucher M, Dugas M, Mbemba G, Tchuente J, et al. Digital health interventions for the management of mental health in people with chronic diseases: a rapid review. BMJ Open. 2021;11(4):e044437.
36. Wilks CR, Gurtovenko K, Rebmann K, Williamson J, Lovell J, Wasil AR. A systematic review of dialectical behavior therapy mobile apps for content and usability. Borderline Personal Disord Emot Dysregulation. 2021;8(1):29.
37. Lattie EG, Stiles-Shields C, Graham AK. An overview of and recommendations for more accessible digital mental health services. Nat Rev Psychol. 2022;1(2):87-100.
38. Gál É, Ștefan S, Cristea IA. The efficacy of mindfulness meditation apps in enhancing users' well-being and mental health related outcomes: a meta-analysis of randomized controlled trials. J AffectDisord. 2021;279:131-42.
39. Bell IH, Nicholas J, Alvarez-Jimenez M, Thompson A, Valmaggia L. Virtual reality as a clinical tool in mental health research and practice. Dialogues Clin Neurosci. 2020;22(2):169-77.
40. Freeman D, Reeve S, Robinson A, Ehlers A, Clark D, Spanlang B, et al. Virtual reality in the assessment, understanding, and treatment of mental health disorders. Psychol Med. 2017;47(14):2393-400.
41. Vasser M, Aru J. Guidelines for immersive virtual reality in psychological research. Curr Opin Psychol. 2020;36:71-6.
42. Abd-Alrazaq AA, Rababeh A, Alajlani M, Bewick BM, Househ M. Effectiveness and safety of using chatbots to improve mental health: systematic review and meta-analysis. J Med Internet Res. 2020;22(7):e16021.
43. U. S. Food & Drug. Software as a Medical Device (SaMD) [Internet]. Silver Spring: FDA; 2018 [capturado em 27 jun. 2023]. Disponível em: https://www.fda.gov/medical-devices/digital-health-center-excellence/software-medical-device-samd.
44. U. S. Food & Drug. FDA permits marketing of first game-based digital therapeutic to improve attention function in children with ADHD [Internet]. Silver Spring: FDA; 2020 [capturado em 27 jun. 2023]. Disponível em: https://www.fda.gov/news-events/press-announcements/fda-permits-marketing-first-game-based-digital--therapeutic-improve-attention-function-children-adhd.
45. U. S. Food & Drug. De novo classification request [Internet]. Silver Spring: FDA; 2023 [capturado em 27 jun. 2023]. Disponível em: https://www.fda.gov/medical-devices/premarket-submissions-selecting-and-preparing-correct-submission/de-novo-classification-request.
46. Brasil. Ministério da Saúde. Agência Nacional de Vigilância Sanitária. RDC nº 657, de 24 de março de 2022. Dispõe sobre a regularização de software como dispositivo médico (Software as a Medical Device - SaMD) [Internet]. Brasília: Anvisa; 2022 [capturado em 27 jun. 2023]. Disponível em: http://antigo.anvisa.gov.br/documents/10181/5141677/RDC_657_2022_.pdf/f1c32f0e-21c7-415b-8b5d-06f4c539bbc3.
47. Shen FX, Silverman BC, Monette P, Kimble S, Rauch SL, Baker JT. An ethics checklist for digital health research in psychiatry: viewpoint. J Med Internet Res. 2022;24(2):e31146.
48. Nebeker C, Torous J, Ellis RJB. Building the case for actionable ethics in digital health research supported by artificial intelligence. BMC Med. 2019;17(1):137.
49. Brasil. Conselho Nacional de Saúde. Resolução nº 466, de 12 de dezembro de 2012 [Internet]. Brasília: CNS; 2012 [capturado em 27 jun. 2023]. Disponível em: http://www.conselho.saude.gov.br/resolucoes/2012/Reso466.pdf.
50. Brasil. Lei nº 13.709, de 14 de agosto de 2018. Lei Geral de Proteção de Dados Pessoais (LGPD) [Internet]. Brasília: Presidência da República; 2018 [capturado em 27 jun. 2023]. Disponível em: https://www.planalto.gov.br/ccivil_03/_ato2015-2018/2018/lei/l13709.htm.
51. Mezejewski LW, Schmidt B, Durgante HB. Ethics criteria for research in a virtual environment in Brazil. Rev. Fam. Ciclos Vida Saúde Contexto Soc. 2022;10(3):1-10.

3 USO DE APLICATIVOS PARA ORIENTAR A CONDUTA CLÍNICA NA PSIQUIATRIA

Carolina Benedetto Gallois
Pedro H. Manfro
Roberta C. S. Zorzetti
Gisele Gus Manfro

A evolução tecnológica, por meio do crescente uso de aplicativos e plataformas digitais na prática clínica, tem impactado significativamente a promoção de saúde mental. Os aplicativos usados para esse fim têm-se mostrado úteis tanto na avaliação quanto no tratamento de uma ampla variedade de transtornos psiquiátricos, incluindo ansiedade, depressão, insônia, transtorno bipolar e transtornos alimentares. Eles são uma maneira acessível, conveniente e personalizada de monitorar o bem-estar mental e oferecem ferramentas para o gerenciamento de sintomas e apoio aos pacientes e aos clínicos na avaliação sintomática, auxiliando a tomada de decisão em relação às estratégias de tratamento. Os aplicativos também podem melhorar a adesão ao tratamento, aumentar a eficácia e assertividade terapêutica e fornecer uma abordagem mais colaborativa entre pacientes e profissionais da saúde mental.

De acordo com uma pesquisa da Fundação Getúlio Vargas (FGV),[1] os celulares já superam em números a população do País, atingindo a marca de 464 milhões de aparelhos. Essa democratização do acesso aos *smartphones* e à internet móvel tem permitido que cada vez mais pessoas possam usufruir dos benefícios dos aplicativos de saúde mental. No entanto, é importante destacar que a pobreza digital ainda é uma realidade para muitos brasileiros, sobretudo para a população vulnerável de baixa renda e das áreas rurais. A falta de acesso à internet e à tecnologia pode agravar a exclusão social e aumentar as desigualdades no acesso aos cuidados de saúde mental. Nesse sentido, é necessário que sejam implementadas políticas públicas que visem garantir o acesso universal à internet e à tecnologia, promovendo, assim, uma maior inclusão digital e democratização do acesso aos aplicativos de saúde mental.

Durante a pandemia de covid-19, houve um aumento exponencial no uso de ferramentas digitais e aplicativos em psiquiatria. O distanciamento e as medidas de isolamento social resultaram em maior necessidade de soluções remotas e virtuais para a promoção da saúde mental. Essas ferramentas se tornaram uma alternativa às sessões presenciais e uma forma de evitar interrupções no tratamento de pacientes com sofrimento emocional e transtornos mentais. No entanto, é importante ressaltar que tais tecnologias já vinham sendo estudadas e desenvolvidas mesmo antes da pandemia.[2] O crescimento do uso de aplicativos e outras ferramentas digitais na psiquiatria é resultado de um longo processo de pesquisa e desenvolvimento, cujo objetivo é oferecer novas e mais eficazes formas de tratamento para os transtornos mentais. A pandemia apenas acelerou esse processo, dando mais visibilidade a essas tecnologias.

Com o surgimento de novas tecnologias e soluções digitais voltadas à saúde mental, tornam-se necessárias a aprendizagem de uma nova linguagem e a incorporação de novos termos ao vocabulário técnico dos profissionais, a fim de que novas definições e categorias sejam compreendidas. O termo "fenótipo digital", por exemplo, é usado para descrever a coleta e análise de dados comportamentais, cognitivos e emocionais de indivíduos por meio de dispositivos móveis, dispositivos vestíveis (*wearables*), entre outros. Já os *chatbots* são programas de computador que usam inteligência artificial (IA) para simular uma conversa com usuários, oferecendo uma forma automatizada de suporte emocional e aconselhamento psicológico. É importante destacar que existe uma distinção entre aplicativos *on-line*, acessados por meio de navegadores na *web*, e aplicativos móveis, instalados em *smartphones* e *tablets*. Além disso, os aplicativos podem ser categorizados em aplicativos para triagem diagnóstica; aplicativos para intervenção, que oferecem uma intervenção terapêutica direta para o usuário; e aplicativos para acompanhamento, que permitem monitorar e registrar informações sobre o bem-estar mental do usuário ao longo do tempo. Essas definições são importantes para compreender a variedade de abordagens e tecnologias empregadas no desenvolvimento de aplicativos em saúde mental e também para avaliar a eficácia dessas ferramentas no tratamento e na prevenção de sofrimento emocional e transtornos mentais.

O objetivo deste capítulo é fornecer uma visão geral sobre a evolução tecnológica na saúde mental e o papel dos aplicativos na psiquiatria, destacando as principais definições e categorias de aplicativos e suas implicações para a prática clínica. Além disso, busca discutir as possibilidades e limitações do uso clínico dos aplicativos em saúde mental, bem como as principais questões éticas e regulatórias envolvidas no uso dessas tecnologias.

APLICATIVOS PARA TRIAGEM DIAGNÓSTICA

O ponto de conexão mais direto entre a consulta de saúde mental tradicional e o uso de *smartphones* na prática clínica é a chamada coleta de dados ativa: a resposta, espontânea ou solicitada, a questionários via aplicativos. Existe correlação aparentemente adequada entre a pontuação de escalas aplicadas em contextos tradicionais e suas versões para *smartphone*, apesar de, em sua maioria, não terem sido desenvolvidas pensando no uso digital.[3] A triagem diagnóstica por meio do preenchimento de escalas hospedadas em aplicativos pode ser uma ferramenta útil para identificar potenciais transtornos em pacientes que ainda não foram diagnosticados por um clínico ou que ainda não procuraram ajuda profissional. A hospedagem digital de escalas já validadas em aplicativos centralizadores com funções de acompanhamento, psicoeducação e ensino, como o Artmed+PSI e o ADDS (Apoio ao Diagnóstico de Depressão e Avaliação do Risco de Suicídio), do núcleo de Telessaúde da Universidade Federal do Rio Grande do Sul, pode ser uma maneira de complementar a avaliação psiquiátrica por meio da aplicação de escalas de triagem diagnóstica. Um paciente com queixas de sintomas de ansiedade social, por exemplo, pode ter dificuldades em relatar sintomas de humor durante a consulta. Assim, além de preencher uma escala específica de sintomas de ansiedade social, como a Escala de Ansiedade Social de Liebowitz (Liebowitz Social Anxiety Scale), esse paciente hipotético poderia se beneficiar do preenchimento da escala Patient Health Questionnaire-9 (PHQ-9) para a triagem de sintomas depressivos. Mesmo assim, é importante notar que a triagem diagnóstica por meio de aplicativos serve como um complemento, não substituindo uma avaliação clínica completa e um diagnóstico formal por um profissional qualificado.

A coleta ativa de dados, além de fornecer acompanhamento sintomático mais intensivo no ambiente fora da consulta, pode fornecer ao respondente um senso de privacidade e conforto ao responder sobre tópicos potencialmente sensíveis. A aplicação sistemática de escalas é um dos preceitos fundamentais da chamada *psiquiatria baseada em medidas*, que sugere que, além da utilidade para triagem e diagnóstico, o uso de escalas é fundamental para o acompanhamento terapêutico e influencia positivamente na taxa de resposta terapêutica.[4] A coleta passiva de dados digitais para triagem e acompanhamento, também chamada de "fenotipagem digital", é obtida automaticamente e sem a participação direta do usuário por meio de acelerômetros, dados do uso do *smartphone*, localização do usuário (GPS), tom de voz e reconhecimento facial e será discutida em maior profundidade em outros capítulos deste livro.

APLICATIVOS PARA MONITORAMENTO CLÍNICO

Os aplicativos de monitoramento de sintomas são úteis para complementar o seguimento clínico, proporcionando uma avaliação mais intensiva do estado de saúde do paciente, além de permitir o acompanhamento de outros eventos da vida que possam afetar seu bem-estar. Esses serviços podem ser usados para monitorar a gravidade dos sintomas, gatilhos emocionais ou ambientais, sinais precoces de recaída ou adesão a medicamentos. O uso de aplicativos para o reconhecimento da dinâmica e dos padrões de emoções e de comportamentos pode ser vantajoso em termos de experiência do usuário e validade clínica.[3]

O monitoramento clínico via aplicativo pode ser feito por coleta ativa de dados (escalas tradicionais, representações visuais do humor ou pela expressão visual de representações digitais do humor),[5] e por coleta passiva (uso de sensores de GPS ou dados de uso do *smartphone*). No contexto acadêmico, estratégias de avaliação momentânea ecológica (AME) envolvem a avaliação ativa e/ou passiva do humor e de comportamentos de maneira repetida, por meio de múltiplas coletas ao dia, com o intuito de otimizar a validade dos dados reportados, reduzir os vieses de memória no autorrelato e fornecer *feedback* imediato ao usuário.[6] Esse retorno pode ser dado por meio de listas com as palavras utilizadas para descrição do sentimento conforme o horário e momento do dia, gráficos com a evolução sintomática ou calendários com a autoavaliação em diferentes dias. Disponíveis em língua inglesa e avaliados pela American Psychiatric Association (APA), há vários aplicativos para avaliação repetida de sintomas, como diários digitais (Daylio, Jour, MoodPath), e de avaliação sintomática repetida (T2 MoodTracker e Moodscope).[7-9] Os aplicativos Deprexis e Sanvello, ambos com objetivo principal de intervenção psicoterápica complementar ao tratamento usual, também incluem módulo de acompanhamento sintomático.[10,11] Os aplicativos com maior número de *downloads* e mais alta avaliação de usuários no Brasil (p. ex., BetterHelp, Moodfit, Vittude, Cíngulo, Impulse DBT e Cogni) ainda não apresentam dados científicos revisados por pares e publicados, apesar de fornecerem recursos para acompanhamento e registro de emoções e comportamentos e alegarem efetividade e critérios de usabilidade.

O uso de aplicativos para acompanhamento clínico é comum a diversos diagnósticos, como esquizofrenia, transtornos alimentares, suicidalidade, transtornos do humor e de ansiedade e *delirium*.[12-17] Ainda assim, o acompanhamento do humor é o recurso transdiagnóstico mais comum entre os diferentes aplicativos disponíveis.[18] Na prática clínica, tanto sob a perspectiva da terapia cognitivo-comportamental (TCC) e outras linhas terapêuticas derivadas quanto sob a perspectiva dos usuários, o acompanhamento frequente do humor e o retorno rápido ao paciente podem ser considerados estratégias eficazes para aprimorar a autoeficácia e o autoconhecimento, representando um recurso adicional para a melhora dos sintomas.[18]

A adesão aos tratamentos farmacológicos e psicoterápicos é um critério fundamental para o sucesso terapêutico. No entanto, a prevalência de não adesão aos tratamentos psiquiátricos é alta, com estimativas que variam de 13 a 68% em diferentes transtornos mentais, como depressão, esquizofrenia e uso de substâncias.[19] Além do reconhecimento de padrões de emoções e comportamentos, aplicativos podem ser usados para facilitar a adesão e monitorar possíveis eventos adversos a tratamentos em curso. Steinkamp e colaboradores[19] conduziram uma revisão sistemática e mostraram que o aspecto mais comum de aplicativos de monitoramento de adesão continua sendo o uso de autorrelato do paciente, com relato da rede de suporte, visualização direta por vídeo ou fotografia, dados de dispensação de medicamentos, uso de "recipientes inteligentes" (envio de sinal à abertura da tampa do recipiente) e "comprimidos inteligentes" (com ativação gástrica e transmissão de sinal a sensor digital) ou contagem de comprimidos sendo também frequentemente usados. Mesmo assim, os autores reforçam dados prévios de superestimação de adesão quando do uso de estratégias de autorrelato. Lembretes, mensagens de apoio e suporte, *feedback* ao paciente e ao médico, engajamento da rede de apoio do paciente e medidas de recompensa e contingência (p. ex., pontos virtuais resgatáveis em outras atividades conforme comprovação de tomada do medicamento) foram estratégias consideradas promotoras de adesão ao tratamento. No entanto, como para a maioria dos dados sobre o uso de aplicativos em saúde mental, a maior parte dos estudos avaliando adesão são provenientes de amostras com populações de países de média-alta e alta renda, com significativa escassez de dados brasileiros e de outros países de baixa e média renda.

APLICATIVOS PARA INTERVENÇÕES TERAPÊUTICAS

O termo "intervenções digitais" compreende desde programas de computador até aplicativos de *smartphones*. Esses podem ser administrados de maneira não guiada, sem a participação de um profissional da saúde mental; de maneira guiada, na qual a intervenção é aplicada de maneira remota por um especialista; ou de maneira síncrona ao acompanhamento presencial.[20] Intervenções não guiadas têm como potenciais benefícios abrangência, alcance populacional e desnecessidade de acompanhamento profissional, mas parecem ter efeito inversamente proporcional à gravidade de sintomas – isto é, pacientes com apresentações clínicas mais graves tendem a se beneficiar menos de intervenções não guiadas. Ainda assim, as intervenções não guiadas têm potencial de oferecer efeitos clínicos relevantes.[10]

A maioria dos estudos sobre intervenções digitais em saúde mental explora a efetividade de programas de computador. Até o momento, intervenções digitais baseadas em aplicativos móveis para *smartphones* e *tablets* são menos estudadas.[15] Há ampla base de evidências de programas *on-line web-based* para ansiedade e depressão,[21] enquanto a evidência para aplicativos móveis permanece menos estabelecida.[15] Além disso, a maior parte da pesquisa sobre a eficácia desse tipo de aplicativo é realizada por entidades envolvidas em seu próprio desenvolvimento.[15] Entretanto, os achados até o momento apresentados sobre aplicativos móveis em saúde mental são de desfechos favoráveis.[15,21,22]

Existem diversas abordagens disponíveis por aplicativos para auxiliar na melhora do bem-estar mental, compreendendo desde técnicas de respiração e *mindfulness* até intervenções digitais baseadas em tratamentos psicológicos consolidados, como TCC, terapia comportamental dialética (DBT), terapia de aceitação e compromisso (ACT) e psicoterapia psicodinâmica.[20] Apesar de serem técnicas diferentes na prática presencial, intervenções digitais de TCC, ACT e psicoterapia psicodinâmica se assemelham por terem um grande enfoque em psicoeducação, ferramentas interativas e tarefas para casa.[20,21]

■ TERAPIA COGNITIVO-COMPORTAMENTAL

Há evidência abundante da eficácia da TCC baseada em internet (iTCC), geralmente aplicada via *websites* interativos, com evidência comparável à da TCC presencial para depressão e ansiedade.[20] Os programas de iTCC comercialmente disponíveis, como o

Beating the Blues[23] e o SilverCloud,[24] são desenhados como cursos *on-line* nos quais o usuário recebe acesso a um conteúdo psicoeducativo via módulos, aulas e ferramentas interativas.

Já a TCC baseada em aplicativos móveis assemelha-se aos programas de iTCC, com apresentação de conteúdo por meio de módulos ou ensino de habilidades de TCC, como programação de atividades prazerosas positivas e identificação e modificação de pensamentos disfuncionais. Tais aplicativos de TCC são comercializados nas lojas de aplicativos para plataformas Android e iOS. Porém, a evidência de eficácia dessa forma de TCC "na vida real" é limitada por razões comuns a outras intervenções digitais: dificuldade para manter adesão e engajamento e escassa evidência em contexto de mundo real, uma vez que a maioria dos aplicativos de TCC com eficácia demonstrada em estudos controlados está indisponível para o público em geral.[20,25]

Um exemplo de ferramenta que integra abordagens de outras áreas com a TCC é o Deprexis, uma plataforma digital desenvolvida na Alemanha com eficácia confirmada para redução de sintomas depressivos durante um período de 8 a 12 semanas, conforme uma metanálise recente de 12 estudos.[10] Essa intervenção é amplamente baseada em TCC, incluindo módulos sobre psicoeducação, *mindfulness*, orientação sobre estilo de vida e exercício físico e psicologia positiva. Além disso, a plataforma individualiza a experiência do usuário conforme suas respostas sobre sintomas e desafios com a depressão.[10] O Deprexis foi pioneiro ao receber registro pela Agência Nacional de Vigilância Sanitária (Anvisa) em 2017. No entanto, foi cancelado em 2020 a pedido da empresa por razões comerciais.[26]

Dificuldades em conciliar o sono são transdiagnósticas e comuns. O uso de técnicas de TCC para melhora de sintomas é hoje considerado o padrão-ouro para o tratamento da insônia,[27] e o formato digital parece ser um meio de acesso efetivo e aceitável e elas. O aplicativo Sleepio é recomendado pelo National Institute for Health and Care Excellence (NICE) preferencialmente a intervenções usuais ou farmacológicas como forma de oferecer técnicas de TCC consideradas de primeira linha.[28] O aplicativo oferece uma intervenção de 6 semanas de duração com módulos incluindo treinamento para restrição de sono, controle de estímulos, terapia cognitiva, técnicas de relaxamento, higiene do sono e psicoeducação. As intervenções propostas pelo aplicativo demonstram sólida base de evidências em melhorar qualidade de vida e reduzir sintomas depressivos e ansiosos em diferentes populações.[27,29,30] Os aplicativos Headspace e Calm, com intervenções baseadas em *mindfulness*, também reportam dados relativos à eficácia para sintomas de insônia.[22,31]

■ MINDFULNESS

Aplicativos de *mindfulness* estão entre os mais populares, mais bem avaliados e com maior número de *downloads* entre aqueles de saúde mental. Apesar das controvérsias a respeito da comodificação do bem-estar e da "corporativização" de práticas de meditação, os aplicativos Headspace e Calm são hoje exemplos de negócios milionários.[31] Em uma revisão sistemática e metanálise de ensaios clínicos randomizados, Gál e colaboradores[31] mostraram tamanho de efeito pequeno a moderado no uso de aplicativos de *mindfulness* em comparação a controles para a redução de estresse, sintomas depressivos e ansiosos, aumento de qualidade de vida e satisfação com a vida.[31] No entanto, as autoras ressaltam que a ausência de estudos de acompanhamento impossibilita conclusões sobre a efetividade da intervenção estudada em longo prazo. Além disso, o uso de listas de espera como controle tende a superestimar o tamanho do efeito da intervenção, o que deve ser levado em consideração na interpretação dos resultados. Assim como em outros tipos de aplicativo, não adesão e desistências foram problemas comuns nos ensaios clínicos incluídos. Avaliando ambos os aplicativos, O'Daffer e colaboradores[32] ressaltam a predominância de amostras da população em geral, sem diagnósticos de transtorno mental estabelecidos, nos ensaios clínicos desses aplicativos, bem como a dificuldade em relação à divulgação de conflitos de interesse nos ensaios clínicos já publicados que os avaliam.

■ TERAPIA COMPORTAMENTAL DIALÉTICA

A DBT é hoje a intervenção terapêutica mais indicada para casos de autolesão não suicida e tentativas de suicídio, sobretudo em adolescentes.[33] Além disso, desde que foi concebida, a DBT tem como peculiaridade oferecer, em sua versão básica completa, modalidades remotas, como o *coaching* telefônico, sendo, por isso, especialmente propícia para integração ao mundo digital. Em uma revisão sistemática de 2021, Wilks e colaboradores[33] sugeriram que técnicas de DBT podem ser especialmente apropriadas pela sua natureza protocolar e modular – aplicativos mais completos para uso em DBT tendem a incluir desde cartões diários de emoções e de registro de pensamentos até lembretes e auxílios para aplicação de técnicas de regulação emocional. No entanto, outras técnicas importantes da DBT, como análise em cadeia, foram menos frequentemente contempladas. No contexto brasileiro, os aplicativos de registro de emoções anteriormente citados são mais frequentemente usados para técnicas de DBT. Em termos de intervenção, além dos aplicativos de *mindfulness* mencionados anteriormente (que também fazem parte do arsenal de técnicas da DBT), os aplicativos Impulse DBT, Daylio e CalmHarm (indisponível em português) são com frequência usados na prática clínica.

POTENCIAIS BARREIRAS, DESAFIOS E LIMITAÇÕES

O engajamento com o acompanhamento em saúde mental é um desafio muito anterior ao desenvolvimento de aplicativos.[25] O engajamento com intervenções propostas por aplicativos parece um preditor de resposta em tratamentos digitais de sintomas depressivos e ansiosos[15] – apesar de ser possível levantar hipóteses sobre o papel de viés de seleção (i.e., participantes menos graves tendem a engajar mais) e de "efeito placebo digital" (i.e., participantes melhoram sintomas pelo engajamento à intervenção, não pela intervenção em si).[34] Mesmo assim, estimativas da indústria sugerem uma mediana de retenção de usuários de apenas 3,6% em 15 dias e que 74% dos usuários interrompem o uso do aplicativo após apenas 10 usos.[25,35]

A procura por aplicativos para *smartphone* e *tablets* em detrimento de programas e plataformas para internet via computador não apresentou um crescimento equivalente em estudos de eficácia.[15] Além disso, a escolha de quais aplicativos usar parece ser influenciada principalmente por avaliações nas lojas *on-line* de aplicativos,[15] apesar de uma revisão sistemática recente mostrar que não há correlação entre avaliações de usuários e número de *downloads* e medidas clinicamente relevantes de segurança, eficácia e engajamento.[36]

Até o momento da escrita deste capítulo, não há uma lista formal da Anvisa a respeito de aplicativos para triagem, avaliação, acompanhamento e intervenções em saúde mental no Brasil. Nos Estados Unidos, mesmo os aplicativos amplamente utilizados, com centenas de milhares de usuários e de *downloads*, frequentemente não têm avaliação direta da Food and Drug Administration (FDA). A American Psychiatric Association (APA) e a iniciativa One Mind PsyberGuide[7,37-39] fornecem modelos de avaliação de aplicativos construídos por um painel de *experts*,[7,39] os quais serão abordados no Capítulo 22 ("Como avaliar a qualidade dos aplicativos em saúde mental e orientar o seu paciente acerca deles?)".

Considerando o tamanho de sua população e a importância do Brasil no tráfego *on-line* mundial, chama a atenção a escassez de dados publicados com nossa população. Em 2020, Lopes e colaboradores[40] propuseram um protocolo de ensaio clínico para avaliar a efetividade da plataforma Deprexis em amostra de adultos brasileiros com diagnóstico de depressão ou distimia, mas sem dados até o momento da publicação deste capítulo. Em 2021, Araya e colaboradores[41] publicaram resultados de dois ensaios clínicos sobre a eficácia de uma intervenção digital de ativação comportamental de 6 semanas de duração em sintomas depressivos com amostra de brasileiros e peruanos com diabetes melito comórbido. Nesse artigo, os autores mostraram efetividade da intervenção em curto prazo, mas que não se manteve no acompanhamento de 6 meses.[41] A adoção de estratégias digitais em países de baixa e média renda é promissora como uma alternativa para fornecimento de intervenções de saúde mental de larga escala e baixo custo, mas ainda carece de dados de efetividade e implementação.[41]

O uso de aplicativos faz parte do presente e do futuro da prática clínica em saúde mental. Apesar de promissor, considerações referentes à experiência do usuário,[18] engajamento e manutenção do uso,[25,35,42] implementação[3] e, principalmente, a discussão sobre a falta de evidências de qualidade em oposição a interesses corporativos[43] sugerem cautela e parcimônia na adoção dessas tecnologias pelos profissionais da saúde mental e, sobretudo, pelos pacientes.

CONSIDERAÇÕES FINAIS E PERSPECTIVAS FUTURAS

É inegável que os aplicativos têm um potencial significativo para mudar a forma como a psiquiatria será praticada no futuro. Embora, em muitos aspectos, a tecnologia ainda esteja em sua infância, os resultados até o momento sugerem que os aplicativos podem ser uma adição valiosa aos tratamentos convencionais. Sua natureza altamente personalizada possibilita que eles sejam adaptados às necessidades individuais dos pacientes e ajudem a melhorar a adesão ao tratamento. No entanto, ainda existem muitas questões importantes a serem resolvidas, como a regulamentação e a privacidade dos dados dos pacientes. Além disso, à medida que a tecnologia evolui e a psiquiatria digital se torna cada vez mais sofisticada, é importante que os profissionais da saúde mental trabalhem em colaboração com desenvolvedores de aplicativos e reguladores para garantir segurança, eficácia e respeito à privacidade dos pacientes.

A saúde mental digital está em rápido crescimento, e é vital que os profissionais da área se mantenham atualizados com as últimas inovações a fim de oferecer o melhor tratamento possível aos seus pacientes. É de suma importância ressaltar que a tecnologia não deve substituir a terapia tradicional e a relação entre o profissional e o paciente, mas sim ser utilizada como complemento e apoio ao tratamento convencional. Os aplicativos podem ser a ponte que conecta a psiquiatria ao futuro, mas é a relação entre o profissional e o paciente que constrói a base sólida para um bom tratamento em saúde mental.

REFERÊNCIAS

1. Meirelles FS. Pesquisa do Uso da TI - Tecnologia de Informação nas Empresas [Internet]. 34. ed. anual. São Paulo: FGV; 2023 [capturado em 6 jun. 2023]. Disponível em: https://eaesp.fgv.br/sites/eaesp.fgv.br/files/u68/pesti-fgvcia-2023_0.pdf.
2. Donker T, Petrie K, Proudfoot J, Clarke J, Birch MR, Christensen H. Smartphones for smarter delivery of mental health programs: a systematic review. J Med Internet Res. 2013;15(11):e247.
3. Torous J, Bucci S, Bell IH, Kessing LV, Faurholt-Jepsen M, Whelan P, et al. The growing field of digital psychiatry: current evidence and the future of apps, social media, chatbots, and virtual reality. World Psychiatry. 2021;20(3):318-35.
4. Guo T, Xiang YT, Xiao L, Hu CQ, Chiu HFK, Ungvari GS, et al. Measurement-based care versus standard care for major depression: a randomized controlled trial with blind raters. Am J Psychiatry. 2015;172(10):1004-13.
5. Lee K, Hong H. Designing for self-tracking of emotion and experience with tangible modality. In: DIS 17 Proceedings of 2017 Conference on Designing Interactive Systems; 2017; Edinburgh, United Kingdom. p. 465-75.
6. Marciano L, Saboor S. Reinventing mental health care in youth through mobile approaches: current status and future steps. Front Psychol. 2023;14:1126015.
7. American Psychiatric Association. Mental Health Apps [Internet]. Washington: APA; 2023 [capturado em 3 jun. 2023]. Disponível em: https://www.psychiatry.org:443/psychiatrists/practice/mental-health-apps.
8. Drake G, Csipke E, Wykes T. Assessing your mood online: acceptability and use of moodscope. Psychol Med. 2013;43(7):1455-64.
9. Chaudhry BM. Daylio: mood-quantification for a less stressful you. Mhealth. 2016;2:34.

10. Twomey C, O'Reilly G, Bültmann O, Meyer B. Effectiveness of a tailored, integrative Internet intervention (deprexis) for depression: updated meta-analysis. PLoS One. 2020;15(1):e0228100.
11. Moberg C, Niles A, Beermann D. Guided self-help works: randomized waitlist controlled trial of pacifica, a mobile app integrating cognitive behavioral therapy and mindfulness for stress, anxiety, and depression. J Med Internet Res. 2019;21(6):e12556.
12. Caldeira C, Chen Y, Chan L, Pham V, Chen Y, Zheng K. Mobile apps for mood tracking: an analysis of features and user reviews. AMIA Annu Symp Proc. 2018;2017:495-504.
13. Barakat S, Maguire S. Accessibility of psychological treatments for bulimia nervosa: a review of efficacy and engagement in online self-help treatments. Int J Environ Res Public Health. 2022;20(1):119.
14. Kwon S, Firth J, Joshi D, Torous J. Accessibility and availability of smartphone apps for schizophrenia. Schizophrenia. 2022;8(1):1-15.
15. Marshall JM, Dunstan DA, Bartik W. Clinical or gimmickal: the use and effectiveness of mobile mental health apps for treating anxiety and depression. Aust N Z J Psychiatry. 2020;54(1):20-8.
16. Parrish EM, Filip TF, Torous J, Nebeker C, Moore RC, Depp CA. Are mental health apps adequately equipped to handle users in crisis? Crisis. 2022;43(4):289-98.
17. Armstrong B, Habtemariam D, Husser E, Leslie DL, Boltz M, Jung Y, et al. A mobile app for delirium screening. JAMIA Open. 2021;4(2):ooab027.
18. Schueller SM, Neary M, Lai J, Epstein DA. Understanding people's use of and perspectives on mood-tracking apps: interview study. JMIR Ment Health. 2021;8(8):e29368.
19. Steinkamp JM, Goldblatt N, Borodovsky JT, LaVertu A, Kronish IM, Marsch LA, et al. Technological interventions for medication adherence in adult mental health and substance use disorders: a systematic review. JMIR Ment Health. 2019;6(3):e12493.
20. Lattie EG, Stiles-Shields C, Graham AK. An overview of and recommendations for more accessible digital mental health services. Nat Rev Psychol. 2022;1(2):87-100.
21. Graham AK, Greene CJ, Kwasny MJ, Kaiser SM, Lieponis P, Powell T, et al. Coached mobile app platform for the treatment of depression and anxiety among primary care patients. JAMA Psychiatry. 2020;77(9):1-9.
22. Chen B, Yang T, Xiao L, Xu C, Zhu C. Effects of mobile mindfulness meditation on the mental health of university students: systematic review and meta-analysis. J Med Internet Res. 2023;25:e39128.
23. CBT online course [Internet]. Beating The Blues; 2023 [capturado em 3 jun. 2023]. Disponível em: https://www.beatingtheblues.co.uk/.
24. SilverCloud® by Amwell [Internet]. Dublin: SilverCloud®; 2023 [capturado em 3 jun. 2023]. Disponível em: https://www.silvercloudhealth.com.
25. Torous J, Nicholas J, Larsen ME, Firth J, Christensen H. Clinical review of user engagement with mental health smartphone apps: evidence, theory and improvements. EvidBased Ment Health. 2018;21(3):116-9.
26. Agência Nacional de Vigilância Sanitária. Consultas: produtos para saúde [Internet]. Brasília: ANVISA; 2023 [capturado em 3 jun. 2023]. Disponível em: https://consultas.anvisa.gov.br/#/saude/25351489427201742/.
27. Espie CA, Emsley R, Kyle SD, Gordon C, Drake CL, Siriwardena AN, et al. Effect of digital cognitive behavioral therapy for insomnia on health, psychological well-being, and sleep-related quality of life: a randomized clinical trial. JAMA Psychiatry. 2019;76(1):21-30.
28. Sampson C, Bell E, Cole A, Miller CB, Marriott T, Williams M, et al. Digital cognitive behavioural therapy for insomnia and primary care costs in England: an interrupted time series analysis. BJGP Open. 2022;6(2):BJGPO.2021.0146.
29. Cheng P, Luik AI, Fellman-Couture C, Peterson E, Joseph CLM, Tallent G, et al. Efficacy of digital CBT for insomnia to reduce depression across demographic groups: a randomized trial. Psychol Med. 2019;49(3):491-500.
30. Felder JN, Epel ES, Neuhaus J, Krystal AD, Prather AA. Efficacy of digital cognitive behavioral therapy for the treatment of insomnia symptoms among pregnant women: a randomized clinical trial. JAMA Psychiatry. 2020;77(5):41-9.
31. Gál É, Stefan S, Cristea IA. The efficacy of mindfulness meditation apps in enhancing users' well-being and mental health related outcomes: a meta-analysis of randomized controlled trials. J Affect Disord. 2021;279:131-42.

32. O'Daffer A, Colt SF, Wasil AR, Lau N. Efficacy and conflicts of interest in randomized controlled trials evaluating headspace and calm apps: systematic review. JMIR Ment Health. 2022;9(9):e40924.
33. Wilks CR, Gurtovenko K, Rebmann K, Williamson J, Lovell J, Wasil AR. A systematic review of dialectical behavior therapy mobile apps for content and usability. Borderline Personal Disord Emot Dysregulation. 2021;8:29.
34. Firth J, Torous J, Yung AR. Ecological momentary assessment and beyond: The rising interest in e-mental health research. J Psychiatr Res. 2016;80:3-4.
35. Wu A, Scult MA, Barnes ED, Betancourt JA, Falk A, Gunning FM. Smartphone apps for depression and anxiety: a systematic review and meta-analysis of techniques to increase engagement. Npj Digit Med. 2021;4(1):20.
36. Lagan S, D'Mello R, Vaidyam A, Bilden R, Torous J. Assessing mental health apps marketplaces with objective metrics from 29,190 data points from 278 apps. Acta Psychiatr Scand. 2021;144(2):201-10.
37. Neary M, Bunyi J, Palomares K, Mohr DC, Powell A, Ruzek J, et al. A process for reviewing mental health apps: using the One Mind PsyberGuide credibility rating system. Digit Health. 2021;7:205520762110536.
38. One Mind PsyberGuide [Internet]. One Mind PsyberGuide; 2023 [capturado em 3 jun. 2023]. Disponível em: https://onemindpsyberguide.org/.
39. Lagan S, Aquino P, Emerson MR, Fortuna K, Walker R, Torous J. Actionable health app evaluation: translating expert frameworks into objective metrics. Npj Digit Med. 2020;3:100.
40. Lopes RT, Meyer B, Berger T, Svacina MA. Effectiveness of an internet-based self-guided program to treat depression in a sample of Brazilian users: a study protocol. Braz J Psychiatry. 2020;42(3):322-8.
41. Araya R, Menezes PR, Claro HG, Brandt LR, Daley KL, Quayle J, et al. Effect of a digital intervention on depressive symptoms in patients with comorbid hypertension or diabetes in Brazil and Peru: two randomized clinical trials. JAMA. 2021;325(18):1852-62.
42. Almeida RS, Marques A. User engagement in mobile apps for people with schizophrenia: a scoping review. Front Digit Health. 2023;4:1023592.
43. Larsen ME, Huckvale K, Nicholas J, Torous J, Birrell L, Li E, et al. Using science to sell apps: evaluation of mental health app store quality claims. Npj Digit Med. 2019;2(1):18.

4 INTERVENÇÕES DIGITAIS NO TRANSTORNO DEPRESSIVO MAIOR

Júlio César Bebber
Gabriel Gonçalves Veloso
Analise de Souza Vivan
Daniela Tusi Braga
Ives Cavalcante Passos

O transtorno depressivo maior (TDM) consiste em períodos caracterizados por humor depressivo ou perda de interesse ou prazer por atividades do dia a dia durante, pelo menos, 2 semanas, além de prejuízos nas funções cognitivas, físicas e neurovegetativas. O diagnóstico pode ser baseado em um único episódio ou na recorrência, o que costuma ser mais comum.[1] O episódio depressivo pode ocorrer, também, no contexto dos transtornos bipolares. Além disso, há o transtorno depressivo persistente (distimia), que é considerado uma forma mais crônica de depressão, com duração superior a 2 anos em adultos e 1 ano em crianças.

O TDM apresenta elevada prevalência e impactos negativos na funcionalidade dos indivíduos acometidos. Estima-se que, globalmente, 5% dos adultos sofram de depressão, sendo esse número ligeiramente maior em mulheres (6%) do que em homens (4%). Algumas populações específicas apresentam prevalência ainda mais elevada, como, por exemplo, adolescentes (11-13%), adultos acima de 60 anos (5,7%) e mulheres no período gestacional (10%).[2] Em 2020, nos Estados Unidos, 14,8 milhões de adultos (6% da população) tiveram, ao menos, um episódio depressivo maior que impactou em sua funcionalidade no dia a dia, sendo o TDM uma das principais causas de anos de vida perdidos e incapacidade em todo o mundo.[3] A prevalência global de depressão autorreferida em adultos domiciliados no Brasil, em 2019, foi de 10,2%.[4]

A pandemia de covid-19 agravou esse cenário, exacerbando diversos indicadores de piora em saúde mental. Foi constatado um aumento adicional de 27,6% nos casos relacionados à infecção por SARS-CoV-2 ou às medidas impostas de redução de mobilidade.[5]

O tratamento para o TDM tem como objetivo principal a remissão dos sintomas, ou seja, o retorno ao funcionamento basal. Para tratamento inicial, sugere-se a combinação de farmacoterapia com psicoterapia ou, conforme disponibilidade, preferência e comorbidades, uma dessas estratégias isolada.[6] Tais recomendações estão de acordo com as diretrizes práticas da American Psychiatric Association (APA) e do National Institute for Health and Care Excellence (NICE), do Reino Unido.[7,8] Tanto o *guideline* do NICE quanto o da Associação Médica Brasileira sugerem que, em casos de depressão leve, pode-se optar pelo tratamento em monoterapia com psicoterapia. Diversos fármacos se mostraram eficazes no tratamento do TDM, entre eles: inibidores seletivos da recaptação de serotonina (ISRSs), inibidores da recaptação de serotonina e norepinefrina (IRSNs), antidepressivos tricíclicos, antidepressivos atípicos, moduladores de serotonina e inibidores da monoaminoxidase (IMAOs). Sugere-se o uso de ISRSs como primeira opção, devido à eficácia e à tolerabilidade em diversos ensaios clínicos.[9] Em relação à psicoterapia, estratégias baseadas em terapia cognitivo-comportamental (TCC) e psicoterapia interpessoal apresentam mais evidências comprovando sua eficácia. No entanto, também são aceitas estratégias baseadas em terapia familiar/de casal, terapia voltada à resolução de problemas, psicoterapia psicodinâmica e psicoterapia de suporte.[10]

Apesar da existência de diversos tratamentos baseados em evidências para o TDM, ainda se observa que essa condição é subtratada. Uma revisão sistemática com análise por metarregressão de dados publicados entre 2000 e 2019 identificou que o acesso a tratamento, pela atenção primária, varia de 51% (IC 95% – 20%, 82%) em países de renda elevada a 20% (IC 95% – 1%, 53%) em países de baixa a média renda. As taxas são reduzidas à metade quando analisado o acesso a serviços especializados em saúde mental, variando entre 23 e 3% se for considerado o oferecimento de um tratamento minimamente adequado em países de alta e média-baixa renda, respectivamente.[11] Segundo um relatório da Organização Mundial da Saúde (OMS) de 2022, o hiato entre os casos e o tratamento adequado está na falta de acesso a serviços de saúde e a profissionais especializados, assim como no estigma relacionado aos transtornos mentais.[12]

Diante desse cenário de elevada prevalência do TDM e baixo acesso aos tratamentos baseados em evidências, as intervenções digitais surgem como ferramenta promissora para reduzir essa lacuna e possibilitar novas formas de tratamento amplamente acessíveis e de baixo custo. A pandemia de covid-19 possibilitou a aceleração do uso de ferramentas digitais na saúde, apesar do interesse nessa área ser anterior a ela. As intervenções digitais têm excedido o mero uso de prontuários eletrônicos ou o atendimento *on-line* (telepsiquiatria). Os *smartphones* se tornaram uma força motriz devido ao seu tamanho compacto, conectividade sem fio, baixo custo e potencial para novas formas de captura de dados.[13]

O objetivo deste capítulo é explorar o potencial das ferramentas digitais como recursos de apoio na avaliação e no tratamento do TDM. Serão discutidas questões sobre coleta de dados, além de intervenções digitais, como terapia *on-line*, aplicativos móveis e outros recursos tecnológicos que prometem maior acessibilidade, conveniência e personalização das intervenções em saúde mental. Além disso, serão abordados seus benefícios e suas limitações, bem como as evidências empíricas sobre sua eficácia na redução dos sintomas do TDM.

FERRAMENTAS DIGITAIS NA PRÁTICA CLÍNICA DO TRANSTORNO DEPRESSIVO MAIOR

As ferramentas para avaliação e intervenção digital têm o potencial de fornecer um cuidado personalizado, acessível e efetivo para indivíduos com transtornos mentais. Um estudo recente demonstrou um aumento geral no uso de ferramentas digitais em ambientes de saúde mental, bem como um aumento de aceitação dessas facilidades.[13] Neste tópico, iremos abordar os diversos recursos existentes e suas possibilidades de uso na prática clínica, além de expor as evidências atuais de cada área na avaliação e redução de sintomas depressivos no contexto do TDM.

■ COLETA DE DADOS VIA *SMARTPHONE/GADGETS* E FENÓTIPO DIGITAL

O TDM é uma psicopatologia que, assim como outras doenças psiquiátricas, depende fundamentalmente de informações fornecidas pelo paciente em relação à sua história clínica, tanto para seu diagnóstico quanto para a escolha da intervenção apropriada ao caso e a avaliação de eficácia do tratamento.

Durante o processo terapêutico, é necessário que o paciente realize o exercício mental de recordar informações a respeito das últimas semanas, com enfoque em sintomas como humor deprimido, diminuição de prazer ou perda do interesse nas atividades diárias, alterações de sono ou apetite, fadiga, agitação, lentificação, sentimento de inutilidade ou culpa excessiva, falta de concentração ou perda de memória e, por fim, pensamentos relacionados ao suicídio.[1]

Realizar essa tarefa de maneira retrospectiva, contudo, não é um processo simples. A literatura sugere que o paciente com depressão pode apresentar um importante viés de memória, que varia conforme o seu humor nos dias próximos à consulta de acompanhamento.[14] Pode haver, portanto, uma dissociação entre a história clínica relatada e o real estado de humor do paciente no intervalo entre consultas, o que pode levar a decisões inadequadas sobre o tratamento e a intervenções que não correspondem à real necessidade do caso.[15]

A fim de contornar essa possível perda de informações durante o acompanhamento longitudinal do paciente, surge a avaliação momentânea ecológica (AME). Tal termo refere-se a um processo de coleta de informações clínicas diferente: realizam-se pequenas coletas diárias de alterações de humor, apetite ou sono do paciente ao decorrer do período entre consultas. A expressão "ecológica" é utilizada para descrever quando um paciente responde às perguntas em tempo real durante sua rotina habitual, em vez de em um ambiente "controlado" de consultório. Isso possibilita uma análise mais objetiva do quadro, evitando o viés de memória no momento da avaliação.[16] Essa coleta de avaliações momentâneas já é descrita na literatura desde a década de 1990,[17] mas atualmente, com o avanço das tecnologias de informação e comunicação e dos algoritmos de inteligência artificial (IA), esse processo tem ganhado cada vez mais relevância.

A AME pode ser ativa ou passiva. Na forma ativa, os próprios pacientes registram diariamente os dados a serem coletados. Antigamente, essa coleta era feita por meio de diários escritos, mas agora é possível utilizar aplicativos de *smartphone* para armazenar essas informações de forma mais prática e organizada.[18] Já no caso da AME passiva, o processo de coleta de dados é realizado por meio do uso de biossensores, que podem estar integrados a dispositivos como *smartphones* e *smartwatches* (p. ex., sensor de frequência cardíaca e pressão arterial, actígrafo, microfone). Além disso, a coleta de dados pode ser feita por meio de algoritmos de IA que reconhecem padrões de uso de plataformas digitais e os correlacionam com escalas de humor respondidas pelo paciente.[19]

Em conjunto com os dispositivos de comunicação, a AME possibilita a construção do "fenótipo digital". Esse termo refere-se à forma de quantificar o fenótipo humano individualmente, momento a momento e em situações cotidianas, usando dados coletados de dispositivos digitais pessoais.[20] Ou seja, torna-se possível construir uma representação contínua do padrão emocional, físico, social, comportamental e cognitivo dos pacientes de forma mais objetiva e individual – o que pode trazer uma abordagem de acompanhamento mais personalizada.[21]

Apesar dos avanços, os estudos publicados na literatura sobre o uso desses recursos na avaliação e no tratamento da depressão ainda são escassos e com delineamentos heterogêneos. Uma revisão sistemática da literatura descreveu os achados de 32 trabalhos envolvendo AME (passiva e ativa) em pacientes com diagnóstico (em curso ou episódio prévio) de TDM. A maioria dos estudos incluídos na pesquisa usou a forma ativa de coleta de dados por meio de um assistente digital pessoal, *smartphone* ou plataforma *web*. Dentre os aplicativos de *smartphone* utilizados, estão: Mindful Moods, iHope, PsyMate e Imagine your mood. Apenas três estudos adotaram diferentes soluções tecnológicas que permitiram coletar os dados tanto ativa quanto passivamente (por meio de sensores e biossensores): LifeShirt System (roupa com biossensores integrados), Ecolog (computador do tipo relógio, com um *joystick* e um sensor de actimetria integrado) e CamNtech (diário eletrônico compacto usado no pulso com sensor de actimetria integrado).[18]

Os autores categorizaram os artigos com base em sete diferentes campos de aplicação: viés de memória, monitoramento de sintomas, desregulação do cortisol, padrões de sono, atividade física, ruminação e reatividade emocional/afeto.[18] No **Quadro 4.1**, é possível visualizar, de maneira resumida, as principais contribuições da AME para a compreensão e a avaliação no TDM.

■ Quadro 4.1
Contribuições da aplicação da AME para o TDM

Campo de aplicação	Vantagens
Viés de memória	Sem viés retrospectivo; controle sobre preenchimento retrospectivo; avaliações momentâneas repetidas
Monitoramento de sintomas	Monitoramento contínuo (avaliação de sintomas e progresso de tratamento); feedback em tempo real para os profissionais responsáveis (p. ex., plano de crise) e para usuários (p. ex., visualização de padrões).
Desregulação de cortisol	Papel das variáveis contextuais; relação temporal entre medidas fisiológicas e autorrelato
Padrões de sono	Controle sobre o preenchimento retrospectivo; integração de autorrelatos com dados passivos fornecidos por sensores/biossensores
Atividade física	Papel das variáveis contextuais; integração de autorrelatos com dados passivos fornecidos por sensores; relação temporal entre medidas fisiológicas e autorrelatos
Ruminação	Papel das variáveis contextuais; implantação de ruminação ao longo do tempo
Reatividade emocional e afeto	Papel das variáveis contextuais; implantação temporal de afeto e da reatividade emocional

Fonte: Elaborado com base em Colombo e colaboradores.[18]

Dos estudos usados na revisão sistemática citada,[18] apenas o aplicativo PsyMate, em inglês, está disponível nas lojas de aplicativos no Brasil. É possível encontrar outros aplicativos em português para coleta de dados na Apple Store e no Google Play. Dentre aqueles que utilizam a coleta ativa, estão o Thrive: combata a depressão (monitoramento de humor, ansiedade, irritabilidade, nível de energia, horas de sono e tempo de atividade física), o Daylio (humor) e o Cogni (humor). Já para a coleta passiva, estão disponíveis aplicativos como o Apple Saúde e o Google Fit (número de passos e distância percorrida, duração e qualidade do sono, etc.), bem como a opção do uso de *smartwatches*.

Além disso, a AME tem sido utilizada para estudos que envolvem os fatores associados aos pensamentos e comportamentos suicidas. Em uma revisão sistemática da literatura, Sedano-Capdevila e colaboradores[22] analisaram 35 estudos, sendo nove deles realizados com pacientes com TDM. Apesar da heterogeneidade das pesquisas, é possível destacar resultados importantes, tais como a relação de predição envolvendo má qualidade de sono, tristeza, tédio, tensão e o sentimento de desesperança com a severidade de ideação suicida no dia posterior. Quanto à comparação entre a coleta de dados retrospectiva e aquela realizada por meio da AME, o estudo não apresenta resultados conclusivos. Uma possível explicação para a variabilidade de achados está relacionada ao viés de memória e ao estigma relacionado à ideação suicida, com os pacientes apresentando dificuldades na comunicação com o profissional sobre o assunto.

INTERVENÇÕES DE PSICOTERAPIA VIA SMARTPHONES (APLICATIVOS)/INTERNET

A TCC é a terapia de primeira linha para o TDM.[23] Está embasada na premissa de que pensamentos, emoções e comportamentos estão interligados e influenciam-se mutuamente. O objetivo da TCC para a depressão é identificar e modificar padrões de pensamentos negativos e crenças disfuncionais que contribuem para a manutenção dos sintomas depressivos. Os pensamentos automáticos disfuncionais são identificados, questionados e substituídos por pensamentos mais realistas e adaptativos. Isso ajuda a mudar a percepção negativa da realidade e a reduzir os sentimentos de tristeza, desesperança e desamparo. Incorporar registros em tempo real de pensamentos, emoções, comportamentos e sensações corporais é fundamental nessa abordagem terapêutica, pois aumenta a precisão, a conscientização e a compreensão dos processos mentais e emocionais do paciente. Porém, a dificuldade de adesão devido à falta de papel e caneta sempre à disposição é uma preocupação comum quando se trata de registros entre as sessões de terapia.

A TCC é uma das abordagens terapêuticas que mais se beneficiou com os avanços tecnológicos. Os aplicativos baseados em TCC não apenas facilitam o registro em tempo real feito pelos usuários ao longo do dia, como também permitem aos profissionais da saúde mental acompanhar o progresso do paciente de maneira mais precisa e eficaz. Essa tecnologia capacita os usuários a se envolverem ativamente em sua própria jornada terapêutica, promovendo um maior engajamento entre as sessões e aprimorando os resultados do tratamento. Além disso, os aplicativos baseados em TCC oferecem suporte e intervenção em saúde mental a qualquer momento e em qualquer lugar, proporcionando acesso contínuo a recursos terapêuticos baseados em evidências.[13]

Em 2018, um estudo comparou o aplicativo MoodMission (que disponibiliza intervenção personalizada de cinco estratégias baseadas em TCC, chamadas de "missões") com outros dois aplicativos, MoodKit (que contém quatro ferramentas de TCC: ativação comportamental [AC], identificação de pensamentos, afetivograma e psicoeducação) e MoodPrism (aplicativo de automonitoramento, por meio do qual os pacientes podem fazer registros diários do seu humor), além de um grupo-controle. Os participantes foram avaliados no *baseline* e 30 dias após. Os desfechos principais foram gravidade de depressão (Patient Health Questionnaire – PHQ-9) e ansiedade (General Anxiety Disorder-7 – GAD-7). Os resultados mostraram que apenas os aplicativos MoodKit e MoodMission apresentaram redução significativa nos sintomas de depressão. Nenhum dos aplicativos teve um efeito significativo na ansiedade em comparação com o grupo-controle.[24] Os aplicativos MoodMission e MoodPrism, em inglês, estão disponíveis para *download* nas lojas virtuais (Apple Store e Google Play).

A técnica comportamental mais efetiva no combate à depressão se chama ativação comportamental (AC). A depressão pode levar à redução de atividades prazerosas e à perda de interesse em várias áreas da vida. O objetivo principal é identificar as atividades que costumavam ser prazerosas e significativas, mas que foram abandonadas ou negligenciadas devido à depressão.

Um estudo recente investigou o impacto de duas intervenções de 6 semanas intermediadas por aplicativos para depressão: o BoostMe (técnica de AC, que envia notificações diárias para lembrar os usuários de realizar atividades preestabelecidas) e o Thought Challenger (técnica de reestruturação cognitiva). O BoostMe teve maior adesão por parte dos usuários, enquanto o Thought Challenger mostrou maior impacto na redução da depressão, embora nenhum deles tenha resultado em melhora significativa dos sintomas depressivos. É importante destacar que essas conclusões são baseadas em um estudo-piloto com um número limitado de participantes. Portanto, são necessárias pesquisas adicionais com amostras maiores para confirmar e generalizar os resultados.[25]

Outras abordagens psicoterápicas que se mostraram efetivas para o TDM são as contextuais, como a terapia de aceitação e compromisso (ACT)[26] e o *mindfulness*.[27] A ACT propõe aceitar pensamentos e emoções negativas, em vez de lutar contra eles, cultivando estados mentais positivos, como gratidão, resiliência, otimismo e autoestima, a fim de melhorar o bem-estar e a qualidade de vida das pessoas a partir do comprometimento com ações que se alinhem com seus valores pessoais. O *mindfulness*, que tem suas raízes na tradição budista, envolve a prática de prestar atenção plena ao momento presente, com uma atitude de aceitação e não julgamento. A partir da prática regular de *mindfulness*, as pessoas aprendem a observar seus pensamentos, emoções e sensações corporais sem se apegar a eles ou se deixar levar por reações automáticas. Isso pode ser especialmente útil para pessoas com depressão, pois ajuda a reduzir a ruminação excessiva, a autocrítica e a reatividade emocional. O *mindfulness* também pode promover a autorregulação emocional e a resiliência, aumentando a capacidade de lidar com o estresse e as dificuldades da vida.

Um ensaio clínico randomizado controlado avaliou a eficácia do aplicativo SuperBetter (SB) no tratamento de sintomas depressivos. O SB, disponível em inglês nas lojas Apple Store e Google Play, é um aplicativo inovador para *smartphone* que utiliza elementos de jogos para ajudar pessoas a melhorarem sua resiliência e seu bem-estar emocional. O aplicativo transforma desafios da vida real em missões divertidas e proporciona recompensas. Os usuários são incentivados a estabelecer objetivos pessoais, enfrentar obstáculos e adotar hábitos saudáveis de maneira lúdica e envolvente. Com recursos como poderes, aliados e *quizzes*, o SB capacita os usuários a se tornarem os heróis de suas próprias jornadas, fortalecendo sua resiliência mental e emocional. Nesse estudo, 283 usuários com sintomas depressivos foram divididos em três grupos: o primeiro grupo experimentou uma versão do SB com TCC e estratégias da psicologia positiva (reestruturação cognitiva e AC/diário de gratidão, identificação de pontos fortes pessoais), o segundo grupo recebeu uma versão geral do SB focada na autoestima e aceitação (foco na respiração, em observar o ambiente/identificar em uma lista de "qualidades impressionantes" atribuídas a eles por outras pessoas e encontrar formas de arte ou música que os ajudassem a aceitar os altos e baixos da vida), e um grupo-controle de lista de espera. Ambos os grupos de intervenção foram instruídos a usar o aplicativo por 10 minutos/dia, ao longo de 1 mês. Os dois grupos de intervenção mostraram redução significativa nos sintomas depressivos em comparação com o grupo-controle. Não houve diferenças estatisticamente significativas entre as duas versões do SB. O estudo sugere que as intervenções de autoajuda por meio de *smartphones/internet* são promissoras para intervenções em saúde mental.[28]

A **Figura 4.1** mostra telas de interface do aplicativo SB.

Outro estudo randomizado e controlado envolveu 208 estudantes universitários com o objetivo de avaliar a eficácia de dois aplicativos de meditação guiada. Os participantes foram randomizados em três grupos: Headspace (aplicativo de meditação, disponível

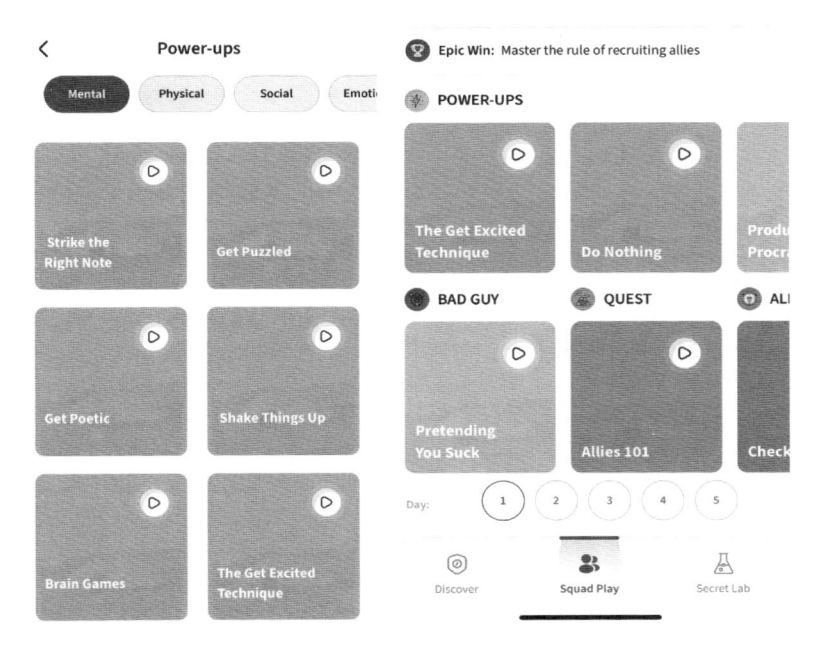

- **Figura 4.1**
  Capturas de tela da interface do iPhone do SuperBetter (SB) – tela inicial com atividades e missões diárias e pacotes de energia para acesso. Disponível para *download* nas lojas virtuais, em inglês.
  Fonte: Capturada pelos autores do aplicativo SuperBetter (SB).

em português nas lojas Apple Store e Google Play), Smiling Mind (aplicativo de meditação) e Evernote (aplicativo de controle). Os participantes foram instruídos a usar o aplicativo designado por 10 minutos diários durante 10 dias e, em seguida, tiveram acesso estendido por 30 dias para continuar a prática. Os usuários dos aplicativos de *mindfulness* apresentaram melhorias significativas nos sintomas depressivos e adaptação à universidade em comparação com o grupo-controle. Aqueles que continuaram a usar o aplicativo com frequência tiveram maior probabilidade de manter os ganhos ao longo do período de 30 dias. Esses resultados sugerem que a prática móvel de meditação *mindfulness* pode ter benefícios de curto prazo na saúde mental e fortalecer a saúde mental positiva quando usada regularmente. No entanto, são necessárias mais pesquisas para avaliar os efeitos em longo prazo desses aplicativos.[29] Os dois primeiros estão disponíveis para *download* na Apple Store e no Google Play, e o Headspace possui versão em português.

O número de aplicativos com foco em saúde mental disponíveis nas lojas virtuais (Google Play e Apple Store) cresce exponencialmente; porém, ainda são escassas evidências individuais que garantam eficácia e segurança à população clínica ou não clínica. Uma revisão sistemática de 2020 observou que dos 293 aplicativos disponíveis para *download* nas lojas virtuais, 162 (55,3%) mencionaram um desenvolvimento baseado em evidências em sua descrição; 88 (30%) usaram como base a TCC; 46 (15,7%) usaram *mindfulness*; 27 (9,2%) usaram técnicas de psicologia positiva; 10 (3,4%) usaram a terapia comportamental dialética; 5 (1,7%) usaram a ACT e 20 (6,8%) usaram técnicas diversas. Entre os 293 aplicativos, somente 10 (6,2%) apresentaram estudos com evidências comprovando a sua eficácia para tratamento de sintomas depressivos/ansiosos.[30] Devido à ausência de evidências e dados de segurança que apoiem a grande maioria dos aplicativos disponíveis aos usuários, cabe aos profissionais assistentes ou aos próprios usuários a distinção entre um aplicativo efetivo e seguro e um perigoso e ineficaz. Em virtude disso, a APA criou uma plataforma chamada APA App Advisor, que oferece informações para aconselhamento sobre aplicativos móveis, ajudando a escolher, avaliar e usar aplicativos de forma mais eficaz. Essa iniciativa foi liderada por especialistas nas áreas de saúde mental e tecnologia.

De modo geral, o uso de aplicativos tem-se mostrado superior ao placebo segundo metanálise recente com tamanho de efeito de 0,28 (IC 95% = 0,21-0,36). Quando comparado a controles utilizando lista de espera ou recebendo informações gerais de saúde, o tamanho de efeito é maior (g = 0,32; g = 0,39), já na comparação com controles ativos (aplicativos placebos ou interativos) o tamanho de efeito é menor (g = 0,12), porém segue significativo.[13] Esses dados estão de acordo com a primeira metanálise publicada nesse campo, de 2017, a qual já demonstrava superioridade do uso de intervenções por meio de *smartphones*, apesar do número menor de estudos disponíveis na época.[31] Ao analisarmos populações clínicas com diagnóstico de TDM, intervenções baseadas em aplicativos quando comparadas ao tratamento usual produziram uma redução moderada nos sintomas depressivos (−0,51, 95% IC − 0,69 a −0,33). As análises de metarregressão indicaram que houve uma maior redução nos sintomas de depressão (P = 0,04) em estudos que incluíram participantes com depressão moderada a grave (diferença média padronizada [DMP] −0,67, IC 95% −0,79 a −0,55), em comparação com estudos com participantes que manifestavam depressão leve a moderada (DMP −0,15, IC 95% −0,43 a −0,12).[32] A **Tabela 4.1** traz informações sobre os aplicativos avaliados nessa revisão sistemática e que tiveram resultados significativos na redução de sintomas depressivos.

■ **Tabela 4.1**
Comparativo entre aplicativos para tratamento do TDM, seus métodos de intervenção, características e efetividade

Aplicativo	Método de intervenção	Características dos ensaios clínicos randomizados	Efetividade
MoodHacker (Google Play – inglês)	TCC e psicologia positiva: treinamento cognitivo--comportamental (monitoramento, engajamento em atividades comportamentais positivas, redução de pensamentos negativos e práticas de gratidão e *mindfulness*)	Depressão leve a moderada (PHQ-9 10-19) 6 semanas n = 300 (150 braço aplicativo vs. 150 intervenção mínima)	Efeitos significativos nos sintomas de depressão (P = 0,01; eta ao quadrado parcial = 0,021) após o período de intervenção.
Moodivate App (Apple Store e Google Play – inglês)	AC, psicoeducação e monitoramento	Depressão moderada a severa, sem ideação suicida (PHQ-8 > 10 e BDI-II > 13) 8 semanas n = 24 n = 19	Redução significativa nos sintomas depressivos em ambos os aplicativos, comparados ao grupo-controle.
MoodKit App	TCC: AC, identificação de pensamentos disfuncionais, afetivograma e psicoeducação	n = 9 (intervenção mínima)	

(*Continua*)

■ Tabela 4.1 *(Continuação)*
Comparativo entre aplicativos para tratamento do TDM, seus métodos de intervenção, características e efetividade

Aplicativo	Método de intervenção	Características dos ensaios clínicos randomizados	Efetividade
HARUToday HARUCard	Psicoeducação, AC, relaxamento muscular, reestruturação cognitiva e resolução de problemas 48 sessões de 10 a 15 minutos de duração cada, as quais contêm monitoramento do humor, lições, resumos e perguntas HARUCard: grupo--controle atencional - informações mínimas sobre depressão e ansiedade, exercício físico, viagens, filmes e livros, etc.	Depressão moderada a severa (BDI-II > 16) 10 semanas n = 21 n = 21 n = 21 (lista de espera)	Redução significativa dos sintomas depressivos (BDI-II) no grupo HARUToday em comparação ao controle e à lista de espera (p = 0,01).
Kokoro-App	TCC: oito sessões divididas em apresentação, automonitoramento, AC, reestruturação cognitiva e prevenção da recaída	Diagnóstico clínico de TDM; PRIME-MD e BDI-II > 10 Amostra clínica (hospitalar) 9 semanas n = 81 n = 83 (tratamento usual)	Melhora significativa no grupo de intervenção em comparação ao grupo-controle (IC 95% 1,23-3,72, p < 0,001; DMP = 0,40). Os benefícios foram mantidos durante o período de acompanhamento.

(Continua)

Tabela 4.1 *(Continuação)*
Comparativo entre aplicativos para tratamento do TDM, seus métodos de intervenção, características e efetividade

Aplicativo	Método de intervenção	Características dos ensaios clínicos randomizados	Efetividade
Pacifica App	TCC e *mindfulness*: ferramentas para autogerenciamento de estresse, ansiedade e depressão Monitoramento diário de sintomas e sugestão de atividades baseadas nos registros	Depressão leve a moderada (PHQ-8 entre 5 e 14) 4 semanas n = 253 n = 247 (lista de espera/tratamento usual)	Redução significativa nos sintomas depressivos, inclusive no *follow-up* (12 semanas).
SuperBetter (Apple Store e Google Play – inglês)	TCC/psicologia positiva SB: cinco módulos baseados na TCC e na psicologia positiva com mecanismos de gamificação – desafios SuperBetter: TCC de terceira onda (aceitação) – foco na autoestima e aceitação do momento presente	Depressão leve a moderada: CES-D (≥ 16) n = 93 n = 97 n = 93 (lista de espera/tratamento usual) 2, 4 e 6 semanas	Os participantes do SB alcançaram maiores reduções nas pontuações do CES-D do que os participantes da lista de espera no pós-teste (d de Cohen = 0,67) e no acompanhamento (d = 1,05). Contrariamente à previsão, o TCC/psicologia positiva SB não teve um desempenho melhor.
iBobbly	ACT	Depressão moderada a severa: PHQ-9 > 10 n = 31 n = 30 (lista de espera/tratamento usual) 6/12 semanas	O grupo de aplicativos mostrou reduções estatisticamente significativas nos escores de depressão em comparação com o grupo-controle (P = 0,007).

(Continua)

■ Tabela 4.1 (Continuação)
Comparativo entre aplicativos para tratamento do TDM, seus métodos de intervenção, características e efetividade

Aplicativo	Método de intervenção	Características dos ensaios clínicos randomizados	Efetividade
Plataforma Intellicare (Apple Store e Google Play – inglês)	Cinco aplicativos com foco clínico em TCC e psicologia positiva Técnico especializado guia o usuário à utilização do melhor aplicativo com base em suas preferências e no protocolo previamente estabelecido	Depressão moderada a severa: PHQ-8 > 10 n = 74 n = 72 (lista de espera/tratamento usual) 8 semanas (follow-up 12 e 16 semanas)	Participantes do braço Intellicare obtiveram reduções significativas nos sintomas depressivos e taxas aumentadas de recuperação (OR = 3,25; 95% 1,54-6,86).
Run4Love (plataforma WeChat)	TCC: gerenciamento de estresse por meio do modelo cognitivo-comportamental, promoção de atividade física regular e monitoramento do progresso via ligações telefônicas	Depressão moderada a severa (CES-D ≥16) n = 150 n = 150 (lista de espera/tratamento usual) 12 semanas (follow-up 24 e 36 semanas)	Diferença significativa na redução dos escores de depressão (MD = -5,77, IC 95% -7,82 a -3,71; p<0,001)

PHQ-9: Patient Health Questionnaire-9; PHQ-8: Patient Health Questionnaire-8; BDI-II: Inventário de Depressão de Beck-II; PRIME-MD: Primary Care Evaluation of Mental Disorders; DMP: diferença média padronizada; CES-D: escala Center for Epidemiologic Studies.

Fonte: Elaborada com base em Serrano-Ripoll e colaboradores.[32]

Os aplicativos EVO App e IPST, baseados em terapia cognitiva e resolução de problemas, respectivamente, não apresentaram redução significativa dos sintomas depressivos em comparação ao placebo.[32]

Apesar do grande número de aplicativos em saúde mental, ainda há indisponibilidade nas lojas brasileiras de versões em língua portuguesa. No Brasil, um dos aplicativos ofertados que contempla técnicas tanto da TCC quanto da AC é o Thrive: combata a depressão, disponível para *download* na Apple Store e na Google Play em português.

O Thrive se destaca por sua abordagem abrangente no combate à depressão, contemplando todas as principais ferramentas embasadas no modelo cognitivo-comportamental, desde a psicoeducação até o registro de pensamentos, a reestruturação cognitiva e AC. Além disso, contempla a inclusão de diferentes escalas para mensurar a gravidade de sintomas, ferramentas diversas, como o diário de gratidão, técnicas de respiração diafragmática e relaxamento muscular, destacando-se por proporcionar uma experiência completa e baseada em evidências para os seus usuários. Algumas telas do Thrive podem ser observadas na **Figura 4.2**.

Há diversos aspectos no contexto dos aplicativos em saúde mental que precisam ser observados, visto que a adesão dos usuários ao uso continuado ainda é baixa. Por exemplo, o número de *downloads* não é compatível com o número de usuários ativos. Entre os usuários que buscam estratégias para automanejo de sintomas depressivos, somente três aplicativos respondem por mais de 90% dos *downloads* (Headspace, Youper e Wysa). Ao longo de 1 mês de avaliação de aplicativos disponíveis para tratamento da depressão, 63% não tinham usuários ativos.[33] Alguns aspectos relacionados à adesão e à própria efetividade dos aplicativos vêm sendo levantados, visto que uma metanálise demonstrou que dentre os fatores que conferem um aumento no tamanho de efeito estão o uso de técnicas baseadas em TCC, o oferecimento de lembretes para engajamento e o acesso a um profissional especializado que possa guiar o uso.[34]

O uso de ferramentas digitais no tratamento de sintomas depressivos é inovador e pode trazer um alcance maior a usuários desassistidos pelos métodos tradicionais; no entanto, fatores como acessibilidade às próprias ferramentas digitais e engajamento

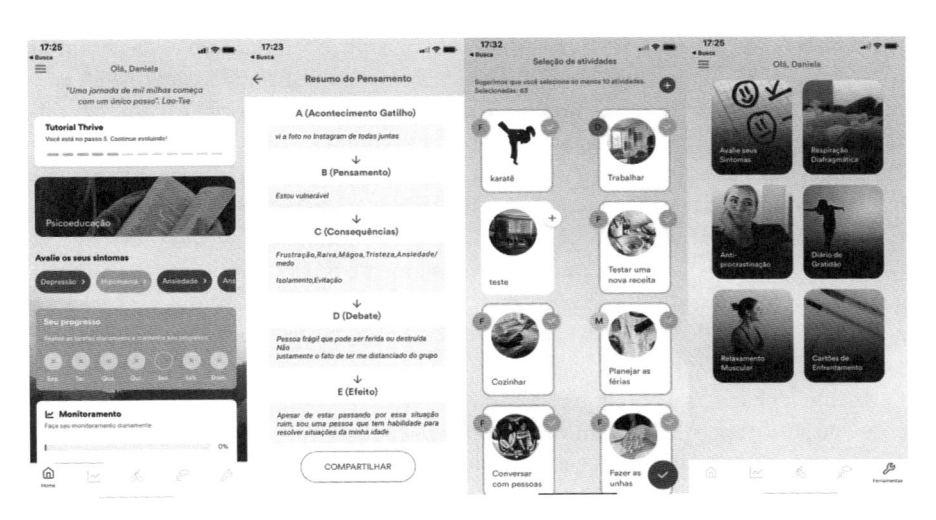

■ **Figura 4.2**
Telas do aplicativo Thrive – com tutorial, reestruturação cognitiva, AC e outros recursos.
Fonte: Capturada pelos autores do aplicativo Thrive.

são pontos importantes a serem estudados. Um estudo de 2020 avaliou os aplicativos mais baixados nas lojas virtuais e observou que 90% dos usuários abandonam o uso nos primeiros 10 dias.[35] De acordo com metanálise de 2019, aplicativos que oferecem um guia profissional (mensagens de texto regulares, ligações telefônicas, *feedbacks* personalizados) produziram um tamanho de efeito maior na redução dos sintomas depressivos.[34] No geral, sabe-se que os *smartphones* são uma ferramenta importante para autogestão de sintomas depressivos; portanto, pesquisas futuras devem voltar-se ao entendimento dos aspectos inerentes às tecnologias que produzem mais efeitos na população, assim como para qual amostra populacional essas tecnologias serão indicadas.

Tais intervenções têm grande potencial para aumentar a acessibilidade ao tratamento e reduzir o custo, representando estratégias eficazes no manejo de populações não clínicas e sem acesso ao tratamento; no entanto, é urgente a necessidade de estudos robustos comprovando a eficácia dos diversos aplicativos disponíveis. Sugere-se o envolvimento de especialistas em depressão no desenvolvimento de aplicativos para essa área e a incorporação de aplicativos aos serviços de saúde; além disso, ensaios clínicos randomizados bem desenhados para testar sua eficácia, melhor entendimento de técnicas de engajamento, *follow up* mais longos e comparação do uso de aplicativos com intervenções tradicionais (*face to face*).

CHATBOTS

Ferramentas de conversação, como Alexa, da Amazon, e Siri, da Apple, tornaram-se comuns no nosso dia a dia. Denominadas *chatbots*, elas utilizam técnicas de IA para mimetizar o comportamento humano e dialogar com os usuários. No contexto da saúde mental, surge a possibilidade de interfaces comunicativas que podem detectar e responder às necessidades dos pacientes. Fulmer e colaboradores[36] observaram que o agente de conversação Tess reduziu os sintomas autorrelatados de depressão e ansiedade em estudantes universitários. Inkster e colaboradores[37] estudaram o agente de conversação Wysa e concluíram que o engajamento ao *chatbot* foi responsável pela melhora nos níveis de humor dos usuários. Não há clareza, contudo, se esses achados podem ser expandidos à prática clínica, devido às limitações amostrais e à heterogeneidade dos estudos citados.[38]

Agentes de conversação têm gerado interesse no contexto de pesquisa, principalmente devido a sua capacidade de ampliar o acesso à saúde mental. De acordo com metanálise recente de 11 ensaios clínicos, a psicoterapia entregue por *chatbots* pode melhorar significativamente os sintomas depressivos ($g = 0,54$, 95% [$-0,66$, $-0,42$]). Nesse mesmo estudo, não foram observadas diferenças significativas entre os subgrupos relacionados à modalidade de intervenção por meio de um *chatbot* ou ao contexto dos usuários.[39] Apesar do avanço recente nos estudos envolvendo os agentes de conversação como "terapeutas", há uma falta de medidas padronizadas para avaliação da sua eficácia, assim como da adesão dos pacientes e dos seus efeitos terapêuticos.[38] Limita-se, até o momento, o uso dessas ferramentas como adjuvantes na prática clínica.

CONSIDERAÇÕES FINAIS

A revolução tecnológica tem trazido inúmeros benefícios para o manejo de pacientes deprimidos. A disponibilidade generalizada de *smartphones* e dispositivos móveis permitiu o desenvolvimento de aplicativos de saúde mental acessíveis, oferecendo aos pacientes uma gama de recursos e ferramentas para auxiliar na avaliação e no tratamento da depressão.

O uso de aplicativos ou *smartwatches* para a coleta de dados tem-se mostrado bastante útil, minimizando o impacto do viés de memória relacionado ao relato retrospectivo. Além disso, por meio dessas tecnologias, é possível a realização de monitoramentos contínuos e a integração de dados coletados ativamente (a partir de autorrelatos) com dados passivos (sensores/biossensores).

Para o tratamento do TDM, os aplicativos baseados em TCC estão revolucionando a maneira como a terapia é entregue, ampliando o alcance e o impacto dos cuidados em saúde mental. Esses aplicativos podem ser usados como complemento à terapia tradicional ou mesmo como uma opção autônoma para aqueles que têm dificuldade em acessar esses serviços.

Dentre suas principais vantagens estão a conveniência e a acessibilidade que oferecem. Os usuários podem ter acesso a recursos terapêuticos a qualquer momento e em qualquer lugar, o que é especialmente útil para aqueles que enfrentam barreiras geográficas, financeiras ou de agenda para receber atendimento tradicional. Além disso, as intervenções tecnológicas permitem um monitoramento contínuo dos sintomas, o que possibilita aos profissionais da saúde acompanhar o progresso do paciente de forma mais efetiva e realizar intervenções personalizadas. Outro benefício importante é a redução do estigma associado à busca de ajuda para problemas de saúde mental. Ao fornecer uma opção discreta e privada de suporte, os recursos tecnológicos podem encorajar mais pessoas a procurarem ajuda e se engajarem no tratamento.

Embora a tecnologia tenha trazido avanços significativos no tratamento da depressão, também existem algumas limitações importantes a serem consideradas. Primeiramente, é importante reconhecer que a tecnologia não substitui a interação humana e o suporte emocional oferecido por profissionais. Embora aplicativos e recursos digitais possam fornecer suporte e ferramentas úteis, eles não substituem a terapia tradicional, que envolve um relacionamento terapêutico significativo entre paciente e terapeuta. Outra limitação é a falta de personalização dos aplicativos de saúde mental. Cada pessoa é única e tem necessidades individuais no tratamento da depressão. Os aplicativos de saúde mental, no momento, funcionam como uma ferramenta, mas não como uma solução completa para o tratamento da depressão. Outro cuidado importante refere-se à falta de regulamentação e de padrões claros, o que pode resultar em aplicativos de baixa qualidade ou até mesmo prejudiciais. É necessário um cuidado na seleção, na prescrição e no uso desses recursos, garantindo que sejam desenvolvidos por profissionais competentes da área da saúde mental e que cumpram as diretrizes éticas e de privacidade.

Outra limitação importante a ser considerada é a baixa adesão aos aplicativos. Para enfrentar esse desafio, é essencial considerar estratégias que promovam o engajamento dos pacientes. Isso pode incluir a criação de aplicativos intuitivos e fáceis de usar, fornecendo suporte e motivação contínuos, seja por meio de notificações regulares, lembretes ou recursos interativos. A integração de recursos de acompanhamento e *feedback* personalizado também pode ser útil para monitorar o progresso e fornecer incentivos aos pacientes.

Além disso, o custo de desenvolvimento pode ser considerado uma limitação significativa na implementação de tecnologias para o tratamento da depressão. O desenvolvimento de aplicativos de qualidade requer recursos financeiros consideráveis, especialmente quando se busca um *design* atraente e funcionalidades avançadas. Esses custos podem ser especialmente desafiadores para organizações com recursos financeiros limitados, como pequenas clínicas, organizações sem fins lucrativos ou sistemas de saúde com orçamentos restritos. O investimento necessário para desenvolver um aplicativo eficaz pode ser proibitivo para essas instituições, dificultando sua capacidade de oferecer tratamento baseado em tecnologia para pacientes deprimidos. Também deve ser considerado o custo contínuo de manutenção e atualização do aplicativo. Tecnologias e plataformas evoluem rapidamente, e é necessário investir recursos para garantir que o aplicativo continue funcionando corretamente, seja compatível com as atualizações do sistema operacional e atenda às necessidades que estão em constante mudança. É importante também considerar estratégias para reduzir os custos de desenvolvimento, como parcerias entre organizações, uso de plataformas de desenvolvimento de baixo custo ou busca de financiamento externo, a fim de promover a acessibilidade dessas soluções tecnológicas.

As perspectivas futuras do uso de aplicativos no tratamento da depressão são promissoras. A contínua evolução tecnológica e o crescente interesse em seu uso na saúde mental têm impulsionado o desenvolvimento de novas abordagens e recursos que podem melhorar significativamente o manejo dos pacientes. Com o avanço da IA, realidade virtual, plataformas *on-line*, aplicativos e outros recursos digitais, há uma grande esperança de que o tratamento da depressão seja mais acessível, personalizado e eficaz. No entanto, é fundamental que essas tecnologias sejam desenvolvidas e implementadas com base em evidências científicas sólidas e sob a orientação de profissionais qualificados da saúde mental.

REFERÊNCIAS

1. American Psychiatric Association. Manual diagnóstico e estatístico de transtornos mentais: DSM-5. 5. ed. Porto Alegre: Artmed; 2014.
2. World Health Organization. Depression and other common mental disorders: global health estimates. Geneva: WHO; 2017.

3. Substance Abuse and Mental Health Services Administration. 2018 national survey on drug use and health: methodological summary and definitions. Rockville: Center for Behavioral Health Statistics and Quality; 2019.
4. Brito VC de A, Bello-Corassa R, Stopa SR, Sardinha LMV, Dahl CM, Viana MC. Prevalência de depressão autorreferida no Brasil: Pesquisa Nacional de Saúde 2019 e 2013. Epidemiol Serv Saúde [Internet]. 2022 [capturado em 2 ago. 2023];31(spe1):e2021384. Disponível em: https://www.scielo.br/j/ress/a/YJthwW4VYj6N59BjdS94FJM/?lang=pt#
5. Santomauro DF, Mantilla Herrera AM, Shadid J, Zheng P, Ashbaugh C, et al. Global prevalence and burden of depressive and anxiety disorders in 204 countries and territories in 2020 due to the COVID-19 pandemic. Lancet. 2021;398(10312):1700-12.
6. Cuijpers P, Dekker J, Hollon SD, Andersson G. Adding psychotherapy to pharmacotherapy in the treatment of depressive disorders in adults: a meta-analysis. J Clin Psychiatry. 2009;70(9):1219-29.
7. Gelenberg AJ, Freeman CMP, Markowitz JC, Rosenbaum JF, Thase ME, Trivedi MH, et al. Practice guideline for the treatment of patients with major depressive disorder. 3rd ed. Washington: APA; 2010.
8. National Collaborating Centre for Mental Health, National Institute for Health & Clinical Excellence. Depression: the NICE guideline on the treatment and management of depression in adults. London: Royal College of Psychiatrists; 2010.
9. Spijker J, Nolen WA. An algorithm for the pharmacological treatment of depression. Acta Psychiatr Scand. 2010;121(3):180-9.
10. Gelenberg AJ, Freeman MP, Markowitz JC, Rosenbaum JF, Thase ME, Trivedi MH, et al. American Psychiatric Association practice guidelines for the treatment of patients with major depressive disorder. Am J Psychiatry. 2010;167(Suppl 10):9-118.
11. Moitra M, Santomauro D, Collins PY, Vos T, Whiteford H, Saxena S, et al. The global gap in treatment coverage for major depressive disorder in 84 countries from 2000-2019: a systematic review and Bayesian meta-regression analysis. PLoS Med. 2022;19(2):e1003901.
12. Evans-Lacko S, Aguilar-Gaxiola S, Al-Hamzawi A, Alonso J, Benjet C, Bruffaerts R, et al. Socio-economic variations in the mental health treatment gap for people with anxiety, mood, and substance use disorders: results from the WHO World Mental Health (WMH) surveys. Psychol Med. 2018;48(9):1560-71.
13. Torous J, Bucci S, Bell IH, Kessing LV, Faurholt-Jepsen M, Whelan P, et al. The growing field of digital psychiatry: current evidence and the future of apps, social media, chatbots, and virtual reality. World Psychiatry. 2021;20(3):318-35.
14. Robinson J, Khan N, Fusco L, Malpass A, Lewis G, Dowrick C. Why are there discrepancies between depressed patients' global rating of change and scores on the patient health questionnaire depression module? A qualitative study of primary care in England. BMJ Open. 2017;7(4):e014519.
15. Hobbs C, Lewis G, Dowrick C, Kounali D, Peters TJ, Lewis G. Comparison between self-administered depression questionnaires and patients' own views of changes in their mood: a prospective cohort study in primary care. Psychol Med. 2021;51(5):853-60.
16. Shiffman S, Stone AA, Hufford MR. Ecological momentary assessment. Annu Rev Clin Psychol. 2008;4:1-32.
17. Shiffman S. Ecological momentary assessment (EMA) in studies of substance use. Psychol Assess. 2009;21(4):486-97.
18. Colombo D, Fernández-Álvarez J, Patané A, Semonella M, Kwiatkowska M, García-Palacios A, et al. Current state and future directions of technology-based ecological momentary assessment and intervention for major depressive disorder: a systematic review. J Clin Med Res. 2019;8(4):465.
19. Yim SJ, Lui LMW, Lee Y, Rosenblat JD, Ragguett RM, Park C, et al. The utility of smartphone-based, ecological momentary assessment for depressive symptoms. J Affect Disord. 2020;274:602-9.
20. Torous J, Staples P, Onnela JP. Realizing the potential of mobile mental health: new methods for new data in psychiatry. Curr Psychiatry Rep. 2015;17(8):602.
21. Onnela JP, Rauch SL. Harnessing smartphone-based digital phenotyping to enhance behavioral and mental health. Neuropsychopharmacology. 2016;41(7):1691-6.
22. Sedano-Capdevila A, Porras-Segovia A, Bello HJ, Baca-García E, Barrigon ML. Use of ecological momentary assessment to study suicidal thoughts and behavior: a systematic review. Curr Psychiatry Rep. 2021;23(7):41.

23. Parikh SV, Quilty LC, Ravitz P, Rosenbluth M, Pavlova B, Grigoriadis S, et al. Canadian Network for Mood and Anxiety Treatments (CANMAT) 2016 clinical guidelines for the management of adults with major depressive disorder: section 2: psychological treatments. Can J Psychiatry. 2016;61(9):524-39.
24. Bakker D, Kazantzis N, Rickwood D, Rickard N. A randomized controlled trial of three smartphone apps for enhancing public mental health. Behav Res Ther. 2018;109:75-83.
25. Stiles-Shields C, Montague E, Kwasny MJ, Mohr DC. Behavioral and cognitive intervention strategies delivered via coached apps for depression: pilot trial. Psychol Serv. 2019;16(2):233-8.
26. Forman EM, Herbert JD, Moitra E, Yeomans PD, Geller PA. A randomized controlled effectiveness trial of acceptance and commitment therapy and cognitive therapy for anxiety and depression. Behav Modif. 2007;31(6):772-99.
27. Parsons CE, Crane C, Parsons LJ, Fjorback LO, Kuyken W. Home practice in mindfulness-based cognitive therapy and mindfulness-based stress reduction: a systematic review and meta-analysis of participants' mindfulness practice and its association with outcomes. Behav Res Ther. agosto de 2017;95:29-41.
28. Roepke AM, Jaffee SR, Riffle OM, McGonigal J, Broome R, Maxwell B. Randomized controlled trial of superbetter, a smartphone-based/internet-based self-help tool to reduce depressive symptoms. Games Health J. 2015;4(3):235-46.
29. Flett JAM, Hayne H, Riordan BC, Thompson LM, Conner TS. Mobile mindfulness meditation: a randomised controlled trial of the effect of two popular apps on mental health. Mindfulness. 2019;10:863-76.
30. Marshall JM, Dunstan DA, Bartik W. Apps with maps: anxiety and depression mobile apps with evidence-based frameworks: systematic search of major app stores. JMIR Mental Health. 2020;7(6):e16525.
31. Firth J, Torous J, Nicholas J, Carney R, Pratap A, Rosenbaum S, et al. The efficacy of smartphone-based mental health interventions for depressive symptoms: a meta-analysis of randomized controlled trials. World Psychiatry. 2017;16(3):287-98.
32. Serrano-Ripoll MJ, Zamanillo-Campos R, Fiol-DeRoque MA, Castro A, Ricci-Cabello I. Impact of smartphone app-based psychological interventions for reducing depressive symptoms in people with depression: systematic literature review and meta-analysis of randomized controlled trials. JMIR Mhealth Uhealth. 2022;10(1):e29621.
33. Wasil AR, Gillespie S, Shingleton R, Wilks CR, Weisz JR. Examining the reach of smartphone apps for depression and anxiety. Am J Psychiatry. 2020;177(5):464-5.
34. Linardon J, Cuijpers P, Carlbring P, Messer M, Fuller-Tyszkiewicz M. The efficacy of app-supported smartphone interventions for mental health problems: a meta-analysis of randomized controlled trials. World Psychiatry. 2019;18(3):325-36.
35. Baumel A, Muench F, Edan S, Kane JM. Objective user engagement with mental health apps: systematic search and panel-based usage analysis. J Med Internet Res. 2019;21(9):e14567.
36. Fulmer R, Joerin A, Gentile B, Lakerink L, Rauws M. Using psychological artificial intelligence (tess) to relieve symptoms of depression and anxiety: randomized controlled trial. JMIR Ment Health. 2018;5(4):e64.
37. Inkster B, Sarda S, Subramanian V. An empathy-driven, conversational artificial intelligence agent (Wysa) for digital mental well-being: real-world data evaluation mixed-methods study. JMIR Mhealth Uhealth. 2018;6(11):e12106.
38. Vaidyam AN, Linggonegoro D, Torous J. Changes to the psychiatric chatbot landscape: a systematic review of conversational agents in serious mental illness. Can J Psychiatry. 2021;66(4):339-48.
39. Lim SM, Shiau CWC, Cheng LJ, Lau Y. Chatbot-delivered psychotherapy for adults with depressive and anxiety symptoms: a systematic review and meta-regression. Behav Ther. 2022;53(2):334-47.

LEITURA RECOMENDADA

Suganuma S, Sakamoto D, Shimoyama H. An embodied conversational agent for unguided internet-based cognitive behavior therapy in preventative mental health: feasibility and acceptability pilot trial. JMIR Ment Health. 2018;5(3):e10454.

5 USO DE APLICATIVOS NO MANEJO DO PACIENTE COM TRANSTORNO BIPOLAR

Kyara Rodrigues de Aguiar
Camila Zimmer
Rafaela Fernandes Pulice
Anna Clara Sarmento Leite Caobelli
Ives Cavalcante Passos

O transtorno bipolar (TB) é uma condição complexa que exige uma abordagem cuidadosa e individualizada. Os episódios de humor associados ao TB podem ser extremamente debilitantes, afetando de forma negativa a vida pessoal, profissional e social dos pacientes.[1,2] Infelizmente, a recorrência de episódios de humor está associada a piores desfechos da doença, como resposta reduzida aos tratamentos psicológico e farmacológico, prejuízos cognitivos e funcionais.[3,4] Tal cenário enfatiza a importância de manter a estabilidade do humor por meio do tratamento farmacológico prescrito, que pode ajudar a aumentar o período em que o paciente permanece eutímico, prevenindo a ocorrência de novos episódios de humor.[5]

Assim, é essencial que os pacientes estejam empenhados em contribuir para a manutenção da estabilidade do humor e a continuidade do tratamento. No entanto, a falta de *insight* e a dificuldade em reconhecer os sintomas podem ser obstáculos significativos.[6,7] Portanto, a coleta de dados objetivos, por meio do uso de aplicativos móveis, pode auxiliar na detecção dos primeiros sinais de episódios de humor e permitir intervenções precoces, antes que os sintomas se agravem. Além disso, a coleta contínua de dados pode fornecer informações valiosas para ajudar os médicos a ajustar o tratamento conforme necessário, melhorando sua eficácia e reduzindo os riscos de recaída. Dessa forma, o uso de aplicativos móveis pode desempenhar papel crucial no manejo do TB e contribuir para um melhor desfecho do tratamento.

Na prática clínica, a avaliação do humor é uma abordagem terapêutica eficaz no tratamento de transtornos do humor. Realizada no início das sessões, ela facilita o processo de empoderamento do paciente, permitindo que ele aprenda a monitorar suas flutuações de humor e a identificar seus gatilhos.[8] Entretanto, a avaliação do humor pode apresentar certo viés de memória, já que o paciente é convidado a analisá-lo retrospectivamente.[9] Para contornar essa limitação, muitos clínicos recomendam o uso de instrumentos gráficos baseados em papel para que o paciente possa monitorar seu humor diariamente. Essa abordagem, no entanto, acaba tendo baixa adesão no contexto de mundo real, muitas vezes marcada por esquecimentos e/ou perda do documento onde deveria ocorrer o registro, resultando em desmotivação e desistência.[9] Com o intuito de ajudar os pacientes a superar as dificuldades relacionadas à baixa adesão e a aplicar as habilidades aprendidas em contexto clínico no cenário de vida real, aplicativos para *smartphone* voltados para o tratamento de TB visam aumentar o engajamento do paciente.

Devido às alterações marcadas na emoção, na fala e no comportamento que acompanham os sinais da doença, o TB representa a estrutura ideal para a fenotipagem digital. Durante episódios de mania e hipomania, pacientes com TB podem apresentar humor eufórico, autoestima elevada, fala acelerada, diminuição da necessidade de sono e hiperatividade; já na fase depressiva, predominam sintomas como humor deprimido, movimentos lentos, dificuldade de concentração e perda de energia.[10] Os aplicativos para *smartphone* são instrumentos capazes de monitorar objetivamente algumas dessas características da doença. Além disso, conseguem coletar dados autorrelatados sobre a percepção do paciente em relação aos seus sintomas. Dessa forma, a fenotipagem digital auxiliaria na identificação de nuances precoces no humor e na atividade do paciente e, em paralelo, poderia detectar sintomas prodrômicos entre consultas ambulatoriais. A quantificação digital dessas características possibilita diagnósticos mais acurados, bem como intervenções precoces, individualizadas e mais econômicas para pacientes com TB. Em suma, os aplicativos são uma ferramenta que, se usada como auxiliar ao tratamento, poderá viabilizar um melhor manejo da doença e, consequentemente, uma melhor qualidade de vida para esses pacientes.

A REVOLUÇÃO DIGITAL NA SAÚDE MENTAL

A expansão da digitalização em saúde mental tem permitido maiores acessibilidade, universalidade e individualização de tratamentos. Um dos exemplos mais evidentes é a crescente procura por atendimentos psicológicos e psiquiátricos de forma virtual, o que resulta em diminuição das barreiras regionais e internacionais, bem como facilita o acesso a consultas, por se tratar de uma alternativa mais custo-efetiva e que prescinde do deslocamento do paciente.[11] O teleatendimento é especialmente oportuno em situações nas quais há insumos insuficientes para profissionais da saúde mental atenderem seus pacientes, bem como uma desproporção entre oferta e demanda desse serviço em uma determinada região, pois permite que os pacientes sejam atendidos por profissionais de diferentes localidades.[12] Um estudo publicado em 2016 não demonstrou diferenças significativas nos resultados obtidos com pacientes randomizados para o grupo com sessões de terapia virtual em relação aos daqueles randomizados para o grupo com sessões presenciais.[13]

O uso de aplicativos para *smartphone* como coadjuvantes na prática clínica em saúde mental é também resultado desses avanços no âmbito da digitalização e pode ser considerado uma importante ferramenta no processo terapêutico atualmente. Aplicativos direcionados à saúde mental incluem materiais de psicoeducação, permitindo ao paciente um maior conhecimento a respeito dos transtornos mentais, além de técnicas de monitoramento do humor.[11] Esses aplicativos também oferecem integralidade e maior acurácia no acompanhamento, uma vez que o paciente pode registrar seus sintomas quando ocorrem, diminuindo a chance de serem tirados de contexto. Além disso, o monitoramento por aplicativos pode evitar vieses na avaliação, como o de memória.

Muitos desses aplicativos utilizam a fenotipagem digital, tecnologia capaz de medir objetivamente e em tempo real características do paciente, como velocidade de digitação, marcadores da fala e interação com o *smartphone*, fornecendo informações a respeito do paciente no mundo real, em experiências do seu dia a dia, e não apenas as que ocorrem no consultório.[14] Os aplicativos também possuem *chatbots*, que, por meio de inteligência artificial (IA), mimetizam comportamentos humanos e dialogam com os pacientes, sendo usados na prevenção do suicídio e na terapia cognitivo-comportamental (TCC), além de serem úteis para pacientes que não se sentem confortáveis em expor totalmente seus sentimentos para outras pessoas, nem mesmo a um profissional da saúde mental, podendo servir como mediadores entre ambos.[15]

A IA, aliada a técnicas de aprendizado de máquina (*machine learning*) e fenotipagem digital, poderá aprimorar ainda mais o aspecto digital da saúde mental, principalmente quanto à individualização e à universalização. Diversos estudos têm sido desenvolvidos buscando tanto a predição de desenvolvimento de sintomas quanto a personalização dos tratamentos. Em alguns desses estudos, são incluídos parâmetros do genoma de cada paciente para entender melhor as interações entre as medicações, seus mecanismos de ação e a interação com o organismo de cada indivíduo, buscando identificar quais medicamentos teriam maior probabilidade de surtir efeitos positivos no tratamento de determinado paciente.[16]

SAÚDE NA PALMA DA MÃO: TIPOS DE INTERVENÇÕES BASEADAS EM APLICATIVOS MÓVEIS NO TRATAMENTO DO TRANSTORNO BIPOLAR

Embora a literatura se debruce sobre poucas intervenções digitais em saúde mental, é importante destacar que tais intervenções são heterogêneas e apresentam suas particularidades. Neste capítulo, abordaremos as especificidades de nove intervenções via aplicativos *on-line* com evidências científicas no tratamento do TB. Em todos os estudos disponíveis, o aplicativo foi considerado uma ferramenta de suporte complementar ao tratamento ambulatorial (psicoterápico e/ou farmacológico).[17-25] Alguns estudos utilizaram aplicativos voltados ao monitoramento de sintomas, enquanto outros incorporaram técnicas de TCC para seu manejo.

Um estudo recente utilizou o sistema digital Monsenso para monitorar diariamente sintomas de humor, níveis de atividade, duração do sono e uso de medicação em dois grupos de participantes.[17] Enquanto um grupo recebeu apenas *feedbacks* baseados em suas respostas, o outro foi direcionado para módulos de terapia cognitiva que incluíam psicoeducação, reestruturação cognitiva e manejo de pensamentos ruminativos para lidar com os sintomas. Os dados coletados foram regularmente analisados por uma enfermeira que fornecia acompanhamento personalizado a cada paciente por meio de *feedbacks* via aplicativo. Posteriormente, o sistema digital Monsenso foi aprimorado com a inclusão de dados sobre uso do telefone, atividade social e mobilidade, que foram integrados para elaborar um algoritmo de previsão em tempo real.[18] O objetivo do algoritmo era prever os desfechos relacionados ao humor do participante. Quando a previsão do humor ultrapassava um limite predefinido, o algoritmo enviava automaticamente uma mensagem para o paciente e para a enfermeira responsável por seu acompanhamento.

Um estudo adicional, que avaliou o sistema digital Monarca, implementou uma abordagem de acompanhamento e *feedback* em duas etapas: entre o paciente e os clínicos e do paciente consigo mesmo.[19] Os participantes avaliavam diariamente seu humor, tempo de sono, atividade física, uso de medicação, irritabilidade, episódios mistos, problemas cognitivos, uso de álcool, estresse, potenciais gatilhos e, para mulheres, informações sobre o ciclo menstrual. O sistema de *feedback* entre o paciente e a clínica ocorria por meio de mensagens de texto, chamadas telefônicas ou *e-mails* sempre que sinais de deterioração eram identificados. Além disso, um *feedback* automatizado era fornecido por meio da visualização dos dados preenchidos, que eram apresentados em gráficos de fácil compreensão. Os gráficos permitiam que os participantes tivessem uma visão geral dos dados inseridos, proporcionando maior compreensão da doença.

Um estudo inovador adotou uma abordagem diferenciada, consistindo em realizar quatro sessões de tratamento com os participantes antes do início do uso do aplicativo.[20] Durante essas sessões, os pacientes foram incentivados a criar respostas adaptativas aos sintomas de humor e a identificar os gatilhos da doença, resultando na criação de um "plano de ação" personalizado. O estudo desenvolveu um algoritmo capaz de entregar respostas individualizadas, baseadas nos sintomas e sinais de alerta relatados nas primeiras sessões. Tanto no início quanto no final do dia, os participantes respondiam a perguntas sobre o que estavam fazendo, onde e com quem estavam e, em seguida, respondiam a seis questões relacionadas ao humor. Na avaliação realizada ao final do dia, além das questões anteriores, os participantes eram convidados a identificar sinais de alerta/gatilhos que pudessem ter ocorrido durante o dia. Em seguida, era apresentada uma sugestão de enfrentamento predefinida, mapeada a partir dos dados coletados nas primeiras sessões de tratamento. Os participantes também tinham a opção de visualizar uma estratégia selecionada aleatoriamente, gerada a partir de uma lista de estratégias gerais. Além disso, podiam visualizar gráficos baseados em seus sintomas autorrelatados de humor durante a última semana ou mês.

Seguindo abordagem semelhante, outro estudo realizou uma sessão de TCC de 90 minutos, ou uma sessão de automonitoramento com a mesma duração, antes do início do uso do aplicativo pelos participantes.[21] Esse estudo oferecia dois aplicativos diferentes: um que mesclava técnicas de automonitoramento e estratégias de TCC, e outro que se limitava apenas ao monitoramento de sintomas. A sessão de TCC foi estruturada em três módulos para fornecer informações e estratégias de modo a ajudar os participantes a gerenciar a depressão e alucinações auditivas. O primeiro módulo apresentou a TCC como um modelo teórico eficaz e forneceu psicoeducação. Em seguida, o módulo sobre sintomas depressivos e alucinações auditivas discutiu estratégias cognitivas e comportamentais para lidar com esses sintomas específicos, incentivando os participantes a personalizá-las para atender às suas necessidades individuais. Como esse estudo envolveu participantes com esquizofrenia, eles foram convidados a selecionar entre o módulo 1 ou o 2, dependendo dos sintomas que mais afetavam o seu funcionamento diário. Isso permitiu que recebessem informações e estratégias específicas para lidar com seus sintomas. Por fim, os participantes foram questionados sobre suas estratégias de bem-estar e estimulados a criar incentivos personalizados para manter baixos níveis de sintomas de humor e aderir ao tratamento. Na sessão de automonitoramento, foi oferecida psicoeducação sobre o diagnóstico, causas, sintomas, tratamentos e sobre a importância do automonitoramento dos sintomas. Manuais foram desenvolvidos para cada condição psiquiátrica, contendo especificidades de cada diagnóstico. Vale ressaltar que esses manuais não incluíam técnicas de TCC, pois esse não era o objetivo do aplicativo de automonitoramento. Em vez disso, se concentraram em informar sobre o diagnóstico e sintomas, incentivando os participantes a reconhecer seus próprios padrões de sintomas e a monitorá-los para obter informações valiosas sobre seu estado de saúde mental. Ainda nesse estudo, foi utilizado o aplicativo Mobile Online Behavioral Intervention Technology (MOBIT) para monitorar o comportamento e o humor dos participantes ao longo do dia.[21] Por meio de avaliações realizadas durante a manhã, à tarde e à noite, eram coletadas informações sobre frequência e gravidade dos sintomas, socialização e adesão à medicação. Além disso, os participantes eram questionados sobre suas crenças desadaptativas atuais, identificadas previamente na sessão de *baseline*. A partir dessas informações, o aplicativo MOBIT oferecia aos participantes uma crença adaptativa personalizada, acompanhada de comportamentos adaptativos. Em seguida, eles eram questionados sobre sua intenção de se envolver com a sugestão oferecida pelo aplicativo e recebiam *feedback* com base em sua resposta. Enquanto isso, os participantes do grupo de automonitoramento respondiam às mesmas questões, com exceção das perguntas e intervenções baseadas em técnicas de TCC. Em ambos os grupos, os participantes puderam visualizar a flutuação de seus sintomas em gráficos, com contato telefônico de acompanhamento para incentivar a adesão ao programa (1, 4, 7 e 10 semanas após o início do uso do aplicativo).

Outro estudo desenvolveu uma intervenção multimodal para *smartphone* que incluía um aplicativo chamado FOCUS, um painel clínico e um especialista móvel.[22] O aplicativo disponibilizava conteúdo de autogerenciamento em cinco domínios: vozes (lidando com alucinações auditivas por meio de reestruturação cognitiva, distração e teste de hipóteses guiadas), humor (gerenciando depressão e ansiedade por meio de ativação comportamental, técnicas de relaxamento e conteúdo de apoio), sono (higiene do sono, relaxamento e psicoeducação para saúde e bem-estar), funcionamento social (reestruturação cognitiva da ideação persecutória, controle da raiva, agendamento de atividades e treinamento de habilidades) e medicação (adaptação comportamental, lembretes e psicoeducação). Tal aplicativo era destinado tanto a pacientes com TB quanto a pacientes com esquizofrenia. Suas funções podiam ser acessadas a qualquer momento, e os participantes avaliavam seus sintomas diariamente. O especialista móvel em suporte à saúde entrava em contato semanalmente para oferecer orientação técnica e clínica em relação à intervenção.

Outro aplicativo usado para auxiliar no tratamento de pacientes com TB foi o SIMPLe 1.0.[23] Sua finalidade é adaptar mensagens psicoeducativas com base nos estados clínicos relatados pelos participantes durante seu uso. A autoavaliação semanal incluía itens relacionados a humor, energia, qualidade do sono, aderência à medicação e irritabilidade, bem como um teste abrangente que considera os critérios do *Manual diagnóstico e estatístico de transtornos mentais* (DSM-5) para episódios maníacos e depressivos, incluindo ideação suicida. Caso o algoritmo identificasse alterações clínicas relevantes, era solicitado aos participantes que realizassem a avaliação clínica duas vezes naquela semana. Em caso de ideação suicida, um *e-mail* de alerta era enviado automaticamente para a equipe de pesquisa, sugerindo que o paciente entrasse em contato com o serviço de emergência usando seu próprio *smartphone*. Além disso, o SIMPLe 1.0 passou por uma atualização após receber sugestões e *feedbacks* dos usuários.[24] A nova versão, SIMPLe 1.5, incorporou lembretes de medicação personalizados, nos quais os usuários informavam os medicamentos em uso e os horários em que deveriam ingeri-los, cabendo ao aplicativo enviar mensagens de alerta. Foi adicionado também um módulo de premiações, no qual os usuários ganhavam medalhas (ouro, prata, bronze) conforme completavam as avaliações de sintomas, podendo visualizá-las na galeria do aplicativo. Também foram incluídas a opção de enviar gráficos ilustrando a flutuação dos sintomas de humor do usuário via *e-mail* e uma comunidade de mensagens psicoeducacionais por meio da qual os usuários podiam compartilhar suas experiências e conselhos anonimamente. Antes de essas mensagens serem publicadas, um profissional da saúde revisava o conteúdo para garantir que nada inadequado fosse incorporado à rede. Essas melhorias visaram aproximar o uso do aplicativo da experiência de grupos presenciais de psicoeducação.

Ainda em 2023, foi publicado um estudo que avaliou um aplicativo chamado LiveWell com o propósito de auxiliar pessoas com TB a manter níveis de bem-estar e prevenir recaídas por meio de uma intervenção de autogerenciamento.[25] Os participantes iniciavam a intervenção presencial com uma sessão de treinamento dirigida por um treinador capacitado, que explicava sobre adesão ao uso do aplicativo, autogerenciamento e comunicação com os profissionais da saúde mental. Durante as 4 primeiras semanas, os indivíduos faziam a leitura de duas lições semanais. O *check-in* diário e semanal era realizado durante toda intervenção e objetivava monitorar adesão à medicação, duração do sono, rotina e níveis de bem-estar. Por fim, era realizada a última chamada, com um resumo das atividades semanais. Além disso, durante 32 semanas os participantes ainda podiam acessar o aplicativo e solicitar suporte.

A EFETIVIDADE DAS INTERVENÇÕES EM SAÚDE MENTAL: O QUE A LITERATURA REVELA?

Sabe-se que as intervenções baseadas em *smartphone* estão ganhando força com o passar dos anos. Apesar disso, ainda não há consenso na literatura a respeito de sua eficácia na melhora da saúde mental ou no tratamento de transtornos específicos. Dessa maneira, compreende-se a necessidade de abordarmos a eficácia das intervenções mencionadas anteriormente. Por isso, vamos considerar os estudos citados ao longo deste capítulo que buscaram compreender o desempenho de intervenções baseadas em *smartphone* no tratamento de pacientes com o diagnóstico de bipolaridade.[17-25]

Um ensaio clínico randomizado (ECR)[17] objetivou monitorar os sintomas de pacientes com TB por meio do sistema Monsenso e analisar se haveria uma queda nas taxas de reinternação. Os resultados demonstram que, comparado ao grupo-controle, não houve diferença significativa nas taxas de reinternação ou na duração da internação. Na mesma direção, os grupos não apresentaram diferenças significativas nas pontuações obtidas a partir da Escala de Avaliação de Depressão de Hamilton (HDRS). Apesar disso, analisando o subgrupo de participantes que apresentaram sintomas mais graves de depressão no início do estudo, houve uma diminuição significativa dos sintomas após o uso do sistema Monsenso. Em contrapartida, considerando o subgrupo da amostra que já havia demonstrado níveis mais altos de sintomas maníacos, foi observado um aumento de sintomas após a intervenção. Esses resultados apontam que, ainda que a intervenção não tenha demonstrado eficácia na redução de reinternações, na duração da internação ou na pontuação na HDRS, ela pode ter efeitos benéficos em pacientes com sintomas depressivos mais graves. Porém, deve haver cautela na aplicação do modelo, visto que pode apresentar efeitos adversos em pacientes maníacos, conforme citado.

Outro estudo que também avaliou o sistema Monsenso, implementando algumas melhorias, mostrou resultados diferentes quanto à eficácia da intervenção.[18] Em geral, o grupo que recebeu a intervenção não apresentou níveis de depressão ou mania diferentes do grupo que não a recebeu. Contudo, análises exploratórias de subgrupos revelaram que os participantes sem episódios mistos no início do estudo apresentaram níveis mais baixos de sintomas maníacos após a intervenção. Já no subgrupo de participantes que, no início do estudo, apresentavam pontuações maiores do que 6 na Escala de Avaliação de Mania de Young (YMRS), não foi encontrado benefício na intervenção. Na verdade, os participantes que receberam a intervenção nesse subgrupo apresentaram níveis ainda mais elevados de mania em comparação ao grupo-controle. Ainda considerando subgrupos, não houve diferença significativa entre os que haviam demonstrado altos níveis de sintomas depressivos no início do estudo. Apesar desses resultados, quando considerados aspectos relacionados ao estresse percebido e à qualidade de vida, o aplicativo demonstrou ser eficaz, diminuindo e aumentando, respectivamente, os níveis dessas variáveis em comparação ao grupo-controle. Além disso, o grupo que recebeu a intervenção apresentou taxas de recaídas de episódios maníacos menores do que o grupo-controle, sugerindo que a intervenção pode ser eficaz na prevenção desses episódios.

Um terceiro estudo, desenvolvido a partir de um ECR, objetivou avaliar o efeito do automonitoramento em pacientes com TB a partir do sistema Monarca.[19] Os resultados não demonstraram diferenças significativas entre os grupos em relação a qualidade de vida, sintomas depressivos ou maníacos, funcionamento psicossocial, função cognitiva e aderência à medicação. Já em relação às análises exploratórias dos resultados primários, que dividiram os participantes em subgrupos de acordo com os sintomas apresentados, foram observados níveis mais altos de depressão naqueles que receberam a intervenção em comparação aos que não a receberam. Em contrapartida, os participantes que haviam apresentado escores altos na escala YMRS na linha de base ou durante o acompanhamento tiveram sua pontuação diminuída após a intervenção em comparação ao grupo-controle. Isso sugere que a intervenção pode ser útil para amenizar sintomas específicos, mas é importante considerar seus riscos e benefícios antes de usá-la. Supõe-se que o automonitoramento dos sintomas pode ter levado a um viés de processamento negativo que, por consequência, aumentou os níveis de depressão. Desse modo, os resultados indicam que a intervenção pode ser benéfica para alguns pacientes, porém é preciso avaliá-la caso a caso.

Nesse seguimento, um estudo clínico que aplicou uma intervenção personalizada a fim de estabilizar o humor dos pacientes demonstrou resultados diferentes.[20] Os pacientes que receberam a intervenção baseada em *smartphone* tiveram uma diminuição dos sintomas depressivos mais significativa que aqueles do grupo cujos sintomas foram monitorados em papel. Porém, esse efeito só foi observado entre a linha de base e a 12ª semana, na fase ativa do estudo. Durante o período de *follow-up*, entre a 12ª e a 24ª semana, os efeitos foram perdidos. Além disso, o grupo de intervenção havia obtido maiores pontuações na Escala de Depressão de Montgomery-Asberg (MADRS) no início do estudo, indicando diferenças quanto à gravidade dos sintomas nos grupos. Considerando isso, foi feita a análise da sensibilidade, incluindo os participantes que haviam apresentado sintomas depressivos clinicamente significativos. Nessa análise, não foi observada diferença na redução dos sintomas depressivos entre os grupos. Entretanto, houve uma melhora com o passar do tempo no grupo que recebeu a intervenção baseada em *smartphone* em comparação ao que recebeu a intervenção que monitorou os sintomas em papel, indicando um efeito da interação da intervenção com o tempo. Também foi observada uma associação significativa entre a adesão à intervenção baseada em *smartphone* e menores níveis de sintomas maníacos em um período de 12 semanas. Considerando os dados apresentados, entende-se que o aplicativo pode ser benéfico para a diminuição de sintomas depressivos e a maior adesão pode resultar em desfechos mais positivos.

Em outro artigo, foi investigado o efeito da aplicação de uma sessão de TCC ou uma sessão de automonitoramento antes do início da intervenção via *smartphone* em pacientes com diagnóstico de esquizofrenia/transtorno esquizoafetivo ou bipolaridade.[21] Ambos os grupos demonstraram melhora significativa nas pontuações da Escala Breve de Avaliação Psiquiátrica em comparação a um grupo que recebeu apenas tratamento usual (acompanhamento psiquiátrico ambulatorial e medicações), indicando que os tratamentos ativos foram mais eficazes ao longo do tempo. Adicionalmente, os participantes que receberam a sessão de TCC tiveram melhora no funcionamento comunitário em comparação àqueles que receberam o tratamento usual. Entretanto, tais efeitos foram considerados pequenos a médios e não houve efeitos em outros desfechos avaliados. A análise exploratória revelou que a TCC teve efeitos maiores nos pacientes com TB após 12 semanas de tratamento, enquanto após 24 semanas favoreceu mais os pacientes com esquizofrenia/transtorno esquizoafetivo. De maneira geral, apesar dos efeitos terem sido pequenos a médios, ambos os grupos apresentaram melhora significativa em comparação ao tratamento usual. Ademais, a TCC apresentou uma taxa de resposta ao tratamento mais alta do que o tratamento usual.

Além dos ECRs mencionados, outro estudo foi desenvolvido visando comparar uma intervenção baseada em *smartphone* a uma intervenção presencial de autogerenciamento em grupo.[22] No início do tratamento, 90% dos participantes começaram a usar o aplicativo FOCUS, enquanto apenas 58% dos participantes aderiram ao tratamento em grupo. Ambos os grupos melhoraram os escores de psicopatologia geral após 3 e 6 meses de tratamento. No entanto, após 6 meses de tratamento, os participantes do grupo FOCUS demonstraram uma melhora significativamente maior na qualidade de vida em comparação aos participantes do autogerenciamento em grupo. Além disso, os dados indicam que a educação e o engajamento dos participantes do grupo FOCUS foram associados a melhores escores na Recovery Assessment Scale (RAS). Não houve diferenças significativas entre os grupos na avaliação de sintomas psicóticos após 3 meses de tratamento. Desse modo, ambos os grupos demonstraram melhorias nos resultados clínicos e não houve diferenças significativas em relação à eficácia das intervenções.

Outro estudo avaliou a viabilidade, a aceitabilidade e a satisfação com um aplicativo para *smartphone* denominado SIMPLe 1.0.[23] Os dados demonstraram que a maior parte dos participantes ficou altamente satisfeita com a utilidade e a facilidade em usar o aplicativo. Além disso, 74% dos participantes continuaram a usá-lo ativamente após 3 meses. Tais resultados sugerem que o aplicativo SIMPLe 1.0 pode ser um aliado interessante na implementação de estratégias de autogerenciamento com pacientes com TB. Além disso, a análise de correlação de Pearson demonstrou que a pontuação do teste diário foi significativamente correlacionada com as pontuações padronizadas de escalas clínicas do humor, indicando boa validade entre as medidas. Além da versão 1.0, o aplicativo SIMPLe foi atualizado com melhorias na versão 1.5.[24] A amostra desse estudo contou com 201 participantes, representando um aumento de 150 pessoas em comparação à versão anterior. Os resultados indicaram uma aderência menor ao aplicativo no primeiro mês em relação à primeira versão, e menos da metade dos participantes continuou usando o aplicativo após o terceiro mês. Apesar disso, 62% dos usuários ficaram satisfeitos ou muito satisfeitos com o aplicativo, considerando-o fácil de usar. No final do estudo, os participantes apresentaram melhora significativa nas pontuações da escala que avalia bem-estar emocional e qualidade de vida (WHO-5). Nesse mesmo sentido, também foi observada melhora na percepção geral de saúde após o uso do aplicativo. Esses resultados sugerem que seu uso pode ser benéfico e impactar positivamente a saúde mental e física dos usuários.

Por fim, foi avaliado um aplicativo para *smartphone* desenhado com a finalidade de diminuir as taxas de recaída e manter os níveis de bem-estar em indivíduos com TB.[25] Os resultados indicaram que não houve diferenças estatisticamente significativas nas taxas de recaída entre os grupos. Apesar disso, a análise por estratos de risco demonstrou que a intervenção pode diminuir as taxas de recaída na população de baixo risco. Em relação aos sintomas depressivos, o grupo que recebeu a intervenção demonstrou uma redução significativa nos sintomas. Na mesma direção, os participantes que apresentavam baixo risco também experimentaram uma diminuição de sintomas maníacos. Não foram observadas diferenças significativas entre os grupos na avaliação do instrumento que mensura a qualidade de vida (WHOQOL-bref). No entanto, quando ajustados para domínios específicos que medem a qualidade de vida, os dados mostraram uma melhora significativa no domínio relacional naqueles participantes que haviam recebido a intervenção via *smartphone* em comparação ao grupo-controle.

DESVENDANDO OS DESAFIOS: BARREIRAS DO AVANÇO DIGITAL NA SAÚDE MENTAL

As farmacoterapias consistem na base e nos passos fundamentais do tratamento para os pacientes com TB, uma vez que esse transtorno apresenta componentes neurológicos, cujo manejo demanda o uso de fármacos com propriedades estabilizadoras do humor. As intervenções psicossociais têm papel essencial, porém adjunto ao da medicação, não apontando melhoras nas taxas de recuperação dos episódios agudos em comparação com a farmacoterapia isolada.[26] Esse fenômeno pode ser evidenciado em alguns dos estudos discutidos neste capítulo, que não demonstraram diferença significativa na sintomatologia maníaca e depressiva entre o grupo-controle e o grupo experimental após intervenção.[17-19]

As intervenções psicossociais adicionais objetivam, principalmente, auxiliar na manutenção do tratamento, na prevenção a recaídas e na restauração da qualidade de vida do paciente.[26] Essa abordagem é respaldada pelos estudos anteriormente discutidos, que apontaram diminuição do estresse percebido, maior qualidade de vida, maior uso de estratégias de enfrentamento e melhor domínio relacional.[18,19,21,24,25] Considerando outras variáveis de interesse, é sabido que os pacientes com TB frequentemente apresentam sintomas subsindrômicos, os quais impactam na funcionalidade e qualidade de vida, além de aumentarem o risco de recaída. Nesse sentido, as possíveis repercussões negativas dos sintomas subsindrômicos reforçam a relevância da mensuração do humor subsindrômico para o tratamento da bipolaridade.[27,28]

A maioria dos ECRs discutidos neste capítulo mensura os sintomas depressivos e maníacos após a intervenção, comparando grupo-controle e grupo intervenção, com a finalidade de observar a eficácia das intervenções baseadas em *smartphone* na redução desses sintomas. Entretanto, como discutido anteriormente, verificou-se que as intervenções com *smartphone* têm maior potencial de gerar resultados indiretos, em vez de abordar diretamente a redução dos sintomas em questão. Dessa forma, propõem-se mudanças no desenho de futuros estudos, considerando a estabilidade como desfecho, em vez da redução dos sintomas.[29] Mensurar a estabilidade do humor pode ser uma abordagem promissora e valiosa para avaliar a eficácia das intervenções baseadas em *smartphone*, ampliando ainda mais o escopo das suas possíveis repercussões clínicas.

A instabilidade interepisódica contínua do humor é reconhecida como um sintoma clinicamente comum, que vai além de episódios completos de mania e depressão com intervalos eutímicos.[30] No entanto, sua mensuração efetiva requer novas evidências e o uso de métodos mais consistentes. A análise de *big data* por meio de técnicas de aprendizado de máquina pode contribuir como uma fonte de interpretação clínica para essa demanda, uma vez que utiliza medidas de desfecho de precisão e estabilidade importantes.[31,32] Isso, por sua vez, pode contribuir para a compreensão da instabilidade interepisódica contínua do humor e o uso de métodos avançados de mensuração, resultando em um melhor manejo do TB e no desenvolvimento de intervenções mais eficazes.

CONECTANDO DUAS REALIDADES DISTINTAS: DESAFIOS ENTRE EMPRESAS PRIVADAS E A ACADEMIA

Apesar do crescente interesse de empresas privadas em investir nos aplicativos em saúde, a maioria dos *softwares* desenvolvidos no meio acadêmico ainda não está disponível à população em geral ou não está sendo aplicada no mundo real.[24] Esse quadro pode estar relacionado a muitas variáveis, incluindo a falta de regulamentações para a implantação dos aplicativos. A dificuldade em estabelecer diretrizes muitas vezes está relacionada a questões éticas quanto à privacidade de dados e à necessidade de alinhamento desses regulamentos com os sistemas de saúde e jurídicos locais.[33,34] Apesar dessas preocupações e obstáculos, é importante considerar que os pacientes estão expostos constantemente a aplicativos que foram comercializados antes de serem testados.[35] Portanto, soluções que promovam a regulamentação adequada são necessárias para uma implementação segura de aplicativos em saúde.

Além dos desafios relacionados a normas e regras de utilização dos aplicativos, também é importante levar em consideração os custos de manutenção e gestão que as intervenções disponíveis em plataformas digitais podem requerer.[36] O crescente interesse por parte de empresas privadas em investir na pesquisa de aplicativos em saúde revela-se uma alternativa para seu financiamento, uma vez que as verbas governamentais normalmente se destinam apenas ao desenvolvimento do produto em seu estágio inicial. Nesse sentido, a comercialização de *softwares* resultantes de pesquisas acadêmicas é fundamental para transformar as descobertas em benefícios concretos para os pacientes e consumidores.[37]

Alternativas ao financiamento privado devem ser exploradas, como, por exemplo, compartilhar o código de conhecimento na comunidade de desenvolvimento de *software* e estabelecer parcerias com empresas comerciais, associações de pacientes e organizações não governamentais.[38] Independentemente do recurso utilizado, é fundamental garantir o sucesso do processo de transferência de tecnologia, que abrange a transição do conhecimento acadêmico para a comercialização, com cuidado e coordenação em todas as etapas. Isso inclui desde a fase inicial de invenção, que envolve questões de propriedade intelectual, até a etapa de comercialização, que pode ser realizada por meio de acordos de licenciamento ou outras estratégias apropriadas. Em resumo, explorar opções alternativas ao financiamento privado e garantir um planejamento eficiente são passos fundamentais para assegurar o sucesso do processo de transferência de tecnologia, assim como um planejamento eficiente para maximizar o potencial de sucesso do produto em sua aplicação.[39]

Atualmente, a maioria dos esforços acadêmicos ainda tem-se concentrado em avaliar aplicativos já existentes. Embora a avaliação de aplicativos seja crucial para verificar sua eficácia e segurança, é igualmente importante direcionar recursos para a pesquisa e o desenvolvimento de novas intervenções e tecnologias em aplicativos de saúde. Além disso, é importante dedicar recursos à pesquisa e ao desenvolvimento de novas intervenções e tecnologias a partir de ensaios clínicos e pesquisa original, como parte fundamental do processo de comercialização de produtos acadêmicos em aplicativos de saúde.[38]

VISLUMBRANDO O FUTURO: NOVAS DIREÇÕES PARA A SAÚDE E TECNOLOGIA

A base das características clínicas do TB corresponde a oscilações de humor correspondentes a episódios depressivos e episódios de mania ou hipomania.[1] A recorrência desses episódios resulta em um declínio da capacidade funcional, cognitiva e comportamental do paciente em longo prazo, sendo importante evitar que isso ocorra.[4] Conforme mencionado anteriormente neste capítulo, tal estrutura é ideal para a fenotipagem digital, pois características relacionadas à velocidade de fala e à velocidade dos movimentos de um indivíduo com TB são muito diferentes em um episódio de mania ou hipomania e em um episódio depressivo.

O uso de aplicativos no tratamento de pacientes com TB deve ser considerado no sentido de identificar mudanças no comportamento do paciente, sendo seguido de *feedbacks* que possam sinalizar tais mudanças, a fim de que ele busque a ajuda necessária. Além disso, esses aplicativos podem auxiliar o paciente a reconhecer seus sintomas via psicoeducação, assessorando-o na identificação de padrões individuais de seu funcionamento e proporcionando maior autonomia em relação ao seu quadro clínico, já que possibilita o reconhecimento de seus próprios pródromos. Essas duas situações, principalmente combinadas, permitem uma intervenção precoce quando necessário, favorecendo a manutenção do estado eutímico do paciente. Assim, fica evidente a necessidade de mais estudos com ênfase no uso dos aplicativos visando a estabilidade clínica do paciente, mantendo o humor eutímico, por meio da prevenção da recorrência desses episódios.

Conforme citado, as tecnologias digitais, apesar de contribuírem na prática clínica ao encurtarem distâncias e diminuírem barreiras geográficas e socioeconômicas, não suprimem nenhum desses fatores. Tendo em vista que, para uma parte significativa da população de diversos países, principalmente dos subdesenvolvidos, a questão financeira é um fator impeditivo ao tratamento de saúde mental, deve-se pensar em soluções que permitam um maior acesso a um serviço de qualidade para essas populações. A dificuldade no transporte, por exemplo, torna muitas vezes impossível o suporte necessário para o tratamento. Nesse sentido, o uso de aplicativos é útil, evidenciando a importância de investimentos no desenvolvimento de *softwares* que forneçam materiais de psicoeducação, técnicas de autogerenciamento, espaço para automonitoramento e *feedbacks*. Fica claro, portanto, o benefício do uso de aplicativos para auxiliar no espaçamento entre as consultas, permitindo uma linearidade do tratamento de uma forma mais custo-efetiva.

Com base na análise de alguns dos estudos que avaliam a eficácia do uso de aplicativos como adjuvantes na prática clínica em saúde mental, fica evidente a grande heterogeneidade do material disponível até o momento.[40] Assim, para que seja possível chegar cada vez mais perto de uma conclusão consistente a respeito dessa ferramenta, é de suma importância a realização de estudos que avaliem os fatores de psicoeducação, as técnicas de autogerenciamento e automonitoramento, bem como os *feedbacks* providos por esses aplicativos.

REFERÊNCIAS

1. Carvalho AF, Firth J, Vieta E. Bipolar disorder. N Engl J Med. 2020;383(1):58-66.
2. Pompili M, Fiorillo A, editors. Preventing suicide in patients with mental disorders. Basel: MDPI; 2020.
3. Salagre E, Dodd S, Aedo A, Rosa A, Amoretti S, Pinzon J, et al. Toward precision psychiatry in bipolar disorder: staging 2.0. Front Psychiatry. 2018;9:641.
4. Post RM, Fleming J, Kapczinski F. Neurobiological correlates of illness progression in the recurrent affective disorders. J Psychiatr Res. 2012;46(5):561-73.
5. Kishi T, Ikuta T, Matsuda Y, Sakuma K, Okuya M, Mishima K, et al. Mood stabilizers and/or antipsychotics for bipolar disorder in the maintenance phase: a systematic review and network meta-analysis of randomized controlled trials. Mol Psychiatry. 2021;26(8):4146-57.

6. Silva RA, Mograbi DC, Silveira LAS, Nunes ALS, Novis FD, Landeira-Fernandez J, et al. Insight across the different mood states of bipolar disorder. Psychiatr Q. 2015;86(3):395-405.
7. Pacchiarotti I, Anmella G, Colomer L, Vieta E. How to treat mania. Acta Psychiatr Scand. 2020;142(3):173-92.
8. Beck JS. Terapia cognitivo-comportamental. 2. ed. Porto Alegre: Artmed; 2013.
9. Stone AA, Shiffman S, Schwartz JE, Broderick JE, Hufford MR. Patient compliance with paper and electronic diaries. Control Clin Trials. 2003;24(2):182-99.
10. American Psychiatric Association. Manual diagnóstico e estatístico de transtornos mentais: DSM-5. 5. ed. Porto Alegre: Artmed; 2014.
11. Hariman K, Ventriglio A, Bhugra D. The future of digital psychiatry. Curr Psychiatry Rep. 2019;21(9):88.
12. Naslund JA, Aschbrenner KA, Araya R, Marsch LA, Unützer J, Patel V, et al. Digital technology for treating and preventing mental disorders in low-income and middle-income countries: a narrative review of the literature. Lancet Psychiatry. 2017;4(6):486-500.
13. Hungerbuehler I, Valiengo L, Loch AA, Rössler W, Gattaz WF. Home-based psychiatric outpatient care through videoconferencing for depression: a randomized controlled follow-up trial. JMIR Ment Health. 2016;3(3):e36.
14. Insel TR. Digital phenotyping: a global tool for psychiatry. World Psychiatry. 2018;17(3):276-7.
15. Vaidyam AN, Wisniewski H, Halamka JD, Kashavan MS, Torous JB. Chatbots and conversational agents in mental health: a review of the psychiatric landscape. Can J Psychiatry. 2019;64(7):456-64.
16. Bhugra D, Tasman A, Pathare S, Priebe S, Smith S, Torous J, et al. The WPA-Lancet Psychiatry Commission on the future of psychiatry. Lancet Psychiatry. 2017;4(10):775-818.
17. Faurholt-Jepsen M, Tønning ML, Fros M, Martiny K, Tuxen N, Rosenberg N, et al. Reducing the rate of psychiatric re-admissions in bipolar disorder using smartphones-The RADMIS trial. Acta Psychiatr Scand. 2021;143(5):453-65.
18. Faurholt-Jepsen M, Frost M, Christensen EM, Bardram JE, Vinberg M, Kessing LV. The effect of smartphone-based monitoring on illness activity in bipolar disorder: the MONARCA II randomized controlled single-blinded trial. Psychol Med. 2020;50(5):838-48.
19. Faurholt-Jepsen M, Frost M, Ritz C, Christensen EM, Jacoby AS, Mikkelsen RL, et al. Daily electronic self-monitoring in bipolar disorder using smartphones – the MONARCA I trial: a randomized, placebo-controlled, single-blind, parallel group trial. Psychol Med. 2015;45(13):2691-704.
20. Depp CA, Ceglowski J, Wang VC, Yaghouti F, Mausbach BT, Thompson WK, et al. Augmenting psychoeducation with a mobile intervention for bipolar disorder: a randomized controlled trial. J Affect Disord. 2015;174:23-30.
21. Depp CA, Perivoliotis D, Holden J, Dorr J, Granholm EL. Single-session mobile-augmented intervention in serious mental illness: a three-arm randomized controlled trial. Schizophr Bull. 2019;45(4):752-62.
22. Ben-Zeev D, Brian RM, Jonathan G, Razzano L, Pashka N, Carpenter-Song E, et al. Mobile health (mHealth) versus clinic-based group intervention for people with serious mental illness: a randomized controlled trial. Psychiatr Serv. 2018;69(9):978-85.
23. Hidalgo-Mazzei D, Mateu A, Reinares M, Murru A, Del Mar Bonnín C, Varo C, et al. Psychoeducation in bipolar disorder with a SIMPLe smartphone application: feasibility, acceptability and satisfaction. J Affect Disord. 2016;200:58-66.
24. Hidalgo-Mazzei D, Reinares M, Mateu A, Nikolova VL, Bonnín CDM, Samalin L, et al. OpenSIMPLe: a real-world implementation feasibility study of a smartphone-based psychoeducation programme for bipolar disorder. J Affect Disord. 2018;241:436-45.
25. Goulding EH, Dopke CA, Rossom R, Jonathan G, Mohr D, Kwasny MJ. Effects of a smartphone-based self-management intervention for individuals with bipolar disorder on relapse, symptom burden, and quality of life: a randomized clinical trial. JAMA Psychiatry. 2023;80(2):109-18.
26. Yatham LN, Kennedy SH, Parikh SV, Schaffer A, Bond DJ, Frey BN, et al. Canadian Network for Mood and Anxiety Treatments (CANMAT) and International Society for Bipolar Disorders (ISBD) 2018 guidelines for the management of patients with bipolar disorder. Bipolar Disord. 2018;20(2):97-170.
27. Grunze H, Born C. The impact of subsyndromal bipolar symptoms on patient's functionality and quality of life. Front Psychiatry. 2020;11:510.

28. Bauer M, Glenn T, Grof P, Schmid R, Pfennig A, Whybrow PC. Subsyndromal mood symptoms: a useful concept for maintenance studies of bipolar disorder? Psychopathology. 2010;43(1):1-7.
29. Anmella G, Hidalgo-Mazzei D, Vieta E. The efficacy of smartphone-based interventions in bipolar disorder. In: Passos IC, Rabelo-da-Ponte FD, Kapczinski F, editors. Digital mental health: a practitioner's guide. Cham: Springer; 2023. p. 115-32.
30. Bonsall MB, Wallace-Hadrill SMA, Geddes JR, Goodwin GM, Holmes EA. Nonlinear time-series approaches in characterizing mood stability and mood instability in bipolar disorder. Proc Biol Sci. 2012;279(1730):916-24.
31. Chekroud AM, Bondar J, Delgadillo J, Doherty G, Wasil A, Fokkema M, et al. The promise of machine learning in predicting treatment outcomes in psychiatry. World Psychiatry. 2021;20(2):154-70.
32. Passos IC, Ballester PL, Barros RC, Librenza-Garcia D, Mwangi B, Birmaher B, et al. Machine learning and big data analytics in bipolar disorder: a position paper from the International Society for Bipolar Disorders Big Data Task Force. Bipolar Disord. 2019;21(7):582-94.
33. Jokinen A, Stolt M, Suhonen R. Ethical issues related to eHealth: an integrative review. Nurs Ethics. 2021;28(2):253-71.
34. LeRouge CM, Gupta M, Corpart G, Arrieta A. Health system approaches are needed to expand telemedicine use across nine Latin American nations. Health Aff. 2019;38(2):212-21.
35. Anthes E. Mental health: there's an app for that. Nature. 2016;532(7597):20-3.
36. Wozney L, Newton AS, Gehring ND, Bennett K, Huguet A, Hartling L, et al. Implementation of emental health care: viewpoints from key informants from organizations and agencies with ehealth mandates. BMC Med Inform Decis Mak. 2017;17(1):78.
37. Patino RM. Moving research to patient applications through commercialization: understanding and evaluating the role of intellectual property. J Am Assoc Lab Anim Sci. 2010;49(2):147-54.
38. World Health Organization. Monitoring and evaluating digital health interventions: a practical guide to conducting research and assessment. Geneva: WHO; 2016.
39. Van Norman GA, Eisenkot R. Technology transfer: from the research bench to commercialization: part 1: intellectual property rights-basics of patents and copyrights. JACC Basic Transl Sci. 2017;2(1):85-97.
40. Anmella G, Faurholt-Jepsen M, Hidalgo-Mazzei D, Radua J, Passos IC, Kapczinski F, et al. Smartphone-based interventions in bipolar disorder: systematic review and meta-analyses of efficacy: a position paper from the International Society for Bipolar Disorders (ISBD) big data task force. Bipolar Disord. 2022;24(6):580-614.

6 USO DE INTERVENÇÕES DIGITAIS NO MANEJO DO PACIENTE COM TRANSTORNOS DE ANSIEDADE

Carolina Benedetto Gallois
Rafael Lopes
Gabrielle Terezinha Foppa
Gisele Gus Manfro

Os transtornos de ansiedade (TAs) são as patologias mais comuns em psiquiatria, correspondendo a uma prevalência de 4,8 a 31% ao longo da vida.[1] De acordo com o *Manual diagnóstico e estatístico de transtornos mentais*, em sua 5ª edição revisada (DSM-5-TR),[2] esses transtornos compartilham, como características principais, medo excessivo e ansiedade, antecipação do perigo e comportamentos evitativos. Fazem parte dos TAs o transtorno de ansiedade generalizada (TAG), o transtorno de pânico (TP), o transtorno de ansiedade social (TAS), a agorafobia, a fobia específica, o mutismo seletivo e a ansiedade de separação. Considerando o impacto social e econômico de tais patologias, o estudo de novas estratégias de tratamento torna-se de suma importância.

Nesse contexto, o surgimento de ferramentas digitais tem sido fundamental para melhorar tanto a resposta quanto o acesso aos tratamentos para esses transtornos. Essas ferramentas oferecem novas formas de acessibilidade, bem como facilidade e autonomia para os pacientes no gerenciamento da ansiedade. Além disso, podem ser úteis em situações em que o acesso a um profissional da saúde mental é limitado, seja por questões geográficas ou financeiras. As ferramentas digitais incluem aplicativos móveis, programas de computador e terapias *on-line*, que podem ser usados para monitorar e registrar sintomas, bem como fornecer intervenções baseadas em evidências. Podem ajudar os pacientes a desenvolver habilidades de enfrentamento, reduzir a ansiedade e melhorar a qualidade de vida. Contudo, grande cuidado deve ser tomado em relação à falta de acesso a tecnologias digitais em populações de baixa renda, o que pode agravar a desigualdade social e limitar ainda mais o acesso a informações de saúde e oportunidades de tratamento nessa população.

Nos últimos anos, houve um crescimento significativo no uso de intervenções digitais no manejo dos TAs. Esses tratamentos digitais têm como objetivo ajudar os usuários a gerenciar seus sintomas de ansiedade por meio de técnicas de relaxamento, *mindfulness* e terapia cognitivo-comportamental (TCC), entre outros. Com a popularidade dos *smartphones* e a conveniência dos aplicativos móveis, eles se tornaram uma opção atraente para pessoas que procuram ajuda para lidar com a ansiedade. Embora essas intervenções digitais possam ser úteis para alguns pacientes, é importante lembrar que elas não substituem a avaliação e o tratamento por um profissional qualificado.

Além disso, é importante destacar que os aplicativos de manejo da ansiedade devem ser estudados e avaliados cientificamente para determinar sua eficácia e segurança. Embora muitos aleguem ser "baseados em evidências", nem todos foram submetidos a estudos científicos e avaliações clínicas adequadas. Portanto, é essencial que os psiquiatras selecionem aplicativos de fontes confiáveis e verifiquem se foram desenvolvidos com base em princípios científicos consistentes e validados antes de sugeri-los aos seus pacientes. (Veja mais no Capítulo 22, "Como avaliar a qualidade dos aplicativos em saúde mental e orientar o seu paciente acerca deles?").

O objetivo deste capítulo é fornecer informações atualizadas e baseadas em evidências sobre a eficácia das intervenções digitais no tratamento e gerenciamento da ansiedade. Serão abordados conceitos e aplicabilidades dos tratamentos disponíveis, trazendo as evidências científicas disponíveis sobre a intervenção digital no tratamento dos TAs. Em suma, com isso, objetiva-se fornecer informações úteis e de qualidade aos profissionais da saúde mental que desejam melhor compreender o campo da psiquiatria digital e avaliar de forma mais eficiente a integração das intervenções digitais a seus tratamentos para TAs.

DEFININDO INTERVENÇÕES DIGITAIS

Intervenções digitais são definidas pela Organização Mundial da Saúde como uma função específica da tecnologia digital para alcançar objetivos no setor da saúde. No cenário de uma condição de saúde mental, como nos TAs, as intervenções digitais têm como propósito oferecer atividades terapêuticas por meio de *softwares* e de mídia digital que visam melhorar os sintomas de quem sofre de tal condição.

As vantagens potenciais dessas intervenções incluem disponibilidade constante, facilidade de acesso, apoio imediato, anonimato, conteúdo personalizado, menor custo e aumento da capacidade e eficiência do serviço.[3]

Junto às inovações, é importante ficar atento à segurança dessas novas tecnologias. É recomendável que os médicos obtenham um nível básico de conhecimento dos riscos de segurança associados ao uso desses dispositivos e que trabalhem com os pacientes para explicá-los. Essas conversas provavelmente facilitarão o relacionamento geral, sobretudo para populações de pacientes que expressaram preocupação com a confidencialidade das informações ao usar dispositivos móveis[4,5] e para as populações mais idosas ou marginalizadas que carecem de habilidades técnicas para entender e controlar as políticas e configurações de privacidade.

TIPOS DE INTERVENÇÕES DIGITAIS QUE ESTÃO SENDO ESTUDADAS NOS TRANSTORNOS DE ANSIEDADE

■ APLICATIVOS MÓVEIS

Os aplicativos móveis são um dos tipos mais comuns de intervenção digital que encontramos em nosso dia a dia. Uma pesquisa recente identificou mais de 15 mil aplicativos voltados para cuidados de saúde, dos quais pelo menos 29% foram projetados para melhorar a saúde mental.[6] Esse tipo de tecnologia tem o poder de superar barreiras geográficas no tratamento e envolver grupos tradicionalmente difíceis de serem alcançados,[7] além de minimizar os obstáculos para a busca de ajuda presencial, combatendo o estigma e o desconforto do paciente em discutir a própria saúde mental.

Esses aplicativos variam em suas funções e podem se concentrar na avaliação e monitorização de sintomas, psicoeducação, promoção do envolvimento com a tarefa de casa da terapia (p. ex., um diário de pensamentos ou um cronograma de atividades), prática de habilidades aprendidas na terapia e *mindfulness*.[8]

As evidências que apoiam o uso de tais aplicativos estão aumentando, mas ainda são embrionárias. A qualidade dos estudos também é duvidosa, uma vez que parte deles são encarados como estudos-piloto e os ensaios randomizados tendem a ser pequenos e não replicados, sendo que muitos foram conduzidos pelo próprio desenvolvedor do aplicativo, e não por pesquisadores independentes.

Uma metanálise em grande escala, com 66 ensaios clínicos randomizados (ECRs),[9] explorou a eficácia de aplicativos para *smartphone* em problemas de saúde mental, incluindo ansiedade em populações clínicas e não clínicas. Os aplicativos de *smartphone* superaram as condições de controle (lista de espera e conteúdo educativo) para TAG e TAS.[10] Em termos de resultados, intervenções via aplicativos para ansiedade não diferiram significativamente daquelas face a face ou outras intervenções baseadas em computador (p. ex., TCC baseada em internet [iTCC]), embora apenas um pequeno número de estudos tenha sido usado nessas comparações. Os estudos que forneceram suporte profissional juntamente com o aplicativo para *smartphone* produziram tamanhos de efeito maiores em comparação com os estudos que não o fizeram.[11]

Uma revisão recente[12] avaliou 293 aplicativos disponíveis comercialmente e constatou que pouco mais da metade (55,3%) incluiu referência a uma estrutura baseada em evidências em suas descrições na loja de aplicativos. Dos 162 aplicativos que afirmaram usar um referencial teórico, apenas 6,2% publicaram evidências que comprovam sua eficácia. Aplicativos para ansiedade que incorporam técnicas não baseadas em evidências são considerados menos favoráveis e têm maior potencial de causar dano. Entretanto, muitos usuários acreditam que eles são úteis em prover "alívio momentâneo" dos sintomas.[13] Uma análise baseada em dados do consumidor[14] destacou que a proliferação de aplicativos para ansiedade no mercado contrasta com o número relativamente pequeno de aplicativos que são baixados e usados regularmente. Por exemplo, apenas três aplicativos foram responsáveis por cerca de 90% dos *downloads* e dos usuários ativos diários. Além disso, a maioria dos aplicativos para ansiedade (56%) não teve usuários ativos após 1 mês da análise. Dos aplicativos avaliados, apenas 3,41% tinham estudos embasando suas condutas (Destressify, Agoraphobia Free, Catch It, Mindsurf, PTSD Coach, MoodMission, SuperBetter, Thought Challenger, Smiling Mind, Headspace), sendo a maioria dos estudos executados por seus próprios desenvolvedores.[15] A evidência que sustenta essas novas abordagens por aplicativos está muito aquém do *marketing* extensivo e dos esforços de comercialização que comandam seu desenvolvimento,[16] e o uso de aplicativos no mundo real normalmente não é sustentado ao longo do tempo.[17]

■ TERAPIAS BASEADAS EM INTERNET

Os primeiros estudos de psicoterapia usando o meio digital foram desenvolvidos na década de 1990 a partir de um CD-ROM,[18] tendo como base a TCC. Mais ao fim daquela década, essa modalidade foi direcionada à internet (iTCC). Os primeiros ensaios eram projetados para espelhar os tratamentos tradicionais em termos de conteúdo e duração. Desde então, mais de 200 ECRs foram publicados, com resultados consolidados, indicando que a iTCC é clinicamente eficaz quando comparada aos grupos-controle[19] e tão eficaz quanto a TCC presencial,[20] com benefícios adicionais, incluindo privacidade, conveniência e adesão ao tratamento.

Desde que uma metanálise de 2010 apontou que a iTCC era eficaz, aceitável e prática no tratamento de TAs e depressão,[21] diversas revisões sistemáticas foram desenvolvidas nessa área, sendo a iTCC já bem estabelecida para tratamento de TAS, TAG, TP e fobias.[22]

De maneira geral, o tratamento tende a ser indicado a uma pessoa já diagnosticada com um transtorno mental (por um clínico) para combinar com um programa de tratamento específico. Por exemplo, um paciente que apresenta sintomas de TP receberá um programa especificamente projetado para lidar com essa condição. Também existem alguns programas transdiagnósticos, porém com dados menos robustos validando sua eficácia.[23]

Em geral, o paciente recebe semanalmente módulos que imitam o tratamento realizado na terapia presencial, incluindo informações e exercícios (p. ex., psicoeducação, registros de pensamentos e experimentos comportamentais). A participação de um terapeuta não ocorre em todas as intervenções, porém evidências mostram que receber a orientação de um profissional é benéfico para o resultado do paciente.[24] A orientação humana, no entanto, pode ser substituída, até certo ponto, por respostas inteligentes geradas por computador e *feedback* personalizado automatizado.[25]

Além dos tamanhos de efeito de curto prazo da iTCC indicando equivalência à terapia administrada pelo terapeuta,[21,26-28] alguns estudos de longo prazo mostraram que os efeitos são mantidos por até 5 anos após o tratamento.[29]

Outras técnicas psicoterápicas para o tratamento de sintomas de ansiedade também têm ganhado espaço no meio digital e já demonstram resultados interessantes. A terapia baseada em *mindfulness* (TBM) está relacionada com benefícios terapêuticos quando seus exercícios são realizados de maneira regular.[30] O uso da internet nessa terapêutica (iTBM) tem sido sugerido como uma alternativa bem aceita ao formato tradicional pela facilidade e adesão em comparação ao método tradicional. Entretanto, a maioria das iTBMs foi testada em amostras não clínicas e tem escopo na prevenção ou promoção da saúde,[31] não tendo sido testada de maneira robusta em condições como depressão e ansiedade.

■ REALIDADE VIRTUAL

A realidade virtual (RV) pode ser definida como uma técnica avançada de interface em que o usuário pode realizar *imersão*, *navegação* e *interação* em um ambiente sintético tridimensional gerado por computador, usando canais multissensoriais. O usuário pode perceber o mundo virtual através de uma janela constituída pela tela do monitor ou pela tela de projeção ou ser inserido no mundo virtual pelo uso de capacete ou em salas com multiprojeção, com dispositivos de interação.

A RV permite a projeção de situações difíceis de encontrar na "vida real", facilitando a realização de exposições complexas, como ao medo de voar e à acrofobia. Uma das grandes vantagens dessa modalidade de intervenção é ser mais facilmente aceita pelos pacientes, uma vez compreendido tratar-se de um ambiente virtual, o que facilita posteriormente a transferência para o mundo real e ajuda no processo de habituação.

■ CHATBOTS

Outra intervenção digital que tem ganhado espaço no contexto da saúde mental são os denominados *chatbots*, que são programas de computador que se comunicam automaticamente via texto ou formato falado e existem desde a década de 1960. Acredita-se que eles possam contribuir positivamente para enfrentar o déficit de profissionais na área da saúde mental, além de auxiliar pacientes relutantes a procurar o sistema de saúde.[32]

Em saúde mental, tais programas podem atuar tanto na triagem como no diagnóstico, na intervenção terapêutica e na psicoeducação. A maioria das intervenções desses *softwares* é baseada na TCC, usando técnicas focadas na redução do estresse e da ansiedade global, além de alguns protocolos específicos voltados para a ansiedade de falar em público e para gerenciar pensamentos catastróficos e negativos.

Uma metanálise realizada em 2020 apontou um alto risco de viés nas pesquisas desenvolvidas até então com *chatbots*, devido a amostragens pequenas e resultados conflitantes, principalmente quanto aos desfechos relacionados a ansiedade.[33] Além disso, os estudos com *chatbots* na área dos TAs são extremamente recentes na literatura científica, tendo sido, em sua maioria, publicados nos últimos 10 anos. Para que se possa chegar a conclusões mais fidedignas, é necessário que os estudos futuros tenham amostragens maiores e sigam diretrizes a fim de padronizar seus relatórios e medir consistentemente os resultados.

■ BIOFEEDBACK

Biofeedback é uma ferramenta terapêutica que utiliza dispositivos eletrônicos para monitorar e fornecer informações em tempo real sobre os processos biológicos do corpo, permitindo que os pacientes aprendam a controlar suas respostas fisiológicas para melhorar sua saúde mental e física. O uso de *biofeedback* em TAs tem como objetivo principal desenvolver a capacidade de autorregulação do paciente.

Uma revisão sistemática de 2021, com 13 publicações,[34] avaliou o uso de combinações de *biofeedback* com outras técnicas, incluindo RV, musicoterapia, jogos e práticas de relaxamento, e usou diferentes sensores para coletar dados fisiológicos, como frequência cardíaca, indicadores de respiração e informações de movimento. No geral, produziram resultados positivos do uso de *biofeedback* para ansiedade; no entanto, resultados desfavoráveis, como intervenções sem efeito e pacientes que preferem a terapia tradicional, também foram relatados.

■ SERIOUS GAMES

São jogos desenvolvidos com uma proposta além do entretenimento. Eles são projetados para serem usados em contextos educacionais, de treinamento, de saúde e em outras áreas em que o objetivo é ensinar, treinar ou transmitir informações de forma lúdica e interativa. Uma metanálise de 2022 que avaliou[22] ECRs utilizando *serious games* no alívio da ansiedade[35] demonstrou não haver efeito estatisticamente significativo dos "*exergames*" (jogos de prática esportiva) nos níveis de ansiedade em comparação com grupo de exercícios convencionais e não intervenção. A mesma metanálise apontou evidências positivas para jogos de TCC e de *biofeedback* em pacientes ansiosos, porém, devido às limitações da metanálise (estudos incluídos foram considerados de baixa qualidade de evidência), esses jogos devem ser considerados apenas como ferramentas complementares a intervenções já consolidadas.

■ DISPOSITIVOS VESTÍVEIS

Os dispositivos vestíveis, também conhecidos como *wearables*, são mais frequentemente estudados em pesquisas de triagem e avaliação nos TAs. Não há nenhum estudo demonstrando seu uso terapêutico. Aparelhos de pulso são os mais estudados. Os dados mais avaliados são de atividade física, sono e frequência cardíaca. Novos estudos são necessários na avaliação da *performance* e da efetividade desses utilitários no diagnóstico, no automonitoramento e no tratamento da ansiedade.[36]

EVIDÊNCIAS DAS INTERVENÇÕES DIGITAIS NOS TRANSTORNOS DE ANSIEDADE

Atualmente, quando se consideram as intervenções digitais como um todo, há evidências heterogêneas e preliminares de eficácia, qualidade e usabilidade nos TAs. Isso se deve predominantemente aos efeitos encontrados serem pequenos ou não significativos e às preocupações quanto à qualidade de muitos estudos na área. As intervenções digitais, entretanto, seguem promissoras, mas são necessários novos trabalhos para compreender o funcionamento dessas estratégias no mundo real e sua verdadeira efetividade.

■ EVIDÊNCIAS DAS INTERVENÇÕES DIGITAIS NO TRANSTORNO DE ANSIEDADE GENERALIZADA

- **Aplicativos:** em uma metanálise de 2019,[10] os sintomas de TAG foram avaliados como desfecho em 29 ECRs, sendo que 8 deles apresentavam um aplicativo desenvolvido especificamente para TAG. Intervenções por aplicativos para *smartphone* para TAG demonstraram superioridade em relação ao grupo-controle. Além disso, apresentaram maior efeito os estudos que usavam aplicativos baseados em TCC, que lembravam os participantes de utilizar o aplicativo, que ofereciam orientação profissional associada ao uso e que tinham um período de seguimento maior (7 a 11 semanas). O benefício dos aplicativos em comparação ao controle se manteve robusto mesmo com ajustes para vieses, como tipo de controle e publicação.
- **iTCC:** uma metanálise de 2021,[37] com 20 ECRs (utilizando principalmente técnicas de iTCC), demonstrou um grande efeito para desfechos primários de ansiedade e preocupação, favorecendo o tratamento do TAG por meio de técnicas digitais. Os sintomas depressivos associados ao quadro também obtiveram melhora com as intervenções digitais aplicadas. Uma grande limitação da metanálise foi a presença de heterogeneidade considerável entre os estudos, devido à variabilidade das intervenções digitais incluídas. No entanto, em geral, as evidências apoiam a efetividade da iTCC para TAG.[22]

■ EVIDÊNCIAS DAS INTERVENÇÕES DIGITAIS NO TRANSTORNO DE ANSIEDADE SOCIAL

- **Aplicativos:** em uma revisão sistemática de 2017,[38] foram avaliadas duas intervenções por aplicativos de *smartphone* para TAS, uma com TCC e outra com terapia interpessoal (TIP), ambas tidas como efetivas pelos autores, ainda que a TCC tenha demonstrado efeitos positivos mais duradouros. Outro ECR, mais recente (2021),[39] comparou TCC por aplicativo para *smartphone* com iTCC e lista de espera. Um total de 150 indivíduos com TAS foram incluídos. Após 12 semanas de tratamento, os dois grupos ativos demonstraram desfechos melhores nas medidas de TAS, e não foram encontradas diferenças significativas entre eles. Os ganhos do tratamento foram mantidos no seguimento de 3 meses. A adesão ao uso foi maior no formato de aplicativo para *smartphone* em comparação ao formato para computador.
- **iTCC:** no geral, as evidências apoiam sua efetividade para TAS.[22]
- **RV:** em uma revisão com 25 ECRs,[40] foi comparada a terapia de exposição por RV com TCC, terapia de exposição em grupo, terapia de exposição *in vivo* e lista de

espera. A terapia de exposição por RV foi identificada como a abordagem de maior sucesso, não apenas melhorando o TAS, mas também resultando em mudanças na vida real, como melhora no sucesso ocupacional. Em outra revisão com 5 ECRs,[41] a terapia de exposição por RV provou ser uma alternativa válida na aquisição de habilidades sociais para melhora de sintomas de TAS. Ainda que não haja uma diferença significativa em comparação com a terapia de exposição *in vivo* nessa revisão, o baixo custo e a flexibilidade da RV abrem novas perspectivas para o tratamento da TAS; entretanto, novos estudos são necessários para consolidar o uso clínico dessas técnicas.

EVIDÊNCIAS DAS INTERVENÇÕES DIGITAIS NA FOBIA ESPECÍFICA

- **RV:** um ECR de 2021 que testou um aplicativo de realidade aumentada desenvolvido para reduzir o medo de aranhas[42] alocou os 66 participantes em dois grupos: um grupo ativo (6 sessões de 30 minutos no aplicativo em casa por 2 semanas) e um grupo-controle (sem intervenção). Os participantes da intervenção apresentaram níveis significativamente menores de medo subjetivo após intervenção em comparação ao grupo-controle.

  Uma recente revisão sistemática sobre o uso de intervenções com RV para fobia de direção após acidente de trânsito[43] incluiu 14 ECRs. No entanto, os estudos envolvidos tinham baixa qualidade metodológica e alta heterogeneidade. A evidência favorável a essa intervenção digital, nesse contexto, apenas sugere que intervenções com RV poderiam ser viáveis e aceitáveis para a população que desenvolve fobia de direção após acidente de trânsito, mas precisam ser estudadas com ensaios mais robustos e com maior qualidade metodológica.

EVIDÊNCIAS DAS INTERVENÇÕES DIGITAIS NO TRANSTORNO DE PÂNICO

- **Aplicativos/*chatbots*:** um ECR de 2020,[44] com 41 indivíduos, avaliou o uso de TCC interativa por *chatbot* em aplicativo móvel *versus* grupo-controle (livro para TP) por 4 semanas. A severidade do TP foi reduzida significativamente no grupo do *chatbot*, mas não no grupo-controle.
- **iTCC:** no geral, evidências apoiam a efetividade da iTCC para TP.[21,22,27]

CONSIDERAÇÕES FINAIS E PERSPECTIVAS FUTURAS

Não há como negar que as intervenções digitais têm um grande potencial para o tratamento dos TAs. O uso de aplicativos móveis e de outras tecnologias digitais pode, de fato, ser uma opção adicional e conveniente no tratamento dos sintomas de ansiedade.

No entanto, são necessárias mais pesquisas para determinar a eficácia e a segurança das intervenções digitais e identificar os tipos de TA mais adequados para tratamento com as diferentes ferramentas digitais.

As possíveis implicações da adoção desses tratamentos digitais para o futuro da saúde mental são promissoras. A tecnologia pode proporcionar uma maneira eficaz de alcançar um número maior de pessoas que precisam de auxílio para gerenciar seus TAs, além de ajudar a reduzir o estigma associado aos transtornos mentais, tornando o tratamento mais acessível e menos intimidante.

A perspectiva futura é que esses aplicativos sejam cada vez mais sofisticados e personalizados, oferecendo tratamentos mais eficazes e adaptados às necessidades de cada paciente. Além disso, espera-se que se tornem mais integrados com outras formas de tratamento já implementadas na prática psiquiátrica, permitindo um tratamento mais abrangente e efetivo. Nesse sentido, é importante que iniciativas sejam desenvolvidas para combater a pobreza digital, a fim de aumentar o acesso às tecnologias digitais em todas as camadas da sociedade, garantindo que ninguém seja "deixado para trás" na era digital. Além disso, é imprescindível que a segurança dos dados dos pacientes seja minuciosamente abordada e avaliada em todas as ferramentas digitais disponíveis, a fim de garantir a proteção dos dados pessoais e a privacidade do usuário, evitando potenciais violações de segurança e riscos para a saúde e o bem-estar dos pacientes.

Nunca antes na história dos tratamentos em saúde mental estivemos tão conectados e capacitados para oferecer aos pacientes ansiosos ferramentas de tratamento tão inovadoras e acessíveis. Embora as intervenções digitais ofereçam inúmeros benefícios, é fundamental lembrar que elas não substituem por completo a terapia tradicional e que seu uso deve ser integrado a um plano de tratamento abrangente e individualizado. À medida que a tecnologia continua a avançar, é importante mantermos uma abordagem equilibrada e cautelosa ao incorporar intervenções digitais em nossa prática clínica. Como profissionais da saúde mental, devemos permanecer vigilantes e comprometidos com a aprendizagem contínua para garantir que nossos pacientes recebam o melhor tratamento possível, aproveitando a tecnologia em benefício de sua saúde mental.

REFERÊNCIAS

1. Kessler RC, Angermeyer M, Anthony JC, Graaf R, Demyttenaere K, Gasquet I, et al. Lifetime prevalence and age-of-onset distributions of mental disorders in the World Health Organization's world mental health survey initiative. World Psychiatry. 2007;6(3):168-76.
2. American Psychiatric Association. Manual diagnóstico e estatístico de transtornos mentais: DSM-5-TR. 5. ed. rev. Porto Alegre: Artmed; 2023.
3. Olff M. Mobile mental health: a challenging research agenda. Eur J Psychotraumatol. 2015;6:27882.
4. George SM, Hamilton A, Baker R. Pre-experience perceptions about telemedicine among African Americans and Latinos in South Central Los Angeles. Telemed J E Health. 2009;15(6):525-30.
5. Price M, Williamson D, McCandless R, Mueller M, Gregoski MJ, Brunner-Jackson BM, et al. Hispanic migrant farm workers' attitudes toward mobile phone-based telehealth for management of chronic health conditions. J Med Internet Res. 2013;15(4):e76.
6. Anthes E. Mental health: there's an app for that. Nature. 2016;532(7597):20-3.

7. Bakker D, Kazantzis N, Rickwood D, Rickard N. Mental health smartphone apps: review and evidence-based recommendations for future developments. JMIR Ment Health. 2016;3(1):e7.
8. Price M, Yuen EK, Goetter EM, Herbert JD, Forman EM, Acierno R, et al. mHealth: a mechanism to deliver more accessible, more effective mental health care. Clin Psychol Psychother. 2014;21(5):427-36.
9. Firth J, Torous J, Nicholas J, Carney R, Rosenbaum S, Sarris J. Can smartphone mental health interventions reduce symptoms of anxiety? A meta-analysis of randomized controlled trials. J Affect Disord. 2017;218:15-22.
10. Linardon J, Cuijpers P, Carlbring P, Messer M, Fuller-Tyszkiewicz M. The efficacy of app-supported smartphone interventions for mental health problems: a meta-analysis of randomized controlled trials. World Psychiatry. 2019;18(3):325-36.
11. Torous J, Bucci S, Bell IH, Kessing LV, Faurholt-Jepsen M, Whelan P, et al. The growing field of digital psychiatry: current evidence and the future of apps, social media, chatbots, and virtual reality. World Psychiatry. 2021;20(3):318-35.
12. Marshall J, Dunstan D, Bartik W. Apps with maps: anxiety and depression mobile apps with evidence-based frameworks: systematic search of major app stores. JMIR Mental Health. 2020;7(6):e16525.
13. Baumel A, Torous J, Edan S, Kane JM. There is a non-evidence-based app for that: a systematic review and mixed methods analysis of depression- and anxiety-related apps that incorporate unrecognized techniques. J Affect Disord. 2020;273:410-21.
14. Wasil AR, Gillespie S, Shingleton R, Wilks CR, Weisz JR. Examining the reach of smartphone apps for depression and anxiety. Am J Psychiatry. 2020;177(5):464-5.
15. Marshall JM, Dunstan DA, Bartik W. The digital psychiatrist: in search of evidence-based apps for anxiety and depression. Front Psychiatry. 2019;10:831.
16. Firth J, Torous J, Carney R, Newby J, Cosco TD, Christensen H, et al. Digital technologies in the treatment of anxiety: recent innovations and future directions. Curr Psychiatry Rep. 2018;20(6):44.
17. Wu A, Scult MA, Barnes ED, Betancourt JA, Falk A, Gunning FM. Smartphone apps for depression and anxiety: a systematic review and meta-analysis of techniques to increase engagement. NPJ Digit Med. 2021;4(1):20.
18. Selmi P. Computer-administered cognitive-behavioral therapy for depression. Am J Psychiatry. 1990;147(1):51-6.
19. Andersson G, Carlbring P, Hadjistavropoulos HD. Internet-based cognitive behavior therapy. In: Hofmann SG, Asmundson GJG, editors. The science of cognitive behavioral therapy. San Diego: Academic; 2017. p. 531-49.
20. Andersson G, Cuijpers P, Carlbring P, Riper H, Hedman E. Guided internet-based vs. face-to-face cognitive behavior therapy for psychiatric and somatic disorders: a systematic review and meta-analysis. World Psychiatry. 2014;13(3):288-95.
21. Andrews G, Cuijpers P, Craske MG, McEvoy P, Titov N. Computer therapy for the anxiety and depressive disorders is effective, acceptable and practical health care: a meta-analysis. PLoS One. 2010;5(10):e13196.
22. Kumar V, Sattar Y, Bseiso A, Khan S, Rutkofsky IH. The effectiveness of internet-based cognitive behavioral therapy in treatment of psychiatric disorders. Cureus. 2017;9(8):e1626.
23. Păsărelu CR, Andersson G, Nordgren LB, Dobrean A. Internet-delivered transdiagnostic and tailored cognitive behavioral therapy for anxiety and depression: a systematic review and meta-analysis of randomized controlled trials. Cogn Behav Ther. 2017;46(1):1-28.
24. Baumeister H, Reichler L, Munzinger M, Lin J. The impact of guidance on Internet-based mental health interventions: a systematic review. Internet Interv. 2014;1(4):205-15.
25. Titov N, Dear BF, Johnston L, Lorian C, Zou J, Wootton B, et al. Improving adherence and clinical outcomes in self-guided internet treatment for anxiety and depression: randomised controlled trial. PLoS One. 2013;8(7):e62873.
26. Andersson G, Cuijpers P. Internet-based and other computerized psychological treatments for adult depression: a meta-analysis. Cogn Behav Ther. 2009;38(4):196-205.

27. Andrews G, Basu A, Cuijpers P, Craske MG, McEvoy P, English CL, et al. Computer therapy for the anxiety and depression disorders is effective, acceptable and practical health care: an updated meta-analysis. J Anxiety Disord. 2018;55:70-8.
28. Cuijpers P, van Straten A, Andersson G. Internet-administered cognitive behavior therapy for health problems: a systematic review. J Behav Med. 2008 Apr;31(2):169-77.
29. Hedman E, Furmark T, Carlbring P, Ljótsson B, Rück C, Lindefors N, et al. Five-year follow-up of internet-based cognitive behaviour therapy for social anxiety disorder. JMIR. 2011;13(2):e39.
30. Kvillemo P, Brandberg Y, Bränström R. Feasibility and outcomes of an internet-based mindfulness training program: a pilot randomized controlled trial. JMIR Ment Health. 2016;3(3):e33.
31. Jayewardene WP, Lohrmann DK, Erbe RG, Torabi MR. Effects of preventive online mindfulness interventions on stress and mindfulness: a meta-analysis of randomized controlled trials. Prev Med Rep. 2017;5:150-9.
32. Vaidyam AN, Wisniewski H, Halamka JD, Kashavan MS, Torous JB. Chatbots and conversational agents in mental health: a review of the psychiatric landscape. Can J Psychiatry. 2019;64(7):456-64.
33. Abd-Alrazaq A, Rababeh A, Alajlani M, Bewick B, Househ M. Effectiveness and safety of using chatbots to improve mental health: systematic review and meta-analysis. J Med Internet Res. 2020;22(7):e16021.
34. Alneyadi M, Drissi N, Almeqbaali M, Ouhbi S. Biofeedback-based connected mental health interventions for anxiety: systematic literature review. JMIR Mhealth Uhealth. 2021;9(4):e26038.
35. Abd-Alrazaq A, Alajlani M, Alhuwail D, Schneider J, Akhu-Zaheya L, Ahmed A, et al. The effectiveness of serious games in alleviating anxiety: systematic review and meta-analysis. JMIR Serious Games. 2022;10(1):e29137.
36. Abd-Alrazaq A, AlSaad R, Aziz S, Ahmed A, Denecke K, Househ M, et al. Wearable artificial intelligence for anxiety and depression: scoping review. J Med Internet Res. 2023;25:e42672.
37. Eilert N, Enrique A, Wogan R, Mooney O, Timulak L, Richards D. The effectiveness of Internet-delivered treatment for generalized anxiety disorder: an updated systematic review and meta-analysis. Depress Anxiety. 2021;38(2):196-219.
38. Alyami M, Giri B, Alyami H, Sundram F. Social anxiety apps: a systematic review and assessment of app descriptors across mobile store platforms. Evid Based Ment Health. 2017;20(3):65-70.
39. Stolz T, Schulz A, Krieger T, Vincent A, Urech A, Moser C, et al. A mobile app for social anxiety disorder: a three-arm randomized controlled trial comparing mobile and PC-based guided self-help interventions. J Consult Clin Psychol. 2018;86(6):493-504.
40. Salehi E, Mehrabi M, Fatehi F, Salehi A. Virtual reality therapy for social phobia: a scoping review. Stud Health Technol Inform. 2020;270:713-7.
41. Caponnetto P, Triscari S, Maglia M, Quattropani MC. The simulation game-virtual reality therapy for the treatment of social anxiety disorder: a systematic review. Int J Environ Res Public Health. 2021;18(24):13209.
42. Zimmer A, Wang N, Ibach MK, Fehlmann B, Schicktanz NS, Bentz D, et al. Effectiveness of a smartphone-based, augmented reality exposure app to reduce fear of spiders in real-life: a randomized controlled trial. J Anxiety Disord. 2021;82:102442.
43. Elphinston RA, Vaezipour A, Fowler JA, Russell TG, Sterling M. Psychological therapy using virtual reality for treatment of driving phobia: a systematic review. Disabil Rehabil. 2023;45(10):1582-94.
44. Oh J, Jang S, Kim H, Kim JJ. Efficacy of mobile app-based interactive cognitive behavioral therapy using a chatbot for panic disorder. Int J Med Inform. 2020;140:104171.

7 INTERVENÇÕES DIGITAIS NO MANEJO DO PACIENTE COM TRANSTORNO OBSESSIVO-COMPULSIVO

Daniela Tusi Braga
Júlio César Bisognin Lopez
Marta Braga Ryff Moreira
Analise de Souza Vivan

O transtorno obsessivo-compulsivo (TOC) é caracterizado pela presença de obsessões e/ou compulsões. Obsessões são pensamentos, imagens ou impulsos intrusivos e indesejados que se apresentam de forma recorrente, geralmente acompanhados de sentimentos negativos como medo, culpa, tristeza ou raiva. Compulsões são comportamentos e/ou atos mentais que surgem na forma de repetições, rituais ou evitações; costumam ocorrer em resposta aos pensamentos obsessivos ou de acordo com regras que devem ser aplicadas rigidamente na tentativa de aliviar a perturbação gerada por eles.[1,2] O TOC afeta cerca de 1,0 a 2,3% dos adultos ao longo da vida e impacta negativamente a qualidade de vida dos indivíduos acometidos, os quais apresentam distorções cognitivas, prejuízos sociais e ocupacionais, além de aumento do risco de suicídio.[3] A doença em geral surge por volta dos 20 anos, mas pode ocorrer mais cedo, e novos casos são raros após os 30 anos.[4] Infelizmente, apenas uma pequena porcentagem dos pacientes procura tratamento, indicando que o TOC pode ser sub-reconhecido e subtratado. Considerando isso, bem como a natureza crônica do transtorno e o acesso limitado a tratamentos adequados, é necessário expandir os estudos sobre intervenções terapêuticas efetivas acessíveis em termos de custos e que possam beneficiar o maior número de pessoas.

Atualmente, as modalidades de tratamento consideradas de primeira linha para o TOC são a terapia cognitivo-comportamental (TCC) envolvendo técnicas de exposição e prevenção de resposta (EPR) e a farmacoterapia.[5] A TCC é uma abordagem psicoterapêutica que tem como objetivo ajudar o indivíduo a identificar e modificar pensamentos e comportamentos disfuncionais que estão associados à perpetuação dos sintomas obsessivo-compulsivos. É importante destacar que o tratamento deve ser individualizado e adaptado às necessidades específicas de cada pessoa, e a combinação de TCC e farmacoterapia pode ser considerada em casos mais graves ou resistentes ao tratamento.[6]

O acesso limitado à terapia baseada em evidências é um grande desafio no tratamento do TOC. Para superá-lo, tratamentos remotos têm sido cada vez mais utilizados. A necessidade de isolamento social imposta pela pandemia de covid-19 em 2020 gerou um aumento na aceitação e na demanda por ferramentas tecnológicas para avaliação e intervenções digitais em saúde mental. A partir disso, diversas possibilidades passaram a ser consideradas, como: ampliação do acesso aos serviços de saúde mental, redução do estigma associado ao tratamento, fornecimento de tratamentos mais personalizados e acessíveis, além da oportunidade de monitoramento contínuo do progresso e da adesão do paciente. Segundo um estudo de revisão recente, as intervenções digitais de saúde mental surgiram como uma solução promissora para a lacuna de acesso ao tratamento. Além disso, oferecem tratamento amplamente acessível, de alta qualidade, baixo custo e baixo estigma para aqueles que sofrem com o TOC.[7]

As intervenções digitais possibilitam maior flexibilidade e conveniência, permitindo que os pacientes sejam tratados no conforto de suas casas e em horários mais oportunos para suas necessidades pessoais.[8,9] Na mesma linha, tornou-se mais comum o uso de tecnologias móveis em saúde mental, como aplicativos para *smartphone*, *chatbots* e ambientes de realidade virtual (RV). Essas tecnologias possibilitam intervenções acessíveis e escaláveis que podem complementar os cuidados tradicionais em saúde mental.[10]

Aplicativos baseados em TCC para o TOC sugerem alguns benefícios, sendo o principal deles o acesso a intervenções baseadas em evidências, o que pode ajudar a reduzir os sintomas e melhorar a qualidade de vida de um maior número de pessoas por um custo menor. Os aplicativos também podem funcionar como uma ferramenta de apoio aos tratamentos, pois a possibilidade de registro, em tempo real e em qualquer lugar, aumenta as chances de adesão às técnicas efetivas da TCC. Assim, os usuários podem receber suporte contínuo e *feedback* personalizado sobre seu progresso de maneira ágil.

Este capítulo tem como objetivo explorar o potencial das intervenções digitais como uma ferramenta de apoio no tratamento do TOC. Serão abordadas intervenções como terapia *on-line*, aplicativos móveis e outros recursos tecnológicos que prometem maior acessibilidade, conveniência e personalização, além de permitirem o monitoramento contínuo do progresso do paciente e aumentarem a adesão ao tratamento. Serão discutidos também os benefícios e as limitações dessas abordagens, bem como as evidências empíricas sobre sua eficácia na redução dos sintomas do TOC.

TERAPIA COGNITIVO-COMPORTAMENTAL E EXPOSIÇÃO E PREVENÇÃO DE RESPOSTA

A TCC envolvendo EPR é a terapia de primeira escolha para o tratamento do TOC, sobretudo para pacientes com sintomas leves e moderados e com predominância de compulsões.¹¹ Também é a preferência quando os pacientes não toleram os efeitos colaterais dos inibidores seletivos de recaptação da serotonina (ISRSs), principal classe de psicofármacos usada no tratamento do TOC, ou têm contraindicação para o uso, como em situações de gestação e comorbidade com o transtorno bipolar.⁶

Mesmo havendo opções eficazes, cerca de 60% dos indivíduos com TOC permanecem sem tratamento,¹² e há também aqueles que têm acesso a tratamento, mas muitas vezes não recebem intervenção baseada em evidências.¹³ Além disso, os indivíduos com TOC podem esperar décadas para receber tratamento devido a múltiplas barreiras, incluindo custo, isolamento geográfico, falta de acesso a médicos treinados e estigma.¹⁴

A adesão dos pacientes com TOC à TCC envolvendo exercícios de EPR tem sido um desafio, uma vez que a terapia pode ser intensa e, por vezes, gerar desconforto emocional. Além disso, esses pacientes muitas vezes resistem ao tratamento devido ao medo e à ansiedade associados à exposição às obsessões e à prevenção dos rituais compulsivos. No entanto, estudos têm demonstrado que a adesão à TCC com EPR é fundamental para o sucesso do tratamento no TOC. Nessa linha, Reid e colaboradores¹⁵ observaram que pacientes com TOC que demonstraram maior adesão durante a terapia de EPR tiveram uma redução mais rápida dos sintomas, mesmo controlando outras variáveis. Os achados desse estudo sugerem que a tolerância a pensamentos, emoções e sensações corporais desagradáveis e indesejados durante as exposições pode ser um marcador da terapia de EPR bem-sucedida em adultos com TOC.¹⁵

AVALIAÇÃO E MONITORAMENTO VIRTUAL DOS SINTOMAS COMPORTAMENTAIS DO TOC

Nos anos 1990, foram desenvolvidas as primeiras avaliações digitais para o TOC. A primeira delas, chamada Kraepelin, usava perguntas de linguagem natural e regras de raciocínio para chegar ao diagnóstico.¹⁶ Logo em seguida, foi desenvolvida uma versão computadorizada da Yale-Brown Obsessive-Compulsive Scale (Y-BOCS), a medida mais utilizada para avaliar a gravidade de sintomas do TOC até hoje. Um estudo mostrou que sua versão computadorizada foi tão efetiva quanto a analógica.¹⁷ No Brasil, uma versão digital da Y-BOCS pode ser encontrada no aplicativo Thrive: combata a depressão, disponível na Apple Store e no Google Play.

O TOC pode ser difícil de avaliar, e mapear as obsessões e compulsões pode ser trabalhoso, pois as entrevistas clínicas e os autorrelatos dos pacientes podem não captar adequadamente os sintomas. O desenvolvimento de medidas comportamentais baseadas em computador pode ser uma saída útil para esse problema. Nessa linha, Roh e colaboradores¹⁸ desenvolveram uma medida comportamental para avaliar sintomas compulsivos de alinhamento e simetria. A pesquisa foi conduzida com 35 voluntários saudáveis que realizaram tarefas em ambiente simulado por computador. Os resultados indicaram que o tempo de arranjo e o número de manipulações correlacionaram-se positivamente com escores do Symmetry, Ordering and Arrangement Questionnaire (SOAQ) e com subescores do Inventário de Obsessões e Compulsões Revisado (OCI-R). Essa medida mostrou boa validade convergente e discriminante, além de ser uma medida comportamental que pode ajudar a confirmar o diagnóstico. A aplicação dessas tarefas também pode ser útil no mapeamento dos sintomas e, posteriormente, para a terapia de EPR.[18]

Ainda, na década de 1990, um estudo de Clark e colaboradores[19] sugeriu que intervenções administradas por computador poderiam auxiliar na terapia comportamental do TOC. O programa virtual ajudava os participantes a fazer EPR por meio de um personagem virtual que apresentava obsessões de contaminação e rituais de lavagem. O programa era administrado por um computador Macintosh SE/30, e a tarefa consistia em levar o personagem para fazer as exposições e abstê-lo de realizar rituais, a fim de gerar habituação com a sujeira. Esse jogo interativo simulava uma exposição vicária à sujeira e à prevenção do ritual de lavar as mãos. O participante guiava o personagem em uma casa com um jardim nos fundos, onde podia tocar na sujeira (**Fig. 7.1**), e havia uma pia dentro da casa onde podia lavar as mãos (**Fig. 7.2**). O jogo também incluía lojas e um hotel retratados na rua do lado de fora. Um "termômetro" na tela mensurava a ansiedade do personagem quando suas mãos estavam sujas. Os participantes acumulavam pontos ao manterem as mãos da figura sujas e se absterem de lavá-las, mesmo que isso causasse grande ansiedade. O objetivo era chegar a uma pontuação de habituação-alvo de 2.000, quando o grau de ansiedade diminuía, simulando a habituação. As pontuações eram gravadas automaticamente a cada 5 minutos para análise posterior.[19]

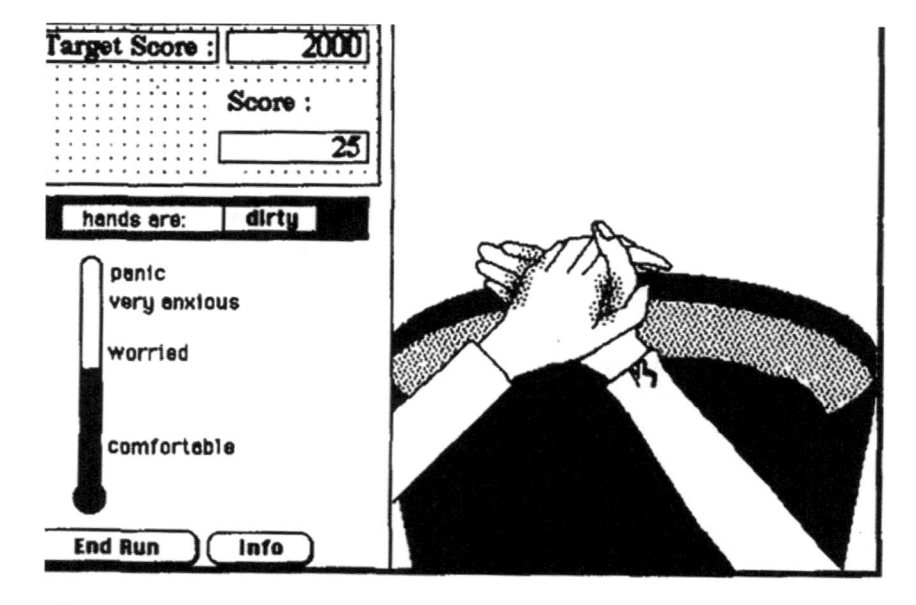

■ **Figura 7.1**
Exposição à sujeira.
Fonte: Clark e colaboradores.[19]

■ **Figura 7.2**
Banheiro para lavar as mãos.
Fonte: Clark e colaboradores.[19]

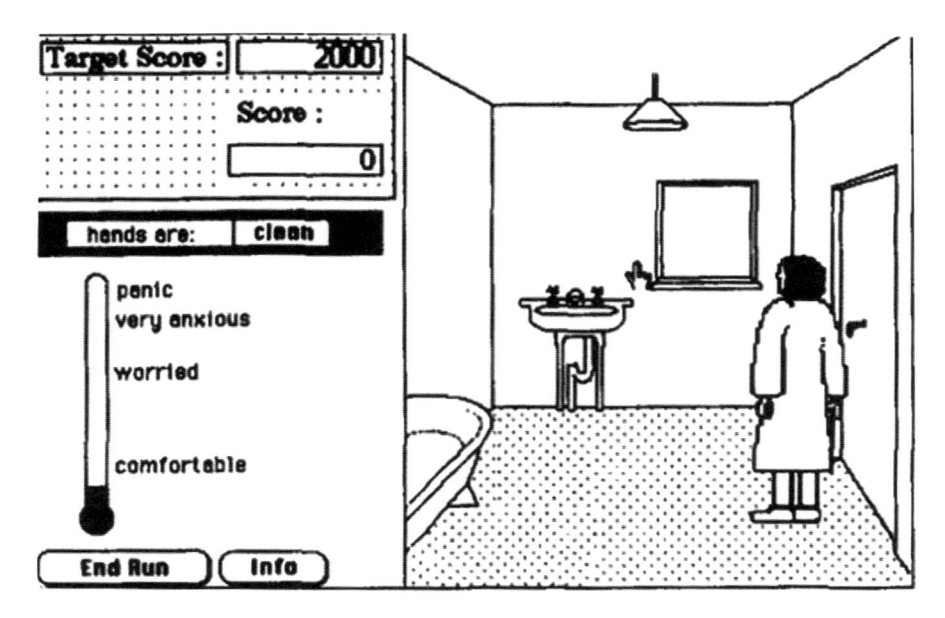

Estudos sugerem que as avaliações comportamentais a partir de jogos virtuais podem se tornar úteis na prática clínica para diagnosticar pessoas com TOC, ajudar com as tarefas de EPR e avaliar a resposta ao tratamento, mas ainda é preciso confirmar esses achados por meio de estudos maiores e amostras clínicas.

INTERVENÇÕES DIGITAIS NA PRÁTICA CLÍNICA DO TOC

As intervenções digitais são, comumente, disponibilizadas por meio de plataformas, como internet, telefone ou vídeo. Podem ser conduzidas de maneira síncrona, quando o terapeuta aplica as técnicas de intervenção em tempo real e em conjunto com o paciente; ou assíncrona, quando o paciente as realiza de forma autônoma, no seu tempo e com diferentes níveis de orientação e acompanhamento por parte do terapeuta.[7,20]

O acesso cada vez mais comum à internet e a dispositivos móveis, como *smartphones*, tem possibilitado a realização de tratamentos a distância, como a terapia cognitivo-comportamental baseada na internet (iTCC), por exemplo. A existência de plataformas gratuitas para a realização de videoconferências e chamadas por áudio permite levar terapia baseada em evidências para lugares carentes. Nessa perspectiva, esse modelo assistencial proporciona baixo estigma e custo, padronização do tratamento e a possibilidade de seu uso como complementar ao presencial, sendo ele prévio, híbrido ou de manutenção, garantindo maior seguimento e cuidado dos pacientes com diagnóstico de TOC.[20]

■ INTERVENÇÕES DIGITAIS SÍNCRONAS

As intervenções digitais síncronas são tratamentos de saúde mental ofertados por meio de tecnologias em tempo real. Os meios mais comuns de intervenções digitais incluem videoconferência (via plataformas como Zoom, Skype, Google Meet, Teams), mensagens instantâneas (via WhatsApp, Telegram, Facebook Messenger), voz sobre IP (VoIP, Discord e TeamSpeak são exemplos de ferramentas que utilizam essa tecnologia) e RV (em desenvolvimento). A videoconferência é o meio mais utilizado e, durante a chamada, terapeutas e pacientes se comunicam, em tempo real, conduzindo sessões de terapia semelhantes às presenciais; são também entendidos como tratamentos remotos de alta intensidade. Mensagens instantâneas são úteis para intervenções curtas e verificação de progresso. A RV é uma tecnologia em desenvolvimento que pode simular situações do mundo real, bastante promissora para pacientes com fobias, transtorno de estresse pós-traumático e TOC. As intervenções síncronas permitem maior acesso ao tratamento para aqueles que não têm fácil alcance a serviços de saúde mental ou preferem receber tratamento em casa.

Até o momento, foi estabelecido que a TCC/EPR para o TOC ofertada de maneira remota foi efetiva, mas ainda são escassos estudos sobre outras abordagens terapêuticas. Uma revisão de 18 estudos sugeriu que o tratamento remoto síncrono para TOC foi eficaz na redução dos sintomas obsessivo-compulsivos e não houve diferença significativa em comparação ao tratamento presencial. Os tratamentos remotos, tanto de baixa quanto de alta intensidade, foram considerados eficazes. Porém, os de alta intensidade obtiveram um tamanho de efeito maior. Esses achados sugerem que o tratamento remoto pode ser uma opção viável para pacientes com TOC que enfrentam barreiras de acesso ao atendimento presencial. Além disso, o tratamento a distância foi associado a uma redução no custo, no tempo e nas limitações geográficas, tornando-se uma opção mais acessível para pacientes que não têm fácil acesso a serviços presenciais de saúde mental.[9]

Um estudo recente e robusto avaliou uma amostra de 3.552 adultos com diagnóstico primário de TOC. O tratamento, ofertado via aplicativo (NOCD), consistiu em sessões remotas de 60 minutos de EPR por vídeo, duas vezes por semana, durante 3 semanas, seguidas por sessões semanais de acompanhamento, em vídeo, de 30 minutos, durante 6 semanas, para orientar sobre as tarefas de casa da terapia de EPR. Os resultados demonstraram melhora clínica significativa, com redução média de 43,4% nos sintomas obsessivo-compulsivos e uma taxa de resposta de 62,9%. Além disso, a eficácia do tratamento foi mantida em avaliações longitudinais realizadas até 12 meses após o desfecho. Esses resultados sugerem que a EPR e a TCC via aplicativo podem ser uma forma eficaz de tratamento para o TOC, proporcionando maior acesso aos cuidados e melhorias significativas na qualidade de vida dos pacientes.[21]

Como já descrito, a EPR é um tratamento comum para o TOC, em que os pacientes gradualmente confrontam seus medos e se abstêm de realizar os rituais. Geralmente, é proposta pelos terapeutas *in vivo* ou na imaginação, muitas vezes com limitações, tais como dificuldade em imaginar situações ou avaliar os níveis de ansiedade, bem como em relação à disponibilidade de ferramentas para exposição *in vivo* no consultório. Além disso, pacientes com TOC podem expressar forte apreensão de realizar tarefas de exposição em uma situação real. Apesar desses desafios, a EPR continua sendo um tratamento eficaz. Nessa linha, estudos com RV vêm sendo desenvolvidos e mostram-se promissores no tratamento do TOC. A RV permite criar ambientes de exposição controlados e oferece algumas vantagens em relação ao tratamento convencional de exposição, incluindo maior controle sobre o estímulo, flexibilidade na escolha do ambiente e a possibilidade de repetir o exercício quantas vezes for necessário. Laforest e colaboradores[22] analisaram três adultos com TOC de contaminação e os expuseram em dois ambientes de RV – um neutro (treinamento) e um contaminado (experimental). As pessoas com TOC relataram níveis de ansiedade significativamente mais altos quando imersas em um banheiro público "contaminado" em comparação com um ambiente de RV "neutro". Esse estudo teve como objetivo examinar a eficácia do uso de RV para o subtipo de contaminação/limpeza, examinando a presença e a intensidade de obsessões e compulsões antes e após a TCC usando RV. Na **Figura 7.3**, pode ser observado o ambiente virtual experimental (banheiro público sujo e ausência de qualquer recurso que permitisse a eliminação de germes – produtos de limpeza, sabonete, desinfetante para as mãos). Os resultados sugerem que a RV pode ser eficaz no tratamento do TOC e uma ferramenta útil para a terapia de EPR.[22]

Uma das principais vantagens das intervenções digitais no TOC é que podem ser realizadas no ambiente natural do paciente, o que permite abordar, de maneira mais efetiva, os gatilhos dos pensamentos obsessivos e das compulsões, favorecendo a terapia de EPR.[20] Embora as intervenções síncronas para o tratamento do TOC sejam eficazes, elas não estão isentas de limitações. Uma delas é a falta de portabilidade e de acesso a materiais em uma ampla gama de contextos em que os sintomas do TOC podem ocorrer, como no carro, no trabalho ou durante as compras. Além disso, essas intervenções síncronas dependem da disponibilidade do terapeuta. O acesso a ferra-

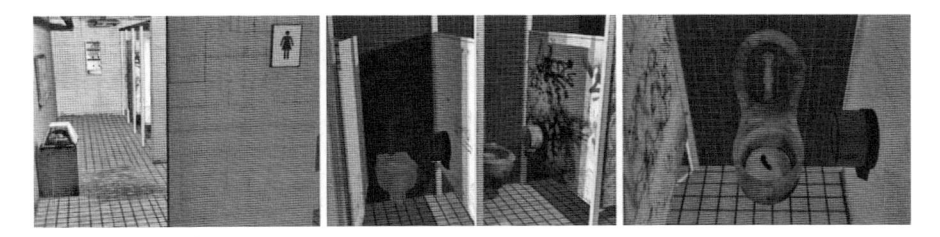

■ **Figura 7.3**
Ambiente de RV para EPR de sintomas de contaminação/limpeza.
Fonte: Laforest e colaboradores.[22]

mentas de monitoramento, avaliação e controle de estímulos em tempo real é limitado, o que pode afetar negativamente a adesão do paciente à EPR. Tais limitações sugerem a necessidade de opções terapêuticas complementares e alternativas para os pacientes com TOC, a fim de melhorar a sua adesão e alcançar um tratamento mais completo.

■ INTERVENÇÕES DIGITAIS ASSÍNCRONAS

As intervenções digitais assíncronas no tratamento do TOC não ocorrem em tempo real, ou seja, o paciente e o terapeuta não se comunicam simultaneamente. Elas podem incluir o uso de plataformas *on-line* que oferecem conteúdo educacional e terapêutico, aplicativos para celular e programas de computador.

O formato assíncrono permite que o paciente trabalhe em seu próprio ritmo e de acordo com o seu tempo, assistindo a vídeos, lendo textos e fazendo exercícios interativos, sem precisar agendar sessões com o terapeuta. A comunicação pode acontecer por meio de mensagens ou *e-mails*, com o terapeuta fornecendo *feedback* sobre o desempenho do paciente.

Inúmeros ensaios clínicos randomizados (ECRs) demonstraram a efetividade da iTCC – de forma assíncrona – para o tratamento do TOC, ainda que seu tamanho de efeito seja menor do que o demonstrado por terapias síncronas.[20]

Um ECR comparou a eficácia da iTCC com um grupo-controle para o tratamento do TOC. Os participantes receberam intervenção por meio de uma plataforma de internet, tendo acesso a módulos de terapia e suporte de um terapeuta que ofereceu *feedback* semanal por meio de mensagens por *e-mail*. Os resultados mostraram que 60% dos participantes do grupo de intervenção apresentaram melhora significativa dos sintomas de TOC em comparação com apenas 6% do grupo-controle, evidenciando a eficácia da intervenção. É importante destacar que esses resultados foram mantidos no seguimento de 2 anos, indicando que a iTCC é um tratamento efetivo para o TOC, além de aumentar o acesso dessa população à intervenção efetiva. Assim, a iTCC pode ser considerada uma alternativa viável e eficaz para o tratamento do TOC, possibilitando maior acessibilidade, flexibilidade e menor custo. [23]

Um ECR de não inferioridade, conduzido com 120 participantes ao longo de 14 semanas, comparou três tratamentos para o TOC: TCC presencial, iTCC guiada e iTCC não guiada. Todos os tratamentos levaram à melhora significativa dos sintomas e mantiveram os ganhos após 12 meses de seguimento. A margem de não inferioridade predefinida para o estudo foi de 3 pontos na escala Y-BOCS, uma margem mais conservadora do que a de estudos anteriores de não inferioridade de TOC.[24,25] A diferença entre a iTCC guiada e a TCC presencial foi de 2,10 pontos na escala Y-BOCS após 3 meses, favorecendo a TCC presencial. A avaliação de não inferioridade foi inconclusiva, pois, caso houvesse sido considerada uma margem de não inferioridade de 5 pontos (usada por outros estudos), a iTCC guiada não teria sido inferior à TCC presencial. Além disso, tanto a iTCC guiada quanto a não guiada foram economicamente mais viáveis do que a TCC presencial.[26]

Um estudo envolvendo intervenções por *smartphone* avaliou um aplicativo baseado em EPR chamado Live OCD Free. Os participantes usaram o aplicativo durante 1 hora por dia, ao longo de 12 semanas, recebendo material psicoeducativo, com indicações de como enfrentar os sintomas obsessivo-compulsivos. Além disso, o Live OCD Free incluía um vídeo tutorial para orientar os usuários sobre como usar as ferramentas disponíveis. O aplicativo também permitia criar alarmes para lembrar a prática de EPR, quantificar os níveis de ansiedade antes e depois da realização das atividades sugeridas e, por fim, analisar o progresso ao completar os exercícios. Os resultados sugerem melhora dos sintomas obsessivo-compulsivos, com altas taxas de satisfação dos usuários. Quanto a sintomas depressivos e qualidade de vida, não apresentou melhora estatisticamente significativa. O estudo analisou o aplicativo de forma isolada e apresentou resultados modestos, ainda que promissores, o que sugere a necessidade, no futuro, de mais pesquisas sobre o uso de aplicativos como alternativa complementar a outros tratamentos, para potencializar a sua eficácia.[27]

Outro estudo utilizando aplicativo combinou intervenções síncronas (sessões presenciais e chamadas telefônicas) e assíncronas (NOCD) durante um período de 8 semanas. Os pacientes usaram o aplicativo e tiveram sessões presenciais e chamadas telefônicas semanais com um terapeuta. Houve uma diminuição significativa nos sintomas de TOC após o programa de 8 semanas, com 52% dos pacientes respondendo ao tratamento. Estudos futuros são necessários para confirmar os efeitos clínicos observados e determinar se a extensão do programa (p. ex., de 8 para 12 semanas) melhoraria ainda mais os resultados do tratamento.[28]

As intervenções digitais assíncronas têm-se mostrado uma opção promissora no tratamento do TOC. Elas têm o potencial de democratizar o acesso à saúde mental, permitindo que mais pessoas possam receber tratamento independentemente de sua localização geográfica, disponibilidade de tempo e recursos financeiros. Além disso, a privacidade oferecida pode ajudar a reduzir o estigma em torno da busca por ajuda psicológica, incentivando mais pessoas a cuidarem de sua saúde mental.

■ INTERVENÇÕES DIGITAIS EM CRIANÇAS E ADOLESCENTES COM TOC

As intervenções digitais também podem ser um importante recurso no tratamento de crianças e adolescentes com TOC. Os jovens estão cada vez mais conectados ao mundo digital, e utilizar desse interesse para fornecer informações sobre saúde mental, avaliar sintomas e oferecer intervenções efetivas para combater o TOC pode ser bastante útil para essa população.

Nessa linha, recentemente foi publicado no *JAMA* um ECR de não inferioridade, cujo objetivo foi verificar se a iTCC não era inferior ao tratamento de TCC presencial em uma amostra pediátrica (8 a 17 anos). Ambas as intervenções tinham manuais de TCC para o TOC: psicoeducação, EPR e prevenção de recaídas. Os pais de ambos os grupos receberam intervenção *on-line* com o propósito de diminuir a acomodação familiar e o uso de reforço positivo associado à manutenção dos sintomas. O grupo de iTCC podia receber sessões presenciais 7 meses após a intervenção, se necessário. Os achados do estudo indicaram melhorias nos dois grupos, em todos os desfechos: gravidade dos sintomas obsessivo-compulsivos, depressão, insônia, qualidade de vida e acomodação familiar, sem diferenças estatísticas entre os grupos no desfecho primário (gravidade da Children's Yale-Brown Obsessive-Compulsive Scale [CY-BOCS]). Os resultados foram mantidos por 6 meses. Concluindo, a iTCC seguida de TCC presencial, se necessário, para crianças e adolescentes com TOC não foi inferior à TCC presencial isolada.[24]

Uma revisão sistemática sobre saúde mental digital investigou o uso de intervenções digitais para tratar sintomas de ansiedade, depressão e TOC em jovens. Dos oito estudos encontrados que se referiam ao TOC, cinco envolviam crianças e/ou adolescentes. Os dados coletados incluíram idade, sexo, gravidade dos sintomas, tipo de intervenção e resultados (**Tab. 7.1**). Um dos estudos ainda estava em andamento e se refere a um protocolo de pesquisa (sem dados preliminares), portanto, não foi incluído na tabela. Com base nos resultados encontrados, os autores concluíram que todos os estudos apresentaram resultados positivos, indicando uma melhora significativa dos sintomas de TOC, manutenção dos ganhos ao longo do tempo e eficácia comparável à das intervenções presenciais.[29]

■ **Tabela 7.1**
Resumo dos estudos analisados

Amostra	Tipo de intervenção	Resultados
31 jovens (19 masculinos, 12 femininos), 7-16 anos, com TOC (CY-BOCS e ADIS-C/P)	A amostra foi randomizada em iTCC (videochamada) e grupo-controle. Foram realizadas 14 sessões de TCC familiar ao longo de 12 semanas.	• 81% dos jovens do grupo de iTCC responderam ao tratamento, *versus* 13% do grupo-controle. • 56% dos jovens do grupo iTCC obtiveram remissão dos sintomas, *versus* 13% do grupo-controle.
22 crianças (13 masculinos, 9 femininos), 4-8 anos, com TOC (CY-BOCS E ADIS-C/P)	Foram realizadas 14 semanas de tratamento, usando uma plataforma de videoconferência para TCC familiar (que incluía jogos de computador para facilitar a compreensão das crianças sobre o tratamento). Questionários de 8 itens e 36 itens foram utilizados para avaliar a satisfação e a aliança terapêutica, respectivamente.	• 72,7% apresentaram excelente resposta. • Na avaliação de seguimento, 80% apresentaram excelente resposta. • O tratamento com o uso da plataforma de videoconferência apresentou forte nível de adesão e satisfação, verificadas por meio dos questionários.

(*Continua*)

Tabela 7.1
Resumo dos estudos analisados

(Continuação)

Amostra	Tipo de intervenção	Resultados
21 adolescentes e seus pais, 12-17 anos, com TOC (MINI-kid)	A intervenção consistiu em 12 semanas e 12 capítulos de intervenção: iTCC via filme, exercícios, animações, ferramentas psicoeducativas e roteiros interativos.	• Melhorias significativas em todos os desfechos clínico-parentais. • Em 6 meses de seguimento, 76% preenchiam critérios remissão.
72 crianças e adolescentes e seus pais, 11-18 anos, com TOC	A amostra foi randomizada para receber TCC via telefone ou TCC presencial. Todos os participantes receberam até 14 sessões de tratamento.	• Não inferioridade de TCC via telefone em relação ao presencial no pós-tratamento e seguimento de 3 e 6 meses. • No seguimento de 12 meses, não houve diferença significativa entre os grupos no escore CY-BOCS, com a manutenção dos ganhos terapêuticos.

ADIS-C/P: Anxiety Disorder Interview Schedule: Child and Parent; CY-BOCS: Children's Yale-Brown Obsessive-Compulsive Scale; MINI-kid: Mini-International Neuropsychiatric Interview for Children and Adolescents.
Fonte: Orsolini e colaboradores.[29]

A aceitabilidade das intervenções digitais por parte das crianças e seus pais foi investigada em um estudo de 2021. Foi empregado um protocolo de tratamento que integrava a TCC com intervenções tecnológicas para crianças e adolescentes de 8 a 17 anos. Ele consistia em 10 sessões presenciais e 12 sessões de videoconferência realizadas ao longo de 14 semanas, somadas ao uso de um aplicativo para *smartphone* para apoiar e monitorar o tratamento. Os resultados indicaram que os participantes (crianças e pais) estavam satisfeitos com a TCC integrada às intervenções tecnológicas, não tendo ocorrido nenhum abandono no grupo de 25 participantes. Quanto à eficácia da intervenção, houve uma redução média de 63,8% dos sintomas obsessivo-compulsivos (avaliados pela CY-BOCS), sendo que 19 participantes apresentaram escore abaixo do ponto de corte para TOC clínico na avaliação pós-tratamento.[30]

Um estudo posterior comparou os resultados da TCC integrada às intervenções tecnológicas com os obtidos pela TCC presencial tradicional para crianças e adolescentes com TOC. Os resultados indicaram que não houve diferença significativa em relação às taxas de resposta e remissão, sugerindo eficácia semelhante. No entanto, houve uma redução média significativamente maior nos escores da CY-BOCS do grupo de TCC integrada às intervenções tecnológicas. Dessa forma, os autores acreditam que esse tipo de intervenção pode ser mais eficaz na redução dos sintomas do TOC em comparação à TCC padrão. Porém, mais estudos são necessários para resultados mais precisos.[31]

CONSIDERAÇÕES FINAIS

O TOC é um transtorno mental crônico e debilitante que afeta uma porcentagem significativa da população. Além disso, o mapeamento dos sintomas obsessivos e compulsivos e o diagnóstico preciso podem ser desafiadores, uma vez que os sintomas variam significativamente entre indivíduos. Ferramentas digitais, como escalas para avaliar a gravidade, aplicativos para monitoramento e registros em tempo real, bem como o uso de RV, podem ser úteis para auxiliar pessoas com TOC.

O uso da RV no mapeamento de sintomas e no tratamento do transtorno mostra-se promissor, uma vez que oferece diversas vantagens, como a possibilidade de criar ambientes controlados e customizados para mapear comportamentos e expor o paciente a situações que desencadeiam desconforto, permitindo a prática segura e repetida de estratégias de enfrentamento. Além disso, a RV pode facilitar a adesão às tarefas in vivo da EPR, pois permite a construção de uma variedade de cenários e o controle sobre a intensidade e a frequência dos estímulos, funcionando como uma preparação para as exposições na vida real.

No entanto, o uso da RV no mapeamento e no tratamento do TOC ainda apresenta algumas limitações, como a falta de validade ecológica, ou seja, a dificuldade de replicar completamente a complexidade e as nuanças das situações do mundo real. Além disso, a RV pode não ser acessível ou prática devido ao alto custo da tecnologia para seu desenvolvimento.

Outro ponto atual que merece destaque refere-se ao fato de a maioria das pessoas não ter acesso à TCC envolvendo exercícios de EPR, tratamento considerado o padrão ouro. Nas últimas décadas, pesquisas envolvendo intervenções digitais para enfrentar os sintomas obsessivo-compulsivos têm-se mostrado promissoras. Com a crescente disponibilidade da internet e o acesso facilitado aos *smartphones*, o uso da tecnologia tem sido cada vez mais aceito e empregado em diferentes contextos. Além disso, o isolamento social imposto pela pandemia do coronavírus aumentou a aceitação da tecnologia como meio de intervenção. Assim, há uma perspectiva favorável para o aumento de pesquisas e ações que envolvam tecnologia para ajudar no tratamento do TOC.

De acordo com as evidências atuais, as intervenções digitais mais eficazes para o tratamento são aquelas realizadas de maneira síncrona, seguidas das assíncronas guiadas e, por último, das assíncronas não guiadas, que, ainda assim, são superiores a grupos-controle. Embora o suporte humano síncrono ou assíncrono seja uma estratégia que tem-se mostrado eficaz para aumentar a adesão ao tratamento, ainda não se sabe qual é o modelo ideal para sua implementação, incluindo conteúdo, frequência e forma de contato.

Outra possibilidade de intervenção efetiva para o TOC é a TCC em grupo (TCCG). E, apesar de não terem sido encontrados estudos investigando intervenções digitais em grupo para pacientes com TOC, a TCCG digital tem grande potencial para se tornar uma alternativa eficaz e viável. Além de ser uma opção de tratamento mais acessível e com menor custo, a TCCG digital pode oferecer benefícios adicionais, como a possibilidade de atingir um número maior de pacientes e permitir que pessoas de diferentes regiões geográficas participem de um mesmo grupo. Além disso, a TCCG digital pode proporcionar um senso de comunidade e encorajamento mútuo entre os participantes, promovendo a troca de experiências.

Concluindo, as intervenções digitais representam uma forma de intervenção promissora para o TOC, estando em constante evolução. Apesar de o uso das intervenções digitais se mostrar uma alternativa viável e conveniente para o tratamento do transtorno, a falta de estudos sobre as características individuais dos pacientes que podem influenciar na resposta ao tratamento representa um desafio significativo. Para otimizar os resultados terapêuticos e alocar recursos de forma mais eficiente, é necessário investigar se questões como cultura, gênero, idade, escolaridade, renda e os tipos de obsessões e compulsões manifestadas pelos pacientes funcionam como preditores de resposta. Além disso, pode-se esperar que as intervenções digitais se tornem mais amplamente disponíveis, acessíveis e democráticas, alcançando aqueles pacientes que vivem em áreas com acesso limitado, bem como aqueles com menos recursos financeiros para terapia convencional. Apesar de o uso de intervenções digitais para o tratamento do TOC parecer promissor, pesquisas mais robustas são necessárias para confirmar os achados.

REFERÊNCIAS

1. American Psychiatric Association. Manual diagnóstico e estatístico de transtornos mentais: DSM-5-TR. 5. ed. Porto Alegre: Artmed; 2023.
2. Cordioli AV. O TOC e as suas manifestações. In: Cordioli AV, organizador. TOC: manual de terapia cognitivo-comportamental para o transtorno obsessivo-compulsivo. 2. ed. Porto Alegre: Artmed; 2014. p. 13-32.
3. Katzman MA, Bleau P, Blier P, Chokka P, Kjernisted K, Van Ameringen M. Canadian clinical practice guidelines for the management of anxiety, posttraumatic stress and obsessive-compulsive disorders. BMC Psychiatry. 2014;14(Suppl 1):S1.
4. Torres AR, Prince MJ, Bebbington PE, Bhugra D, Brugha TS, Farrell M, et al. Obsessive-compulsive disorder: prevalence, comorbidity, impact, and help-seeking in the British National Psychiatric Morbidity Survey of 2000. Am J Psychiatry. 2006;163(11):1978-85.
5. Abramowitz JS, Taylor S, McKay D. Obsessive-compulsive disorder. Lancet. 2009;374(9688):491-9.
6. Cordioli AV, Sousa MB, Lovato L, Ferrão YA. Transtorno obsessivo-compulsivo. In: Cordioli AV, Gallois CB, Isolan L, organizadores. Psicofármacos: consulta rápida. 5. ed. Porto Alegre: Artmed; 2015. p. 526-34.
7. Hiranandani S, Ipek SI, Wilhelm S, Greenberg JL. Digital mental health interventions for obsessive compulsive and related disorders: a brief review of evidence-based interventions and future directions. J Obsessive Compuls Relat Disord. 2023;36.
8. Perle JG, Langsam LC, Randel A, Lutchman S, Levine AB, Odland AP, et al. Attitudes toward psychological telehealth: current and future clinical psychologists' opinions of internet-based interventions. J Clin Psychol. 2013;69(1):100-13.
9. Wootton BM. Remote cognitive-behavior therapy for obsessive-compulsive symptoms: a meta-analysis. Clin Psychol Rev. 2016;43:103-13.
10. Torous J, Bucci S, Bell IH, Kessing LV, Faurholt-Jepsen M, Whelan P, et al. The growing field of digital psychiatry: current evidence and the future of apps, social media, chatbots, and virtual reality. World Psychiatry. 2021;20(3):318-35.
11. Reid JE, Laws KR, Drummond L, Vismara M, Grancini B, Mpavaenda D, et al. Cognitive behavioural therapy with exposure and response prevention in the treatment of obsessive-compulsive disorder: a systematic review and meta-analysis of randomized controlled trials. Compr Psychiatry. 2021;106:152223.

12. Kohn R, Saxena S, Levav I, Saraceno B. The treatment gap in mental healthcare. Bull World Health Organ. 2004;82(11):858-66.
13. Stobie B, Taylor T, Quigley A, Ewing S, Salkovskis P. Contents may vary: a pilot study of treatment histories of OCD patients. Behav Cogn Psychother. 2007;35(3):273-82.
14. Pinto A, Mancebo MC, Eisen JL, Pagano ME, Rasmussen SA. The brown longitudinal obsessive compulsive study: clinical features and symptoms of the sample at intake. J Clin Psychiatry. 2006;67(5):703-11.
15. Reid AM, Garner LE, Van Kirk N, Gironda C, Krompinger JW, Brennan BP, et al. How willing are you? Willingness as a predictor of change during treatment of adults with obsessive-compulsive disorder. Depress Anxiety. 2017;34(11):1057-64.
16. Roca-Bennasar M, Garcia-Mas A, Llaneras N, Blat J. Kraepelin: an expert system for the diagnosis of obsessive-compulsive disorder. Eur Psychiatry. 1991;6(4):171-5.
17. Rosenfeld R, Dar R, Anderson D, Kobak KA, Greist JH. A computer-administered version of the Yale-Brown Obsessive-Compulsive Scale. Psychological Assessment. 1992;4(3):329-32.
18. Roh D, Kim K, Chang JG, Kim SI, Kim CH. Development and validation of a computer-based measure of symmetry and arranging behavior in obsessive-compulsive disorder: a preliminary study. Compr Psychiatry. 2013;54(7):885-92.
19. Clark A, Kirkby KC, Daniels BA, Marks IM. A pilot study of computer-aided vicarious exposure for obsessive-compulsive disorder. Aust N Z J Psychiatry. 1998;32(2):268-75.
20. Castle D, Feusner J, Laposa JM, Richter PM, Hossain R, Lusicic A, et al. Psychotherapies and digital interventions for OCD in adults: what do we know, what do we need still to explore? Compr Psychiatry. 2023;120:152357.
21. Feusner JD, Farrell NR, Kreyling J, McGrath PB, Rhode A, Faneuff T, et al. Online video teletherapy treatment of obsessive-compulsive disorder using exposure and response prevention: clinical outcomes from a retrospective longitudinal observational study. J Med Internet Res. 2022;24(5):e36431.
22. Laforest M, Bouchard S, Bossé J, Mesly O. Effectiveness of in virtuo exposure and response prevention treatment using cognitive-behavioral therapy for obsessive-compulsive disorder: a study based on a single-case study protocol. Front Psychiatry. 2016;7:99.
23. Andersson E, Enander J, Andrén P, Hedman E, Ljótsson B, Hursti T, et al. Internet-based cognitive behaviour therapy for obsessive-compulsive disorder: a randomized controlled trial. Psychol Med. 2012;42(10):2193-203.
24. Aspvall K, Andersson E, Melin K, Norlin L, Eriksson V, Vigerland S, et al. Effect of an internet-delivered-stepped-careprogramvsin-person cognitive behavioral therapy on obsessive-compulsive disorder symptoms in children and adolescents: a randomized clinical trial. JAMA. 2021;325(18):1863-73.
25. Lovell K, Cox D, Haddock G, Jones C, Raines D, Garvey R, et al. Telephone administered cognitive behaviour therapy for treatment of obsessive compulsive disorder: randomized controlled non-inferiority trial. BMJ. 2006;333(7574):883.
26. Lundström L, Flygare O, Andersson E, Enander J, Bottai M, Ivanov VZ, et al. Effect of internet-based vs face-to-face cognitive behavioral therapy for adults with obsessive-compulsive disorder. JAMA Netw Open. 2022;5(3):e221967.
27. Boisseau CL, Schwartzman CM, Lawton J, Mancebo MC. App-guided exposure and response prevention for obsessive compulsive disorder: an open pilot trial. Cogn Behav Ther. 2017;46(6):447-58.
28. Gershkovich M, Middleton R, Hezel DM, Grimaldi S, Renna M, Basaraba C, et al. Integrating exposure and response prevention with a mobile app to treat obsessive-compulsive disorder: feasibility, acceptability, and preliminary effects. Behav Ther. 2021;52(2):394-405.
29. Orsolini L, Pompili S, Salvi V, Volpe U. A systematic review on telemental health in youth mental health: focus on anxiety, depression and obsessive-compulsive disorder. Medicina. 2021;57(8):793.
30. Babiano-Espinosa L, Wolters LH, Weidle B, Compton SN, Lydersen S, Skokauskas N. Acceptability and feasibility of enhanced cognitive behavioral therapy (eCBT) for children and adolescents with obsessive-compulsive disorder. Child Adolesc Psychiatry Ment Health. 2021;15(1):47.
31. Babiano-Espinosa L, Skarphedinsson G, Weidle B, Wolters LH, Compton S, Ivarsson T, et al. eCBT versus standard individual CBT for paediatric obsessive-compulsive disorder. Child Psychiatry Hum Dev. 2022;1-10.

8 USO DE APLICATIVOS PARA INSÔNIA

Felipe Gutiérrez Carvalho
André Comiran Tonon
Alicia Carissimi
Matheus A. Makrakis
Maria Paz Hidalgo

O avanço da tecnologia em telefones celulares e dispositivos vestíveis (*wearables*) vem abrindo novas perspectivas para a avaliação e o tratamento dos transtornos relacionados ao sono. Com o aprimoramento da capacidade de armazenamento e processamento desses aparelhos, seu uso para o autogerenciamento do sono tem sido aperfeiçoado, o que pode trazer benefícios tanto para pacientes quanto para profissionais que trabalham com saúde mental. Contudo, é necessária a discussão continuada sobre as limitações de acesso e os riscos envolvidos para contextos clínicos, sobretudo pela carência de normas que regulamentem a participação de profissionais habilitados na elaboração desses recursos e pela falta de padronização dos métodos de coleta, armazenamento, análise e uso dos dados do usuário.

As orientações e as tomadas de decisão do profissional da saúde na prática clínica devem ser embasadas em evidências científicas qualificadas, visto que o uso de aplicativos para finalidades de promoção de saúde vem tendo uma crescente popularização.[1] Dessa forma, este capítulo tem como objetivo analisar os achados mais recentes relacionados ao uso de aplicativos e novas tecnologias para insônia.

INSÔNIA

A insônia é caracterizada pela dificuldade em iniciar ou manter o sono. A queixa deve se manter presente mesmo em condições favoráveis para dormir, e é diferenciada de quadros em que há redução da necessidade de sono (hipossonia), pela sensação subjetiva de sono não reparador e por algum grau de desconforto para as atividades do período de vigília decorrente da incapacidade de dormir. Pesquisas acerca do impacto das alterações do sono sobre a saúde demonstram piores desfechos na regulação de múltiplos sistemas, como doenças cardiovasculares,[2] metabólicas,[3] e psiquiátricas.[4,5]

De acordo com os critérios diagnósticos mais recentes, o transtorno de insônia, ou insônia crônica, é caracterizado pela persistência do sintoma em pelo menos 3 noites por semana ao longo de pelo menos 3 meses. Dados epidemiológicos sugerem que 6 a 10% da população adulta preenchem critérios para essa categoria diagnóstica.[6] No Brasil, um estudo realizado em São Paulo demonstrou prevalência de transtorno de insônia de 15% pelos critérios do DSM-IV.[7]

O transtorno é mais comum em mulheres do que em homens (60 : 40%) e sua ocorrência aumenta com a idade. Soma-se aos fatores sociodemográficos o estado civil, com maior ocorrência do quadro em indivíduos separados, divorciados e viúvos. Fatores socioeconômicos também parecem estar associados, visto que o quadro é mais frequente em indivíduos desempregados, com baixa renda e baixa escolaridade. Outros fatores de risco para a insônia incluem aspectos do temperamento (traços de personalidade) e do ambiente (como iluminação, ruídos ou temperatura remanescentes durante a noite e que gerem desconforto durante o sono). A condição médica do indivíduo igualmente está associada a uma maior prevalência de insônia, assim como comorbidades psiquiátricas e de outros transtornos do sono.[8]

A progressão da insônia aguda para o transtorno de insônia é considerada um processo multifatorial. Os modelos etiológicos mais aceitos consideram a interação de três conjuntos de fatores:[9]

- **fatores predisponentes:** englobam principalmente características genéticas e epigenéticas, além de estressores precoces que contribuem para diferenças individuais relacionadas ao funcionamento cerebral e a traços específicos de personalidade. A influência genética sobre a insônia foi demonstrada em estudos com famílias e com irmãos gêmeos, porém achados de grandes consórcios de estudos de associação genômica em larga escala (GWAS) demonstram efeitos de pouco impacto em uma ampla variedade de genes, não sendo possível identificar fatores genéticos específicos que possam, por si só, explicar a instalação desse transtorno. Aspectos da regulação neurobiológica também são incluídos nesse grupo de fatores, principalmente variações nos circuitos relacionados à regulação homeostática do sono e ao sistema circadiano dos ritmos de sono e vigília. Por fim, traços de personalidade com tendência à supressão emocional, ao neuroticismo e ao perfeccionismo parecem igualmente aumentar a propensão para o desenvolvimento do transtorno;
- **fatores precipitantes:** grande parte das vezes, esses fatores são de fácil identificação no processo de perpetuação da insônia. Estão relacionados com a agudização da dificuldade em iniciar ou manter o sono, situam-se temporalmente na origem do episódio atual e associam-se frequentemente a um (ou mais) eventos estressores

no contexto psicossocial do indivíduo. Alterações clínicas, como descompensação de um problema de saúde crônico ou instauração de doença aguda, também podem compor esse grupo de fatores;
- **fatores perpetuadores:** a esta categoria estão relacionados principalmente os mecanismos que envolvem a hipervigilância. Trata-se de um processo no qual é possível observar a hiperatividade do sistema promotor de vigília em concomitância com a hipoatividade do sistema indutor do sono, além de alterações na regulação fisiológica, cognitiva e emocional. Pessoas com insônia crônica apresentam aumento da atividade do sistema nervoso autônomo e do eixo hipotálamo-hipófise-adrenal. Além dos aspectos neurofisiológicos, os fatores perpetuadores incluem hábitos comportamentais mal-adaptativos que tendem a favorecer a manutenção da desregulação do sono, como tempo de cama prolongado, cochilos durante o dia, rotinas irregulares de sono e atividade e uso de substâncias (como o álcool) na tentativa de promover a indução do sono. Cognições desadaptativas sobre sono também são incluídas aqui.

▪ AVALIAÇÃO CLÍNICA DA INSÔNIA

A psiquiatria digital pode facilitar a identificação de elementos que favorecem o desenvolvimento da insônia, levando a tratamentos personalizados. Para tal, aplicações digitais com esse objetivo devem considerar a caraterística multifatorial do sono e as consequências pleiotrópicas dos seus transtornos. Uma mudança relativamente recente e de extrema importância na avaliação clínica da insônia foi a extinção da diferenciação entre *insônia primária* e *insônia secundária*.[10] Essa é uma consideração que consta nos últimos manuais diagnósticos publicados e foi mais bem consolidada à medida que os estudos sobre o tema demonstraram não apenas o grande impacto das alterações do sono na saúde, mas também os pontos etiológicos em comum na perpetuação da insônia para um quadro crônico, independentemente da apresentação isolada ou em comorbidade a outras condições médicas.

As principais características da insônia incluem insatisfação com a quantidade e a qualidade do sono. No entanto, essa característica subjetiva é frequentemente acompanhada por outras manifestações, como dificuldade em iniciar ou manter o sono e despertares frequentes ou prolongados (dificuldade para voltar a dormir). A etiologia dessas queixas pode relacionar-se a quadros fenomenologicamente distintos, incluindo distúrbios respiratórios, transtornos do humor, uso de substâncias ou uma incongruência dos horários sociais com o ritmo circadiano individual.[8] Dessa forma, uma avaliação que busque compreender a complexidade clínica da insônia necessita um olhar cuidadoso às diversas dimensões desse comportamento. Na **Tabela 8.1**, são destacadas variáveis de interesse para a avaliação do sono e as diferentes formas de coleta desses dados.

■ Tabela 8.1
Parâmetros de interesse para a avaliação do sono

Parâmetro	Definição	Coleta de dados autorrelatados (instrumentos)	Coleta passiva e variáveis objetivas (sensores)	Comentário
Hora de deitar*	Hora em que relata ir para a cama.	Diário de Sono MCTQ* PSQI	Acelerômetros***	Às vezes referida como "hora em que está pronto para dormir".
Hora de dormir*	Hora em que relata adormecer.			
Latência de sono	Tempo entre hora de deitar até hora de dormir.			
Hora de acordar*	Hora em que relata acordar.			
Inércia ao acordar	Tempo acordado até sair da cama.			
Tempo total de cama	Tempo desde a hora de deitar até o final da inércia.			
Duração do sono	Tempo desde a hora de dormir até a hora de acordar.			
Eficiência do sono	Percentual do tempo total de cama em que estava dormindo.			
Despertares à noite	Número de despertares e tempo desperto desde que adormeceu.	Diário de Sono		Comumente descrito como WASO (*wake after sleep onset*) em dados de actimetria.

(*Continua*)

■ Tabela 8.1
Parâmetros de interesse para a avaliação do sono

(Continuação)

Parâmetro	Definição	Coleta de dados autorrelatados (instrumentos)	Coleta passiva e variáveis objetivas (sensores)	Comentário
Ponto médio de sono**	Horário entre hora de dormir e hora de acordar, calculado pelo horário de início de sono acrescido da metade da duração de sono.	Diário de Sono, MCTQ		Usado como *proxy* para a fase de sono, i.e., o momento do dia em que o indivíduo dorme.
Jetlag social	Diferença do ponto médio de sono entre dias livres e dias de trabalho/escola.	MCTQ		
Uso de despertador		Diário de Sono, MCTQ		
Cronotipo	Tendência biológica a alocar atividades e determinar o tempo de funções fisiológicas em determinados horários.	MCTQ,** MEQ		Pode ser categorizado entre matutinos, intermediários e vespertinos.
Cochilos	Registro do número e tempo total de episódios de sono fora do período principal de sono.	Diário de Sono, SHI	Acelerômetros***	
Qualidade do sono	Percepção subjetiva da qualidade de sono ou de sono reparador.	Diário de Sono, IGI, PSQI		
Sonolência diurna	Pressão subjetiva para dormir durante a vigília, risco de cochilos.	ESE, SSS		

(Continua)

(Continuação)

■ **Tabela 8.1**
Parâmetros de interesse para a avaliação do sono

Parâmetro	Definição	Coleta de dados autorrelatados (instrumentos)	Coleta passiva e variáveis objetivas (sensores)	Comentário
Atividade física		SHI	Acelerômetros***	
Perturbações no sono	Sintomas relacionados a distúrbios do sono ou outras alterações clínicas que levem a prejuízo do sono.	PSQI	Acelerômetros,*** captação de som	P. ex.: roncos, dores, movimentos involuntários.
Uso de medicações/ substâncias psicoativas		Diário de sono, PSQI		Qualquer substância ingerida com o objetivo de melhorar a qualidade do sono ou adormecer.
Sinais vitais	Monitoramento de sinais vitais durante o período de sono.		Variados	P. ex.: FC, VFC, SpO$_2$, temperatura corporal.
Sintomas de insônia		IGI, PSQI		P. ex.: prejuízo para as atividades da vigília.
Fatores ambientais	Características externas durante o período de sono.	MCTQ, PSQI, SHI	Captação de luz, captação de som	P. ex.: iluminação residual, ruídos durante sono e vigília, alterações de temperatura.

* Dados diferenciados entre dias de trabalho/escola e dias livres.
** Ponto médio de sono em dias livres (sem uso de despertador) é usado como estimativa do padrão de fase de sono.
*** O uso de acelerômetros para a detecção de alguns parâmetros de sono pode variar de acordo com o dispositivo e o algoritmo usados para diferenciar o sono e a vigília.
ESE: Escala de Sonolência de Epworth; FC: frequência cardíaca; IGI: Índice de Gravidade de Insônia; MCTQ: Questionário de Cronotipo de Munique; MEQ: Questionário de Matutinidade-Vespertinidade; PSQI: Índice de Qualidade do Sono de Pittsburgh; SHI: Índice de Higiene do Sono; SpO$_2$: Saturação de oxigênio; SSS: Escala de Sonolência de Stanford; VFC: Variabilidade da frequência cardíaca.

COLETA DE DADOS AUTORRELATADOS E VARIÁVEIS SUBJETIVAS

Os sintomas que compõem o diagnóstico de transtorno de insônia, conforme o DSM-5 e a CID-10, são contemplados por escalas validadas, como o Índice de Gravidade de Insônia.[11] No entanto, diversos parâmetros são particularmente úteis para determinar a maneira como cada indivíduo dorme, e cada parâmetro único é relevante para um distúrbio, doença do sono ou condição clínica de interesse.[12] Por exemplo, a avaliação completa das rotinas de sono inclui hora de dormir, frequência dos despertares noturnos, hora de voltar a dormir, hora de acordar pela manhã e tempo para levantar da cama. Essas são informações relevantes para todos os episódios de sono (incluindo sonecas) e devem ser obtidas longitudinal e separadamente para dias de trabalho (ou de escola) e dias livres. Diários de sono podem ser construídos para o acompanhamento dia a dia desses padrões, além de incluírem fatores de interesse, como despertares para realização de outras atividades, uso de medicação ou de substâncias.

Além do diário de sono, as aplicações digitais podem rastrear problemas de sono por meio de outras medidas padronizadas (Tab. 8.1). Instrumentos como o Questionário de Cronotipo de Munique (MCTQ) permitem a identificação de aspectos distintos das rotinas de sono separadamente para dias de trabalho/estudo e dias livres. A partir do MCTQ, também se pode calcular a fase do sono (pelo "ponto médio do sono") e o "*jetlag* social" (JLS), medidas que têm ganhado atenção na pesquisa de ritmos biológicos em psiquiatria.[13] O JLS é a diferença de tempo entre o ponto médio do sono em dias livres (sem o uso do alarme para acordar) para aquele em dias de trabalho/estudo. Essa medida é uma manifestação da tensão dos ritmos biológicos com a exigência das atividades sociais, que podem impedir os indivíduos de atingir o tempo de sono adequado no horário desejado do dia.

Quando se fala em "horário desejado", entende-se a inclinação biológica que os seres humanos têm em alocar suas rotinas de sono nas 24 horas do dia. Assim como outros ritmos biológicos, como o pico de cortisol ou de melatonina, esses horários de sono respeitam uma ritmicidade individual compreendida pelo conceito do cronotipo.[14] Essa variável pode ser útil para compreender por que um indivíduo não consegue dormir no horário desejado correspondente às suas demandas sociais; para medi-la, podemos utilizar a variável de "ponto médio do sono em dias livres" do MCTQ para aqueles indivíduos que não usam um despertador. Também podemos utilizar a classificação padrão da escala Morningness-Eveningness Questionnaire (Questionário de Matutinidade e Vespertinidade [MEQ]).[15]

O uso de tecnologias também pode ser útil para avaliação de prejuízo no funcionamento social, ocupacional e em outras áreas importantes. Sintomas somáticos (p. ex., exaustão, falta de energia, sonolência diurna, cefaleia matinal), comprometimento cognitivo (p. ex., prejuízo na atenção, concentração, memória), alterações de humor (p. ex., irritabilidade, disforia) podem ser mensurados por perguntas abertas ou escalas validadas.

Cognições desadaptativas sobre o sono também são fatores relevantes na avaliação clínica dos insones e estão associadas à maior ativação emocional e fisiológica observada nesses pacientes. Como exemplo, podemos considerar a tendência à catastrofização e crenças irreais em relação às demandas de sono ou às atitudes que se deve ter para garantir que o sono ocorra de determinada forma. Essas são variáveis subjetivas que, em grande parte dos casos, estão entre os fatores que perpetuam o quadro para a sua cronificação. O uso de tecnologias pode igualmente auxiliar na mensuração da frequência e da intensidade desses sintomas, seja via questionários específicos ou lembretes de registro. Embora ainda incipiente, a correlação desses registros com a coleta passiva de dados que refletem processos fisiológicos, como medidas de sinais vitais, pode ser uma perspectiva a explorar nessa área.

A avaliação dos componentes da higiene do sono tem igualmente grande validade na investigação etiológica, seja na identificação de comportamentos modificáveis ou para acompanhamento do tratamento. Para tal, instrumentos validados para o português, como o Índice de Higiene do Sono,[16] podem ser adaptados a uma ferramenta digital de avaliação longitudinal. Também podem ser programadas metas específicas visando o tratamento individualizado – por exemplo, aumentar o tempo total de sono, regularizar as rotinas de dormir e acordar e ajustar os horários de sono de acordo com o cronotipo individual.

Por fim, em situações que envolvem insônia, é frequente a divergência entre a percepção do indivíduo e os dados reais de parâmetros de sono – particularmente quando se considera a duração do sono, que tende a ser subestimada pelo insone, e a latência do início do sono, que tende a ser superestimada. Portanto, às vezes, o clínico pode preferir comparar medidas objetivas (com coleta de dados passiva) ao autorrelato dos parâmetros de sono. A actimetria, por exemplo, tem ganhado destaque por permitir a análise de padrões de sono ao longo de vários dias em contextos clínicos e de pesquisa.[17]

COLETA PASSIVA DE DADOS E VARIÁVEIS OBJETIVAS

Actimetria

A técnica pioneira de coleta de dados passivos de sono é a actimetria, um dispositivo de detecção de sono-vigília baseado em movimento (i.e., atividade locomotora), criado no início da década de 1970.[18] Ela surgiu como oportunidade de aferição ambulatorial de padrões de sono dia a dia, seguindo a rotina normal dos pacientes. Trata-se de um método de monitoramento contínuo da atividade motora por meio de um acelerômetro usado no punho ou no quadril.[19] Essa tecnologia fornece dados que permitem análises completas de séries temporais de atividade e repouso. Alguns dispositivos disponíveis também monitoram a exposição à luz e a temperatura do punho. Os dados são coletados em intervalos fixos (época ou *bin*) que variam de 30 segundos a alguns minutos ou horas.

A partir dos dados de actimetria, é possível estimar padrões de sono de acordo com os parâmetros de atividade-repouso. Tanto em indivíduos saudáveis quanto em pacientes com transtornos psiquiátricos, estimativas dos parâmetros de sono da actigrafia e polissonografia (PSG) foram correlacionadas com alta acurácia. Uma das vantagens de alguns aparelhos de actigrafia sobre dispositivos comerciais é a possibilidade de configurar o algoritmo utilizado na classificação entre períodos de sono e de vigília, visto que isso pode influenciar os resultados. Os diferentes modelos também podem apresentar variações nesse aspecto.[20] A conferência da precisão do aparelho é obtida pela análise *epoch-by-epoch*, que compara a concordância entre as épocas coletadas pelo dispositivo e as épocas correspondentes coletadas pela PSG. Assim, a *sensibilidade* é calculada pela proporção de épocas corretamente identificadas como sono pelo actígrafo sobre o número total de épocas identificadas como sono pela PSG; a *especificidade*, pela proporção de épocas corretamente identificadas como vigília sobre o número total de épocas de vigília da PSG; e a *acurácia*, pelo número total de épocas corretamente identificadas em ambos os casos dividido pelo número total de épocas da PSG.[20] Os estudos mais recentes demonstram avanços importantes na precisão desses aparelhos, com excelentes níveis de sensibilidade e acurácia, porém ainda com algumas limitações em relação à especificidade. Sendo assim, trata-se de uma alternativa eficaz e acessível, com o benefício de ser realizada fora de um laboratório e de maneira longitudinal.[20]

Por sua vez, alguns estudos mostram que o registro obtido pelos actígrafos pode apresentar discordâncias em comparação com o registro de dados autorrelatados (diário do sono), como latência do sono mais curta, tempo de início do sono avançado, aumento do número e duração dos despertares noturnos, aumento da duração do sono noturno e aumento do número e duração dos cochilos. Também há uma limitação significativa dessa técnica na avaliação da insônia, que diz respeito a uma das principais características desse distúrbio do sono: o aumento da sua latência. Um percentual significativo das pessoas fica na cama movendo-se pouco ou quase nada enquanto aguarda adormecer (o que, em inglês, se chama "*quiet wakefulness*"). Como a coleta de dados passiva para identificação do período de sono leva em consideração a atividade locomotora, os sensores podem identificar um período de sono ainda durante a latência (aumentada) do sono. Recomenda-se, dessa forma, que os episódios de sono sejam monitorados dia a dia e correlacionados com medidas subjetivas autorrelatadas, como o diário de sono.[21]

Além de sua utilidade na avaliação do sono, a actimetria permite a caracterização de outros padrões dos ritmos de atividade nos transtornos psiquiátricos. Por exemplo, a síndrome depressiva é marcada por maiores níveis de atividade durante o período de repouso e, por vezes, menores níveis durante o dia, traduzindo uma menor amplitude dos ritmos de atividade motora ao longo do dia.[22,23]

Novos aparelhos portáteis comerciais vestíveis (*wearables*)

Com o avanço da tecnologia de celulares e aparelhos eletrônicos portáteis (p. ex., *smartwatches*), novos dispositivos multissensoriais surgiram no mercado tendo como foco o monitoramento de atividades físicas e sono. Por serem classificados como dispositivos *fitness* de baixo risco pela Food and Drug Administration (FDA), tais aparelhos não necessitam de validação para o seu uso, gerando dúvidas sobre sua acurácia e aplicabilidade em cenários clínicos.[24]

Um avanço trazido por esses dispositivos comerciais consiste no uso de novos parâmetros para a avaliação do sono, além dos acelerômetros triaxiais presentes nos actígrafos tradicionais, como a frequência cardíaca (FC) e a variabilidade da frequência cardíaca (VFC).[20] Estudos demonstram que esses parâmetros correlacionam-se com transições da atividade autonômica, o que pode auxiliar na diferenciação entre estágios de sono REM e NREM.[25]

Em comparação aos actígrafos, esses dispositivos demonstram maior capacidade em prever os estágios de sono com níveis de sensibilidade, especificidade e acurácia semelhantes. Além disso, geralmente são mais acessíveis e têm desempenho superior aos actígrafos convencionais. Já quando comparados à PSG, os aparelhos disponíveis no mercado tendem a apresentar boa sensibilidade e acurácia, porém com algumas restrições quanto aos valores de especificidade. Na **Tabela 8.2**, são detalhados dados sobre a precisão de alguns modelos de actígrafos.[20]

No entanto, como os algoritmos usados por esses aparelhos são de propriedade dos desenvolvedores, há pouco ou nenhum acesso aos dados brutos coletados por eles, o que pode ser uma limitação para análises mais aprofundadas. Além disso, as constantes atualizações de *hardware*, *firmware* e *software* impedem afirmar se os valores apresentados em estudos de validação permanecerão os mesmos.

Um aspecto importante a ser considerado sobre esses dispositivos é que eles geralmente são mais precisos em indivíduos com padrões de sono saudáveis, visto que esses são os parâmetros usados nos estudos de validação. No entanto, sua precisão diminui consideravelmente em pessoas com insônia, o que limita sua aplicabilidade em contextos clínicos.[26] Esse princípio também parece ser aplicável à população com transtornos psiquiátricos em razão de alterações relacionadas às próprias condições clínicas, como a diminuição da VFC em pacientes com depressão e esquizofrenia, ou ao uso de medicamentos, como a modificação da VFC no tratamento com antidepressivos tricíclicos.[27]

Aplicativos e outros aparelhos comerciais para avaliação do sono

Além dos aparelhos vestíveis, surgiram no mercado diversos outros dispositivos para avaliação do sono, com variados mecanismos propostos, como o uso de acelerômetros dos próprios aparelhos celulares (SleepTime), sensores cardiobalísticos, sensores *bedside* (ResMed S+, SleepScore Max, Somnofy) e *in-bed* (EarlySense), além de aparelhos portáteis de eletroencefalograma (EEG). Os dados de validação desses aparelhos são apresentados na Tabela 8.2.

Como pontos positivos, esses dispositivos oferecem facilidade no uso, redução do desconforto, menor probabilidade de esquecê-los e maior facilidade para carregá-los. Além disso, alguns demonstram resultados de detecção de parâmetros de sono semelhantes aos dos dispositivos vestíveis, inclusive com maior especificidade, o que pode ser explicado por sua capacidade de detectar movimentos em um limiar mais baixo. Os dispositivos de EEG portáteis mostraram a melhor precisão na avaliação dos estágios de sono, tornando-se potenciais alternativas para uma medição objetiva e confiável para esse fim. No entanto, são aparelhos que apresentam menor precisão na avaliação do sono de indivíduos que compartilham a cama com parceiros ou animais de estimação.

Tabela 8.2
Tabela de dados de validação de actígrafos e tecnologias comerciais em comparação com a polissonografia

Dispositivos avaliados	Análise EPE*			Estadiamento do sono		
	Sensibilidade	Especificidade	Acurácia	Leve (N1+N2)	Profundo (N3)	REM
Actígrafos						
Actiwatch-L, Basic Mini-Motionlogger, ActiGraph GT3X+, Actiwatch Spectrum	91-96%	34-50%	84-93%	-	-	-
Dispositivos vestíveis						
Fitbit Charge HR	97%	42%	91%	-	-	-
Fitbit Alta HR	95%	54%	93%	72%	86%	89%
Apple Watch	98%	60%	93%	-	-	-
Oura Ring	96%	41%	89,9%	65%	51%	61%
Outros aparelhos comerciais						
Sleep Time	89,9%	50%	85,9%	54,5% (N1) 33% (N2)	71,2%	50,6%
RedMed S+	90%	70%	87%	64%	83%	85%
Somnofy	97%	72%	75%	75%	74%	78%
SleepScore Max	94%	88%	50%	64%	84%	84%
EarlySense	90,5%	92,5%	80,4%	65%	56%	53%

*Análise epoch-by-epoch
Fonte: Elaborada com base em Lujan e colaboradores.[20]

A alteração do ângulo de medição (pela mudança de posição do aparelho) pode também reduzir a sua capacidade de detecção. Além disso, há preocupações éticas com relação à privacidade dos usuários desses dispositivos, uma vez que alguns deles gravam sons e imagens durante o período de sono.[28]

Quanto ao uso de aplicativos para a avaliação do sono, segundo análise recente sobre as características dos aplicativos para *smartphone* que oferecem esse recurso, a maioria disponibiliza o monitoramento dos parâmetros de sono por meio dos sensores do aparelho, sendo que alguns possibilitam também o pareamento com dispositivos vestíveis.[29] Outro recurso usado frequentemente é o ajuste de alarme do despertador, sendo que alguns oferecem a integração desse item com o monitoramento de estágios de sono, para que o toque do alarme não seja disparado em estágios de sono mais profundos – contudo, a capacidade de identificação dos estágios de sono pelos dispositivos vestíveis é restrita, tornando-se ainda mais limitada no caso dos sensores dos celulares.[30]

Em consonância às abordagens terapêuticas reconhecidas para o manejo da insônia, há aplicativos que propõem o uso de escalas validadas para a coleta de dados relacionados ao sono e aos ritmos circadianos do usuário. Como exemplo, pode-se mencionar o aplicativo ReGente, desenvolvido por um grupo de pesquisadores brasileiros.[31] Organizado entre módulos de aquisição, de recomendações e de objetivos, sua proposta é disponibilizar sugestões personalizadas (módulo de recomendações) que são geradas a partir do preenchimento de instrumentos reconhecidos para a avaliação de diferentes aspectos da saúde mental (módulo de aquisição). Dessa forma, o programa concilia a padronização da metodologia científica (em relação à coleta e ao processamento de dados) com o potencial de personalização das tecnologias portáteis, proporcionando maior segurança quanto à fundamentação teórica das orientações oferecidas. A elaboração de objetivos específicos (módulo de objetivos) é uma ferramenta igualmente útil, sobretudo para abordagens em formato digital, pois propicia maiores níveis de engajamento para a mudança de hábitos de maneira individualizada (levando em conta os dados coletados no módulo de aquisição).

■ TRATAMENTO DA INSÔNIA

A terapia cognitivo-comportamental da insônia (TCC-I) é considerada o tratamento padrão ouro para a insônia em adultos de qualquer idade com e sem comorbidades.[32] Outras abordagens de tratamento, como a terapia combinada (TCC-I associada à farmacoterapia) e a farmacoterapia isolada, também podem ser recomendadas, dependendo da disponibilidade das intervenções ou da avaliação e andamento do quadro.

A psiquiatria digital pode atuar no tratamento da insônia com o auxílio de tecnologias que envolvam tanto a coleta passiva de dados relevantes para o bom andamento das abordagens mencionadas como mecanismos que levem a maior engajamento na prevenção de recaídas.

A PSIQUIATRIA DIGITAL NO TRATAMENTO DA INSÔNIA

De acordo com as diretrizes da American Academy of Sleep Medicine, recomenda-se tratamento multicomponente para a insônia crônica, ou seja, estratégias associadas a terapia comportamental e cognitiva aplicadas por profissionais treinados. Dentre essas modalidades de intervenção, são incluídas a terapia de controle de estímulos, a terapia de restrição de sono, técnicas cognitivas e métodos de relaxamento e *mindfulness*. A psicoeducação sobre higiene do sono apresenta pouca resposta para quadros de insônia crônica. Nesses casos, é recomendada a sua utilização em conjunto com a TCC-I.[33]

Uma vez que o número de profissionais treinados para a aplicação da TCC-I é limitado, alguns estudos vêm analisando, como alternativa para ampliar o acesso da população a essa abordagem, os resultados da TCC-I em formato digital (TCC-Id). Esses resultados trazem achados positivos.[34] Em metanálises recentes, foram observados resultados promissores para a sua aplicação,[35] demonstrando redução significativa da gravidade da insônia, com melhora da eficiência e da qualidade subjetiva do sono, dos despertares noturnos, da latência de início do sono e do tempo total de sono.[36] Os resultados foram reforçados por análises posteriores que demonstraram superioridade da TCC-Id quando comparada à disponibilização de material de psicoeducação sobre o sono (também em formato digital), com NNT de 2,7 (IC 95% 2,4-3,2) para considerar resposta ao tratamento, e de 3,2 (IC 95% 2,8-3,8) para remissão.[37] Comparativamente ao tratamento farmacológico, há evidências de superioridade da TCC-Id isolada quanto às taxas de resposta no controle de todos os parâmetros analisados após 3 meses – com exceção da duração do sono, que não demonstrou diferença significativa entre as duas abordagens.[38] No entanto, quando comparada à intervenção presencial, a TCC-Id apresentou resultados inferiores aos obtidos com a modalidade padrão,[35] tanto nas taxas de remissão quanto na rapidez de resposta.[39]

■ LIMITAÇÕES DOS APLICATIVOS PARA INSÔNIA

Como já vimos, a insônia é um problema de saúde pública e, apesar de a TCC-I ser bem-estabelecida como tratamento de escolha, o acesso a essa abordagem é limitado – seja pelos custos elevados para a formação de profissionais habilitados, seja pela pouca disponibilidade de serviços especializados. Os aplicativos surgem, então, como uma possibilidade de prover um maior acesso à educação em saúde e a abordagens de tratamento validadas a mais pessoas. Porém, apesar da disseminação do uso de *smartphones* e da crescente popularização dos aplicativos como coadjuvantes no tratamento da insônia, já se verificam alguns fatores limitantes para o seu uso, como idade, nível educacional, acesso à internet e custo do uso de dados. Além disso, apesar do entusiasmo com as novas tecnologias, a usabilidade, a satisfação e a adesão aos aplicativos ainda é insatisfatória.

O uso disseminado de actígrafos e dispositivos vestíveis também tem algumas restrições. Ainda é questionável a forma como a devolução de resultados deve ser feita. Adicionado a isso, já é descrito que o controle obsessivo sobre os dados objetivos de sono coletados por dispositivos de uso comercial pode levar a maiores níveis de estresse (ortossonia).[40]

Além disso, embora haja avanços cada vez maiores no desenvolvimento de aplicativos e na capacidade dos sensores de monitorar parâmetros de sono, as características de captação que podem apresentar maior benefício para os pacientes com insônia ainda não são evidentes. Uma melhor definição sobre quais os aspectos técnicos mínimos para o contexto clínico seria um passo importante para a validação do uso dessas tecnologias.

CONSIDERAÇÕES FINAIS

O auxílio da psiquiatria digital na assistência em saúde mental vem ocorrendo de diferentes formas, e traz perspectivas promissoras para os próximos anos. Por meio da revisão e da análise das pesquisas mais recentes sobre o uso de aplicativos móveis e métodos de coleta passiva de dados para a avaliação e o tratamento da insônia, torna-se evidente que essas tecnologias têm potencial para desempenhar um papel significativo no manejo dessa condição de saúde.

Os estudos fornecem *insights* importantes sobre eficácia, usabilidade e aceitação das novas tecnologias nesse contexto. Contudo, os aplicativos e os dispositivos específicos para o gerenciamento do sono ainda apresentam limitações quanto a qualidade dos dados, funcionalidade do uso e acesso aos recursos, o que indica a necessidade de aprimoramentos na área. Além disso, os aspectos éticos relativos à coleta passiva de dados trazem questionamentos ainda sem resposta para cenários clínicos.[41]

Dessa forma, é imperativa a análise minuciosa das implicações que esses dispositivos podem trazer com a sua disseminação no contexto clínico. Somente após a elaboração de regulamentações e diretrizes claras será possível que os psiquiatras e os demais profissionais da saúde mental disponham dessas ferramentas com segurança.

REFERÊNCIAS

1. Nuo M, Fang H, Wang T, Liang J, He Y, Han H, et al. Understanding the research on tracking, diagnosing, and intervening in sleep disorders using mHealth apps: bibliometric analysis and systematic reviews. Digit Health. 2023;9:20552076231165967.
2. Yin J, Jin X, Shan Z, Li S, Huang H, Li P, et al. Relationship of sleep duration with all-cause mortality and cardiovascular events: a systematic review and dose-response meta-analysis of prospective cohort studies. J Am Heart Assoc. 2017;6(9):e005947.
3. Lian Y, Yuan Q, Wang G, Tang F. Association between sleep quality and metabolic syndrome: a systematic review and meta-analysis. Psychiatry Res. 2019;274:66-74.
4. Hertenstein E, Feige B, Gmeiner T, Kienzler C, Spiegelhalder K, Johann A, et al. Insomnia as a predictor of mental disorders: a systematic review and meta-analysis. Sleep Med Rev. 2019;43:96-105.

5. Freeman D, Sheaves B, Waite F, Harvey AG, Harrison PJ. Sleep disturbance and psychiatric disorders. Lancet Psychiatry. 2020;7(7):628-37.
6. American Psychiatric Association. Manual diagnóstico e estatístico de transtornos mentais: DSM-5. 5. ed. Porto Alegre: Artmed; 2013.
7. Castro LS, Poyares D, Leger D, Bittencourt L, Tufik S. Objective prevalence of insomnia in the São Paulo, Brazil epidemiologic sleep study. Ann Neurol. 2013;74(4):537-46.
8. Ohayon MM. Epidemiology of insomnia: what we know and what we still need to learn. Sleep Med Rev. 2002;6(2):97-111.
9. Riemann D, Benz F, Dressle RJ, Espie CA, Johann AF, Blanken TF, et al. Insomnia disorder: state of the science and challenges for the future. J Sleep Res. 2022;31(4):e13604.
10. Nyhuis CC, Fernandez-Mendoza J. Insomnia nosology: a systematic review and critical appraisal of historical diagnostic categories and current phenotypes. J Sleep Res. 2023;e13910.
11. Bastien CH, Vallières A, Morin CM. Validation of the Insomnia Severity Index as an outcome measure for insomnia research. Sleep Med. 2001;2(4):297-307.
12. Krystal AD, Prather AA, Ashbrook LH. The assessment and management of insomnia: an update. World Psychiatry. 2019;18(3):337-52.
13. Beauvalet JC, Quiles CL, Oliveira MAB, Ilgenfritz CAV, Hidalgo MP, Tonon AC. Social jetlag in health and behavioral research: a systematic review. Chron Physiol Ther. 2017;7:19-31.
14. Adan A, Archer SN, Hidalgo MP, Di Milia L, Natale V, Randler C. Circadian typology: a comprehensive review. Chronobiol Int. 2012;29(9):1153-75.
15. Horne JA, Ostberg O. A self-assessment questionnaire to determine morningness-eveningness in human circadian rhythms. Int J Chronobiol. 1976;4(2):97-110.
16. Tonon AC, Amando GR, Carissimi A, Freitas JJ, Xavier NB, Caumo GH, et al. The Brazilian-Portuguese version of the Sleep Hygiene Index (SHI): validity, reliability and association with depressive symptoms and sleep-related outcomes. Sleep Sci. 2020;13(1):37-48.
17. Smith MT, McCrae CS, Cheung J, Martin JL, Harrod CG, Heald JL, et al. Use of actigraphy for the evaluation of sleep disorders and circadian rhythm sleep-wake disorders: an American Academy of Sleep Medicine Clinical Practice Guideline. J Clin Sleep Med. 2018;14(7):1231-7.
18. Ancoli-Israel S, Cole R, Alessi C, Chambers M, Moorcroft W, Pollak CP. The role of actigraphy in the study of sleep and circadian rhythms. Sleep. 2003;26(3):342-92.
19. Shelgikar AV, Anderson PF, Stephens MR. Sleep tracking, wearable technology, and opportunities for research and clinical care. Chest. 2016;150(3):732-43.
20. Lujan MR, Perez-Pozuelo I, Grandner MA. Past, present, and future of multisensory wearable technology to monitor sleep and circadian rhythms. Front Digit Health. 2021;3:721919.
21. Girschik J, Fritschi L, Heyworth J, Waters F. Validation of self-reported sleep against actigraphy. J Epidemiol. 2012;22(5):462-8.
22. Lyall LM, Wyse CA, Graham N, Ferguson A, Lyall DM, Cullen B, et al. Association of disrupted circadian rhythmicity with mood disorders, subjective wellbeing, and cognitive function: a cross-sectional study of 91 105 participants from the UK Biobank. Lancet Psychiatry. 2018;5(6):507-14.
23. Tonon AC, Constantino DB, Amando GR, Abreu AC, Francisco AP, Oliveira MAB, et al. Sleep disturbances, circadian activity, and nocturnal light exposure characterize high risk for and current depression in adolescence. Sleep. 2022;45(7):zsac104.
24. Baron KG, Duffecy J, Berendsen MA, Mason IC, Lattie EG, Manalo NC. Feeling validated yet? A scoping review of the use of consumer-targeted wearable and mobile technology to measure and improve sleep. Sleep Med Rev. 2018;40:151-9.
25. Stein PK, Pu Y. Heart rate variability, sleep and sleep disorders. Sleep Med Rev. 2012;16(1):47-66.
26. Kang SG, Kang JM, Ko KP, Park SC, Mariani S, Weng J. Validity of a commercial wearable sleep tracker in adult insomnia disorder patients and good sleepers. J Psychosom Res. 2017;97:38-44.

27. Ogasawara M, Takeshima M, Kosaka S, Imanishi A, Itoh Y, Fujiwara D, et al. Exploratory validation of sleep-tracking devices in patients with psychiatric disorders. Nat Sci Sleep. 2023;15:301-12.
28. Ko PRT, Kientz JA, Choe EK, Kay M, Landis CA, Watson NF. Consumer sleep technologies: a review of the landscape. J Clin Sleep Med. 2015;11(12):1455-61.
29. Al Mahmud A, Wu J, Mubin O. A scoping review of mobile apps for sleep management: user needs and design considerations. Front Psychiatry. 2022;13:1037927.
30. Bhat S, Ferraris A, Gupta D, Mozafarian M, Bari VA, Gushway-Henry N, et al. Is there a clinical role for smartphone sleep apps? Comparison of sleep cycle detection by a smartphone application to polysomnography. J Clin Sleep Med. 2015;11(7):709-15.
31. Santos BGT, Bonatto FS, Pilz LK, Pereira NSC, Hidalgo MPL, Calcagnotto ME, et al. Developing a smartphone app to promote physical and mental health during and beyond the COVID-19 pandemic. No prelo.
32. Morin CM, Bootzin RR, Buysse DJ, Edinger JD, Espie CA, Lichstein KL. Psychological and behavioral treatment of insomnia: update of the recent evidence (1998-2004). Sleep. 2006;29(11):1398-414.
33. Edinger JD, Arnedt JT, Bertisch SM, Carney CE, Harrington JJ, Lichstein KL, et al. Behavioral and psychological treatments for chronic insomnia disorder in adults: an American Academy of Sleep Medicine systematic review, meta-analysis, and grade assessment. J Clin Sleep Med. 2021;17(2):263–98.
34. Espie CA, Emsley R, Kyle SD, Gordon C, Drake CL, Siriwardena AN, et al. Effect of digital cognitive behavioral therapy for insomnia on health, psychological well-being, and sleep-related quality of life: a randomized clinical trial. JAMA Psychiatry. 2019;76(1):21-30.
35. Soh HL, Ho RC, Ho CS, Tam WW. Efficacy of digital cognitive behavioural therapy for insomnia: a meta-analysis of randomised controlled trials. Sleep Med. 2020;75:315-25.
36. Zachariae R, Lyby MS, Ritterband LM, O'Toole MS. Efficacy of internet-delivered cognitive-behavioral therapy for insomnia: a systematic review and meta-analysis of randomized controlled trials. Sleep Med Rev. 2016;30:1-10.
37. Vedaa Ø, Kallestad H, Scott J, Smith ORF, Pallesen S, Morken G, et al. Effects of digital cognitive behavioural therapy for insomnia on insomnia severity: a large-scale randomised controlled trial. Lancet Digit Health. 2020;2(8):e397-406.
38. Lu M, Zhang Y, Zhang J, Huang S, Huang F, Wang T, et al. Comparative effectiveness of digital cognitive behavioral therapy vs medication therapy among patients with insomnia. JAMA Netw Open. 2023;6(4):e237597.
39. Kallestad H, Scott J, Vedaa Ø, Lydersen S, Vethe D, Morken G, et al. Mode of delivery of cognitive behavioral therapy for insomnia: a randomized controlled non-inferiority trial of digital and face-to-face therapy. Sleep. 2021;44(12):zsab185.
40. Baron KG, Abbott S, Jao N, Manalo N, Mullen R. Orthosomnia: are some patients taking the quantified self too far? J Clin Sleep Med. 2017;13(2):351-4.
41. Stern E, Franchi JAM, Dumas G, Moreira J, Mouchabac S, Maruani J, et al. How can digital mental health enhance psychiatry? Neuroscientist. 2022;10738584221098603.

9 USO DE APLICATIVOS PARA TRANSTORNO DE DÉFICIT DE ATENÇÃO/ HIPERATIVIDADE

Luiz Roberto Carvalho
Vitor Breda

O transtorno de déficit de atenção/hiperatividade (TDAH) é uma síndrome neuropsiquiátrica caracterizada por sintomas de desatenção e/ou hiperatividade/impulsividade.[1] O TDAH é considerado um transtorno do neurodesenvolvimento, com uma prevalência estimada de 5 a 6% na infância e adolescência e 2 a 3% na idade adulta.[2] As descrições de sintomas e características que se assemelham ao TDAH existem há muitos anos, remontando à Grécia antiga.[3] No entanto, apenas recentemente o transtorno foi reconhecido como um problema relevante na idade adulta e somente em 2013 a redação dos critérios de TDAH foi adaptada para essa população, na 5ª edição do *Manual diagnóstico e estatístico de transtornos mentais* (DSM-5).[1]

O TDAH está associado a vários prejuízos ao longo da vida. O impacto que causa na qualidade de vida parece ser comparável ao observado em outros transtornos mentais e problemas físicos graves, com metanálises demonstrando diminuição significativa na qualidade de vida das pessoas com TDAH.[4] Diversas características podem estar associadas a esses prejuízos, tais como desregulação emocional, habilidades sociais pobres e dificuldades no relacionamento com colegas.[5,6] Outros resultados adversos durante a infância, adolescência e idade adulta incluem insucesso educacional e pior desempenho na linguagem,[7] desemprego e *status* socioeconômico mais baixo,[8] transtorno por uso de substâncias,[9] e delinquência e comportamento criminoso.[10] Indivíduos com TDAH também correm maior risco de gravidez durante a adolescência.[11] Além disso, estudos populacionais e metanálises apoiam a suposição de que o transtorno aumenta o risco de lesões acidentais,[12] suicídio[13] e morte prematura.[14]

O TDAH tem alta herdabilidade,[15] mas vários fatores ambientais também são implicados em sua fisiopatologia. A exposição a acetaminofeno,[16] valproato[17] e tabaco[18] durante a gravidez é um fator pré-natal associado ao risco de TDAH, embora os dados apontem que a associação com o tabaco seja resultado da influência de fatores genéticos comuns ao TDAH e ao tabagismo. Outros fatores pré-natais maternos que também foram associados ao surgimento do TDAH incluem baixa vitamina D,[19] obesidade,[20] hipertensão e pré-eclâmpsia.[21] O TDAH também foi associado a exposição a toxinas (chumbo, organofosforados e poluentes do ar),[22] baixo peso ao nascer[23] e outras condições médicas, como obesidade e problemas metabólicos.[24] Combinações de desvantagens psicossociais e eventos traumáticos (negligência física, abuso sexual, menor renda familiar, adversidades no ambiente familiar) parecem ter um risco cumulativo para o desenvolvimento do TDAH.[25]

Embora tenha possíveis períodos de melhora, o TDAH é considerado uma condição crônica, e os pacientes potencialmente poderiam se beneficiar de acompanhamento de longo prazo.[26] Entretanto, apesar dos diversos impactos na vida do indivíduo, menos de 20% das pessoas afetadas são diagnosticadas.[27] Além disso, dentre os pacientes diagnosticados, apenas uma fração (~10%) tem acesso a tratamento adequado e, em muitos casos, o uso de medicamentos para TDAH persiste por apenas 2 a 5 meses.[28] Após 2 anos, apenas metade daqueles que iniciaram o uso de um medicamento ainda o estarão usando, e, após 5 anos, a adesão cai para cerca de um terço.[29] O uso de psicoestimulantes e outras substâncias é acompanhado pelo risco de efeitos colaterais, que incluem aumento da frequência cardíaca e da pressão arterial.[30] Outras barreiras ao tratamento adequado incluem dificuldade de acesso a cuidados de saúde mental, contraindicações formais e o risco de abuso.[31,32] Assim, a adesão ao tratamento é um processo complexo que depende de diversos fatores, como o nível socioeconômico do paciente, a gravidade do quadro clínico, a presença de possíveis efeitos colaterais dos medicamentos, os custos envolvidos no tratamento e o acesso ao sistema de saúde. A falta de acesso ao tratamento e a baixa adesão estão relacionadas a resultados negativos tanto para o paciente quanto para o seu ambiente, resultando em aumentos nos custos globais e prejudicando a eficiência do sistema de saúde.[33]

Portanto, a manutenção do tratamento do TDAH é um dos principais objetivos e desafios no acompanhamento do paciente. O tratamento busca sobretudo melhorar o funcionamento e o comportamento dos pacientes com TDAH. Fazem parte do arsenal terapêutico a psicoeducação, as psicoterapias e o uso de psicofármacos. A primeira linha de tratamento farmacológico do TDAH são os psicoestimulantes, havendo boa evidência de eficácia, tolerabilidade e segurança em ensaios clínicos e metanálises, levando a melhoria na capacidade funcional, diminuição de desfechos negativos – como redução em números de acidentes de trânsito – e melhoria na qualidade de vida.[34] Mesmo assim, até 30% dos pacientes não terão resposta satisfatória aos tratamentos farmacológicos.[35]

Como abordagem alternativa, as psicoterapias, especialmente o treinamento parental para pais de crianças afetadas[36] e as terapias cognitivo-comportamentais para adultos com TDAH, podem ajudar em muitos aspectos da vida de quem tem o transtorno.[37] As psicoterapias isoladamente tendem a ter efeitos menores no alívio dos sintomas do TDAH, e a combinação de psicoterapias com medicamentos parece ser a melhor opção de tratamento de longo prazo.[38] Já as evidências sobre fatores de estilo de vida nas intervenções de TDAH são mais escassas, e os resultados costumam ser menos robustos. Por exemplo, observou-se que a má qualidade do sono influencia os sintomas e também pode levar a condições cognitivas que mimetizam a sintomatologia do TDAH.[39] Os sintomas do TDAH também podem ser agravados por deficiências nutricionais e aditivos na dieta, como corantes artificiais.[40] Embora com evidências ainda incipientes, dietas consideradas saudáveis em adultos (DASH e Mediterrânea) e dietas mais restritivas em crianças (Few-Foods Diet) parecem ser abordagens promissoras.[41] Além disso, a atividade física pode ter efeito cognitivo benéfico, principalmente na melhoria das funções executivas.[42]

Em vista de todas as dificuldades associadas ao quadro de TDAH expostas anteriormente, novas abordagens que auxiliem o manejo do transtorno são desejáveis e devem ser exploradas. Dentre elas, as novas tecnologias têm potencial para serem usadas de diversas formas e em diferentes contextos, como veremos a seguir.

USO DE APLICATIVOS PARA O TDAH

A tecnologia vem sendo utilizada em abordagens diversas em diferentes áreas da saúde, assim como no diagnóstico, no tratamento e no monitoramento de pacientes com TDAH. Técnicas de *neurofeedback*, jogos eletrônicos, dispositivos vestíveis (*wearables*), tecnologias de rastreamento ocular, realidade virtual, realidade aumentada e os aplicativos móveis são exemplos de tecnologias que vêm sendo utilizadas e estudadas para auxiliar pacientes com TDAH. Ao avaliar o uso da tecnologia digital nesses pacientes, é importante verificar como eles irão interagir com essas soluções, dadas algumas características específicas quando olhamos para o contexto do TDAH, principalmente em relação à adesão e ao engajamento dos pacientes.

A cronicidade do transtorno reforça a importância de um acompanhamento constante desses pacientes. Se pensarmos em comportamentos, a vida digital precisa refletir esse meio de monitoramento e suporte para geração de valor ao paciente. Assim, a expectativa é que essas ferramentas nos ajudem na avaliação e na diminuição de desfechos negativos, que sejam sustentáveis e escaláveis, tanto para os pacientes quanto para a sociedade.

■ TIPOS E OBJETIVOS DE APLICATIVOS

Os aplicativos móveis desenvolvidos para o manejo do TDAH estão disponíveis em diversos formatos para *smartphone, smartwatch* e *tablet*. Eles oferecem uma variedade de funcionalidades, incluindo alguns na forma de *videogames*. Devido à sua versatilidade, diferentes objetivos têm sido propostos e estudados para a incorporação de soluções digitais para o TDAH. Os aplicativos móveis podem ser usados para psicoeducação, auxílio no processo diagnóstico, avaliação de desempenho, monitoramento de sintomas, estímulo à adesão ao tratamento, aplicação de técnicas de *neurofeedback* e outros treinamentos cognitivos, treinamento parental, gerenciamento de comportamento em sala de aula e uso de *chatbots* em psicoterapias cognitivo-comportamentais. Os aplicativos móveis também podem auxiliar de forma indireta no desenvolvimento científico sobre o TDAH, por meio da coleta de dados demográficos e levantamento de características clínicas dos participantes, passivamente ou via autorrelato, para fins de pesquisa na área.

PRINCIPAIS RESULTADOS

CRIANÇAS

Diagnóstico e tratamento

Alguns estudos têm explorado o uso de aplicativos e jogos como ferramentas para auxiliar no diagnóstico do TDAH. Lindhiem e colaboradores[43] desenvolveram um aplicativo para *smartwatch* a fim de medir o nível de hiperatividade de crianças em idade escolar com e sem TDAH. Os resultados indicaram uma alta usabilidade e precisão diagnóstica de 0,89, demonstrando a eficácia do dispositivo em distinguir crianças com TDAH daquelas sem o transtorno. Pandria e colaboradores[44] conduziram um estudo-piloto com jovens de 7 a 16 anos para avaliar a capacidade de um jogo (ADHD360) em estimar a probabilidade de ter ou não TDAH. Com base em uma análise preliminar de 30 sessões do jogo, os modelos de aprendizado de máquina (*machine learning*) alcançaram uma precisão de até 0,85 na predição correta dos grupos com ou sem TDAH.

Outros estudos têm explorado aplicativos para auxiliar no gerenciamento do comportamento e na adesão ao tratamento do transtorno. Schuck e colaboradores[45] desenvolveram o iSelfControl, um aplicativo de internet que deu suporte ao gerenciamento do comportamento em sala de aula para alunos com TDAH e dificuldades de função executiva. O aplicativo permitiu a autoavaliação por parte dos alunos em relação a itens como obediência, produtividade e relacionamentos positivos, fornecendo também avaliações feitas pelos professores separadamente. Os autores concluíram que o iSelfControl foi um complemento importante nas estratégias de gerenciamento do comportamento em sala de aula, revelando discrepâncias significativas entre as avaliações de professores e alunos ao longo do dia. Weisman e colaboradores[46] investigaram o uso de um aplicativo móvel (mHealth) para monitorar e melhorar a adesão ao tratamento de crianças com TDAH. Os participantes que usaram o aplicativo apresentaram melhor adesão ao tratamento farmacológico em comparação com o grupo-controle nas avaliações realizadas após 4 e 8 semanas de tratamento. Embora não tenha havido diferença significativa na redução de sintomas e prejuízos entre os grupos, esse estudo fornece suporte inicial para a viabilidade de um novo aplicativo móvel na promoção da adesão a medicamentos em jovens com TDAH.

Essas pesquisas destacam o potencial dos aplicativos e jogos como ferramentas promissoras no diagnóstico, no manejo e na adesão ao tratamento do TDAH, oferecendo suporte adicional aos profissionais da saúde e crianças com o transtorno.

Treinamento cognitivo

Nos últimos anos, o treinamento cognitivo baseado em aplicativos e *videogames* tem surgido como uma opção complementar e promissora para o manejo do TDAH. Um relato de caso[47] de um menino de 10 anos com TDAH e dependência de *videogames* mostrou que o tratamento associado de metilfenidato 40 mg ao dia e treinamento cognitivo baseado em *videogame* de 10 minutos por dia com o aplicativo para celular ou *tablet* ADHD Trainer levou a melhores resultados nas escalas de TDAH respondidas por pais e professores, assim como nos resultados acadêmicos e comportamentais do paciente. Assim, alguns estudos têm investigado a viabilidade e a eficácia dessas intervenções digitais. Yerys e colaboradores[48] examinaram a viabilidade, a aceitabilidade e a eficácia preliminar de um tratamento digital baseado em aplicativo para crianças com sintomas de transtorno do espectro autista (TEA) e TDAH. O treinamento de atividades multitarefa por meio de um jogo eletrônico mostrou-se eficaz para melhorar o controle cognitivo dessas crianças, em comparação com um tratamento educacional como controle. Os autores concluíram que essa abordagem parece ser viável, aceitável e possivelmente eficaz para déficits de controle cognitivo em crianças com sintomas de TEA e TDAH. Ha e colaboradores[49] conduziram uma pesquisa com crianças com TDAH ou deficiência intelectual utilizando um aplicativo móvel como intervenção por 12 semanas. O treinamento induziu mudanças na atividade neural no eletroencefalograma (EEG), embora não tenham sido observadas mudanças relevantes nos testes cognitivos tradicionais. Já o relato por parte dos pais das crianças indicou melhorias significativas em função executiva, atenção e hiperatividade-impulsividade.

A primeira terapia digital que surgiu como opção não medicamentosa para o manejo do TDAH aprovada pela Food and Drug Administration (FDA) foi o *videogame* AKL-T01 (comercializado como EndeavorRx).[50] Essa solução digital apresentou boa adesão e demonstrou resultados positivos para pacientes que não podem receber psicoestimulantes. Em um segundo estudo multicêntrico, Kollins e colaboradores[51] avaliaram a eficácia desse tratamento também como adjuvante aos psicofármacos em crianças com TDAH. Embora com *design* não cegado, os resultados mostraram melhorias na escala de avaliação dos prejuízos associados ao TDAH, bem como nas escalas de impressão clínica global e de sintomas de TDAH, tanto no grupo que estava em uso de estimulantes quanto naquele que não fazia uso de medicações para o transtorno. A intervenção foi bem tolerada, sem eventos adversos relevantes. Esse estudo reforça a evidência do AKL-T01 também para crianças com TDAH em tratamento com psicofármacos.

Esses estudos destacam a crescente evidência em apoio ao uso de intervenções digitais no treinamento cognitivo de crianças com TDAH. Embora os resultados variem em relação às medidas de resultados cognitivos específicos, eles apontam para melhorias importantes em aspectos relacionados a comportamento, função executiva, atenção e hiperatividade-impulsividade. Essas abordagens podem complementar o tratamento convencional, proporcionando opções adicionais para crianças que não podem receber medicamentos estimulantes ou quando se deseja explorar alternativas não medicamentosas. No entanto, é importante ressaltar a necessidade de mais pesquisas para melhor entender os mecanismos de ação e a eficácia em longo prazo dessas intervenções digitais no treinamento cognitivo para o TDAH.

Treinamento parental

O treinamento parental tem se mostrado uma abordagem eficaz no tratamento de crianças com TDAH, envolvendo os pais e cuidadores no manejo dos sintomas e no suporte às crianças afetadas. Estudos recentes exploraram o uso de aplicativos como ferramentas complementares nesse tipo de tratamento.

Um estudo conduzido por Powell e colaboradores[52] avaliou a percepção de pais, cuidadores e clínicos sobre os aplicativos disponíveis no Google Play e na iTunes Store voltados para pais de crianças com TDAH. Os resultados revelaram diferentes temas emergentes, incluindo a importância de se sentir conectado com o aplicativo, a necessidade de abordar as dificuldades relacionadas ao TDAH, o impacto dos aplicativos nas relações familiares e o potencial educacional dessas ferramentas. Os médicos entrevistados também destacaram a potencial utilidade dos aplicativos no monitoramento dos sintomas do TDAH e a importância de sua aplicabilidade clínica e facilidade de uso. Esse estudo concluiu que os aplicativos existentes não atendiam completamente às demandas identificadas, indicando que mais pesquisas sobre aplicabilidade e adaptações dos aplicativos para pais, cuidadores e profissionais da saúde são necessárias. Outro estudo, realizado por Păsărelu e colaboradores,[53] investigou o uso de um aplicativo de *smartphone* como ferramenta adjunta no treinamento para pais de crianças com TDAH. Os pais relataram que o aplicativo era prático e fácil de usar, destacando positivamente a seção de atividades de relacionamento entre pais e filhos, bem como as informações fornecidas sobre o transtorno. No entanto, ainda não está claro se o uso desses aplicativos como complemento ao treinamento parental resultará em mudanças positivas nos sintomas e prejuízos associados ao TDAH. Além disso, Kostyrka-Allchorne e colaboradores[54] propuseram um protocolo para avaliação clínica e de custo-efetividade de um programa parental digital na forma de um aplicativo para celular. Esse programa visa apoiar pais de crianças com altos níveis de hiperatividade/impulsividade, desatenção e problemas de conduta em lista de espera para avaliação por especialistas. O objetivo principal é avaliar se o aplicativo reduz a gravidade do comportamento opositor e desafiador das crianças, conforme relato dos pais, em comparação com um grupo em lista de espera.

Esses estudos ressaltam a importância do envolvimento dos pais no tratamento do TDAH e o potencial dos aplicativos como ferramentas auxiliares no treinamento parental. No entanto, mais pesquisas são necessárias para entender melhor a eficácia dessas intervenções digitais e adaptá-las às necessidades específicas das famílias de crianças com TDAH.

ADULTOS

Diagnóstico e monitoramento

Um dos potenciais usos de aplicativos no campo do TDAH em adultos diz respeito à possibilidade de essas ferramentas auxiliarem no processo diagnóstico e no monitoramento do tratamento. Um estudo conduzido por Luiu e colaboradores[55] teve como objetivo examinar a percepção dos pacientes sobre a utilidade, a ergonomia e a disposição em usar um aplicativo móvel para TDAH. O protótipo do aplicativo foi testado por seis pacientes com o transtorno, com idades entre 20 e 55 anos, que foram entrevistados sobre satisfação de uso e utilidade do aplicativo. Os participantes descreveram a experiência com o aplicativo como positiva, considerando sua utilidade como moderada ou muito útil no gerenciamento de sintomas do TDAH. Esses achados sugerem que o aplicativo tem potencial para ser uma ferramenta eficaz de autogerenciamento do transtorno.

Outro estudo, conduzido por Savickaite e colaboradores,[56] investigou a viabilidade de um aplicativo de desenho baseado em *tablet* para adultos jovens com traços de TEA ou TDAH. O aplicativo LetsDraw permitiu registrar digitalmente o envolvimento dos participantes em uma tarefa de memória perceptiva que avaliava tanto a memória específica como a global. Embora não tenha sido encontrada uma associação entre traços de TDAH e o desempenho na tarefa, os resultados indicaram que os traços autistas estavam relacionados a habilidades aprimoradas na percepção de aspectos locais e globais da figura, bem como a uma melhor organização.

Além disso, um estudo de Simons e colaboradores[57] explorou as opiniões e atitudes de pacientes, pais e profissionais da saúde em relação ao uso de tecnologia de monitoramento remoto durante o início do tratamento farmacológico para TDAH. Os participantes demonstraram uma visão positiva sobre o monitoramento remoto como ferramenta de suporte e acompanhamento contínuo do tratamento, em vez de apenas durante o período inicial do tratamento. No entanto, eles também destacaram a necessidade de superar barreiras relacionadas ao acesso à tecnologia e à integração do monitoramento remoto aos cuidados clínicos.

Esses estudos sugerem que os aplicativos móveis têm potencial para serem ferramentas eficazes no tratamento e no autogerenciamento do TDAH em adultos. No entanto, é importante considerar as necessidades e preferências individuais dos usuários finais ao desenvolver essas aplicações. Mais pesquisas e desenvolvimento são necessários para aprimorar a utilidade, a usabilidade e a eficácia dos aplicativos móveis para o TDAH, incorporando as características identificadas pelos usuários finais e promovendo uma abordagem abrangente no tratamento dessa condição.

Treinamento cognitivo

Além dos estudos em crianças, o treinamento cognitivo para adultos com TDAH também tem sido objeto de estudos recentes. Whitehead e colaboradores[58] utilizaram dados naturalísticos e retrospectivos de 593 participantes para avaliar a eficácia de um sistema remoto de *neurofeedback* baseado em aplicativo para melhorar o desempenho cognitivo. Os resultados mostraram que os adultos que participaram do treinamento de *neurofeedback* apresentaram redução de sintomas de TDAH e um melhor desempenho em tarefas de inibição de resposta. Esses achados preliminares sugerem que o *neurofeedback* por meio de um aplicativo pode ser eficaz, com uma redução na gravidade dos sintomas relacionados a saúde psicológica geral, TDAH, ansiedade e depressão. No entanto, são necessárias mais pesquisas para confirmar esses resultados e estabelecer a eficácia em longo prazo do treinamento cognitivo em adultos com TDAH.

Psicoeducação e adesão ao tratamento

Em relação à psicoeducação, Selaskowski e colaboradores[59] identificaram que o uso de tecnologias digitais via *smartphone* mostrou-se mais eficaz tanto na melhoria dos sintomas quanto na maior adesão às sessões programadas, em comparação com práticas de psicoeducação assistida por folhetos impressos. Já para avaliação da adesão ao tratamento, um protocolo com pacientes adultos em tratamento medicamentoso para TDAH[60] avaliou o impacto de mensagens de texto (SMS) nas renovações de prescrições planejadas. Os resultados mostraram que 68% do grupo de intervenção com SMS *versus* 34% do grupo-controle renovaram suas prescrições em tempo hábil, uma diferença significativa entre os grupos. Um segundo estudo de continuação[61] foi desenhado para avaliar a efetividade e a aceitabilidade da intervenção de saúde digital por SMS com foco em pacientes com baixa adesão. Uma proporção significativa dos participantes (96%) completou os 37 dias do programa de SMS. A maioria dos participantes (81%) renovou suas prescrições em tempo hábil, em comparação com apenas 36% daqueles que receberam apenas o tratamento usual, sugerindo que a intervenção digital proposta melhora o engajamento e a adesão ao tratamento.

Psicoterapias

Um estudo realizado por Jang e colaboradores[62] investigou a viabilidade e a usabilidade de uma intervenção de curto prazo para melhorar os sintomas do TDAH. A intervenção em questão foi um aplicativo móvel com um *chatbot* interativo, usado como ferramenta para psicoeducação e fornecimento de terapia cognitivo-comportamental (TCC). O estudo foi conduzido de forma randomizada, não cegada, com a participação de 46 adultos com TDAH, com idades entre 19 e 60 anos, divididos em dois grupos: o grupo que utilizou o *chatbot* e o grupo-controle, que recebeu um livro sobre o manejo de sintomas de déficit de atenção. Após 4 semanas de intervenção, foi observada uma redução significativa nos sintomas de TDAH apenas no grupo que usou o aplicativo, tanto para sintomas de hiperatividade quanto para sintomas totais de TDAH. Além disso, verificou-se uma correlação entre o grau de melhora no escore total de sintomas e a frequência do uso do aplicativo. Essa nova intervenção, ao oferecer uma ferramenta terapêutica digital, pode trazer benefícios significativos no tratamento do TDAH.

Em outro estudo, foram avaliadas a usabilidade e a viabilidade de um aplicativo móvel de TCC para TDAH em adultos.[63] O estudo foi realizado ao longo de 7 semanas e contou com a participação de 240 adultos recrutados *on-line*. As avaliações inicial e de usabilidade foram concluídas por 114 participantes na segunda semana, por 97 participantes na quarta semana e por 95 participantes na sétima semana. No início e ao final do estudo, 93 participantes relataram sintomas de TDAH e prejuízos associados. Os participantes usaram o aplicativo em média 3,86 vezes por semana e, de acordo com uma análise exploratória, a maioria daqueles que o utilizaram até a última semana relataram reduções nos sintomas e nos prejuízos associados ao transtorno.

A EXPERIÊNCIA BRASILEIRA COM O FOCUS TDAH

O FOCUS TDAH é um aplicativo para *smartphone* desenvolvido inicialmente com o intuito de auxiliar no monitoramento de pacientes com TDAH que participavam do Programa de Transtorno de Déficit de Atenção/Hiperatividade do Hospital de Clínicas de Porto Alegre (PRODAH/HCPA). Sua idealização e concepção levou em consideração sobretudo os princípios do *design* centrado na experiência do usuário. Esse sistema busca atender às necessidades dos indivíduos que usaram o aplicativo, envolvendo-os no processo de desenvolvimento, criação e validação. O aplicativo, fruto de parceria público-privada, foi lançado em 2017 e atualmente é de propriedade da Universidade Federal do Rio Grande do Sul (UFRGS) e do HCPA, estando disponível gratuitamente no Google Play e na App Store. O FOCUS TDAH tem cerca de 30 mil usuários cadastrados e 2 mil usuários ativos, com tempo médio de engajamento de 3 minutos por sessão. Após 1 mês do primeiro uso, cerca de 6% dos usuários se mantêm ativos no aplicativo. Outras ferramentas tecnológicas foram desenvolvidas como complementação ao aplicativo: um *site* com conteúdos de psicoeducação e perfis nas redes Facebook, Instagram e YouTube.

Inicialmente foram identificadas as dificuldades encontradas por profissionais da saúde no monitoramento dos pacientes a partir de dados da literatura e entrevistas individuais, sendo a principal delas a baixa adesão ao tratamento. Dentre as razões para isso, as mais importantes parecem ser esquecimentos na tomada da medicação, ausência de critérios objetivos para avaliação da evolução do quadro e dificuldades de contatar o profissional da saúde e de acesso a conteúdo sobre o transtorno. Uma equipe multidisciplinar, incluindo profissionais da saúde, pacientes, *designers* e especialistas em tecnologia, contribuiu para o aprimoramento do FOCUS TDAH durante seu desenvolvimento, a partir de oficina específica para esse fim, proporcionada pelo Núcleo de Inovação e Transferência de Tecnologia do HCPA no ano de 2019, com a realização de um *hackathon*.

Além do monitoramento dos pacientes por parte dos profissionais da saúde mental, o aplicativo também passou a ter o objetivo de auxiliar na psicoeducação de pessoas com TDAH e seus familiares, assim como de aumentar a adesão ao tratamento. O FOCUS TDAH conta, atualmente, com as seguintes funcionalidades:

1 **Psicoeducação:** possibilita acessar publicações e textos sobre o que é o TDAH, as diferenças existentes entre as apresentações do transtorno, as causas e os fatores potenciais que influenciam sua evolução, as comorbidades mais frequentemente encontradas e estratégias existentes para lidar com o transtorno.
2 **Plano de tratamento:** registra qual a medicação em uso, a dosagem correta e a frequência com que deve ser tomada.
3 **Agenda com tarefas diárias:** inclui tomada da medicação, pagamento de contas, horário de estudo, compromissos, com notificações como lembretes para realização das tarefas. As tarefas podem ser divididas de acordo com sua complexidade (baixa, média ou alta).
4 **Avaliação semanal:** possibilita avaliação por meio da escala Adult ADHD Self-Report Scale (ASRS), em dia e horário definidos aleatoriamente. Essa escala é autoaplicável e busca medir a frequência ou a intensidade com que os sintomas do TDAH são percebidos, sendo uma forma eficaz no acompanhamento da resposta ao tratamento.
5 **Eventos adversos:** permite o registro de eventos que tenham causado desconforto, como efeitos colaterais que o paciente tenha tido em função do uso do medicamento.
6 **Recompensas:** fornece uma pontuação como forma de estimular a realização das tarefas registradas no aplicativo.

Por fim, o FOCUS TDAH auxilia na integração da rede de apoio ao tratamento, uma vez que as informações inseridas no aplicativo podem ser compartilhadas com familiares, amigos e profissionais da saúde, a critério do usuário. O profissional da saúde é munido com mais informações disponíveis de diferentes áreas da vida do paciente, tendo mais elementos para a tomada de decisão sobre o melhor tratamento para um indivíduo específico. O aplicativo permite, ainda, que os profissionais da saúde obtenham informações do período entre consultas com maior acurácia, como adesão ao tratamento, percepção da evolução dos sintomas e efeitos adversos.

O estudo de validação do aplicativo teve como objetivo avaliar seu desempenho em relação à adesão ao tratamento e à melhoria do conhecimento do paciente sobre o TDAH, bem como sobre o impacto da implementação de incentivos financeiros, como a concessão de um desconto na compra de medicamentos psicoestimulantes como estratégia de contingência a ser avaliada por meio do uso do aplicativo.[64] Para isso, foi realizado um ensaio clínico randomizado, cegado e com grupo paralelo. Setenta e três adultos diagnosticados com TDAH foram alocados em três grupos por 3 meses: (1) tratamento-padrão (TAU); (2) TAU e o aplicativo FOCUS TDAH; (3) TAU e o aplicativo FOCUS TDAH + desconto comercial na compra de medicamentos prescritos para o tratamento do transtorno. O desconto foi condicionado a um registro mínimo no aplicativo FOCUS TDAH de pelo menos 80% da ingestão mensal planejada de medicamentos, conforme estabelecido no plano de tratamento registrado no aplicativo. No estudo, o FOCUS TDAH alcançou alta adoção, bem como boa avaliação por parte de seus usuários, especialmente em relação aos conteúdos de psicoeducação.[64] No entanto, o uso do aplicativo não aumentou a adesão ao tratamento nem o conhecimento sobre o TDAH. Foi observado que a combinação entre uso do aplicativo e desconto aumenta significativamente a adoção da solução digital pelos usuários e o engajamento no registro da ingestão de medicamentos. Os conhecimentos construídos nesse primeiro estudo reforçam a necessidade de continuidade desse processo de desenvolvimento. Hoje, a iniciativa do FOCUS TDAH é uma das frentes que compõem o portfólio do Centro Nacional de Pesquisa e Inovação em Saúde Mental, uma iniciativa interinstitucional que reúne a Universidade de São Paulo (USP), a Universidade Federal de São Paulo (Unifesp), a UFRGS e o grupo UniEduk para pesquisa e desenvolvimento da Saúde Mental Digital no Brasil, com o propósito de melhorar a adesão ao tratamento e a qualidade de vida dos pacientes por meio do uso responsável da tecnologia.

CONSIDERAÇÕES FINAIS

Estamos vivendo um momento repleto de expectativas e oportunidades na área da saúde mental. Nesse contexto, o desenvolvimento de tecnologias inteligentes e inovadoras para o TDAH tem recebido cada vez mais destaque. O uso de aplicativos parece encontrar lugar especialmente no processo diagnóstico e no treinamento cognitivo via *videogames* para crianças, e na adesão e no monitoramento do tratamento em adultos. Os pacientes se interessam pelas soluções digitais, muito por sua conveniência, acessibilidade e potencial para melhorar a comunicação com os profissionais da saúde. No entanto, além do interesse inicial, é fundamental uma avaliação de questões de sustentabilidade no uso da tecnologia. Desde aspectos como adesão e engajamento, até privacidade, segurança de dados e natureza impessoal das interações digitais. Para garantirmos o sucesso da incorporação de tecnologias digitais no TDAH, é desejável estabelecer algumas premissas.

Em primeiro lugar, devemos aplicar na prática o princípio do foco no paciente e suas especificidades. Os pacientes devem ser protagonistas e ter papel de destaque na avaliação, na manutenção e mesmo no desenvolvimento dessas ferramentas, para que as soluções reflitam questões práticas e resolvam problemas reais dos pacientes e seu ecossistema. A partir dessa compreensão é que entram aspectos de usabilidade e de como as ferramentas serão inseridas e mantidas na rotina dos pacientes e demais usuários. Essa primeira etapa é determinante e deve ser desenvolvida em consonância ao processo de validação clínica e mensuração de desfechos de impacto.

Em segundo lugar, é de suma importância estabelecer uma estrutura sólida e confiável para promover a pesquisa, o desenvolvimento e a avaliação de tecnologias digitais destinadas a pacientes com TDAH e outros transtornos mentais. É necessário integrar cada vez mais conhecimentos de forma interdisciplinar, visando uma abordagem mais sistêmica, com a perspectiva de uma linha de cuidado e sua avaliação em contextos clínicos. Tudo isso só é possível por meio da construção de um ambiente sustentável, com uma estrutura ágil e voltada à mensuração de desfechos a partir de experimentação e testagem, com o propósito de acelerar o processo de melhoria contínua e construção de valor. Dessa forma, podemos garantir que as necessidades dos usuários sejam atendidas, resultando em melhor qualidade de vida e bem-estar dos pacientes.

Por fim, é crucial que haja incentivo para que esse modelo possa auxiliar na geração de conhecimento e evidências sobre a incorporação efetiva da tecnologia. Podemos ampliar o acesso à saúde por meio de inovações tecnológicas e sociais que permitam novas formas éticas de fornecimento e captura de valor, preservando a privacidade e o uso adequado dos dados. Essas soluções devem ser democráticas, ampliando seu alcance por meio de uma perspectiva de engajamento que favoreça novas e diversas formas de relacionamento. Para isso, é imprescindível a promoção responsável dessas soluções digitais, bem como sua aplicação na prática clínica em um contexto de mundo real. Nesse cenário, o profissional da saúde desempenha um papel fundamental na educação sobre a saúde digital dos pacientes.

Estamos diante de uma nova era na saúde mental digital, em que o TDAH pode ser abordado de maneira revolucionária com o auxílio de aplicativos e tecnologias inovadoras. Ao adotar essas premissas fundamentais, estaremos capacitados para enfrentar os desafios e aproveitar as oportunidades que surgem, visando sempre o bem-estar e a qualidade de vida dos indivíduos afetados por esse transtorno.

REFERÊNCIAS

1. American Psychiatric Association. Diagnostic and statistical manual of mental disorders: DSM-5. 5th ed. Washington: APA; 2013.
2. Willcutt EG. The prevalence of DSM-IV attention-deficit/hyperactivity disorder: a meta-analytic review. Neurotherapeutics. 2012;9(3):490-9.
3. Victor MM, Silva BS, Kappel DB, Bau CH, Grevet EH. Attention-deficit hyperactivity disorder in ancient Greece: the obtuse man of theophrastus. Aust N Z J Psychiatry. 2018;52(6):509-13.
4. Lee YC, Yang HJ, Chen VCH, Lee WT, Teng MJ, Lin CH, et al. Meta-analysis of quality of life in children and adolescents with ADHD: By both parent proxy-report and child self-report using PedsQLTM. Res Dev Disabil. 2016;51-52:160-72.
5. Beheshti A, Chavanon ML, Christiansen H. Emotion dysregulation in adults with attention deficit hyperactivity disorder: a meta-analysis. BMC Psychiatry. 2020;20(1):120.
6. Ros R, Graziano PA. Social functioning in children with or at risk for attention deficit/hyperactivity disorder: a meta-analytic review. J Clin Child Adolesc Psychol. 2018;47(2):213-35.
7. Korrel H, Mueller KL, Silk T, Anderson V, Sciberras E. Research review: language problems in children with attention-deficit hyperactivity disorder: a systematic meta-analytic review. J Child Psychol Psychiatry. 2017;58(6):640-54.
8. Biederman J, Faraone SV. The effects of attention-deficit/hyperactivity disorder on employment and household income. MedGenMed. 2006;8(3):12.
9. Lee SS, Humphreys KL, Flory K, Liu R, Glass K. Prospective association of childhood attention-deficit/hyperactivity disorder (ADHD) and substance use and abuse/dependence: a meta-analytic review. Clin Psychol Rev. 2011;31(3):328-41.
10. Mohr-Jensen C, Bisgaard CM, Boldsen SK, Steinhausen HC. Attention-deficit/hyperactivity disorder in childhood and adolescence and the risk of crime in young adulthood in a Danish nationwide study. J Am Acad Child Adolesc Psychiatry. 2019;58(4):443-52.

11. Skoglund C, Kallner HK, Skalkidou A, Wikström AK, Lundin C, Hesselman S, et al. Association of attention-deficit/hyperactivity disorder with teenage birth among women and girls in Sweden. JAMA Netw Open. 2019;2(10):e1912463.

12. Ruiz-Goikoetxea M, Cortese S, Aznarez-Sanado M, Magallón S, Alvarez Zallo N, Luis EO, et al. Risk of unintentional injuries in children and adolescents with ADHD and the impact of ADHD medications: a systematic review and meta-analysis. Neurosci Biobehav Rev. 2018;84:63-71.

13. Septier M, Stordeur C, Zhang J, Delorme R, Cortese S. Association between suicidal spectrum behaviors and Attention-Deficit/Hyperactivity Disorder: A systematic review and meta-analysis. Neurosci Biobehav Rev. 2019;103:109-18.

14. Dalsgaard S, Østergaard SD, Leckman JF, Mortensen PB, Pedersen MG. Mortality in children, adolescents, and adults with attention deficit hyperactivity disorder: a nationwide cohort study. Lancet. 2015;385(9983):2190-6.

15. Faraone SV, Larsson H. Genetics of attention deficit hyperactivity disorder. Mol Psychiatry. 2019;24(4):562-75.

16. Ystrom E, Gustavson K, Brandlistuen RE, Knudsen GP, Magnus P, Susser E, et al. Prenatal exposure to acetaminophen and risk of ADHD. Pediatrics. 2017;140(5):e20163840.

17. Christensen J, Pedersen L, Sun Y, Dreier JW, Brikell I, Dalsgaard S. Association of prenatal exposure to valproate and other antiepileptic drugs with risk for attention-deficit/hyperactivity disorder in offspring. JAMA Netw Open. 2019;2(1):e186606.

18. Huang L, Wang Y, Zhang L, Zheng Z, Zhu T, Qu Y, et al. Maternal smoking and attention-deficit/hyperactivity disorder in offspring: a meta-analysis. Pediatrics. 2018;141(1):e20172465.

19. Sucksdorff M, Brown AS, Chudal R, Surcel HM, Hinkka-Yli-Salomäki S, Cheslack-Postava K, et al. Maternal vitamin D levels and the risk of offspring attention-deficit/hyperactivity disorder. J Am Acad Child Adolesc Psychiatry. 2021;60(1):142-51.e2.

20. Jenabi E, Bashirian S, Khazaei S, Basiri Z. The maternal prepregnancy body mass index and the risk of attention deficit hyperactivity disorder among children and adolescents: a systematic review and meta-analysis. Korean J Pediatr. 2019;62(10):374-9.

21. Maher GM, Dalman C, O'Keeffe GW, Kearney PM, McCarthy FP, Kenny LC, et al. Association between preeclampsia and attention-deficit/hyperactivity disorder: a population-based and sibling-matched cohort study. Acta Psychiatr Scand. 2020;142(4):275-83.

22. Zhang M, Wang C, Zhang X, Song H, Li Y. Association between exposure to air pollutants and attention-deficit hyperactivity disorder (ADHD) in children: a systematic review and meta-analysis. Int J Environ Health Res. 2022;32(1):207-19.

23. Franz AP, Bolat GU, Bolat H, Matijasevich A, Santos IS, Silveira RC, et al. Attention-deficit/hyperactivity disorder and very preterm/very low birth weight: a meta-analysis. Pediatrics. 2018;141(1):e20171645.

24. Chen Q, Hartman CA, Haavik J, Harro J, Klungsøyr K, Hegvik TA, et al. Common psychiatric and metabolic comorbidity of adult attention-deficit/hyperactivity disorder: a population-based cross-sectional study. PLoS One. 2018;13(9):e0204516.

25. Keilow M, Wu C, Obel C. Cumulative social disadvantage and risk of attention deficit hyperactivity disorder: Results from a nationwide cohort study. SSM Popul Health. 2020;10:100548.

26. Grevet EH, Bandeira CE, Vitola ES, Tavares MEA, Breda V, Zeni G, et al. The course of attention-deficit/hyperactivity disorder through midlife. Eur Arch Psychiatry Clin Neurosci. 2022 Dec 9.

27. Biederman J. Advances in the neurobiology of ADHD. CNS Spectr. 2007;12(S6):6-7.

28. Perwien A, Hall J, Swensen A, Swindle R. Stimulant treatment patterns and compliance in children and adults with newly treated attention-deficit/hyperactivity disorder. J Manag Care Pharm. 2004;10(2):122-9.

29. Charach A, Ickowicz A, Schachar R. Stimulant treatment over five years: adherence, effectiveness, and adverse effects. J Am Acad Child Adolesc Psychiatry. 2004;43(5):559-67.

30. Mick E, McManus DD, Goldberg RJ. Meta-analysis of increased heart rate and blood pressure associated with CNS stimulant treatment of ADHD in adults. Eur Neuropsychopharmacol. 2013;23(6):534-41.

31. Sayal K, Prasad V, Daley D, Ford T, Coghill D. ADHD in children and young people: prevalence, care pathways, and service provision. Lancet Psychiatry. 2018;5(2):175-86.

32. Faraone SV, Rostain AL, Montano CB, Mason O, Antshel KM, Newcorn JH. Systematic review: nonmedical use of prescription stimulants: risk factors, outcomes, and risk reduction strategies. J Am Acad Child Adolesc Psychiatry. 2020;59(1):100-12.
33. Cutler RL, Fernandez-Llimos F, Frommer M, Benrimoj C, Garcia-Cardenas V. Economic impact of medication non-adherence by disease groups: a systematic review. BMJ Open. 2018;8(1):e016982.
34. Faraone SV, Banaschewski T, Coghill D, Zheng Y, Biederman J, Bellgrove MA, et al. The world federation of ADHD International consensus statement: 208 evidence-based conclusions about the disorder. Neurosci Biobehav Rev. 2021;128:789-818.
35. Pliszka SR. Pharmacologic treatment of attention-deficit/hyperactivity disorder: efficacy, safety and mechanisms of action. Neuropsychol Rev. 2007;17(1):61-72.
36. Rimestad ML, Lambek R, Christiansen HZ, Hougaard E. Short- and long-term effects of parent training for preschool children with or at risk of ADHD: a systematic review and meta-analysis. J Atten Disord. 2019;23(5):423-34.
37. Young Z, Moghaddam N, Tickle A. The efficacy of cognitive behavioral therapy for adults with ADHD: A systematic review and meta-analysis of randomized controlled trials. J Atten Disord. 2020;24(6):875-88.
38. Philipsen A, Jans T, Graf E, Matthies S, Borel P, Colla M, et al. Effects of group psychotherapy, individual counseling, methylphenidate, and placebo in the treatment of adult attention-deficit/hyperactivity disorder: a randomized clinical trial. JAMA Psychiatry. 2015;72(12):1199-210.
39. Becker SP, Epstein JN, Tamm L, Tilford AA, Tischner CM, Isaacson PA, et al. Shortened sleep duration causes sleepiness, inattention, and oppositionality in adolescents with attention-deficit/hyperactivity disorder: findings from a crossover sleep restriction/extension study. J Am Acad Child Adolesc Psychiatry. 2019;58(4):433-42.
40. Nigg JT, Lewis K, Edinger T, Falk M. Meta-analysis of attention-deficit/hyperactivity disorder or attention--deficit/hyperactivity disorder symptoms, restriction diet, and synthetic food color additives. J Am Acad Child Adolesc Psychiatry. 2012;51(1):86-97.e8.
41. Breda V, Cerqueira RO, Ceolin G, Koning E, Fabe J, McDonald A, et al. Is there a place for dietetic interventions in adult ADHD? Prog Neuropsychopharmacol Biol Psychiatry. 2022;119:110613.
42. Seiffer B, Hautzinger M, Ulrich R, Wolf S. The efficacy of physical activity for children with attention deficit hyperactivity disorder: a meta-analysis of randomized controlled trials. J Atten Disord. 2022;26(5):656-73.
43. Lindhiem O, Goel M, Shaaban S, Mak KJ, Chikersal P, Feldman J, et al. Objective measurement of hyperactivity using mobile sensing and machine learning: pilot study. JMIR Form Res. 2022;6(4):e35803.
44. Pandria N, Petronikolou V, Lazaridis A, Karapiperis C, Kouloumpris E, Spachos D, et al. Information system for symptom diagnosis and improvement of attention deficit hyperactivity disorder: protocol for a nonrandomized controlled pilot study. JMIR Res Protoc. 2022;11(9):e40189.
45. Schuck S, Emmerson N, Ziv H, Collins P, Arastoo S, Warschauer M, et al. Designing an iPad app to monitor and improve classroom behavior for children with ADHD: iSelfControl feasibility and pilot studies. PLoS One. 2016;11(10):e0164229.
46. Weisman O, Schonherz Y, Harel T, Efron M, Elazar M, Gothelf D. Testing the efficacy of a smartphone application in improving medication adherence, among children with ADHD. Isr J Psychiatry. 2018;55(2):59-63.
47. Ruiz-Manrique G, Tajima-Pozo K, Montañes-Rada F. Case report: 'ADHD Trainer': the mobile application that enhances cognitive skills in ADHD patients. F1000Res. 2015;3:283.
48. Yerys BE, Bertollo JR, Kenworthy L, Dawson G, Marco EJ, Schultz RT, et al. Brief report: pilot study of a novel interactive digital treatment to improve cognitive control in children with autism spectrum disorder and co-occurring ADHD symptoms. J Autism Dev Disord. 2019;49(4):1727-37.
49. Ha S, Han JH, Ahn J, Lee K, Heo J, Choi Y, et al. Pilot study of a mobile application-based intervention to induce changes in neural activity in the frontal region and behaviors in children with attention deficit hyperactivity disorder and/or intellectual disability. J Psychiatr Res. 2022;146:286-96.
50. Kollins SH, DeLoss DJ, Cañadas E, Lutz J, Findling RL, Keefe RSE, et al. A novel digital intervention for actively reducing severity of paediatric ADHD (STARS-ADHD): a randomised controlled trial. Lancet Digit Health. 2020;2(4):e168-78.

51. Kollins SH, Childress A, Heusser AC, Lutz J. Effectiveness of a digital therapeutic as adjunct to treatment with medication in pediatric ADHD. NPJ Digit Med. 2021;4(1):58.
52. Powell L, Parker J, Harpin V. ADHD: is there an app for that? A suitability assessment of apps for the parents of children and young people with ADHD. JMIR Mhealth Uhealth. 2017;5(10):e149.
53. Păsărelu CR, Kertesz R, Dobrean A. The development and usability of a mobile app for parents of children with ADHD. Children. 2023;10(1):164.
54. Kostyrka-Allchorne K, Ballard C, Byford S, Cortese S, Daley D, Downs J, et al. Online parent training for the initial management of ADHD referrals (OPTIMA): the protocol for a randomised controlled trial of a digital parenting intervention implemented to support parents and children on a treatment waitlist. Trials. 2022;23(1):1003.
55. Luiu AL, Prada P, Perroud N, Lovis C, Ehrler F. ADHD mobile app feasibility test for adults. Stud Health Technol Inform. 2018;255:247-51.
56. Savickaite S, Morrison C, Lux E, Delafield-Butt J, Simmons DR. The use of a tablet-based app for investigating the influence of autistic and ADHD traits on performance in a complex drawing task. Behav Res Methods. 2022;54(5):2479-501.
57. Simons L, Valentine AZ, Falconer CJ, Groom M, Daley D, Craven MP, et al. Developing mHealth remote monitoring technology for attention deficit hyperactivity disorder: a qualitative study eliciting user priorities and needs. JMIR Mhealth Uhealth. 2016;4(1):e31.
58. Whitehead JC, Neeman R, Doniger GM. Preliminary real-world evidence supporting the efficacy of a remote neurofeedback system in improving mental health: retrospective single-group pretest-posttest study. JMIR Form Res. 2022;6(7):e35636.
59. Selaskowski B, Steffens M, Schulze M, Lingen M, Aslan B, Rosen H, et al. Smartphone-assisted psychoeducation in adult attention-deficit/hyperactivity disorder: a randomized controlled trial. Psychiatry Res. 2022;317:114802.
60. Biederman J, Fried R, DiSalvo M, Woodworth KY, Biederman I, Noyes E, et al. A novel text message intervention to improve adherence to stimulants in adults with attention deficit/hyperactivity disorder. J Clin Psychopharmacol. 2019;39(4):351-6.
61. Biederman J, Fried R, DiSalvo M, Driscoll H, Green A, Biederman I, et al. A novel digital health intervention to improve patient engagement to stimulants in adult ADHD in the primary care setting: preliminary findings from an open label study. Psychiatry Res. 2020;291:113158.
62. Jang S, Kim JJ, Kim SJ, Hong J, Kim S, Kim E. Mobile app-based chatbot to deliver cognitive behavioral therapy and psychoeducation for adults with attention deficit: a development and feasibility/usability study. Int J Med Inform. 2021;150:104440.
63. Knouse LE, Hu X, Sachs G, Isaacs S. Usability and feasibility of a cognitive-behavioral mobile app for ADHD in adults. PLOS Digit Health. 2022;1(8):e0000083.
64. Carvalho LR, Haas LM, Zeni G, Victor MM, Techele SP, Castanho JM, ET AL. Evaluation of the effectiveness of the FOCUS ADHD app in monitoring adults with attention-deficit/hyperactivity disorder. European Psychiatry. No prelo.

10 INTERVENÇÕES DIGITAIS EM *MINDFULNESS*

Marcelo Trombka
Gabriela Damasceno Ferreira Campos
Ana Laura Gehlen Walcher

"*O futuro de* mindfulness *é digital, e o futuro é agora*"[1]

A fim de facilitar a compreensão do que é efetivamente *mindfulness* e das evidências atuais de como essa poderosa ferramenta/habilidade pode ser aprendida e cultivada de forma digital, este capítulo é dividido em três partes.

A primeira parte é dedicada a uma breve contextualização histórica, bem como à definição de *mindfulness* e do que são as intervenções baseadas em *mindfulness* (IBMs). Na segunda parte, são apresentadas as evidências científicas relativas à entrega das intervenções baseadas ou informadas por *mindfulness* no formato on--line/digital no campo da saúde mental. Considerações e pesquisas recentes sobre o uso de aplicativos de *mindfulness* para *smartphone* são abordadas na última parte.

MINDFULNESS/INTERVENÇÕES BASEADAS EM *MINDFULNESS* (IBMS)

Mindfulness é descrito como a consciência que surge ao se prestar atenção, intencionalmente, no momento presente, abstendo-se de fazer julgamentos. Há três componentes principais que constroem o processo do *mindfulness*: intenção, atenção e atitude. A intenção se relaciona ao propósito voluntário de se prestar atenção à experiência presente e ao contato com a finalidade de praticar. O componente da atenção envolve observar as experiências internas e externas a cada momento. A atitude refere-se à qualidade da atenção despendida nesse processo, a qual é ancorada em uma postura de abertura e aceitação em relação à experiência presente.[2]

Ainda que muitas vezes o termo "meditação" seja empregado para se referir ao *mindfulness*, é importante esclarecer que não se trata de sinônimos. Ambos reforçam a habilidade de direcionar a atenção à experiência do momento presente, mas, enquanto a meditação envolve intenções e processos cognitivos diversos, as práticas de meditação *mindfulness* buscam cultivar a atitude específica que envolve abertura, curiosidade, aceitação, não reatividade e não julgamento.[3]

A meditação *mindfulness* originou-se há mais de 2.500 anos, a partir da meditação budista Vipassana praticada por Sidarta Gautama no Oriente. Na década de 1970, foi adaptada e incorporada, no Ocidente, como intervenções psicossociais secularizadas e manualizadas destinadas à promoção de saúde, bem-estar e redução de estresse: as chamadas IBMs. Assim, as IBMs consistem em um treinamento sistemático em grupo que é sustentado em práticas formais e informais de meditação *mindfulness*.[3]

Os benefícios da atenção centrada no presente, que podem ser cultivados por meio da prática de *mindfulness*, incluem maior autoconsciência, maior autorregulação, maior abertura e aceitação às experiências e desenvolvimento de novas perspectivas sobre o contexto e o conteúdo das informações recebidas.[4] O treinamento em *mindfulness* leva a efeitos psicológicos, somáticos, comportamentais e interpessoais benéficos, desenvolvendo tolerância, aceitação, paciência, confiança, abertura, gentileza, generosidade, empatia, gratidão e bondade; cada um dos quais é relevante para o tratamento de pessoas com transtornos mentais, bem como para a promoção geral de bem-estar e qualidade de vida.[5,6] Especial destaque deve ser dado às evidências crescentes da eficácia de programas baseados em *mindfulness* para a redução de sintomas ansiosos e depressivos e na prevenção de recaídas no transtorno depressivo maior.[7,8]

■ INTERVENÇÕES BASEADAS EM *MINDFULNESS* (IBMS)

Jon Kabat-Zinn manualizou a primeira IBM, denominada *mindfulness-based stress reduction* (MBSR), em 1977, criando um programa de 8 semanas para o tratamento de pacientes com dor crônica e transtornos relacionados ao estresse. Com base na MBSR, a segunda IBM foi desenvolvida na Universidade de Oxford e intitulada de *mindfulness-based cognitive therapy* (MBCT). O programa MBCT aliou os principais elementos da MBSR às técnicas da terapia cognitivo-comportamental, com o intuito de auxiliar pessoas com histórico de depressão a prevenir recaídas.[2]

A fim de garantir que as IBMs se mantenham ancoradas na ciência e destinadas à promoção da saúde mental, física e do bem-estar, é necessário que certas características estejam presentes.[9] Na **Tabela 10.1** encontram-se elementos essenciais ou flexíveis das IBMs.

■ Tabela 10.1
Elementos das IBMs

Elementos essenciais	Elementos flexíveis
IBM	
1. É constituído por teorias e práticas que derivam da confluência de tradições contemplativas, ciência e principais disciplinas da medicina, da psicologia e da educação.	1. Os elementos curriculares essenciais são integrados aos elementos curriculares adaptados e modificados para contextos e populações específicas.
2. É sustentado por um modelo que endereça as causas do sofrimento humano e as formas de aliviá-lo.	2. As variações na estrutura, na duração e na entrega do programa são realizadas para se adequar à população e ao contexto.
3. Desenvolve uma nova relação com a experiência, caracterizada pelo foco no momento presente e pelo descentramento.	
3. Apoia o desenvolvimento da autorregulação atencional, emocional e comportamental, bem como de qualidades positivas, como compaixão, sabedoria e equanimidade.	
4. Envolve o participante em um treinamento intensivo de práticas de meditação *mindfulness* em um processo de aprendizagem investigativo e experiencial, com exercícios para ampliar a perspectiva e a compreensão.	
Professor das IBMs	
1. Tem competências específicas que permitem a entrega efetiva da IBM.	1. Tem conhecimento, experiência e formação profissional relacionada à população na qual o programa será implementado.
2. Tem a capacidade de incorporar as qualidades e as atitudes do *mindfulness* no processo de ensino.	2. Tem conhecimento de processos teóricos subjacentes ao ensino nos contextos ou populações específicas.
3. Realizou treinamento apropriado e se compromete em manter práticas contínuas.	
4. Faz parte de um processo de aprendizagem participativo com seus alunos, clientes ou pacientes.	

Fonte: Crane e colaboradores.[9]

Intervenções digitais em *mindfulness*

A partir de 2007, com o advento de plataformas digitais e *smartphones*, os treinamentos digitais ganharam muita popularidade e alcance de público.[1] Ainda que muitos sejam os desafios, as intervenções digitais baseadas em *mindfulness* oferecem uma grande oportunidade de proporcionar um treinamento de alta qualidade a um público global cada vez mais conectado à internet. Além disso, a forma de entrega dos protocolos também vem se transformando desde 2015, com o aumento de acesso via aplicativos de celular em vez de *websites*, ampliando ainda mais o acesso e a facilidade de uso.[10] Na **Tabela 10.2**, são sintetizadas as principais vantagens dessa transição, bem como os desafios existentes.

■ **Tabela 10.2**
Vantagens e desvantagens das IBMs no formato *on-line*/digital

Vantagens da IBM *on-line*/digital	Desafios da IBM *on-line*/digital
Acessibilidade: redução dos aspectos geográficos, logísticos e financeiros. O aumento da flexibilidade de horários também pode estimular a adesão ao tratamento.	**Diversidade de público:** desafio de abordar as diferenças individuais dentro do público-alvo e de fornecer uma instrução personalizada.
Padronização: oportunidade de padronizar os principais elementos do conteúdo e da apresentação do curso, garantindo que todos os usuários recebam a mesma instrução de alta qualidade.	**Falta de objetivos claros:** a dificuldade de definir objetivos claros para as intervenções pode impactar no alcance dos desfechos desejáveis.
Ensino personalizado: possibilidade de adaptar o conteúdo às habilidades, aos interesses e aos valores dos usuários individuais. Essa adaptação personalizada tem mostrado maior engajamento e melhores resultados de aprendizagem.	**Definição de público-alvo:** dificuldade de distinguir as características de públicos--alvo específicos, a fim de atender às necessidades, aos interesses e às capacidades dos usuários.
Eficácia: um treinamento digital bem projetado pode obter resultados iguais ou até melhores que intervenções presenciais/convencionais.	**Aprendizagem eficaz:** usuários relataram dificuldade de compreender os conceitos centrais de *mindfulness*, incerteza sobre praticar corretamente e receio de interpretar incorretamente o propósito da intervenção.
Estudos atuais: pesquisas apontam que programas digitais proporcionam melhora no aumento de atenção e redução de ansiedade, depressão e estresse.[10,11]	**Adesão ao tratamento:** diversos estudos relataram altos índices de desistência dos programas e/ou dificuldade de engajamento nas práticas.

Fonte: Elaborada com base em Mrazek e colaboradores.[1]

INTERVENÇÕES BASEADAS/INFORMADAS EM *MINDFULNESS* APLICADAS NO FORMATO *ON-LINE*/DIGITAL

■ INTERVENÇÕES BASEADAS EM *MINDFULNESS* (IBMS)

As IBMs mais aplicadas e pesquisadas no formato *on-line* são a MBSR e a MBCT. A MBSR consiste em oito sessões semanais de 2 horas e meia, além de um retiro intensivo de 1 dia, em que os participantes são introduzidos à prática formal de *mindfulness*. O protocolo enfatiza a atenção plena a pensamentos, sentimentos, sensações físicas e ambiente, e inclui meditações sentado, caminhadas meditativas e ioga. Além disso, os participantes são incentivados a praticar *mindfulness* diariamente em casa, por, pelo menos, 30 minutos. Uma literatura robusta demonstra que a MBSR reduz significativamente a ansiedade, a depressão e o estresse em diferentes populações, e está associada a incrementos na função imunológica, na memória, na concentração e na qualidade do sono.[3]

A MBCT consiste em oito sessões semanais com práticas formais de *mindfulness* e discussões em grupo, e inclui exercícios cognitivos com foco em identificar distorções cognitivas que levam a sintomas de estresse, depressão e ansiedade. O objetivo é ensinar aos participantes como desenvolver uma maior consciência e aceitação das experiências presentes, sem julgamento ou reatividade, e a identificar padrões de pensamentos negativos e automáticos. Estudos clínicos demonstram que a MBCT é eficaz para prevenção de recaídas de depressão, redução de sintomas de ansiedade e incremento da qualidade de vida, resiliência e regulação emocional.[3]

Uma metanálise que avaliou a eficácia de IBMs aplicadas de forma *on-line* e incluiu 97 estudos revelou efeitos significativos após as intervenções para redução de sintomas de depressão e estresse (tamanho de efeito moderado), ansiedade (tamanho de efeito pequeno) e aumento do traço de *mindfulness* (tendência de estar *mindful* no dia a dia, tamanho de efeito moderado).[10] A eficácia das IBMs *on-line* para redução de sintomas de depressão e ansiedade permaneceu nas avaliações de *follow-up*, porém com tamanho de efeito menor.

Os resultados da metanálise citada corroboram achados de metanálises menores anteriores que já indicavam que as IBMs *on-line* têm um impacto significativo na promoção da saúde mental.[12] Uma metanálise de IBMs *on-line* realizada durante a pandemia sugere que intervenções com duração mais longa têm efeitos ainda maiores em desfechos de ansiedade e qualidade de vida.[11] A **Tabela 10.3** resume as evidências atuais oriundas de ensaios clínicos que avaliaram a implementação das intervenções de *mindfulness on-line* para os principais desfechos em saúde mental.

■ INTERVENÇÕES INFORMADAS POR *MINDFULNESS*

A terapia de aceitação e compromisso (ACT) é um modelo de terapia comportamental baseado em evidências e informada por *mindfulness* que enfatiza o contexto e a função

Tabela 10.3
Evidências de intervenções de *mindfulness* no formato *on-line*/digital

Programa on-line	Redução de ansiedade	Redução de sintomas depressivos	Aumento do bem--estar	Redução de estresse	Aumento do traço de mindfulness	Melhora da insônia	Comer compulsivo	Artigos de referência
MBSR (*Mindfulness-based stress reduction*)	+	+	+	+	+	NA	NA	Alvarado-Garcia e Soto-Vasquez[13]
								Glück e Maercker[14]
								Kvillemo e colaboradores.[15]
								Allexandre e colaboradores[16]
								Sun e colaboradores[17]
MBCT (*Mindfulness-based cognitive therapy*)	+	+	+	+	+	NA	NA	Asl[18]
								Simonsson e colaboradores[19]
								Segal e colaboradores[20]
								Kladnitski e colaboradores[21]

(*Continua*)

■ Tabela 10.3
Evidências de intervenções de mindfulness no formato on-line/digital

(Continuação)

Programa on-line	Redução de ansiedade	Redução de sintomas depressivos	Aumento do bem-estar	Redução de estresse	Aumento do traço de mindfulness	Melhora da insônia	Comer compulsivo	Artigos de referência
MBTI (Mindfulness-based therapy for insomnia)	NA	NA	NA	NA	-	+	NA	Kennett e colaboradores[22]
Programa de mindfulness eating	NA	NA	NA	NA	NA	NA	+	Devonport e colaboradores[23]
Internet-based mindfulness treatment	+	+	+	NA	NA	+	NA	Boettcher e colaboradores[24]
Mind-OP	+	-	NA	+	+	NA	NA	Beshai e colaboradores[25]
MVC (Mindfulness virtual community)	+	+	NA	+	+	NA	NA	El Morr e colaboradores[26] Ritvo e colaboradores[27]
MBCL (Mindfulness-based compassionate living)	+	+	+	+	+	NA	NA	Krieger e colaboradores[28]

+: Efeito significativo; -: Sem efeito significativo; NA: Não avaliado dos fenômenos psicológicos como alvo do tratamento e a promoção de flexibilidade psicológica. Em vez de modificar os conteúdos de pensamentos e crenças, essa abordagem atua no contexto sócio-verbal que os alimenta, visando fortalecer a capacidade de aceitar as experiências emocionais presentes e viver de acordo com os próprios valores.

A ACT tem sido amplamente aplicada de forma *on-line*. Uma recente metanálise de ACT *on-line* indicou melhorias significativas para sintomas depressivos, ansiosos, qualidade de vida e flexibilidade psicológica em comparação com grupos-controle.[10] Ainda que o tamanho de efeito tenha se mostrado menor do que o da ACT presencial, os efeitos terapêuticos são mantidos em longo prazo. Nos 25 ensaios clínicos analisados, os participantes se envolveram em aproximadamente 75,77% dos módulos ou sessões dos programas, demonstrando alto engajamento, apesar da natureza *on-line* da intervenção, de modo similar a outros estudos que apontam excelente aderência à abordagem. Além disso, a ACT *on-line* tem-se mostrado efetiva na promoção de flexibilidade psicológica, corroborando as suposições teóricas sobre o foco em processos transdiagnósticos.[10]

Outra abordagem comportamental com amplo respaldo científico e forte embasamento nos princípios do *mindfulness* é a terapia comportamental dialética (DBT). Embora tenha sido desenvolvida inicialmente para o tratamento de pessoas diagnosticadas com transtorno da personalidade *borderline*, essa abordagem tem-se mostrado eficaz em outras populações clínicas cuja principal característica é a desregulação emocional. As quatro modalidades que compõem o tratamento da DBT são: a terapia individual, o treinamento de habilidades, o *coaching* telefônico e a reunião de equipe. As habilidades são divididas em quatro módulos: *mindfulness*, regulação emocional, efetividade interpessoal e tolerância ao mal-estar.

Apesar do aumento expressivo do uso da DBT no formato *on-line*, até o momento não há evidências consistentes de que a DBT *on-line* ou combinada seja superior ou, pelo menos, igualmente eficaz à DBT presencial padrão. Desregulação emocional, que impacta as interações virtuais devido a sentimentos de vergonha, desconexão com a sessão e distratibilidade têm sido relatadas como possíveis desafios para a efetividade da DBT *on-line*.[29]

APLICATIVOS DE *MINDFULNESS*

Embora os benefícios de se aprender *mindfulness*, aceitação e autocompaixão sejam bem conhecidos, a maioria das intervenções que ensinam esses princípios são presenciais, o que pode limitar sua disseminação entre a população. Ademais, barreiras como custo, disponibilidade do terapeuta e localização geográfica podem dificultar o acesso a essas intervenções. Assim, disponibilizá-las via aplicativos para *smartphone* é uma boa alternativa para superar essas barreiras.[30]

Os poucos estudos controlados e randomizados publicados sugerem que os aplicativos de *mindfulness* podem trazer efeitos positivos; no entanto, está claro que há uma forte necessidade de mais investigações nesse campo.[31,32] Acreditamos que os aplicativos de *mindfulness* possam ter valor não apenas como uma alternativa, mas como um complemento às sessões ou a formatos guiados *on-line* para o treinamento em *mindfulness*. Portanto, estudos de formatos combinados são importantes. A **Tabela 10.4** apresenta os principais aplicativos disponíveis no mercado que oferecem, entre seus recursos, práticas de *mindfulness* e suas especificidades.

■ **Tabela 10.4**
Aplicativos que incluem práticas de *mindfulness*

Aplicativo	Custo	Plataforma	Recursos
Headspace	Gratuito por 7 ou 14 dias; US$ 12,99/mês; US$ 69,99/ano; o plano familiar para até seis usuários custa US$ 99,99/ano	iOS, Android	Meditações guiadas para todos os níveis. Mais bem avaliado no geral.
Ten Percent Happier	Gratuito por 7 dias; em torno de US$100/ano	iOS, Android	Acesso a cursos de meditação, palestras conduzidas por especialistas e *podcasts*. Melhor para iniciantes.
Calm	Gratuito por 7 dias; US$69,99/ano	iOS, Android	Sons de fundo calmantes e meditações curtas. Melhor para insônia.
Insight Timer	Gratuito; *premium* por US$60/ano	iOS, Android	Mais de 150 mil meditações gratuitas. Meditações em português.
Buddhify	US$4,99 para iOS, US$3,99 para Google Play	iOS, Android	Meditações breves.
Unplug	Gratuito por 7 dias; US$12,99/mês, US$69,99/ano	iOS, Android	Temporizador de meditação, rastreador de progresso.
Simple Habit	Gratuito; US$12/mês, US$90/ano	iOS, Android	Meditações de 5 minutos.
Breathwrk	Gratuito por 7 dias; US$9/mês; US$49/ano	iOS, Android	Técnicas de respiração para usar em qualquer local.
Smiling Mind	Gratuito	iOS, Android	Meditações para crianças e família.

Embora esses aplicativos tenham sido desenvolvidos inicialmente para usuários de língua inglesa, alguns têm adaptações para o português. O Instituto Brasileiro de Bem-estar e *Mindfulness* possui uma plataforma com recursos e treinamentos desenvolvidos para o público brasileiro.

■ DESEMPENHO GERAL

Um estudo sobre a qualidade dos aplicativos para *smartphone* mais utilizados por meio da escala Mobile Application Rating Scale (MARS), que avalia engajamento, funcionalidade, informação, estética e satisfação para prática de *mindfulness*, mostrou que o aplicativo Headspace teve o melhor desempenho geral. Headspace, Mindfulise, Buddhify 2 e Smiling Mind ultrapassaram o nível mínimo aceitável. Esses aplicativos apresentaram qualidade gráfica elevada, plataforma fácil de usar e sons adequados para meditações guiadas.[31]

ANSIEDADE E DEPRESSÃO

Em um estudo publicado em 2021, 239 participantes com insônia foram randomizados para um grupo de lista de espera ou outro grupo orientado a meditar por pelo menos 10 minutos diariamente, durante 8 semanas, utilizando o aplicativo Calm. A ansiedade e a depressão foram medidas usando a Escala Hospitalar de Ansiedade e Depressão (HADS). Em comparação com participantes do grupo-controle, os usuários do Calm tiveram reduções estatística e clinicamente significativas de sintomas depressivos e ansiosos ao longo do estudo de 8 semanas. Esse estudo indica que o Calm pode ser uma solução para melhorar clinicamente a saúde mental daqueles que têm distúrbios do sono.[33] Esses resultados são consistentes com estudos anteriores que mostram que aplicativos móveis, usando principalmente estratégias cognitivo-comportamentais, podem melhorar a depressão e a ansiedade.[34] Os aplicativos Headspace e Smiling Mind também melhoraram sintomas depressivos e a adaptação de estudantes universitários à faculdade em um período de 10 dias.[35]

TRANSTORNOS ALIMENTARES (*MINDFUL EATING*)

Os programas de *mindful eating* representam uma área emergente de pesquisa para gerenciar a alimentação não saudável, a compulsão alimentar e a alimentação emocional por meio das habilidades de *mindfulness*. Em uma revisão publicada em 2021, muitos dos aplicativos de *mindful eating* revisados foram avaliados como funcionais e tiveram pontuações moderadas em estética com base nos critérios da avaliação MARS, sendo os mais bem avaliados os aplicativos In the Moment, Mindful Eating Tracker, The Savour Coach e Weightless. A maioria dos aplicativos, no entanto, não ensina os usuários a comer conscientemente usando todos os cinco sentidos, tendo sido classificados como incompletos. Muitos dos aplicativos são cronômetros para comer, aplicativos de classificação de fome ou diários alimentares. Para realmente ensinar *mindful eating*, precisariam incluir meditações alimentares para ajudar as pessoas na identificação da compulsão alimentar, da plenitude e da saciedade, além de práticas de desejo que podem ajudá-las a lidar com a impulsividade. Acreditamos que os futuros aplicativos de *mindful eating* devem ser aprimorados com o desenvolvimento desses vários domínios, incluindo recursos envolventes e divertidos fornecidos por meio de diversas mídias para garantir o uso sustentado e o interesse dos usuários.[36]

INSÔNIA

O aplicativo Calm já foi testado em diferentes estudos clínicos como tratamento para insônia. Um ensaio clínico controlado e randomizado indicou que seu uso por 8 semanas melhorou a qualidade do sono, diminuiu significativamente a fadiga diurna, bem como a sonolência diurna e a ativação pré-sono cognitiva e somática em comparação a um grupo-controle de lista de espera. Esse estudo controlado randomizado demonstrou que o aplicativo Calm pode ser usado para tratar fadiga, sonolência diurna e ativação pré-sono em adultos com distúrbios do sono.[37]

Uma análise secundária de um ensaio clínico controlado e randomizado com 1.029 participantes comparou o uso do aplicativo Calm a um grupo-controle de lista de espera por 8 semanas entre funcionários de uma empresa varejista. A gravidade dos sintomas de insônia, sonolência diurna e comprometimento da produtividade (ou seja, absenteísmo, presenteísmo, comprometimento geral da produtividade e comprometimento das atividades fora do trabalho) foi avaliada. A intervenção com o Calm produziu reduções significativamente maiores nos sintomas de insônia, e a diminuição da insônia foi associada à diminuição do comprometimento da produtividade no trabalho.[38]

■ METANÁLISES

Resultados de uma metanálise apontam que aplicativos de *mindfulness* têm efeito pequeno a médio quando comparados a condições de controle para percepção de estresse, sintomas de depressão e ansiedade, satisfação com a vida, qualidade de vida, *burnout*, bem-estar psicológico e afetos positivos e negativos. Os efeitos foram mantidos no seguimento ao longo do tempo para sintomas de ansiedade, estresse e qualidade de vida, mas não para sintomas depressivos.[39]

Outra metanálise, com 27 ensaios clínicos randomizados, examinou se os princípios de aceitação, *mindfulness* e autocompaixão podem ser efetivamente aprendidos por meio de aplicativos. Aplicativos para *smartphone* resultaram em níveis significativamente mais altos de aceitação/*mindfulness*, além de níveis significativamente mais baixos de angústia. Ademais, produziram aumentos significativamente maiores em autocompaixão, embora a qualidade dos ensaios clínicos nessa análise tenha sido avaliada como insatisfatória.

Os autores concluem que esses princípios podem ser aprendidos por meio de aplicativos para *smartphone*, no entanto, a qualidade da evidência disponível é limitada.[40]

CONSIDERAÇÕES FINAIS

Em suma, a literatura demonstra que as principais intervenções baseadas/informadas por *mindfulness* aplicadas no formato *on-line* parecem ser capazes de reproduzir os efeitos positivos da forma presencial/convencional na promoção de saúde mental e bem-estar, apresentando-se como uma ótima alternativa para aumentar a acessibilidade. Os formatos *on-line* da MBSR, da MBCT e da ACT destacam-se quanto à efetividade, havendo necessidade de mais pesquisas para avaliar a DBT. Sugere-se que futuros estudos avaliem de forma mais rigorosa medidas de *follow-up* de longo prazo, bem como a adesão e o engajamento dos participantes no formato digital.

A literatura científica também apresenta suporte ao uso crescente de aplicativos de *mindfulness*. Apesar das limitações descritas até o momento, não temos dúvida de que a digitalização do *mindfulness* veio para ficar. Suas limitações não devem ser ignoradas, tampouco suas vantagens e possibilidades.

REFERÊNCIAS

1. Mrazek AJ, Mrazek MD, Cherolini CM, Cloughesy JN, Cynman DJ, Gougis LJ, et al. The future of mindfulness training is digital, and the future is now. Curr Opin Psychol. 2019;28:81-6.
2. Kabat-Zinn J. Mindfulness-based interventions in context: past, present, and future. Clin Psychol. 2003;10(2):144-56.
3. Schuman-Olivier Z, Trombka M, Lovas DA, Brewer JA, Vago DR, Gawande R, et al. Mindfulness and behavior change. Harv Rev Psychiatry. 2020;28(6):371-94.
4. Langer EJ. Matters of mind: mindfulness/mindlessness in perspective. Conscious Cogn. 1992;1(3):289-305.
5. Slade M. Mental illness and well-being: the central importance of positive psychology and recovery approaches. BMC Health Serv Res. 2010;10:26.
6. Irving JA, Dobkin PL, Park J. Cultivating mindfulness in health care professionals: a review of empirical studies of mindfulness-based stress reduction (MBSR). Complement Ther Clin Pract. 2009;15(2):61-6.
7. Khoury B, Lecomte T, Fortin G, Masse M, Therien P, Bouchard V, et al. Mindfulness-based therapy: a comprehensive meta-analysis. Clin Psychol Rev. 2013;33(6):763-71.
8. Chiesa A, Serretti A. Mindfulness based cognitive therapy for psychiatric disorders: a systematic review and meta-analysis. Psychiatry Res. 2011;187(3):441-53.
9. Crane R, Brewer J, Feldman C, Kabat-ZinnJ, Santorelli S, Williams J, et al. What defines mindfulness-based programs? The warp and the weft. Psychol Med. 2017;47(6):990-9.
10. Sommers-Spijkerman M, Austin J, Bohlmeijer E, Pots W. New evidence in the booming field of online mindfulness: an updated meta-analysis of randomized controlled trials. JMIR Ment Health. 2021;8(7):e28168.
11. Witarto BS, Visuddho V, Witarto AP, Bestari D, Sawitri B, Melapi TAS, et al. Effectiveness of online mindfulness-based interventions in improving mental health during the COVID-19 pandemic: a systematic review and meta-analysis of randomized controlled trials. PLoS One. 2022;17(9):e0274177.
12. Victorson DE, Sauer CM, Wolters L, Maletich C, Lukoff K, Sufrin N. Meta-analysis of technology-enabled mindfulness-based programs for negative affect and mindful awareness. Mindfulness. 2020;11(8):1884-99.

13. Alvarado-García PAA, Soto-Vasquez MR. Effect of an online mindfulness program on stress during the covid-19 pandemic. Med Natur. 2021;15:46-49.
14. GlückTM, MaerckerA. A randomized controlled pilot study of a brief web-based mindfulness training. BMC Psychiatry. 2011;11:175.
15. Kvillemo P, Brandberg Y, Bränström R. Feasibility and outcomes of an internet-based mindfulness training program: a pilot randomized controlled trial. JMIR Ment Health. 2016;3(3):e33.
16. Allexandre D, Bernstein AM, Walker E, Hunter J, Roizen MF, Morledge TJ. A web-based mindfulness stress management program in a corporate call center: a randomized clinical trial to evaluate the added benefit of onsite group support. J Occup Environ Med. 2016;58(3):254-64.
17. Sun S, Lin D, Goldberg S, Shen Z, Chen P, Qiao S, et al. A mindfulness-based mobile health (mHealth) intervention among psychologically distressed university students in quarantine during the COVID-19 pandemic: a randomized controlled trial. J Couns Psychol. 2022;69(2):157-71.
18. Asl NRH. A randomized controlled trial of a mindfulness-based intervention in social workers working during the COVID-19 crisis. Curr Psychol. 2022;41(11):8192-9.
19. Simonsson O, Bazin O, Fisher SD, Goldberg SB. Effects of an eight-week, online mindfulness program on anxiety and depression in university students during COVID-19: a randomized controlled trial. Psychiatry Res. 2021;305:114222.
20. Segal ZV, Dimidjian S, Beck A, Boggs JM, Vanderkruik R, Metcalf CA, et al. Outcomes of online mindfulness-based cognitive therapy for patients with residual depressive symptoms: a randomized clinical trial. JAMA Psychiatry. 2020;77(6):563-73.
21. Kladnitski N, Smith J, Uppal S, James MA, Allen AR, Andrews G, et al. Transdiagnostic internet-delivered CBT and mindfulness-based treatment for depression and anxiety: a randomised controlled trial. Internet Interv. 2020;20:100310.
22. KennettL, Bei B, JacksonML. A randomized controlled trial to examine the feasibility and preliminary efficacy of a digital mindfulness-based therapy for improving insomnia symptoms. Mindfulness. 2021;12:2460-72.
23. Devonport TJ, Chen-Wilson CH, Nicholls W, Robazza C, Cagas JY, Fernández-Montalvo J, et al. Brief Remote intervention to manage food cravings and emotions during the COVID-19 pandemic: a pilot study. Front Psychol. 2022;13:903096.
24. Boettcher J, Aström V, Påhlsson D, Schenström O, Andersson G, Carlbring P. Internet-based mindfulness treatment for anxiety disorders: a randomized controlled trial. Behav Ther. 2014;45(2):241-53.
25. Beshai S, Bueno C, Yu M, Feeney JR, Pitariu A. Examining the effectiveness of an online program to cultivate mindfulness and self-compassion skills (Mind-OP): randomized controlled trial on Amazon's mechanical Turk. Behav Res Ther. 2020;134:103724.
26. El Morr C, Ritvo P, Ahmad F, Moineddin R; MVC Team. Effectiveness of an 8-week web-based mindfulness virtual community intervention for university students on symptoms of stress, anxiety, and depression: randomized controlled trial. JMIR Ment Health. 2020;7(7):e18595.
27. Ritvo P, Ahmad F, Morr C, Pirbaglou M, Moineddin R, Team M. A mindfulness-based intervention for student depression, anxiety, and stress: randomized controlled trial. JMIR Ment Health. 2021;8(1):e23491.
28. Krieger T, Reber F, von Glutz B, Urech A, Moser CT, Schulz A, et al. An internet-based compassion-focused intervention for increased self-criticism: a randomized controlled trial. Behav Ther. 2019;50(2):430-45.
29. van Leeuwen H, Sinnaeve R, Witteveen U, Van Daele T, Ossewaarde L, Egger JIM, et al. Reviewing the availability, efficacy and clinical utility of Telepsychology in dialectical behavior therapy (Tele-DBT). Borderline Personal Disord Emot Dysregul. 2021;8(1):26.
30. Fairburn CG, Patel V. The impact of digital technology on psychological treatments and their dissemination. Behav Res Ther. 2017;88:19-25.
31. Mani M, Kavanagh DJ, Hides L, Stoyanov SR. Review and evaluation of mindfulness-based iPhone apps. JMIR Mhealth Uhealth. 2015;3(3):e82.
32. Plaza I, Demarzo MMP, Herrera-Mercadal P, García-Campayo J. Mindfulness-based mobile applications: literature review and analysis of current features. JMIR Mhealth Uhealth. 2013;1(2):e24.

33. Huberty J, Puzia ME, Green J, Vlisides-Henry RD, Larkey L, Irwin MR, et al. A mindfulness meditation mobile app improves depression and anxiety in adults with sleep disturbance: analysis from a randomized controlled trial. Gen Hosp Psychiatry. 2021;73:30-7.
34. Firth J, Torous J, Nicholas J, Carney R, Rosenbaum S, Sarris J. Can smartphone mental health interventions reduce symptoms of anxiety? A meta-analysis of randomized controlled trials. J Affect Disord. 2017;218:15-22.
35. Flett JAM, Hayne H, Riordan BC, Thompson LM, Conner TS. Mobile mindfulness meditation: a randomised controlled trial of the effect of two popular apps on mental health. Mindfulness. 2018;10(5):863-76.
36. Lyzwinski LN, Edirippulige S, Caffery L, Bambling M. Mindful eating mobile health apps: review and appraisal. JMIR Mental Health. 2019;6(8):e12820.
37. Huberty JL, Green J, Puzia ME, Larkey L, Laird B, Vranceanu AM, et al. Testing a mindfulness meditation mobile app for the treatment of sleep-related symptoms in adults with sleep disturbance: a randomized controlled trial. PLoS One. 2021;16(1):e0244717.
38. Espel-Huynh H, Baldwin M, Puzia M, Huberty J. The indirect effects of a mindfulness mobile app on productivity through changes in sleep among retail employees: secondary analysis. JMIR Mhealth UHealth. 2022;10(9):e40500.
39. Gál É, Stefan S, Cristea IA. The efficacy of mindfulness meditation apps in enhancing users' well-being and mental health related outcomes: a meta-analysis of randomized controlled trials. J Affect Disord. 2021;279:131-42.
40. Linardon J. Can acceptance, mindfulness, and self-compassion be learnt by smartphone apps? A systematic and meta-analytic review of randomized controlled trials. Behav Ther. 2020;51(4):646-58.

11 INTERVENÇÕES DIGITAIS PARA *SKIN PICKING*

Carolina Cassiano Rangel
Alice C. M. Xavier
Malu Joyce de Amorim Macedo
Carolina Blaya Dreher

O *skin picking* (SP), também chamado de transtorno de escoriação, dermatotilexomania ou dermatotilomania, é caracterizado pelo comportamento de cutucar a pele de forma recorrente, apesar de tentativas repetidas de parar ou reduzir o comportamento, ocasionando lesões cutâneas.[1] O SP foi caracterizado como comportamento repetitivo focado no corpo (CRFC) e incluído na 5ª edição do *Manual diagnóstico e estatístico de transtornos mentais* (DSM-5) como parte do transtorno obsessivo-compulsivo e transtornos relacionados. A prevalência de SP varia entre os estudos, porém os achados mais recentes encontraram uma prevalência atual de 2,1% e, ao longo da vida, de 3,1%.[2] Esses achados confirmam a prevalência já estimada em estudos prévios realizados nos Estados Unidos, que encontraram prevalências de 1,4 e 5,4%,[3,4] e também de um estudo realizado no Brasil, que encontrou uma prevalência de SP de 3,4%.[5] Quando avaliamos alguns grupos específicos, a frequência do SP fica ainda maior; por exemplo, em pacientes com afecções dermatológicas, chega a acometer um em cada quatro pacientes.[6] Isso porque muitas vezes o gatilho para o surgimento do SP é a ocorrência de uma afecção dermatológica, como, por exemplo, a acne. Esse transtorno é mais prevalente em mulheres,[2-4] tendo idade de início variada, podendo ter início precoce, na adolescência, ou início tardio.[7] Seu curso tende a ser crônico, com momentos de melhora e outros de reagudização, similar ao curso dos transtornos de ansiedade e do transtorno obsessivo-compulsivo (TOC). A piora de doenças de pele de base, como acne, dermatite atópica ou psoríase, pode ser um gatilho para o recrudescimento do hábito de cutucar a pele. Para alguns indivíduos, os sintomas podem melhorar e piorar por semanas, meses ou anos, e apenas uma minoria entrará em remissão sem tratamento.[8]

Em relação aos aspectos etiológicos e neurobiológicos do SP, várias hipóteses já foram aventadas, integrando fundamentos clínicos, biológicos e neurocognitivos do transtorno.[9] Estudos sugeriram que tanto fatores familiares[10] quanto genéticos[11] podem influenciar o comportamento de cutucar a pele. A literatura apresenta resultados variados na área de processamento cerebral e circuitos neurais nos CRFCs.[9] E, apesar de estudos tentarem analisar a heterogeneidade etiológica e fenotípica do transtorno, ainda não foi possível estabelecer um modelo patológico devido a amostras pequenas e descobertas inconsistentes.[9]

Diversos estudos identificaram prejuízos físicos e psicossociais significativos resultantes do comportamento de cutucar a pele.[4,5,12-14] Os maiores prejuízos relatados ocorrem no âmbito social e ocupacional, podendo estar relacionados à frequente visibilidade das lesões e cicatrizes.[12,13] Além disso, complicações do SP são frequentes, e um percentual significativo dos pacientes necessita de antibioticoterapia para as infecções secundárias às lesões.[15] Os danos podem resultar em prejuízos significativos à pele, exigindo cirurgia e, em casos raros, ser fatais.[16] Além dos prejuízos físicos causados, o transtorno também está relacionado a significativa evitação e constrangimento social. Os portadores podem passar horas por dia cutucando, pensando em cutucar ou resistindo ao desejo de cutucar a pele, evitando férias, eventos formais e outras atividades sociais. Além disso, o comportamento de cutucar pode prejudicar o estabelecimento de relacionamentos íntimos e interferir no desenvolvimento do trabalho.[14]

Esse cenário se torna ainda mais grave quando pensamos na dificuldade de acesso ao tratamento pelos pacientes, visto que o diagnóstico precoce é essencial para prevenir a progressão do transtorno.[17] Infelizmente, o diagnóstico precoce não é a regra. O SP ainda é um transtorno pouco conhecido, tanto pelos profissionais[4,13,18] quanto pelos portadores, que, com frequência, não buscam atendimento para a condição e, quando o fazem, muitas vezes são atendidos por profissionais que consideram desinformados sobre o transtorno e pouco capazes de ofertar tratamentos eficazes. Dentre os pacientes que procuram ajuda, apenas 53% recebem o diagnóstico correto, que é adequadamente feito por dermatologistas em 2,5% dos casos e por psiquiatras em 56%.[13]

A detecção do SP pode, por vezes, ser desafiadora na era da psiquiatria digital. Dado que a presença de lesões cutâneas é frequentemente um dos primeiros indicativos da condição, a visualização limitada do corpo do paciente em consultas *on-line* pode facilmente obscurecer a percepção clínica. Nesse sentido, é altamente recomendável que durante a anamnese seja empregada uma abordagem direta, com uma linguagem acessível, a fim de investigar se o paciente apresenta algum CRFC.

Ao notar a sintomatologia, é importante demonstrar curiosidade e compaixão ao diagnosticar e psicoeducar os pacientes sobre esses transtornos, reconhecendo o grau de vergonha que a maioria deles sofre. Madan e colaboradores[19] recomendam algumas perguntas que podem ajudar no direcionamento da entrevista quando há suspeita de transtorno de CRFC:

1 Muitas pessoas podem ter o hábito de cutucar a pele ou arrancar pelos do corpo. Muitas vezes, é constrangedor falar sobre isso. Podemos conversar sobre isso?
2 Quanto tempo você gasta cutucando a pele ou arrancando o cabelo em um bom dia? E em um dia ruim?
3 Com que frequência essas áreas são infectadas?
4 Você já ingeriu cabelo depois de puxá-lo e brincar com ele? Se sim, pode ser importante aprender sobre isso. Vamos continuar discutindo isso mais adiante.

DIAGNÓSTICO

Apesar de as manifestações cutâneas do estresse e do hábito de arrancar pelos para alívio emocional terem sido descritas desde as citações de Hipócrates (460-377 a.C.), o SP e a tricotilomania (TTM) foram por muito tempo negligenciados pela medicina. A TTM foi incluída no *Manual diagnóstico e estatístico de transtornos mentais* (DSM) pela primeira vez em 1987, na categoria dos transtornos de impulsos, porém, com o lançamento do DSM-5 em 2013, foi movida para a categoria dos transtornos relacionados ao TOC.[20] O SP, por sua vez, foi incluído como diagnóstico formal posteriormente à TTM, já no DSM-5, no mesmo capítulo de transtornos relacionados ao TOC.[1] Atualmente, além de constarem no DSM-5-TR,[8] a TTM e o SP também constam na *Classificação internacional de doenças* (CID-11), no grupo de CRFCs, parte do capítulo de TOC e transtornos relacionados.[21]

No SP, os indivíduos costumam lesar principalmente a região da face, seguida de couro cabeludo, mãos, membros e tronco.[8] É comum a presença de sensações de ansiedade ou tédio, precedidas por um sentimento crescente de tensão antes do hábito, que, após realizado, é seguido de gratificação, prazer ou alívio, o que sugere que o comportamento está relacionado à modulação de estados de alta e baixa excitação. Em contrapartida, após os episódios, há um aumento significativo na culpa e na vergonha. Portanto, mesmo que cutucar a pele possa proporcionar gratificação temporária e alívio do afeto aversivo, pode também resultar em emoções autoavaliativas negativas, aparentemente quando o indivíduo reflete sobre as consequências do comportamento.[22]

O SP foi categorizado em subtipos com base no comportamento de cutucar: o subtipo "focado", caracterizado por um comportamento consciente e relacionado a dificuldades de regulação emocional e impulsividade; o subtipo "automático", caracterizado por um comportamento inconsciente; e o subtipo misto, que compartilha características dos outros dois subtipos.[23-25] A identificação dos diferentes subtipos é importante para melhor personalizarmos o tratamento, visto que achados sugerem que diferentes subtipos têm diferentes fisiopatologias e, portanto, possivelmente diferentes respostas terapêuticas.[26]

Os instrumentos de avaliação utilizados consistem em escalas validadas que medem diferentes aspectos desses transtornos: a gravidade, o impacto e também o subtipo. É importante ressaltar que esses instrumentos não têm finalidade diagnóstica, visto que o diagnóstico do SP se baseia na entrevista clínica segundo os critérios do DSM. Mesmo assim, trata-se de ferramentas complementares que auxiliam na identificação da gravidade e do impacto do transtorno, na diferenciação do subtipo clínico e também no acompanhamento da resposta ao tratamento. Portanto, podem ser usados tanto para auxiliar a personalização do tratamento quanto para o acompanhamento da resposta terapêutica.[27] Os instrumentos validados para a população brasileira são a Skin Picking Impact Scale, que avalia, em 10 itens e de forma autoaplicável, o impacto do transtorno,[28] e a Skin Picking Scale Revised, que avalia, também de forma autoaplicável, por meio de oito itens, a gravidade e o impacto do SP.[29]

O SP também está associado a comorbidades psiquiátricas, sendo as principais os transtornos depressivos (45% dos casos), o abuso de substâncias psicoativas (30%) e os transtornos de ansiedade (até 23% dos casos).[30] Um estudo brasileiro recente encontrou entre as principais comorbidades: transtorno de ansiedade generalizada (62,1%), episódio depressivo prévio (37,1%), episódio depressivo atual (32,3%), transtorno de ansiedade social (19,4%) e TOC (12,1%).[29] É importante destacar que a comorbidade entre TTM e SP é alta, superando os 50%, o que levanta questionamentos na literatura sobre o quanto essas patologias não podem ser apenas diferentes formas de apresentação de um mesmo espectro de doença.[31] Por fim, a literatura também encontra alta comorbidade entre esses comportamentos e a ocorrência de doenças dermatológicas, com mais de 37% dos indivíduos de uma amostra brasileira apresentando doenças de pele como acne (24,2%), dermatite atópica (15,3%), foliculite (9,7%) e ceratose pilar (7,3%), entre outras.[27,29]

Uma avaliação de outras causas para os sintomas deve ser conduzida a partir de anamnese detalhada e de exame dermatológico. Várias condições de pele podem causar, agravar ou estar associadas aos hábitos de escoriação e de arrancar pelos.[8,32] Dentre os principais diagnósticos diferenciais psiquiátricos, encontram-se o transtorno dismórfico corporal focado na pele (em que o indivíduo tenta corrigir imperfeições na pele ou nos pelos) e as psicoses (p. ex., quando o indivíduo pode tentar eliminar bichos que enxerga na pele ou arrancar cabelos obedecendo vozes de comando); já dentre os principais diagnósticos diferenciais dermatológicos, encontra-se a dermatite artefacta (ou factícia), em que o indivíduo propositalmente causa lesões autoinfligidas sem o desejo ou as tentativas de cessar com a autolesão. A avaliação da pele por um médico especialista no assunto e uma tricoscopia podem auxiliar na exclusão de outras causas para os sintomas, como escabiose ou alopecias.[8,32]

TRATAMENTO

Muitos tratamentos vêm sendo estudados para o SP e, apesar de não haver um tratamento específico recomendado, dado o perfil mais seguro e benefícios apresentados, a terapia cognitivo-comportamental (TCC), incluindo a terapia de reversão de hábitos (TRH), tem sido a abordagem de escolha. Em relação aos tratamentos farmacológicos, não há medicamento universalmente considerado como primeira linha para o tratamento do SP. Entretanto, os agentes glutamatérgicos, em especial a N-acetilcisteína, têm-se mostrado promissores e, de modo geral, quando a escoriação da pele está associada e é complicada por depressão, ansiedade ou sintomas obsessivo-compulsivos, os inibidores seletivos da recaptação de serotonina (ISRSs) podem trazer benefícios ao abordar esses sintomas e, consequentemente, reduzir indiretamente as lesões da pele por escoriação.[32] No entanto, estudos ainda se fazem necessários para melhor compreensão dos benefícios das terapêuticas disponíveis para o transtorno.

■ TRATAMENTO FARMACOLÓGICO

INIBIDORES SELETIVOS DA RECAPTAÇÃO DE SEROTONINA (ISRSs)

Os ISRSs têm sido comumente usados no tratamento do SP com sucesso variável em relatos de caso e ensaios randomizados abertos.[32] Dos ISRSs, apenas a fluoxetina se mostrou superior ao placebo em ensaios clínicos duplo-cegos.[33] Outros ISRSs já foram estudados, porém o citalopram não demonstrou melhora do SP em ensaio clínico randomizado (ECR) duplo-cego; o escitalopram, a fluvoxamina e a sertralina só demonstraram benefícios em ensaios abertos, e a paroxetina, apenas em relatos de caso.[32]

AGENTES GLUTAMATÉRGICOS

Os agentes glutamatérgicos têm-se mostrado promissores no tratamento do SP. Um exemplo importante é a N-acetilcisteína, que demonstrou benefício em um estudo duplo-cego randomizado controlado por placebo, mostrando-se um tratamento eficaz e bem tolerado para o transtorno.[34] A memantina também se mostrou eficaz em relação ao placebo em ensaio clínico duplo-cego,[35] porém os outros agentes glutamatérgicos, como a lamotrigina e o topiramato, não se mostraram tão eficazes. Não foram encontradas evidências de que a lamotrigina é mais eficaz do que o placebo em ECR duplo-cego controlado,[36] e o topiramato se mostrou eficaz para tratamento do SP apenas em ensaios abertos, sendo necessários mais estudos para estabelecimento do benefício desses agentes.[32]

OUTROS AGENTES

Alguns fármacos só se mostraram efetivos para tratamento do SP em relatos de caso, sendo necessários mais estudos na área para comprovação de sua eficácia. Dentre eles, podemos citar os antipsicóticos, a naltrexona, o riluzol e o inositol,[32] além da clomipramina e doxepina.[23]

■ TRATAMENTOS NÃO FARMACOLÓGICOS

A base de evidências de psicoterapia para SP é pequena, mas sugere o uso de terapia comportamental. A terapia comportamental para SP geralmente usa a TRH, mas pode incluir também reestruturação cognitiva, componentes da terapia de aceitação e compromisso (ACT) e da terapia comportamental dialética (DBT).[37] Outras estratégias que podem ser incluídas são o *mindfulness*, que auxilia os pacientes a se desvincular de pensamentos automáticos e facilita a aceitação da situação no momento presente; e o relaxamento muscular progressivo (RMP), que objetiva ensinar os pacientes a diminuir suas respostas autonômicas, diminuindo a excitação do sistema nervoso simpático.[32]

INTERVENÇÕES DIGITAIS PARA O TRATAMENTO DO *SKIN PICKING*

Existem, atualmente, cinco intervenções digitais desenvolvidas para tratamento do SP (**Tab. 11.1**), e a maioria utiliza o referencial teórico da TCC.

A primeira intervenção criada foi o *Stop Picking* (www.stoppicking.com), desenvolvida em 2007 e testada em uma amostra de indivíduos que referiam ter transtorno de escoriação. Essa intervenção é autoaplicada e consiste em três módulos: avaliação, intervenção e manutenção. A plataforma usa recursos interativos e contempla como principais técnicas o aumento da consciência sobre o hábito, o aprendizado de habilidades de enfrentamento para reduzir a frequência e a gravidade dos sintomas e ferramentas para manter os ganhos obtidos. No módulo de avaliação, é detalhado o comportamento de cutucar (como cutuca — se arranca crosta, pele, etc.), gatilhos e sentimentos e pensamentos associados antes e após o comportamento. Esse módulo dura de 3 a 5 semanas, de acordo com a frequência de entrada de dados, e produz uma análise pessoal individualizada do comportamento, com informações necessárias para a seleção das habilidades de enfrentamento a serem trabalhadas durante a fase de intervenção. Essa análise de perfil pode ser acessada pelo paciente e é apresentada graficamente para facilitar a visualização. O módulo de intervenção utiliza estratégias de enfrentamento, incluindo 19 estratégias disponíveis para uso. Os usuários recebem três estratégias de enfrentamento exclusivas a cada semana e, além de registrar dados sobre cada desejo/episódio de cutucar, apontam quais (se houver) estratégias de enfrentamento foram usadas e quão fortes foram os impulsos após o uso de cada uma delas. Também são estabelecidas metas semanais e recompensas quando elas são atingidas. Quando um usuário atinge a meta com sucesso por 4 semanas consecutivas, ele avança para o terceiro módulo, de manutenção, cujo objetivo é manter os ganhos obtidos durante o módulo de intervenção. Nessa fase, os usuários continuam registrando diariamente todos os impulsos/episódios, e a análise de perfil é atualizada, sendo, se necessário, ofertadas novas estratégias de enfrentamento. Se as metas definidas nessa fase não forem atingidas por 4 semanas consecutivas, o programa define isso como uma recaída, e o usuário é direcionado novamente ao módulo de intervenção a fim de revisar as estratégias de enfrentamento e reavaliar as situações de alto risco. Durante o módulo de manutenção, os usuários recebem atividades semanais destinadas a auxiliar na recuperação e prevenção de recaídas. O programa também oferece educação sobre o SP e acesso a diferentes materiais de divulgação sobre eventos e encontros

■ Tabela 11.1
Intervenções digitais para tratamento do *skin picking*

Estudo	Nome da intervenção	Transtorno avaliado	Plataforma de intervenção	Intervenção	Avaliação da resposta	Duração da intervenção	Resposta
Flessner e colaboradores[38]	StopPicking	SP	*Site*: stoppicking.com	iTCC autoaplicável. Sem grupo-controle.	Escalas de avaliação	4 semanas	Redução na frequência de episódios de SP e gravidade do SP.
Moritz e colaboradores[39]	Do it yourself!	SP	Manual enviado por *e-mail*. Utilizou também um *site*. Manual atualmente disponível em: http://www.uke.de/impulskontrolle	TRH autoaplicável vs. DC autoaplicável.	Escalas de avaliação	4 semanas	Apenas a TRH se mostrou eficaz.
Gallinat e colaboradores[40]	Save My Skin	SP	*Site*: www.savemyskin.de	iTCC autoaplicável com suporte de terapeutas via *chat* vs. lista de espera.	Escalas de avaliação	12 semanas	Redução da gravidade do SP no grupo que recebeu a intervenção.

(*Continua*)

Intervenções digitais para *skin picking* 151

■ **Tabela 11.1**
Intervenções digitais para tratamento do *skin picking*

Estudo	Nome da intervenção	Transtorno avaliado	Plataforma de intervenção	Intervenção	Avaliação da resposta	Duração da intervenção	Resposta
Asplund e colaboradores[41]	–	SP e TTM	Site	iTCC autoaplicável (técnicas de TRH e aceitação) com suporte de terapeutas por mensagens. Sem grupo-controle	Escalas de avaliação	10 semanas	Mostrou-se eficaz tanto para TTM quanto para SP.
Schienle e colaboradores[42]	–	SP	Aplicativo	TTS autoaplicável vs. RMP autoaplicável.	fMRI e escalas de avaliação	4 semanas	Ambas as intervenções reduziram a gravidade do SP.
Dado ainda não publicado	SOSkin	SP	Site: soskin.com.br	iTCC autoaplicável com suporte de terapeutas vs. técnica de qualidade de vida via *on-line*.	Escalas de avaliação	4 semanas	iTCC mostrou-se eficaz.

(Continuação)

vs.: *versus*; iTCC: terapia cognitivo-comportamental *on-line*; TCC: terapia cognitivo-comportamental; SP: *skin picking*; TRH: terapia de reversão de hábitos; DC: desacoplamento; TTM: tricotilomania; TTS: treinamento de toque suave; RMP: treinamento de relaxamento muscular progressivo; fMRI: ressonância magnética funcional.

científicos promovidos por entidades dedicadas ao estudo dos CRFCs. Os resultados do estudo que utilizou essa ferramenta, realizado com 372 participantes, porém sem grupo-controle, demonstraram reduções significativas na frequência de episódios de SP e na gravidade dos sintomas.[38]

Do it yourself! foi um estudo-piloto que avaliou a viabilidade e a eficácia de intervenções autoaplicáveis no SP por 4 semanas. Os participantes eram recrutados de fóruns alemães de autoajuda e painéis informativos dedicados ao SP ou a problemas de pele em geral. Os 70 participantes foram randomizados e alocados aleatoriamente para intervenção por TRH ou desacoplamento (DC). O manual de tratamento era enviado por e-mail individualmente como um arquivo PDF, junto com breves instruções. A parte inicial de ambos os manuais introduzia a fenomenologia do SP e descrevia potenciais consequências somáticas e sociais. O manual para TRH (download gratuito em http://www.uke.de/impulskontrolle) consistia em três etapas: primeiro, identificar gatilhos para escoriação da pele, que deveriam ser inseridos em uma tabela (p. ex., assistir à TV, estresse, tédio). Posteriormente, era apresentada a fundamentação teórica da TRH, e os pacientes eram familiarizados com a ideia de adotar comportamentos antagônicos por 1 a 3 minutos quando o desejo de cutucar a pele fosse detectado, e vários exemplos de comportamento estático eram fornecidos e descritos junto com fotos. Na última etapa, o paciente era instruído sobre como implementar a técnica em sua vida diária. O manual para DC apresentava a fundamentação teórica do DC, e os pacientes eram familiarizados com a ideia de moldar o comportamento prejudicial em um comportamento semelhante, porém benigno, por meio da dissociação dos elementos comportamentais envolvidos. Em seguida, os exercícios básicos eram ensinados. Os participantes eram instruídos a realizar um movimento que se assemelhasse ao comportamento prejudicial anterior (p. ex., movimento suave em direção à pele), próximo ao alvo do comportamento anterior (ou seja, pele), e, então, desviar o movimento e atingir outra parte do corpo ou um determinado ponto da sala com um movimento acelerado. As instruções foram ilustradas por uma sequência de fotos representando os diferentes estágios do DC. Os exercícios de DC podiam ser realizados mesmo em intervalos livres de sintomas. Quatro semanas após o envio do manual, cada participante era contactado e submetido aos mesmos questionários aplicados antes da intervenção. As comparações pré e pós indicaram um forte declínio dos sintomas nos pacientes submetidos à intervenção TRH, mas não ao DC. O estudo afirma a eficácia da TRH autoaplicável, mas desencoraja o uso de DC no SP. Vale ressaltar, como limitações da pesquisa, que o diagnóstico de SP não foi formalmente realizado e baseou-se em autorrelato dos participantes, além da ausência de informações sobre se os participantes estavam realizando outros tratamentos para o SP, bem como se houve ou não engajamento nas técnicas propostas.[39]

SaveMySkin (www.savemyskin.de) é uma estratégia digital desenvolvida na Alemanha que consiste em um programa de 12 semanas que oferece diferentes ferramentas, como automonitoramento do hábito, psicoeducação sobre o transtorno e seu tratamento, exercícios de regulação emocional e técnicas de reestruturação cognitiva. O estudo realizado para o desenvolvimento dessa ferramenta envolveu 133 indivíduos randomizados para o grupo intervenção ou o grupo-controle. O grupo intervenção consistiu em TCC *on-line* autoaplicada com acompanhamento diário de suporte e aconselhamento psicológico e dermatológico via *chat*. Já o grupo-controle consistiu em lista de espera. O diagnóstico se baseou em autorrelato, e não foram excluídos pacientes utilizando tratamentos complementares. O estudo demonstrou significativa redução na gravidade do transtorno no grupo intervenção.[40]

Outro estudo recente explorou a viabilidade, a aceitabilidade e a eficácia preliminar de um protocolo de terapia comportamental baseada na internet para TTM e SP em um ambiente psiquiátrico de rotina. Todos os participantes foram recrutados por encaminhamentos médicos a uma clínica especializada em TOC e transtornos relacionados gerenciada pelo poder público municipal. Caso o paciente estivesse estável em uso de medicação, era solicitado que mantivesse a dose em uso durante o estudo, entretanto, a aderência à medicação não foi monitorada durante a pesquisa. O protocolo empregado no estudo contou com elementos da terapia comportamental tradicional (reversão de hábitos) e estratégias mais recentes baseadas em aceitação (aceitação das emoções e atenção plena). O tratamento, entregue em uma plataforma *on-line*, era dividido em 10 módulos, e os participantes eram incentivados a passar uma semana em cada módulo (10 semanas ao todo). Para cada módulo, todos os participantes tiveram que monitorar o comportamento de arrancar o cabelo ou se cutucar durante a semana e completar as tarefas de casa para obter acesso ao próximo módulo. Os participantes tinham acesso ilimitado ao seu terapeuta e interagiam com um mesmo terapeuta durante todo o tratamento por meio de um sistema de *e-mail* embutido na plataforma de internet, de forma que não houve contato face a face. A principal função do profissional era orientar e apoiar os participantes durante os exercícios de tratamento e fornecer *feedback* sobre as tarefas de casa, bem como responder a perguntas. O terapeuta e as mensagens trocadas eram supervisionados por um clínico mais experiente. Caso o participante não se conectasse à plataforma de internet por 7 dias, uma mensagem de texto era enviada para incentivá-lo a retomar o tratamento. Nesse estudo, não houve comparação com grupo-controle. O estudo contou com 25 participantes e demonstrou diminuições significativas na gravidade dos sintomas, sugerindo que a terapia comportamental baseada na internet pode ser um tratamento viável, aceitável e potencialmente eficaz para os pacientes em um ambiente psiquiátrico de rotina.[41]

Schienle e colaboradores,[42] com base na hipótese de que os portadores de SP têm uma sensibilidade neural reduzida ao toque lento/suave, desenvolveram uma intervenção assistida por aplicativo que consistia em sessões de treinamento diário de 15 minutos. Mulheres com diagnóstico primário de SP foram aleatoriamente alocadas para receber 4 semanas de treinamento de toque suave (TTS: n = 30) ou treinamento de relaxamento muscular progressivo (RMP: n = 26). Os participantes receberam instruções auditivas via aplicativo para *smartphone* que guiava a escovação suave da pele (TTS) ou o RMP. Ambas as intervenções visavam as mesmas regiões do corpo. Antes e após a intervenção, os dois grupos participaram de um procedimento padronizado de estimulação tátil durante ressonância magnética funcional (fMRI) (toque afetivo *versus* não afetivo do antebraço). Durante as sessões de fMRI, foi utilizado um procedimento de toque afetivo já validado. Uma assistente de pesquisa treinada administrou toque afetivo e toque não afetivo (como condição-controle) por meio de uma escova de cerdas macias de javali. O toque afetivo (escovação lenta) teve uma velocidade de 3 cm/s e uma força de indentação de aproximadamente 0,3 N no antebraço esquerdo (acariciando na direção proximal para distal, região de 8 cm). Esse tipo de escovação é ideal para ativar mecanorreceptores desmielinizados de baixo limiar (aferentes táteis C). Ele imita a carícia humana e é percebido como particularmente agradável. O toque não afetivo (escovação rápida) teve velocidade de 30 cm/s. As duas condições de escovação (lenta/rápida) duravam 6 segundos e eram guiadas por um metrônomo conectado a fones de ouvido. Cada condição foi repetida 12 vezes, intercaladas por blocos de descanso (sem escovação) com duração de 12 segundos. A sequência das condições de escovação era randomizada. Após cada condição, os participantes classificavam verbalmente seu estado emocional (valência, excitação) em uma escala de 9 pontos (9 = muito agradável, muito excitado) e o desejo de cutucar a pele (9 = desejo máximo). Um primeiro sinal sonoro (apresentado por 2 segundos) após cada condição indicava a hora de abrir os olhos e responder às escalas de classificação visualmente apresentadas (12 segundos). Um segundo sinal sonoro (2 segundos) indicava a hora de fechar os olhos para a próxima condição de escovação. Escalas de avaliação também eram aplicadas antes e depois das 4 semanas de intervenção. Mudanças baseadas nas respostas subjetivas e neurais à estimulação tátil, bem como a gravidade do SP, eram comparadas entre os grupos. TTS aumentou as avaliações de prazer para toque (afetivo) administrado durante fMRI, que foi acompanhado por diminuição da ativação no opérculo parietal (PO) e giro supramarginal (SMG), bem como por aumento da conectividade PO-SMG. Esses achados possivelmente refletem o processamento de toque afetivo normalizado devido ao TTS. Ambas as intervenções (TTS e RMP) reduziram a gravidade do SP.

O SOSkin (www.soskin.com.br) é uma ferramenta digital testada no tratamento do SP, sendo uma intervenção brasileira e atualmente a única disponível em português. Essa plataforma consiste em um *site* com informações sobre a relação entre mente e pele, com psicoeducação sobre doenças de pele, TTM e SP. A plataforma possui uma área restrita para que o indivíduo acesse a intervenção, a qual é autoaplicada e consiste em 4 módulos de 30 minutos cada, com todas as sessões baseadas no protocolo de TCC. As técnicas abordadas por essa ferramenta são: psicoeducação sobre o transtorno e o seu tratamento com a TCC, automonitoramento dos sintomas para conscientização sobre o hábito, técnicas de reversão de hábitos (baseadas na prática de respostas competidoras), técnicas de enfrentamento da ansiedade (respiração diafragmática e relaxamento muscular), reestruturação de distorções cognitivas e prevenção de recaídas. Essa plataforma foi testada em um ECR controlado, envolvendo 163 pacientes, com grupo-controle submetido a técnicas de qualidade de vida via *on-line*, mostrando-se eficaz e de fácil usabilidade (dado ainda não publicado).

OUTROS TRATAMENTOS TECNOLÓGICOS PARA *SKIN PICKING*

Alguns dispositivos foram criados para monitoramento e tratamento de CRFCs. Porém, o uso desses dispositivos ainda não foi devidamente estudado e, portanto, não há evidência científica de sua eficácia. O Keen Bracelet utiliza uma pulseira e um aplicativo e oferece acesso digital a um TRH. O aplicativo grava o movimento que o paciente faz ao realizar o CRFC, como arrancar fios de cabelo, cutucar a pele ou roer as unhas, e a pulseira emite uma vibração, a fim de tornar o comportamento consciente, quando o indivíduo faz o movimento. Esse dispositivo já é comercializado.[43] Outro dispositivo criado com o mesmo intuito é o Tingle Wearable, aparelho utilizado no pulso, que, por meio de sensores térmicos, rastreia com precisão a posição da mão em relação à cabeça e pode fornecer um *feedback* tátil (um "formigamento") durante a detecção das mãos em um local previamente configurado. Ele também pode auxiliar no monitoramento de CRFCs, porém ainda é um protótipo e não é comercializado.[44,45]

TRATAMENTOS INOVADORES E ALTERNATIVOS

Uma possibilidade futura para apoio ao tratamento de portadores de SP são produtos à base de biomateriais e nanossistemas. A produção desses produtos compreende desde técnicas bem conhecidas e estabelecidas industrialmente, como homogeneização e mistura para emulsões e suspensões, polimerização aleatória e radicalar ou preparação de hidrogéis, até o uso de técnicas emergentes de produção industrial, como eletrofiação e impressão 3D. Essas tecnologias podem resultar em cremes para serem aplicados na superfície da pele, restaurando sua barreira protetora e sua estética; nanopartículas que, quando pulverizadas na pele, formam um filme de colágeno que pode funcionar como barreira antibacteriana e antibiofilme; emplastros, filmes, curativos adesivos, fitas ou traje de hidrogel, que podem se autorreparar, são recicláveis e, em alguns casos, têm propriedades antimicrobianas, antifúngicas e cicatrizantes; vestimentas de proteção desenvolvidas com membranas de poliuretano fabricadas pelo processo de eletrofiação, que são ecológicas, impermeáveis e respiráveis, com propriedades antimicrobianas e resistência à tração; curativo flexível produzido por impressão 3D, feito com um polímero biodegradável, biocompatível e com propriedades antimicrobianas.[46] Apesar de ser notável o quanto esses tratamentos inovadores podem beneficiar os portadores de SP, sendo boa alternativa para tratamento adjuvante ao transtorno, principalmente para prevenção de infecção e cicatrização de feridas, mais pesquisas na área precisam ser realizadas a fim de avaliar a viabilidade, a eficácia e a segurança desses produtos para uso em humanos.

PREVENÇÃO

Até o momento, não há estudos focados na prevenção desses transtornos. Como as características genéticas do SP permanecem não completamente compreendidas, são necessários estudos, idealmente por meio de pesquisas longitudinais, para identificar fatores de risco na infância e adolescência para esses transtornos a fim de que se possa entender como essas variáveis interagem. Isso pode permitir a identificação de crianças em risco e o desenvolvimento de estratégias de intervenção precoce.[37] Talvez os grupos de maior interesse sejam justamente os portadores de dermatoses crônicas e os pacientes com transtornos de ansiedade e depressivos, já que o SP é mais prevalente nessa população.

TRANSTORNOS RELACIONADOS

A TTM e o SP são transtornos com muitas características semelhantes em sua apresentação. Os dois transtornos envolvem um comportamento recorrente de remover partes do corpo (cabelo ou pele, respectivamente), ambos têm gatilhos semelhantes para o comportamento, a maioria dos pacientes utiliza os dedos ao arrancar os cabelos ou cutucar a pele e muitas vezes o comportamento é realizado em áreas específicas do corpo.[10] Além dos aspectos semelhantes, são transtornos comumente comórbidos, superando 50% de ocorrência em comorbidade.[31] O diagnóstico da TTM, assim como o do SP, é feito por meio da entrevista clínica estruturada baseada nos critérios diagnósticos descritos no DSM-5. No caso de dúvida diagnóstica com algum distúrbio dermatológico, a realização de tricoscopia pode auxiliar.[47] A TTM costuma acometer principalmente o escalpo, com a maioria dos pacientes arrancando cabelos. Porém, também é comum o arrancamento de sobrancelhas, cílios e pelos pubianos.[48] O paciente costuma escolher o pelo que irá arrancar com base na textura ou cor, podendo, em alguns casos, ocorrer tricofagia.[47]

Em relação às intervenções digitais para a TTM, há um programa de terapia comportamental *on-line* autoguiado (www.stoppulling.com) e interativo que ajuda os indivíduos a identificarem situações associadas ao seu comportamento de puxar os pelos e recomenda estratégias para a mudança de comportamento. O programa é composto por três módulos. O primeiro tem duração de 3 semanas e foco no automonitoramento diário do comportamento de puxar os cabelos, com quantidades crescentes de detalhes a cada semana. Durante o segundo módulo, que pode durar de 4 a 7 semanas, o programa analisa as informações do módulo de avaliação e sugere intervenções úteis ou estratégias de enfrentamento para a mudança de comportamento. A partir disso, fornece *feedback* sobre o desempenho dos usuários com gráficos e sugere a definição de metas. O terceiro módulo é iniciado quando o usuário atinge as metas relacionadas a arrancar cabelo por 4 semanas consecutivas e é focado na manutenção do tratamento e na prevenção de recaídas. Esse programa foi testado em um ensaio clínico controlado com 60 participantes. Os resultados mostraram redução significativa, mas pequena, dos sintomas favorecendo a intervenção (d = 0,21). Os não respondedores foram posteriormente transferidos para TCC presencial e atingiram um declínio adicional nos sintomas após essa segunda onda de tratamento.[49]

Já Moritz e Rufer[50] desenvolveram uma intervenção autoaplicável fornecida pela internet direcionada para TTM, o chamado DC. DC é um conceito de tratamento abrangente que visa remodelar o comportamento disfuncional de automutilação de um indivíduo em comportamentos sem puxar o cabelo, dissociando os diferentes elementos comportamentais da TTM. Utiliza como estratégias 1) informações psicoeducacionais ilustradas sobre TTM, 2) automonitoramento dos sintomas e desencadeadores de puxões de cabelo, 3) explicações sobre como "anular" o comportamento disfuncional e 4) instruções sobre como "desacoplar" o desejo de puxar o cabelo. A viabilidade e a eficácia da DC como intervenção autoaplicável fornecida pela internet foram avaliadas em um estudo-piloto *on-line* com 42 indivíduos e em um ECR controlado com 105 indivíduos que compararam DC com RMP. Ambos os estudos usam uma intervenção de duração de 4 semanas, e, no estudo-piloto, o grupo DC mostrou declínio significativamente maior na Massachusetts General Hospital – Hair-Pulling Scale (MGH-HPS), que avalia a gravidade da TTM, em comparação ao grupo RMP. No entanto, isso não se sustentou no ECR que avaliou a gravidade da TTM com a MGH-HPS em três momentos (antes da intervenção, imediatamente após a intervenção e no seguimento de 6 meses), no qual os sintomas de TTM diminuíram significativamente em ambos os grupos.[51]

CONSIDERAÇÕES FINAIS

O SP é um transtorno que tem curso crônico e prejuízos significativos na qualidade de vida de seus portadores. Existem algumas estratégias digitais úteis para o reconhecimento e o tratamento dessa condição tanto para o paciente quanto para os profissionais da saúde. A modalidade *on-line* permite tornar o tratamento mais acessível, alcançando um número maior de pessoas, bem como o fácil retorno do usuário para as estratégias em caso de recaídas. Embora a eficácia dessas estratégias ainda não tenha sido comparada com o tratamento padrão (TCC com terapeuta treinado), os dados da literatura são congruentes em mostrar sua eficácia. No entanto, a efetividade das estratégias *on-line* parece ser mais reduzida, pois um número considerável de usuários acaba abandonando o tratamento. A maioria dos estudos que usaram essas ferramentas o fez de modo autoaplicado, e elas pouco foram exploradas como um recurso adicional com o suporte de um terapeuta. Talvez o principal papel dessas abordagens possa ser complementar o tratamento psiquiátrico como se fossem uma prescrição digital. O SP frequentemente é comórbido com outros transtornos psiquiátricos, e a abordagem com TCC dificilmente acaba sendo conhecida e disponível. Assim, a ferramenta poderia ser algo complementar que, com o suporte do psiquiatra, aumentaria a adesão ao tratamento. No entanto, embora os achados sejam promissores, ainda não existem dados suficientes na literatura que demonstrem a melhor forma de utilizar essas ferramentas.

REFERÊNCIAS

1. American Psychiatric Association. Diagnostic and statistical manual of mental disorders: DSM-5. 5th ed. Washington: APA; 2013.
2. Grant JE, Chamberlain SR. Prevalence of skin picking (excoriation) disorder. J Psychiatr Res. 2020;130:57-60.
3. Keuthen NJ, Koran LM, Aboujaoude E, Large MD, Serpe RT. The prevalence of pathologic skin picking in US adults. Compr Psychiatry. 2010;51(2):183-6.
4. Hayes SL, Storch EA, Berlanga L. Skin picking behaviors: an examination of the prevalence and severity in a community sample. J Anxiety Disord. 2009;23(3):314-9.
5. Machado MO, Köhler CA, Stubbs B, Nunes-Neto PR, Koyanagi A, Quevedo J, et al. Skin picking disorder: prevalence, correlates, and associations with quality of life in a large sample. CNS Spectr. 2018;23(5):311-20.
6. Spitzer C, Lübke L, Lindstädt T, Gallinat C, Tietze JK, Emmert S, et al. Prevalence of pathological skin-picking in dermatological patients. J Psychiatr Res. 2022;147:232-6.
7. Ricketts EJ, Snorrason Í, Kircanski K, Alexander JR, Thamrin H, Flessner CA, et al. A latent profile analysis of age of onset in pathological skin picking. Compr Psychiatry. 2018;87:46-52.
8. American Psychiatric Association. Diagnostic and statistical manual of mental disorders: DEM-5-TR. 5th ed. Washington: APA; 2022
9. Grant JE, Peris TS, Ricketts EJ, Lochner C, Stein DJ, Stochl J, et al. Identifying subtypes of trichotillomania (hair pulling disorder) and excoriation (skin picking) disorder using mixture modeling in a multicenter sample. J Psychiatr Res. 2021;137:603-12.
10. Snorrason I, Ricketts EJ, Flessner CA, Franklin ME, Stein DJ, Woods DW. Skin picking disorder is associated with other body-focused repetitive behaviors: findings from an internet study. Ann Clin Psychiatry. 2012;24(4):292-9.
11. Monzani B, Rijsdijk F, Cherkas L, Harris J, Keuthen N, Mataix-Cols D. Prevalence and heritability of skin picking in an adult community sample: a twin study. Am J Med Genet B Neuropsychiatr Genet. 2012;159B(5):605-10.
12. Grant JE, Redden SA, Leppink EW, Odlaug BL, Chamberlain SR. Psychosocial dysfunction associated with skin picking disorder and trichotillomania. Psychiatry Res. 2016;239:68-71.
13. Tucker BT, Woods DW, Flessner CA, Franklin SA, Franklin ME. The skin picking impact project: phenomenology, interference, and treatment utilization of pathological skin picking in a population-based sample. J Anxiety Disord. 2011;25(1):88-95.
14. Flessner CA, Woods DW. Phenomenological characteristics, social problems, and the economic impact associated with chronic skin picking. Behav Modif. 2006;30(6):944-6.
15. Odlaug BL, Grant JE. Clinical characteristics and medical complications of pathologic skin picking. Gen Hosp Psychiatry. 2008;30(1):61-6.
16. O'Sullivan RL, Phillips KA, Keuthen NJ, Wilhelm S. Near-fatal skin picking from delusional body dysmorphic disorder responsive to fluvoxamine. Psychosomatics. 1999;40(1):79-81.
17. Hawatmeh A, Al-khateeb A. An unusual complication of dermatillomania. Quant Imaging Med Surg. 2017;7(1):166-8.
18. Jafferany M, Stoep AV, Dumitrescu A, Hornung RL. The knowledge, awareness, and practice patterns of dermatologists toward psychocutaneous disorders: results of a survey study. Int J Dermatol. 2010;49(7):784-9.
19. Madan SK, Davidson J, Gong H. Addressing body-focused repetitive behaviors in the dermatology practice. Clin Dermatol. 2023;S0738-081X(23)00031-7.
20. Aguiar AF, Wada A, Pimenta FS, Oliveira HM, Freitas HAS. Psychiatric disorders causing trichotylomania. RSD. 2022;11(15):e339111537220.
21. World Health Organization. ICD-11: international classification of diseases [Internet]. 11th rev. Geneva: WHO; 2023 [capturado em 4 jun 2023]. Disponível em: https://icd.who.int/en.
22. Snorrason I, Smári J, Olafsson RP. Emotion regulation in pathological skin picking: fndings from a non-treatment seeking sample. J Behav Ther Exp Psychiatry. 2010;41(3):238-45.

23. Arnold LM, Auchenbach MB, McElroy SL. Psychogenic excoriation. CNS Drugs. 2001;15(5):351-9.
24. Pozza A, Albert U, Dèttore D. Early maladaptive schemas as common and specific predictors of skin picking subtypes. BMC Psychol. 2020;8(1):27.
25. Walther MR, Flessner CA, Conelea CA, Woods DW. The Milwaukee Inventory for the Dimensions of Adult Skin Picking (MIDAS): initial development and psychometric properties. J Behav Ther Exp Psychiatry. 2009;40(1):127-35.
26. Pozza A, Giaquinta N, Dèttore D. Borderline, avoidant, sadistic personality traits and emotion dysregulation predict different pathological skin picking subtypes in a community sample. Neuropsychiatr Dis Treat. 2016;12:1861-7.
27. Jones G, Keuthen N, Greenberg E. Assessment and treatment of trichotillomania (hair pulling disorder) and excoriation (skin picking) disorder. Clin Dermatol. 2018;36(6):728-36.
28. Xavier AC, Souza CM, Flores LH, Prati C, Cassal C, Dreher CB. Improving skin picking diagnosis among Brazilians: validation of the skin picking impact scale and development of a photographic instrument. An Bras Dermatol. 2019;94(5):553-60.
29. Xavier ACM, Prati C, Brandão MG, Ebert AB, Macedo MJA, Fernandes MJB, et al. Comorbidity of psychiatric and dermatologic disorders with skin picking disorder and validation of the Skin Picking Scale Revised for Brazilian Portuguese. Braz J Psychiatry. 2022;44(6):621-7.
30. Grant JE, Odlaug BL, Chamberlain SR, Keuthen NJ, Lochner C, Stein DK. Skin picking disorder. Am J Psychiatry. 2012;169(11):1143-9.
31. Maraz A, Hende B, Urbán R, Demetrovics Z. Pathological grooming: evidence for a single factor behind trichotillomania, skin picking and nail biting. PLoS One. 2017;12(9):e0183806.
32. Jafferany M, Patel A. Skin-picking disorder: a guide to diagnosis and management. CNS Drugs. 2019;33(4):337-46.
33. Turk T, Liu C, Fujiwara E, Straube S, Hagtvedt R, Dennett L, Abba-Aji A, Dytoc M. Pharmacological Interventions for Primary Psychodermatologic Disorders: An Evidence Mapping and Appraisal of Randomized Controlled Trials. J Cutan Med Surg. 2023;27(2):140-9.
34. Grant JE, Chamberlain SR, Redden SA, Leppink EW, Odlaug BL, Kim SW. N-Acetylcysteine in the Treatment of Excoriation Disorder: A Randomized Clinical Trial. JAMA Psychiatry. 2016;73(5):490-6.
35. Grant JE, Chesivoir E, Valle S, Ehsan D, Chamberlain SR. Double-Blind Placebo-Controlled Study of Memantine in Trichotillomania and Skin-Picking Disorder. Am J Psychiatry. 2023;180(5):348-56.
36. Grant JE, Odlaug BL, Chamberlain SR, Kim SW. A double-blind, placebo-controlled trial of lamotrigine for pathological skin picking: treatment efficacy and neurocognitive predictors of response. J Clin Psychopharmacol. 2010;30(4):396-403.
37. Grant JE, Chamberlain SR. Trichotillomania and skin-picking disorder: an update. Focus. 2021;19(4):405-12.
38. Flessner CA, Mouton-Odum S, Stocker AJ, Keuthen NJ. StopPicking.com: internet-based treatment for self-injurious skin picking. Dermatol Online J. 2007;13(4):3.
39. Moritz S, Fricke S, Treszl A, Wittekind CE. Do it yourself! Evaluation of self-help habit reversal training versus decoupling in pathological skin picking: a pilot study. J Obsessive Compuls Relat Disord. 2012;1(1):41-7.
40. Gallinat C, Moessner M, Haenssle HA, Winkler JK, Backenstrass M, Bauer S. An internet-based self-help intervention for skin picking (SaveMySkin): pilot randomized controlled trial. J Med Internet Res. 2019;21(9):e15011.
41. Asplund M, Lenhard F, Andersson E, Ivanov VZ. Internet-delivered acceptance-based behavior therapy for trichotillomania and skin-picking disorder in a psychiatric setting: a feasibility trial. Internet Interv. 2022;30:100573.
42. Schienle A, Schlintl C, Wabnegger A. A neurobiological evaluation of soft touch training for patients with skin-picking disorder. Neuroimage Clin. 2022;36:103254.
43. Habitaware [Internet]. 2023 [capturado em 4 jun. 2023]. Disponível em: https://habitaware.com/.
44. Son JJ, Clucas JC, White C, Krishnakumar A, Vogelstein JT, Milham MP, et al. Thermal sensors improve wrist-worn position tracking. Npj Digit Med. 2019;2:15.

45. Child Mind Institute. Gesture recognition wearable for compulsive behaviors and face touching [Internet]. Child Mind Institute; 2023 [capturado em 4 jun. 2023]. Disponível em: https://matter.childmind.org/tingle.html.
46. Ravipati P, Conti B, Chiesa E, Andrieux K. Dermatillomania: strategies for developing protective biomaterials/cloth. Pharmaceutics. 2021;13(3):341.
47. Torales J, Ruiz Díaz N, Ventriglio A, Castaldelli-Maia JM, Barrios I, García O, et al. Hair-pulling disorder (Trichotillomania): etiopathogenesis, diagnosis and treatment in a nutshell. Dermatol Ther. 2021;34(1):e13466.
48. Woods DW, Houghton DC. Diagnosis, evaluation, and management of trichotillomania. Psychiatr Clin North Am. 2014;37(3):301-17.
49. Rogers K, Banis M, Falkenstein MJ, Malloy EJ, McDonough L, Nelson SO, et al. Stepped care in the treatment of trichotillomania. J Consult Clin Psychol. 2014;82(2):361-7.
50. Moritz S, Rufer M. Movement decoupling: a self-help intervention for the treatment of trichotillomania. J Behav Ther Exp Psychiatry. 2011;42(1):74-80.
51. Weidt S, Klaghofer R, Kuenburg A, Bruehl AB, Delsignore A, Moritz S, et al. Internet-based self-help for trichotillomania: a randomized controlled study comparing decoupling and progressive muscle relaxation. Psychother Psychosom. 2015;84(6):359-67.

12 BIG DATA E A PSIQUIATRIA DE PRECISÃO

Thyago Antonelli-Salgado
Thiago Henrique Roza
Vitória Dall Agnol Bouvier
Nicole da Silva Mastella
Ives Cavalcante Passos

Os transtornos mentais são a segunda maior causa de anos vividos com incapacidade e permanecem entre as 10 principais causas de sobrecarga em todo o mundo, sem evidência de redução desde 1990, de acordo com o *Global Burden of Disease Study 2019*.[1] Esses dados nos apontam que, apesar dos avanços nas pesquisas e dos tratamentos atuais em saúde mental, uma proporção significativa de pacientes parece não receber os cuidados adequados à sua condição. A psiquiatria ainda lida com relativa imprecisão diagnóstica, dificuldade em estabelecer predições prognósticas e percentuais não desprezíveis de falhas terapêuticas, seja em termos de farmacoterapia ou de psicoterapia.[2]

A psiquiatria de precisão oferece uma solução promissora para mudar essa realidade, já que visa a compreensão do paciente em nível individual, possibilitando maior eficácia na identificação diagnóstica, na seleção de tratamento e na avaliação prognóstica.[3] Entretanto, para alcançar esse nível de compreensão dos pacientes a partir de estudos científicos, são necessários bancos de dados que possibilitem extrair e analisar informações dos indivíduos em diversos níveis, conhecidos como *big data*. Com o aumento do *big data* e os avanços na tecnologia de processamento desses dados – como as técnicas de aprendizado de máquina (*machine learning*) –, a psiquiatria de precisão ganha um terreno fértil para se desenvolver.

O objetivo deste capítulo é fornecer uma visão abrangente sobre o *big data* e a psiquiatria de precisão, abordando como esse campo em rápida evolução pode transformar a prática clínica. Mostraremos também exemplos do uso de modelos de aprendizado de máquina em diversas áreas da psiquiatria e, por fim, discutiremos os principais obstáculos, limitações e dilemas éticos da aplicabilidade dessa tecnologia.

BIG DATA

Big data é um termo usado para denotar grandes e complexos volumes de medições.[4] Para compreender melhor esse conceito, é necessário entender os "cinco Vs" que o caracterizam: volume, velocidade, variedade, veracidade e valor.[5] *Volume* se refere ao montante de dados que são armazenados. Com o avanço da tecnologia, o volume de dados disponíveis tem crescido exponencialmente, tornando a gestão e análise de grandes quantidades de dados um desafio significativo.

Velocidade se refere à taxa de crescimento dos dados e à rapidez com que eles são gerados, processados e analisados. Houve um aumento significativo da velocidade com a evolução da tecnologia.[6]

Variedade se refere à diversidade de tipos de dados disponíveis, como estruturados, semiestruturados e não estruturados, bem como a diferentes fontes de dados. Dados estruturados seguem um formato definido e são organizados em tabelas e bancos de dados, enquanto dados semiestruturados têm algum nível de organização, mas não seguem um formato padronizado. Dados não estruturados são aqueles sem nenhum formato definido, como imagens, vídeos e áudios. Contribuições importantes podem advir das ciências "ômicas", como genômica, transcriptômica, proteômica, interatômica e metabolômica, bem como das informações clínicas, sociodemográficas, administrativas, moleculares, ambientais e de mídia social.[4]

Veracidade se refere à qualidade e à confiabilidade dos dados coletados. Com grandes volumes de dados sendo gerados, sua veracidade pode ser um problema, já que nem todos os dados podem ser precisos ou relevantes para a análise.[5] Para a medicina e a psiquiatria, o uso de dados imprecisos pode levar a diagnósticos não acurados, tratamentos ineficazes e avaliações prognósticas inexatas.

O quinto "V" se refere ao *valor* dos *insights* que podem ser obtidos a partir da análise dos dados; assim, devemos integrar todos esses pilares de *big data* para melhorar a maneira como tratamos e monitoramos os pacientes, gerando valor para famílias, cuidadores e pacientes que sofrem de transtornos psiquiátricos.[7]

Construir grandes bases de dados multimodais com todas essas características certamente é um desafio. Entretanto, ao longo do tempo, vemos uma evolução na capacidade de gerar o *big data*.[8] Atualmente há diversos projetos que desenvolveram grandes bancos multimodais, incluindo avaliações de variáveis "ômicas" e de neuroimagem.[9] O uso de tecnologias digitais na saúde, como, por exemplo, registros médicos eletrônicos, imagens, prescrição eletrônica e o uso cada vez mais prevalente de dispositivos conectados para monitorar a saúde, também tem o potencial de facilitar a obtenção de grandes quantidades de dados que podem ser de considerável benefício para esse propósito.[10]

Os pacientes podem gerar dados digitais em duas categorias: dados passivos e dados ativos. Os dados passivos não exigem a produção intencional de informações pelo paciente, enquanto os ativos são obtidos por meio da interação ativa do paciente com um dispositivo digital, como o celular. A gamificação é frequentemente usada para aumentar o engajamento dos pacientes na produção de dados ativos.[11] Esse tipo de dado possibilita um exemplo prático do *big data* que é a avaliação momentânea ecológica (AME; do inglês *ecological momentary assessment* – EMA).[12]

■ AVALIAÇÃO MOMENTÂNEA ECOLÓGICA (AME)

A AME envolve a coleta de dados por meio de dispositivos portáteis em ambientes da vida real e em tempo real, permitindo avaliações frequentes.[12] Isso reduz os vieses de memória encontrados em avaliações mensais tradicionais e fornece informações mais pertinentes aos contextos sociais ou físicos existentes.[5,12] Além disso, as medições repetidas diariamente permitem estudos de causas imediatas e efeitos do comportamento em tempo real, capturando o comportamento no dia e suas alterações ao longo do tempo.[12] Isso é especialmente importante para transtornos marcados por instabilidade e variabilidade ao longo do tempo, como o transtorno da personalidade *borderline* (TPB).[12]

Seja por meio da AME ou de outras formas de coleta de dados, o envolvimento de médicos, pesquisadores e pacientes na digitalização e formação de *big data* é vital para permitir a geração e o acesso a grandes quantidades de dados longitudinais e prospectivos necessários para a psiquiatria de precisão.[13]

PSIQUIATRIA DE PRECISÃO

A psiquiatria de precisão é um movimento emergente na prática e na ciência médicas, que propõe uma abordagem para o tratamento e a prevenção de transtornos psiquiátricos considerando a variabilidade individual em relação a genes, biologia, cognição, ambiente e estilo de vida.[11] A partir da análise de bancos de dados que contemplem esse conjunto de fatores (*big data*), a psiquiatria de precisão busca ir das tradicionais abordagens baseadas em evidências em nível de grupo para o atendimento em nível individualizado.[4]

A prática clínica atual é baseada em ensaios clínicos que empregam modelos estatísticos tradicionais. Esses modelos permitem generalizações amplas sobre pacientes com transtornos mentais em relação a tratamentos específicos. No entanto, falham em capturar as nuances relacionadas a um indivíduo específico, o que pode fazer com que os resultados significativos dos testes clínicos não representem um benefício real para todos os pacientes.[5,14] Na verdade, os participantes desses ensaios não refletem consistentemente aqueles dos cenários clínicos reais, nos quais os perfis de multimorbidade geralmente excluídos desses estudos são comuns.[5,14] Além disso, os transtornos mentais podem ser muito heterogêneos, com subgrupos distintos que respondem de forma específica a tratamentos diferentes.[5,14]

Modelos estatísticos tradicionais têm limitações na compreensão dos resultados terapêuticos em pacientes individuais, o que pode ser um obstáculo para um atendimento personalizado e efetivo na prática clínica. No caso da depressão, por exemplo, apenas

30 a 50% dos pacientes atingem a remissão após o tratamento inicial.[15] Somente depois de algumas trocas ou combinações de tratamentos é que a maioria atinge a remissão, levando a sofrimento humano sustentado, efeitos colaterais e custos econômicos.[16] A psiquiatria de precisão pode prever o tratamento adequado para cada indivíduo, evitando o método de "tentativa e erro".[17] Além de calculadoras de resposta ao tratamento, essas abordagens também fornecerão, como veremos ao longo deste capítulo, previsões de diagnóstico e prognóstico em diferentes áreas da psiquiatria.

■ PSIQUIATRIA COMPUTACIONAL

A psiquiatria de precisão se faz possível por meio de modelos computacionais, porém há também modelos computacionais relacionados a outro campo, conhecido como psiquiatria computacional. Embora os termos ligados à psiquiatria de precisão e à psiquiatria computacional sejam usados de forma intercambiável e o delineamento desses dois campos não seja tão claro, alguns autores separam a psiquiatria computacional como sendo um campo voltado para a compreensão dos mecanismos subjacentes aos transtornos mentais por meio de modelos explanatórios, enquanto a psiquiatria de precisão se concentra na predição e no tratamento individualizado.[11] Entretanto, outros autores atribuem ao termo *psiquiatria computacional* um conceito mais amplo, abrangendo duas abordagens complementares: orientada por teoria e orientada por dados.[18,19]

As abordagens orientadas por teoria contemplam os modelos explanatórios. Essas abordagens usam modelos que necessitam de conhecimento prévio ou hipóteses explícitas sobre mecanismos, possivelmente com múltiplos níveis de análise e abstração.[19] O objetivo dessas abordagens é entender como os processos no cérebro estão alterados, o que pode facilitar o desenvolvimento de melhores biomarcadores para diagnóstico, prevenção e intervenção terapêutica.[11] As abordagens baseadas em dados aplicam métodos de aprendizado de máquina a dados de alta dimensão a fim de melhorar a classificação de doenças, prever prognósticos e resultados de tratamento ou mesmo melhorar a seleção de tratamentos. Entretanto, essas abordagens são também chamadas de agnósticas, pois geralmente se perde a compreensão dos mecanismos subjacentes.[11,19]

A **Figura 12.1** resume as diversas aplicabilidades dos modelos computacionais que contemplam a psiquiatria computacional e a psiquiatria de precisão.

APRENDIZADO DE MÁQUINA

Antes de abordar o conceito de aprendizado de máquina, é importante entender a inteligência artificial (IA) – o campo no qual ele se insere. A IA busca capacitar as máquinas para perceber seu ambiente e agir de forma racional com base nas informações processadas.[20] Aprendizado de máquina é uma das técnicas derivadas da IA que identifica padrões de interação entre variáveis por meio de algoritmos computacionais, interpretando dados e tomando decisões com base neles.[4] Essa tecnologia permite

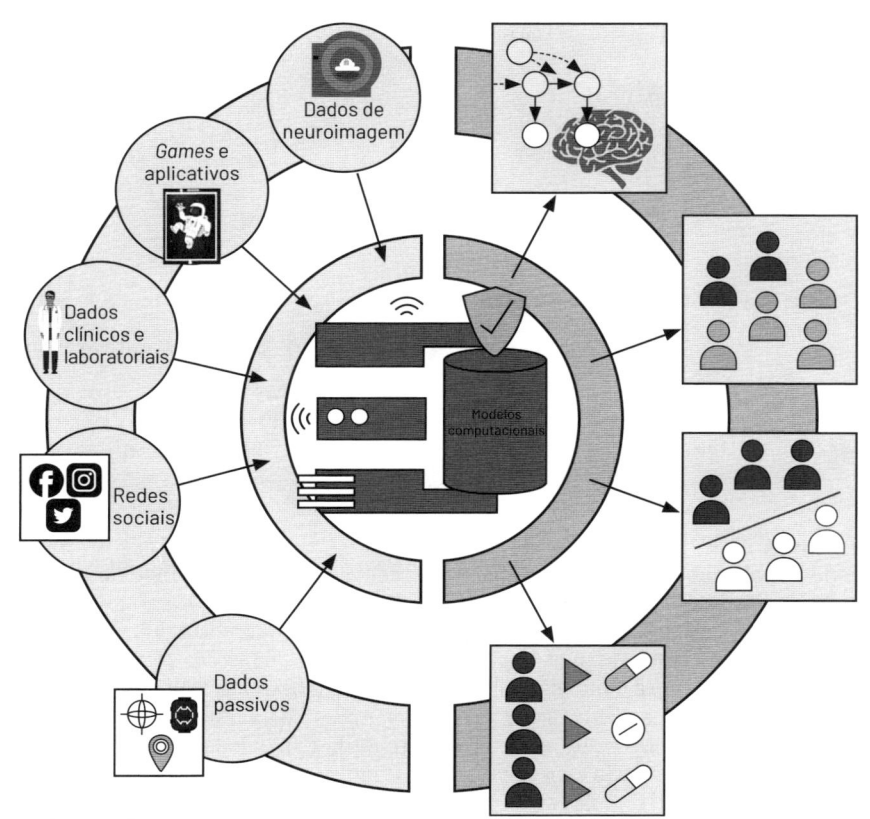

■ **Figura 12.1**
Como modelos computacionais podem utilizar diferentes fontes de dados para gerar modelos explanatórios, elaborar novos diagnósticos, estabelecer predições prognósticas ou auxiliar na seleção de tratamento.
Fonte: Adaptada de Hauser e colaboradores.[11]

a análise de grandes quantidades de dados multivariados (*big data*) e a produção de estimativas mais precisas das relações entre eles, pois também é capaz de identificar padrões complexos não lineares que relacionam preditores e resultados.[4] Com esses modelos computacionais, é possível realizar previsões e estratificações de resultados clínicos em nível individual, diferentemente dos modelos estatísticos tradicionais. A **Figura 12.2** resume os processos de criação desses modelos.

Na psiquiatria, o aprendizado de máquina vem sendo usado de acordo com o tipo de aprendizado que se espera dos modelos, sobretudo os modelos com aprendizado supervisionado e aqueles com aprendizado não supervisionado. No aprendizado supervisionado, a máquina é alimentada com preditores e desfechos esperados,

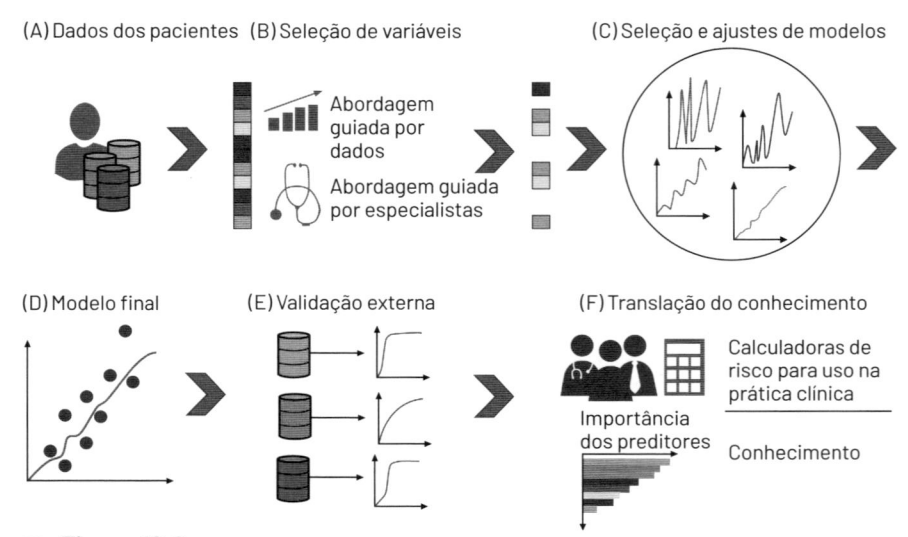

(A) Dados dos pacientes (B) Seleção de variáveis (C) Seleção e ajustes de modelos

- Abordagem guiada por dados
- Abordagem guiada por especialistas

(D) Modelo final (E) Validação externa (F) Translação do conhecimento

Calculadoras de risco para uso na prática clínica

Importância dos preditores Conhecimento

- **Figura 12.2**
  Sistematização resumida dos passos essenciais para criar um modelo de aprendizado de máquina. (A) Em primeiro lugar, é necessário coletar dados de pacientes de diversas fontes e níveis biológicos. (B) Em seguida, é preciso selecionar as variáveis mais importantes para a resolução do problema, reduzindo, assim, a dimensionalidade dos dados e gerando o modelo. Essa etapa pode ser realizada de duas maneiras: por meio de um algoritmo que seleciona as variáveis automaticamente (abordagem guiada por dados) ou por especialistas do campo de conhecimento (abordagem guiada por especialistas). (C) Depois, vários modelos são gerados pelo algoritmo e podem ser ajustados conforme necessário. (D) O modelo final é escolhido a partir de avaliações quantitativas de desempenho, como acurácia ou área sob a curva (AUROC). (E) Em seguida, o modelo final é validado externamente com dados de diferentes instituições e localizações geográficas para evitar vieses. (F) Por fim, o conhecimento é aplicado na prática, gerando novas evidências científicas e calculadoras de risco para uso na prática clínica.
  Fonte: Passos e colaboradores.[5]

não têm desfechos programados e permitem à máquina encontrar seus próprios parâmetros para agrupar pacientes. São úteis para a análise exploratória de dados e podem estratificar os fenótipos de transtornos psiquiátricos, identificando novos agrupamentos transdiagnósticos. Isso ajuda a compreender a heterogeneidade dos transtornos psiquiátricos e pode apoiar o desenvolvimento de tratamentos personalizados.[21]

Para avaliar a qualidade de um estudo de aprendizado de máquina, os pontos a seguir devem ser levados em consideração.[5]

- **Representatividade da amostra:** o aprendizado de máquina pode lidar com grandes quantidades de dados heterogêneos. Portanto, há menos necessidade de ser restritivo com critérios de inclusão e exclusão. A amostra selecionada pelos autores deve refletir a população real em estudo.
- **Variáveis de confusão:** para controlar adequadamente as variáveis de confusão no aprendizado de máquina, precisamos garantir que elas tenham o mesmo efeito em toda a amostra. Para conseguir isso, a randomização é usada em toda a análise.
- **Avaliação de resultados:** o tipo de resultado em um modelo preditivo tem implicações importantes. É crucial avaliar como os autores mediram os resultados, incluindo cegamento dos avaliadores e registro confiável das avaliações.
- **Abordagem:** há vários métodos de aprendizado de máquina, e um subconjunto específico de algoritmos pode ser mais aplicável a um determinado cenário, dependendo de seus parâmetros. Alguns algoritmos lidam melhor com certos tipos de variáveis, mas é difícil determinar de antemão qual terá melhor desempenho. Portanto, é aconselhável comparar o desempenho de vários algoritmos. Os autores devem ser avaliados quanto à escolha adequada do algoritmo e à gestão adequada dos parâmetros e procedimentos.
- **Seleção de características:** a maldição da dimensionalidade ocorre quando há mais variáveis do que exemplos em um conjunto de dados, levando a ajustes excessivos nos modelos de aprendizado de máquina e a pior desempenho em conjuntos de dados de teste externos. Além disso, variáveis altamente correlacionadas podem diminuir a importância de outras variáveis. A seleção de características adequadas deve ser realizada antes ou durante o treinamento para contornar esses problemas.
- **Desequilíbrio de classes:** o desequilíbrio de classes ocorre quando a distribuição dos tipos de desfecho é altamente desproporcional, isto é, quando um desfecho ocorre com muito mais frequência do que o outro. Isso pode resultar em um modelo com alta precisão, mas com pouca utilidade clínica. É importante avaliar se há um desequilíbrio de classes na amostra e se esse problema foi solucionado corretamente.
- **Dados ausentes:** lidar com dados ausentes é essencial, pois vários algoritmos não podem processar conjuntos de dados incompletos. É importante usar o método de imputação adequado para evitar a introdução de vieses. Também é importante relatar a quantidade de dados ausentes em cada variável, se eles foram excluídos ou se foram usados algoritmos para inserir dados e qual técnica foi empregada.
- **Desempenho/precisão:** nesse domínio, é avaliado se os autores relataram todos os resultados relevantes e se usaram as métricas apropriadas. Estudos informando apenas métricas parciais podem mascarar vieses e falhas do método, impedindo o leitor de entender completamente a relevância do modelo. Indicadores como sensibilidade, especificidade e área sob a curva de operação do receptor (AUROC) ajudam a aferir os modelos de aprendizado de máquina, pois essas medidas revelam a proporção de pacientes classificados correta ou incorretamente.

- **Teste/validação:** podemos dividir o processo de utilização do aprendizado de máquina em três componentes principais: treinamento, validação e teste. Um conjunto de treinamento permite que o algoritmo aprenda e desenvolva um modelo preditivo. O conjunto de validação contém dados não vistos e é usado para controlar o ajuste excessivo. Frequentemente, o mesmo conjunto de dados é dividido em conjuntos de treinamento e validação. Depois de treinado e validado e de mostrar desempenho consistente em ambas as etapas, o modelo pode ser aplicado em um conjunto de testes externo e independente. Isso nos permite ver se o modelo pode ser generalizado fora da amostra original.

APLICABILIDADE NA PSIQUIATRIA

As principais aplicabilidades desses modelos na psiquiatria têm sido auxiliar no diagnóstico, prognóstico, incluindo de suicídio, e também no tratamento dos transtornos mentais. A seguir, descreveremos alguns estudos, mas alguns desses tópicos serão descritos de forma mais abrangente nos próximos capítulos.

DIAGNÓSTICOS

A variabilidade clínica e o curso variável dos transtornos psiquiátricos impõem limitações na elaboração diagnóstica, sendo um impasse para maior entendimento e caracterização dessas doenças. Nesse sentido, o uso de tecnologias avançadas dentro da pesquisa clínica, como técnicas de aprendizado de máquina, pode ser uma ferramenta potencial para aprimorar a precisão e a eficiência diagnósticas.[5] As técnicas de aprendizado de máquina são capazes de analisar biomarcadores de diversos níveis biológicos para auxiliar no diagnóstico.[2] Por exemplo, um estudo identificou transtorno de estresse pós-traumático (TEPT) por meio de técnicas de aprendizado de máquina avaliando mais de um milhão de características moleculares, celulares, fisiológicas e clínicas de veteranos do sexo masculino.[22] Dean e colaboradores[22] desenvolveram um perfil de 28 biomarcadores que conseguem diagnosticar com 81% de acurácia pacientes com TEPT. Esse perfil de marcadores, se validado externamente, pode se tornar uma importante ferramenta auxiliar na identificação desse transtorno.

Outro ponto é que características como impulsividade, desregulação emocional, comportamentos autoagressivos e abuso de álcool e outras substâncias podem ser compartilhadas por diferentes transtornos mentais, o que dificulta sua diferenciação.[23] Por exemplo, é desafiador distinguir entre transtorno bipolar (TB) tipo II e TPB. No entanto, um estudo recente[24] usou técnicas de aprendizado de máquina para buscar diferenças fenomenológicas específicas entre pacientes com ambas as condições em comparação com aqueles com apenas um dos transtornos. Os resultados indicaram uma acurácia de 79,6% na diferenciação da comorbidade em relação ao diagnóstico isolado de TB e 61,7% na diferenciação da comorbidade em relação ao diagnóstico de TPB.

Não estando restritas à identificação do diagnóstico, as técnicas de aprendizado de máquina são capazes também de gerar modelos de predição diagnóstica. Um estudo[25] propôs um modelo de aprendizado de máquina para a predição do desenvolvimento de TB a partir de dados clínicos e demográficos em uma coorte com 3.748 indivíduos acompanhados desde o nascimento até os 22 anos de idade. O algoritmo foi usado para prever quais indivíduos desenvolveriam TB aos 22 anos, tendo como ponto de partida cada visita de acompanhamento antes do diagnóstico (nascimento, 11, 15 e 18 anos). O modelo com variáveis avaliadas na visita de acompanhamento de 18 anos obteve o melhor desempenho: área sob a curva (AUC) 0,82; acurácia balanceada 0,75; sensibilidade 0,72; e especificidade 0,77.

PROGNÓSTICOS

A capacidade de uma melhor predição prognóstica pode ser útil em vários contextos na psiquiatria. Uma metanálise[26] incluiu nove estudos (2.428 participantes) de aprendizado de máquina para predição de violência e crime de pacientes com transtornos psiquiátricos. A AUC para prever esses desfechos foi de 0,816, a sensibilidade foi de 73,33%, e a especificidade, de 72,90%. Assim, os modelos de aprendizado de máquina podem fornecer ferramentas para melhorar a prevenção e a detecção de prognósticos relacionados a desfechos psiquiátricos.

Outro estudo[27] explorou a viabilidade de predição de crises de saúde mental, independentemente da causa da crise ou do transtorno mental subjacente. Foi desenvolvido um algoritmo de aprendizado de máquina de monitoramento contínuo para predição de crise em um intervalo de 28 dias a partir de cada avaliação. O modelo foi criado a partir de 128 variáveis obtidas por registros eletrônicos de saúde de 17.122 pacientes coletados ao longo de 7 anos. O estudo obteve uma AUC de 0,797; uma sensibilidade de 58% e uma especificidade de 85%. O modelo foi testado na prática clínica por 6 meses, mostrando uma capacidade de gerenciamento e mitigação do risco da crise em 64% dos casos.

RISCO DE SUICÍDIO

Segundo a Organização Mundial da Saúde (OMS), estima-se que 703 mil pessoas morrem por suicídio anualmente no mundo, sendo a quarta maior causa de mortes de jovens de 15 a 29 anos de idade.[28] Nas Américas, as taxas subiram 17%.[28] A identificação precoce do risco do suicídio é essencial, entretanto, trata-se de um fenômeno complexo e multifatorial.[29] Os algoritmos de aprendizado de máquina podem testar infinitas combinações de fatores para otimizar a predição de risco de suicídio, considerando combinações complexas que abordagens tradicionais não conseguem identificar.[30] Esses modelos podem ser aplicados para abordar a suicidalidade com alta precisão e escalabilidade.[31,32]

Uma metanálise com 35 estudos que analisou o desempenho do aprendizado de máquina para prever ideação suicida, tentativas e mortes, demonstrou sensibilidade de 0,66 e especificidade de 0,87 em todos os desfechos de suicídio (morte, tentativa, ideação). Ou seja, os modelos criados previram corretamente 66% das pessoas que teriam um desfecho de suicídio e 87% das pessoas que não teriam.[33] Outro estudo usou dados coletados de usuários do Twitter ao longo de 2 anos para criar um algoritmo que classificava um indivíduo como em risco de ideação suicida. O algoritmo de aprendizado de máquina gerou uma AUC de 88% usando dados de tuítes de pelo menos 1 dia antes da expressão de ideação suicida pelos indivíduos. O estudo sugere que esse método é eficiente para identificar indivíduos com risco de ideação, mas que ainda não expressaram tais pensamentos.[34]

TRATAMENTOS

Os modelos de aprendizado de máquina têm sido a principal ferramenta da psiquiatria de precisão na sua busca de prover um melhor direcionamento para os tratamentos. Uma metanálise[35] com 15 estudos (758 pacientes) buscou determinar a capacidade dos modelos de aprendizado de máquina de distinguirem entre respondedores e não respondedores à estimulação magnética transcraniana e a antidepressivos no transtorno depressivo maior, usando dados de eletroencefalograma nos tratamentos. A acurácia combinada entre os estudos foi de 83,93%, enquanto a sensibilidade e a especificidade médias entre os modelos foram de 77,96 e 84,60%, respectivamente. Os resultados demonstram uma boa capacidade preditiva, sobretudo na identificação de não respondedores, por meio de um exame de boa relação custo-benefício.

Outro estudo[36] desenvolveu um modelo preliminar de aprendizado de máquina, a partir de dados clínicos e demográficos de 32.277 pacientes, para a escolha de tratamento individualizado em pacientes com primeiro episódio de esquizofrenia. O sucesso do tratamento foi definido como a não troca de medicação e não internação por 12 meses. O tratamento individualizado teve uma taxa de sucesso de 51,7%, contra 44,5% do tratamento convencional. Os autores ainda pontuam que o uso de outras fontes de dados poderia melhorar a *performance* do modelo. Nesse sentido, Kim e colaboradores[37] alcançaram uma acurácia de 84,6% na predição de resposta ao tratamento com metilfenidato ao analisarem 83 pacientes com transtorno de déficit de atenção/hiperatividade, usando modelos de aprendizado de máquina que avaliaram diversos tipos de dados, como genéticos, clínicos, neuropsicológicos, ambientais, geográficos e de neuroimagem.

■ LIMITAÇÕES E OBSTÁCULOS

A partir do abordado até aqui neste capítulo, fica claro o potencial transformador que o conceito de psiquiatria de precisão apresenta no cuidado a pacientes com transtornos mentais. Entretanto, ainda existem limitações e obstáculos importantes que devem ser reconhecidos e superados para que se possa aplicar esse paradigma em contextos clínicos no mundo real. Entre essas limitações, se destacam:

- **Dados de qualidade questionável:** um modelo de IA somente será robusto se, além de uma metodologia forte, for baseado em dados de alta qualidade, representativos da população em estudo, com o mínimo de vieses possível. Entretanto, coletar dados com essa qualidade é um procedimento caro e demandante. Nesse sentido, é necessária a criação de protocolos e parcerias entre instituições e países para a coleta e o compartilhamento de dados, com grande potencial de superar esse importante obstáculo;[5]
- **Dificuldade na compreensão dos conceitos:** ainda que muito se discuta sobre IA, *big data* e outros tópicos relacionados, boa parte da sociedade, inclusive proporções significativas de profissionais da saúde mental e de outras áreas da saúde, apresenta conhecimento limitado sobre esses conceitos e tecnologias. Desse modo, muitos apresentarão resistência ou dificuldade na compreensão dessas ferramentas em contextos práticos ou interpretarão de forma errônea a classificação/predição de um determinado algoritmo. Portanto, é essencial um amplo esforço educacional para transmitir o conhecimento sobre esses assuntos aos profissionais da saúde de forma precisa e também acessível;[2,14]
- **Modelos complexos:** alguns modelos de IA são muitos complexos, não lineares e pouco explicativos, funcionando como uma "caixa-preta" do ponto de vista interpretativo (p. ex., algoritmos como *deep learning*). Nesse sentido, é importante ressaltar que não é sempre necessário ao pesquisador ou clínico entender completamente como um algoritmo chegou a um determinado resultado. Entretanto, a despeito disso, atualmente existem diversas metodologias de IA mais interpretáveis e transparentes, bem como métodos que ajudam na explicação de algoritmos mais complexos.[5,38]

■ DILEMAS ÉTICOS

Está cada vez mais claro o potencial que paradigmas como a psiquiatria de precisão, aliados a conceitos como *big data* e IA, têm de transformar a psiquiatria e finalmente trazer a precisão a uma especialidade muitas vezes criticada por erros diagnósticos, dificuldade em fazer predições prognósticas e incerteza quanto à melhor opção terapêutica para um determinado paciente.[2,39] Além disso, essas ferramentas também estão sendo aplicadas em larga escala não somente em outras áreas da medicina, mas também em vários contextos na sociedade (em tarefas das mais básicas às mais complexas), de modo que apresentam enorme potencial de transformação com a crescente dependência que apresentamos dessas tecnologias.[40] Nesse sentido, é essencial a discussão dos potenciais dilemas éticos que acompanham sua evolução e sua possível aplicação prática.

Portanto, a seguir são citados alguns dos desafios éticos (juntamente com propostas para sua solução) a serem considerados com a possibilidade de aplicação prática de ferramentas de psiquiatria de precisão.

- **Aplicação de modelos com limitações metodológicas:** a aplicação de modelos baseados em conjuntos de dados limitados, com vieses, que não capturam as complexidades inerentes a pacientes com transtornos mentais, ou com pouca capacidade de generalização (p. ex., modelos com *overfitting*), em cenários clínicos reais, pode gerar erros classificatórios ou de predição com implicações clínicas significativas. Nesse sentido, é essencial o desenvolvimento de protocolos de avaliação de modelos de IA (contemplando também a avaliação crítica dos conjuntos de dados utilizados) que possam guiar a decisão pela aplicação prática apenas de modelos metodologicamente robustos e adequados ao problema em questão. Outro ponto essencial é estimular a transparência dos estudos sobre o tema, com descrição detalhada das escolhas e dos passos seguidos pelos investigadores.[5,38]

- **Iatrogenia associada à comunicação de predições/classificações:** em alguns casos, o adoecimento mental também se associa às expectativas de futuro e de potencialidades que um determinado indivíduo tem de si mesmo. Nesse sentido, a comunicação de desfechos severos como psicose, refratariedade ao tratamento e suicidalidade pode ter implicações negativas e, em parte, também contribuir para o adoecimento mental do indivíduo. Uma possível solução para esse problema seria a adoção de *guidelines* éticos de comunicação de notícias e resultados de modelos preditivos em psiquiatria de precisão, com especial atenção à explicação do diagnóstico/predição aliada à psicoeducação acerca do fenômeno. Também é importante fazer o suporte do paciente que está em sofrimento com uma potencial notícia negativa.[14,38]

- **Implicações das predições em termos de planos de saúde/seguros de vida:** empresas que oferecem serviços de planos de saúde, seguros de vida ou outros produtos semelhantes podem empregar ferramentas de medicina de precisão de forma pouco ética no sentido de estratificar preços ou pacotes de coberturas de acordo com a predição de desfechos futuros adversos de saúde para determinado cliente. Nesse sentido, é essencial o trabalho de governos e instituições públicas para regular a forma como os resultados de tais ferramentas podem ser usados por essas empresas.[5,38]

- **Privacidade:** em um contexto de *big data*, é essencial que seja discutida a importância da privacidade e da anonimização dos dados coletados, principalmente em contextos médicos, nos quais há maior tendência de dados sensíveis. Potenciais soluções a esse dilema ético envolvem a regulação do acesso aos dados, cuidados de cibersegurança (sobretudo em ambientes de dados de saúde) e a estimulação de protocolos que tirem a identificação dos dados coletados.[5,38]

REFERÊNCIAS

1. GBD 2019 Mental Disorders Collaborators. Global, regional, and national burden of 12 mental disorders in 204 countries and territories, 1990-2019: a systematic analysis for the Global Burden of Disease Study 2019. Lancet Psychiatry. 2022;9(2):137-50.
2. Fernandes BS, Williams LM, Steiner J, Leboyer M, Carvalho AF, Berk M. The new field of precision psychiatry. BMC Med. 2017;15:80.
3. Barrigon ML, Courtet P, Oquendo M, Baca-García E. Precision medicine and suicide: an opportunity for digital health. Curr Psychiatry Rep. 2019;21(12):131.
4. Passos IC, Ballester P, Rabelo-da-Ponte FD, Kapczinski F. Precision psychiatry: the future is now. Can J Psychiatry. 2022;67(1):21-5.

5. Passos IC, Ballester PL, Barros RC, Librenza-Garcia D, Mwangi B, Birmaher B, et al. Machine learning and big data analytics in bipolar disorder: a position paper from the International Society for Bipolar Disorders Big Data Task Force. Bipolar Disord. 2019;21(7):582-94.
6. Ristevski B, Chen M. Big data analytics in medicine and healthcare. J Integr Bioinform. 2018;15(3):20170030.
7. Barnett I, Torous J, Staples P, Sandoval L, Keshavan M, Onnela JP. Relapse prediction in schizophrenia through digital phenotyping: a pilot study. Neuropsychopharmacology. 2018;43(8):1660-6.
8. Weissman MM. Big data begin in psychiatry. JAMA Psychiatry. 2020;77(9):967-73.
9. Ressler KJ, Williams LM. Big data in psychiatry: multiomics, neuroimaging, computational modeling, and digital phenotyping. Neuropsychopharmacology. 2021;46(1):1-2.
10. Marsch LA. Digital health data-driven approaches to understand human behavior. Neuropsychopharmacology. 2021;46(1):191-6.
11. Hauser TU, Skvortsova V, De Choudhury M, Koutsouleris N. The promise of a model-based psychiatry: building computational models of mental ill health. Lancet Digit Health. 2022;4(11):e816-28.
12. Davanzo A, Huart D, Seker S, Moessner M, Zimmermann R, Schmeck K, et al. Study features and response compliance in ecological momentary assessment research in borderline personality disorder: systematic review and meta-analysis. J Med Internet Res. 2023;25:e44853.
13. Kambeitz-Ilankovic L, Koutsouleris N, Upthegrove R. The potential of precision psychiatry: what is in reach? Br J Psychiatry. 2022;220(4):175-8.
14. Dwyer DB, Falkai P, Koutsouleris N. Machine learning approaches for clinical psychology and psychiatry. Annu Rev Clin Psychol. 2018;14:91-118.
15. Rush AJ, Trivedi MH, Wisniewski SR, Nierenberg AA, Stewart JW, Warden D, et al. Acute and longer-term outcomes in depressed outpatients requiring one or several treatment steps: a STAR*D report. Am J Psychiatry. 2006;163(11):1905-17.
16. Lee CT, Palacios J, Richards D, Hanlon AK, Lynch K, Harty S, et al. The precision in psychiatry (PIP) study: testing an internet-based methodology for accelerating research in treatment prediction and personalisation. BMC Psychiatry. 2023;23:25.
17. Chekroud AM, Bondar J, Delgadillo J, Doherty G, Wasil A, Fokkema M, et al. The promise of machine learning in predicting treatment outcomes in psychiatry. World Psychiatry. 2021;20(2):154-70.
18. Bennett D, Silverstein SM, Niv Y. The two cultures of computational psychiatry. JAMA Psychiatry. 2019;76(6):563-4.
19. Huys QJM, Maia TV, Frank MJ. Computational psychiatry as a bridge from neuroscience to clinical applications. Nat Neurosci. 2016;19(3):404-13.
20. Koutsouleris N, Hauser TU, Skvortsova V, Choudhury M. From promise to practice: towards the realisation of AI-informed mental health care. Lancet Digit Health. 2022;4(11):e829-40.
21. Pelin H, Ising M, Stein F, Meinert S, Meller T, Brosch K, et al. Identification of transdiagnostic psychiatric disorder subtypes using unsupervised learning. Neuropsychopharmacology. 2021;46(11):1895-905.
22. Dean KR, Hammamieh R, Mellon SH, Abu-Amara D, Flory JD, Guffanti G, et al. Multi-omic biomarker identification and validation for diagnosing warzone-related post-traumatic stress disorder. Mol Psychiatry. 2020;25:3337-49.
23. Ghaemi SN, Dalley S, Catania C, Barroilhet S. Bipolar or borderline: a clinical overview. Acta Psychiatr Scand. 2014 Aug;130(2):99–108.
24. Bayes A, Spoelma M, Parker G. Comorbid bipolar disorder and borderline personality disorder: diagnosis using machine learning. J Psychiatr Res. 2022;152:1-6.
25. Rabelo-da-Ponte FD, Feiten JG, Mwangi B, Barros FC, Wehrmeister FC, Menezes AM, et al. Early identification of bipolar disorder among young adults: a 22-year community birth cohort. Acta Psychiatr Scand. 2020;142(6):476-85.
26. Watts D, Cardoso TA, Librenza-Garcia D, Ballester P, Passos IC, Kessler FHP, et al. Predicting criminal and violent outcomes in psychiatry: a meta-analysis of diagnostic accuracy. Transl Psychiatry. 2022;12:470.

27. Garriga R, Mas J, Abraha S, Nolan J, Harrison O, Tadros G, et al. Machine learning model to predict mental health crises from electronic health records. Nat Med. 2022;28(6):1240-8.
28. World Health Organization. Suicide worldwide in 2019 [Internet]. Geneva: WHO; 2021 [capturado em 9 jun. 2023]. Disponível em: https://www.who.int/publications/i/item/9789240026643.
29. Turecki G, Brent DA, Gunnell D, O'Connor RC, Oquendo MA, Pirkis J, et al. Suicide and suicide risk. Nat Rev Dis Primers. 2019;5(1):74.
30. Walsh CG, Ribeiro JD, Franklin JC. Predicting risk of suicide attempts over time through machine learning. Clin Psychol Sci. 2017;5(3):457-69.
31. Linthicum KP, Schafer KM, Ribeiro JD. Machine learning in suicide science: Applications and ethics. Behav Sci Law. 2019;37(3):214-22.
32. Kessler RC, Warner CH, Ivany C, Petukhova MV, Rose S, Bromet EJ, et al. Predicting suicides after psychiatric hospitalization in US Army soldiers: the Army study to assess risk and resilience in servicemembers (Army STARRS). JAMA Psychiatry. 2015;72(1):49-57.
33. Kusuma K, Larsen M, Quiroz JC, Gillies M, Burnett A, Qian J, et al. The performance of machine learning models in predicting suicidal ideation, attempts, and deaths: a meta-analysis and systematic review. J Psychiatr Res. 2022;155:579-88.
34. Roy A, Nikolitch K, McGinn R, Jinah S, Klement W, Kaminsky ZA. A machine learning approach predicts future risk to suicidal ideation from social media data. NPJ Digit Med. 2020;3:78.
35. Watts D, Pulice RF, Reilly J, Brunoni AR, Kapczinski F, Passos IC. Predicting treatment response using EEG in major depressive disorder: a machine-learning meta-analysis. Transl Psychiatry. 2022;12(1):332.
36. Wu CS, Luedtke AR, Sadikova E, Tsai HJ, Liao SC, Liu CC, et al. Development and validation of a machine learning individualized treatment rule in first-episode schizophrenia. JAMA Netw Open. 2020;3(2):e1921660.
37. Kim JW, Sharma V, Ryan ND. Predicting methylphenidate response in ADHD using machine learning approaches. Int J Neuropsychopharmacol. 2015;18(11):pyv052.
38. Fusar-Poli P, Manchia M, Koutsouleris N, Leslie D, Woopen C, Calkins ME, et al. Ethical considerations for precision psychiatry: a roadmap for research and clinical practice. Eur Neuropsychopharmacol. 2022;63:17-34.
39. Fusar-Poli P, Hijazi Z, Stahl D, Steyerberg EW. The science of prognosis in psychiatry: a review. JAMA Psychiatry. 2018;75(12):1289-97.
40. Jordan MI, Mitchell TM. Machine learning: trends, perspectives, and prospects. Science. 2015;349(6245):255-60.

13 PREDIÇÃO DE RISCO DE SUICÍDIO UTILIZANDO TÉCNICAS DE INTELIGÊNCIA ARTIFICIAL

Thiago Henrique Roza
Bruno Braga Montezano
Thyago Antonelli-Salgado
Ives Cavalcante Passos

Aproximadamente 700 mil suicídios ocorrem a cada ano no mundo, cerca de 80% deles em países em desenvolvimento.[1] Esse fenômeno também está presente em países desenvolvidos, sendo uma questão de difícil prevenção, considerando que as taxas de suicídio não diminuíram nas últimas décadas nos Estados Unidos.[2] Apesar de alarmantes, há evidências de que essas taxas de suicídio são subestimadas. Há um número considerável de mortes por suicídio que são classificadas como acidentais ou cuja intenção é indeterminada.[3] Por exemplo, um estudo baseado em dados israelenses relatou taxas de suicídio quase 42% superiores aos dados oficiais.[4]

Em termos de definição, é importante descrever alguns conceitos essenciais para a melhor compreensão e estudo do fenômeno do suicídio. Por exemplo, "ideação suicida" é um termo que geralmente se refere a pensamentos passivos sobre querer estar morto (ideação suicida passiva ou pensamentos passivos de morte) ou pensamentos ativos sobre suicídio (ideação suicida ativa) não acompanhados de comportamento preparatório para o ato. "Tentativa de suicídio" é um termo que descreve um comportamento potencialmente autolesivo associado a pelo menos alguma intenção de morrer. Já "comportamento autolesivo sem intenção suicida" descreve situações nas quais o paciente apresenta comportamento autolesivo em um contexto no qual não tem intenção de morrer como consequência do ato. "Morte por suicídio", ou apenas "suicídio", se refere às situações nas quais os comportamentos autolesivos com intenção suicida culminaram na morte. "Suicidalidade" é outro termo relevante e representa uma definição mais geral, englobando situações de comportamento e ideação suicida.[5,6]

Em estudos epidemiológicos, foi descrito que o suicídio é mais comum no sexo masculino, com taxas globais de mortes por suicídio em torno de 15 por 100 mil pessoas por ano, enquanto, no sexo feminino, essas taxas são de aproximadamente 8 por 100 mil.[7] No entanto, evidências empíricas sugerem que as mulheres correm maior risco de ideação e tentativas de suicídio do que os homens.[8,9] Vale ressaltar, também, que uma metanálise de estudos de autópsia psicológica apontou que quase 90% dos indivíduos que morreram por suicídio apresentavam um diagnóstico psiquiátrico anterior.[10]

Existem vários fatores conhecidos associados ao risco de suicídio. Esses fatores podem ser divididos em fatores de proteção ou de risco, dependendo da influência que exercem sobre os pacientes individualmente, diminuindo ou aumentando o risco de suicídio, respectivamente.[5,11] Por exemplo, bom suporte social, altos níveis de extroversão, estratégias eficazes de enfrentamento, otimismo, fortes razões para viver, envolvimento religioso e atividade física regular são alguns dos fatores de proteção.[5,12]

O número de fatores de risco associados a suicídio, comportamento suicida ou outros comportamentos autolesivos aumentou muito, com achados de estudos empíricos sugerindo novos candidatos a fatores de risco a cada ano.[5,11,13,14] Considerando esse crescimento exponencial, há necessidade crescente de modelos explanatórios que combinem e sintetizem esses complexos fatores de risco de diferentes níveis biológicos e clínicos.[5,11] Os fatores descritos no **Quadro 13.1** têm como base a abordagem biopsicossocial.[5] Essa abordagem considera que diferentes variáveis podem interagir nos níveis distal, desenvolvimental e proximal.[5] Esse modelo explicativo foi influenciado pela teoria de estresse-diátese, que propõe que um indivíduo com predisposição genética (diátese), quando sob uma quantidade de estresse que excede um limite específico, pode desenvolver uma condição psicopatológica.[15]

De acordo com esse modelo (**Quadro 13.1**), suicídio e tentativas de suicídio podem originar-se da interação de fatores complexos e multinível, como fatores de nível individual (divididos em fatores predisponentes, desenvolvimentais e precipitantes) e fatores populacionais (incluindo fatores ambientais e fatores associados à falta de coesão social). Conforme destacado no modelo, os fatores predisponentes aumentam o risco de morte por suicídio em função de alterações na expressão gênica, o que leva a efeitos nos fatores de desenvolvimento. Esses fatores, por sua vez, geram um aumento do risco de suicídio por meio da promoção de características específicas, como agressividade, impulsividade e ansiedade, que podem aumentar a probabilidade de comportamento suicida em casos de ideação suicida. Outros fatores de desenvolvimento, como uso crônico de substâncias e déficits cognitivos, também podem levar à promoção de tais traços. Fatores precipitantes, incluindo abuso de substâncias psicoativas e outras formas de psicopatologia (qualquer transtorno mental associado a risco aumentado de suicídio, bem como eventos adversos específicos da vida que podem levar a psicopatologia significativa), estão associados a alterações que, em última análise, levam ao comportamento suicida e à morte por suicídio.[5]

■ Quadro 13.1
Modelo explicativo dos fatores de risco para desfechos relacionados ao suicídio

Fatores de risco populacionais

a. Fatores ambientais (atuam mais em fatores proximais)
   - acesso a métodos de suicídio
   - cobertura da mídia
   - dificuldade de acesso a cuidados em saúde mental
b. Falta de coesão social (atuam em todos os grupos de fatores individuais)
   - isolamento social
   - crises ou instabilidade econômica
   - rápidas mudanças na estrutura social ou nos valores vigentes

Fatores de risco individuais

c. Fatores predisponentes (ou distais)
   - história familiar:
     - fatores genéticos
   - eventos adversos na infância:
     - mudanças epigenéticas
d. Fatores desenvolvimentais
   - déficits cognitivos:
     - dificuldades de resolução de problemas
   - traços de personalidade patológicos:
     - ansiedade significativa
     - altos níveis de impulsividade e agressividade
   - uso crônico de substâncias de abuso
e. Fatores precipitantes (ou proximais)
   - eventos adversos de vida:
     - psicopatologia
     - desesperança
     - humor deprimido
   - uso de substâncias de abuso (agudo):
     - desinibição comportamental

Fonte: Turecki e Brent.[5]

É importante ressaltar que fatores externos, como desigualdades sociais,[16] condições políticas incertas[17] e a pandemia de covid-19,[18] podem precipitar o aumento de taxas de suicídio. A pandemia foi associada a sofrimento psicológico em níveis que ainda não foram elucidados completamente, contribuindo também para o aumento da vulnerabilidade a transtornos mentais e suicidalidade.[19] Por exemplo, estudos recentes mostraram aumentos na prevalência de ideação suicida nos Estados Unidos[20] e na Grécia.[21] Além disso, resta saber se os amplos efeitos econômicos negativos da pandemia de covid-19 também não se associariam ao aumento no suicídio pós-pandêmico.[22]

Considerando esse contexto, o objetivo deste capítulo é descrever o uso de *big data* e técnicas de inteligência artificial (IA) para a predição do risco de suicídio em nível individual, enriquecendo a discussão com exemplos recentes da literatura científica sobre o tema. Além da discussão do potencial impacto revolucionário dessas ferramentas, serão reconhecidos e debatidos potenciais implicações éticas, limitações e desafios atuais.

PREDIÇÃO E AVALIAÇÃO DE RISCO DE SUICÍDIO

Frequentemente, a rotina diária dos psiquiatras, bem como de outros profissionais da saúde, é marcada pela necessidade de avaliar o risco de desfechos relacionados ao suicídio em muitos dos pacientes atendidos.[11] No entanto, a tarefa de avaliar o risco de suicídio de um determinado paciente é muitas vezes realizada subjetivamente. Dados do Canadá[23] mostraram que cerca de 67% das pessoas que morreram por suicídio consultaram seu médico de atenção primária antes de suas mortes. Além disso, avaliações de risco de suicídio foram realizadas em 87,1% das consultas médicas. No entanto, entre aqueles que morreram por suicídio, 39,8% foram classificados por seus médicos como sem risco, e outros 50% foram considerados de baixo risco.[23]

Além disso, em muitos campos da medicina, a maioria das estratégias clínicas (tratamento, diagnóstico e prognóstico) são baseadas em um "paciente médio", sendo generalizadas para toda a população.[11] Em termos de estratégias de tratamento, outra limitação que precisa ser reconhecida em ensaios clínicos randomizados é o uso de critérios de inclusão e exclusão excessivamente restritivos, que comprometem a generalização dos resultados para cenários do mundo real.[24]

Considerando essas limitações, há a necessidade de uma avaliação mais individualizada e personalizada do risco de suicídio. Nesse sentido, a "psiquiatria de precisão" fornece uma promissora e interessante alternativa.[25,26] A psiquiatria de precisão, com predições individualizadas de desfechos em saúde mental, avalia cada paciente com alta especificidade e, posteriormente, oferece soluções clínicas direcionadas (incluindo diagnóstico, prognóstico e tratamento), sempre de forma personalizada.[25-27]

Para que seja possível colocar em prática conceitos como a psiquiatria de precisão, no entanto, são necessários dados multidimensionais de grande escala e alta qualidade, conceito esse conhecido como *"big data"*.[28] O *big data* coleta informações de todo um sistema (n = todos), produzidas continuamente; em contraste com o que poderia ser chamado de *"small data"*, em que os dados apresentam um padrão mais estático e são coletados de uma amostra populacional, representando os vieses inerentes a essa amostra.[29]

Para analisar uma quantidade tão grande e complexa de dados, é necessário o uso de métodos computacionais avançados, do campo da IA, como o aprendizado de máquina (*machine learning*).[28] Em termos gerais, o aprendizado de máquina é um método de análise de dados que visa aprender padrões relevantes a partir de dados fornecidos, sem ser previamente programado por um agente humano, imitando o nosso processo de aprendizagem e, subsequentemente, usando o padrão aprendido para resolver novos problemas.[30,31] O uso de *big data* e aprendizado de máquina é difundido em vários contextos de nossa vida diária.[31] Além disso, trata-se de um campo em crescimento exponencial, com diversos estudos explorando seu uso tanto na psiquiatria quanto em outras especialidades médicas.[32]

Dito isso, um dos principais desafios na predição do risco de suicídio é identificar aqueles pacientes em maior risco. De acordo com resultados de um estudo baseado em dados dos Estados Unidos, quase 50% dos indivíduos que morreram por suicídio visitaram uma instituição de saúde nas 4 semanas anteriores à sua morte.[33] Uma revisão sistemática subsequente mostrou que o contato com serviços médicos era comum antes do suicídio, e parece haver uma proporção crescente de indivíduos que procuram serviços de saúde mental antes de uma tentativa de suicídio.[34] Em conjunto, esses achados ilustram uma significativa janela de oportunidade para a aplicação de estratégias preventivas e de tratamento para esses pacientes, a fim de mitigar o risco de suicídio.

Nesse sentido, modelos de aprendizado de máquina podem gerar calculadoras de risco de suicídio a serem usadas em ambientes de atenção primária.[35] Assim, pacientes identificados como tendo esse risco poderiam se beneficiar de avaliações mais aprofundadas, ser encaminhados para acompanhamento clínico especializado, bem como receber tratamento e se beneficiarem de estratégias preventivas.[11]

■ PREDIÇÃO DE RISCO DE SUICÍDIO COM USO DE INTELIGÊNCIA ARTIFICIAL

Muitos estudos investigaram o uso de técnicas de IA, em especial o aprendizado de máquina, na predição de fenômenos relacionados ao suicídio, sejam desfechos de risco, ideação, tentativas ou mortes por suicídio.[36] O uso dessas técnicas para investigação de suicidalidade está em franca expansão (**Fig. 13.1**), mas os estudos sobre o tema apresentam populações e desfechos heterogêneos, bem como o uso de dados distintos, o que dificulta a comparação entre os diferentes modelos.[36] A seguir, são apresentados alguns exemplos de estudos originais sobre o assunto.

Um estudo prospectivo recente[37] teve como objetivo a predição de tentativas de suicídio, com o uso de técnicas de IA, em uma amostra nacionalmente representativa dos Estados Unidos, com avaliação do desfecho entre duas ondas de coleta de dados (n = 43.093 adultos na onda 1 e n = 34.653 na onda 2) de uma pesquisa conhecida como National Epidemiologic Survey on Alcohol and Related Conditions (NESARC), que contou com um período de *follow-up* de 3 anos. Dados sociodemográficos, clínicos e relativos a eventos estressantes na vida, coletados na primeira onda, foram usados como preditores no desenvolvimento dos modelos de aprendizado de máquina. Um modelo de *elastic net regularization* apresentou boas métricas de desempenho, atingindo uma AUC ROC de 0,89, acurácia balanceada de 81,86%, sensibilidade de 74,51% e especificidade de 89,22%.[37] Um outro estudo, publicado em 2021,[38] também fez uso dos dados do NESARC para identificação de fatores de

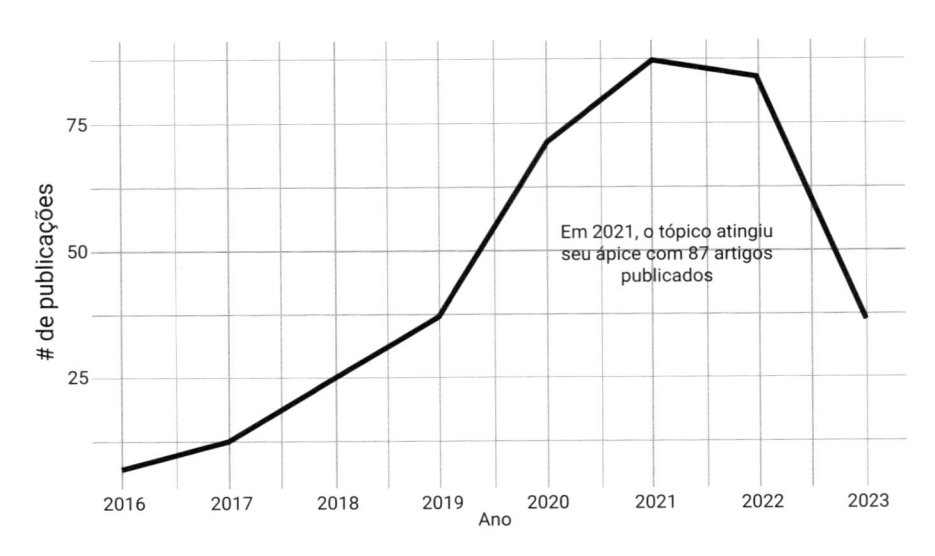

■ **Figura 13.1**
Tendência de crescimento na publicação de artigos originais relacionados à temática de avaliação de suicidalidade com o uso de técnicas de aprendizado de máquina (de 2016 a 30 de março de 2023). Os dados para a construção do gráfico foram obtidos na base de dados PubMed, da Biblioteca Nacional de Medicina dos Estados Unidos, no dia 30 de março de 2023.

risco para tentativa de suicídio, reportando desempenho semelhante na classificação (AUC ROC = 0,86). Além disso, o estudo descreveu que entre os principais preditores estavam ideação ou comportamento suicida passado, menor nível de escolaridade e crise financeira recente.[38]

Um estudo chinês[39] fez uso de *deep learning* e outras técnicas de aprendizado de máquina com mineração de texto para identificar pacientes com tentativas de suicídio em um grupo de 13.100 indivíduos com transtornos do humor. Os resultados do estudo indicaram que o modelo de rede neural convolucional (acurácia de até 98,5%) teve melhor *performance* do que os outros dois métodos de classificação testados (regressão logística e *support vector machine*).[39] Em 2023, em um estudo da Malásia,[40] pesquisadores encontraram, a partir de um modelo explicativo para tentativas de suicídio com *gradient boosting*, que histórico de tentativas, ideação suicida e etnia seriam possíveis fatores-chave nas predições do fenômeno.[40]

Outro estudo longitudinal[41] teve como objetivo a predição de mortes por suicídio em um *follow-up* de 12 meses após a alta de uma internação psiquiátrica, usando dados administrativos de soldados do exército dos Estados Unidos (n = 40.820 participantes e 53.769 internações psiquiátricas) como variáveis em modelos de aprendizado de máquina (*regression trees* e *penalized regression*). Nesse estudo, os investigadores foram capazes de identificar um grupo com maior risco de suicídio

(5% do número total de internações psiquiátricas), que correspondeu a aproximadamente 53% das mortes por suicídio no *follow-up*. Além disso, os modelos investigados atingiram boas métricas de desempenho, com alguns apresentando área sob a curva ROC em torno de 0,85.[41]

Outros estudos também foram realizados com o objetivo de investigar desfechos relacionados à suicidalidade em populações de adolescentes. Por exemplo, em 2022, um estudo coreano[42] estimou uma prevalência de 3,2% de tentativas de suicídio em jovens de 12 a 18 anos (n = 468.482). Nesse estudo, foram desenvolvidos seis modelos de IA para classificação do desfecho a partir de dados de uma pesquisa *on-line* com validação de dados tanto internos quanto externos. Os resultados demonstraram *performance* de até 0,95 de AUC ROC, demonstrando boa capacidade preditiva.[42] Em outro estudo, pesquisadores europeus e canadenses[43] investigaram a predição de tentativas de suicídio aos 20 anos de idade em uma amostra de coorte de nascimento (n = 1.623), com a aplicação de modelos de *random forest*. Modelos com AUC ROC de 0,62 a 0,72 foram desenvolvidos a partir de 150 variáveis, sendo escolaridade dos pais, idade materna e paterna, *status* socioeconômico, comportamento antissocial dos pais e práticas parentais, além de prematuridade ao nascimento, as mais relevantes para as predições. Considerando o sexo dos participantes, fatores demográficos e socioeconômicos foram os principais preditores para mulheres, e comportamento antissocial dos pais, para homens.[43]

Diversos tipos de dados, inclusive não estruturados, podem ser utilizados em estudos que empregam técnicas de aprendizado de máquina. Um exemplo é um artigo publicado em 2021 por um grupo de pesquisadores dos Estados Unidos usando técnicas de processamento de linguagem natural (PLN) com prontuários eletrônicos e anotações clínicas para predição de primeiras tentativas de suicídio.[44] PLN é um subcampo da IA que se concentra na interação entre humanos e computadores por meio da linguagem natural.[45] O PLN permite que os computadores entendam, interpretem e reproduzam linguagem humana, facilitando a comunicação e a realização de tarefas complexas, como tradução automática, reconhecimento de fala e análise de sentimentos.[45] O estudo incluiu 45.238 pacientes e mais de 50 mil variáveis, sendo capaz de apresentar um modelo com AUC ROC de 0,93.[44] Também com dados de registros médicos nacionais, um estudo dinamarquês de 2021 (n = 265.183),[46] com mais de 1.400 variáveis, descreveu que transtorno por uso de substâncias, medicações psiquiátricas prescritas, diagnósticos prévios de envenenamento e transtornos relacionados ao estresse foram fatores importantes no desfecho de tentativas de suicídio, independentemente do sexo.[46]

Em 2020, um estudo publicado por pesquisadores canadenses[47] teve por objetivo predizer tentativas de suicídio em participantes com diagnóstico de esquizofrenia a partir de dados de eventos estressores no início da vida. Os resultados indicaram uma acurácia entre 62 e 69%, com abuso sexual e adoecimento mental na infância/adolescência sendo os principais fatores de risco para o desfecho investigado.[47]

PREDIÇÃO DE SUICIDALIDADE EM AMOSTRAS BRASILEIRAS

Até o momento, poucos estudos usaram técnicas de IA para investigar a predição de desfechos relacionados à suicidalidade em amostras brasileiras. Um desses estudos[48] teve como objetivo a predição de tentativas de suicídio ao longo da vida em uma amostra transversal de pacientes com transtorno por uso de cocaína/*crack* em internação psiquiátrica (n = 247 homens e 442 mulheres), usando variáveis clínicas em algoritmos de *random forest* em análises estratificadas por gênero. O desempenho preditivo dos modelos apresentou limitações importantes, com uma AUC = 0,73 para as mulheres e uma AUC = 0,68 para os homens.[48]

O segundo estudo brasileiro com esse foco[49] teve como objetivo identificar preditores de tentativas prévias de suicídio em uma amostra transversal de pacientes ambulatoriais (n = 959) com transtorno obsessivo-compulsivo a partir de dados clínicos e sociodemográficos em um algoritmo de *elastic net*. O modelo desenvolvido apresentou bom desempenho preditivo, com uma AUC de 0,95, identificando planejamento suicida prévio, pensamentos suicidas anteriores, episódios depressivos ao longo da vida e história de transtorno explosivo intermitente como os preditores mais importantes para o desfecho.[49]

O terceiro estudo[50] concentrou-se na investigação de preditores da incidência de risco de suicídio durante um período de acompanhamento de 5 anos em 1.069 jovens brasileiros da comunidade, usando *gradient tree boosting* e valores SHAP (*SHapley Additive exPlanations*). De acordo com os resultados desse estudo, a AUC ROC média nos dados de teste foi de 0,71. Além disso, os fatores de risco para a incidência de risco de suicídio no *follow-up* foram: sexo feminino, idade mais avançada, nível socioeconômico mais baixo, presença de sintomas de transtornos mentais comuns, piores medidas de qualidade de vida e não estar estudando.[50]

ESTRATÉGIAS DE PREVENÇÃO DO SUICÍDIO

A Organização Mundial da Saúde (OMS) propõe a abordagem *LIVE LIFE*, que recomenda quatro intervenções principais que se mostraram eficazes na prevenção do suicídio em termos populacionais: limitar o acesso aos métodos de suicídio; interagir com a mídia para divulgar informações responsáveis sobre o tema; promover habilidades socioemocionais em jovens; identificar, avaliar, gerenciar e acompanhar precocemente qualquer pessoa com suicidalidade.[51] Os estudos de IA para predição do risco de suicídio podem ser um aliado significativo para esta última estratégia recomendada pela OMS, representando uma importante ferramenta de saúde pública, também auxiliando no melhor gerenciamento e direcionamento de recursos.[11]

■ MANEJO DE PACIENTES COM RISCO DE SUICÍDIO

O manejo de pacientes com risco de suicídio é complexo, sendo recomendado que a intervenção seja conduzida por profissionais experientes no assunto. O primeiro contato com o paciente deve ser pautado por uma escuta empática e atenta para que ele se sinta seguro. É necessário levar em consideração, além da história clínica, o contexto socioambiental e eventos significativos ao longo da vida do paciente.[52] O profissional da saúde deverá realizar uma cuidadosa avaliação dos fatores de risco e de proteção, estratificando o paciente quanto à gravidade do risco. Dependendo do risco apresentado, podem ser necessárias medidas que restrinjam alguns direitos da pessoa, como a quebra de sigilo para alertar a rede de apoio ou a restrição temporária de liberdade, como a internação hospitalar.[53]

A personalização do tratamento e a aliança terapêutica são fundamentais em todo o processo. Uma medida que se destaca é o plano de segurança, que consiste em uma intervenção personalizada e colaborativa com etapas sequenciais.[54] Seu objetivo é permitir que um clínico e um paciente trabalhem juntos para identificar opções de autogerenciamento a fim de evitar possíveis episódios futuros de vulnerabilidade e crise suicida.[55]

Dentre as opções farmacológicas, o uso de antidepressivos para pacientes com transtornos depressivos e o uso de clozapina para pacientes com transtornos psicóticos apresentaram benefícios na redução da suicidalidade.[56] A cetamina tem-se mostrado um importante agente para um efeito rápido no tratamento da ideação suicida, sobretudo em pacientes com transtorno do humor unipolar ou bipolar.[57,58] O lítio havia demonstrado evidência de proteção contra o suicídio em pacientes com transtorno do humor em estudos prévios,[59] entretanto, estudos recentes questionaram esses achados.[60,61] Diante desse cenário, a indicação do uso de lítio em suicidalidade deve ser vista com maior cautela.

Dentre os tratamentos psicoterápicos, destaca-se a terapia cognitivo-comportamental (TCC), com evidência robusta na literatura para redução de ideação suicida e tentativas de suicídio.[62] Outras terapias apresentam evidências iniciais e em contextos específicos, como a terapia comportamental dialética (DBT) para a redução de tentativas de suicídio em adolescentes[63] e as intervenções baseadas em *mindfulness* para redução de ideação suicida.[64]

LIMITAÇÕES E DESAFIOS TÉCNICOS

Embora existam inúmeros benefícios potenciais na aplicação de *big data* e aprendizado de máquina na predição e estratificação de risco de suicídio, alguns desafios e limitações precisam ser reconhecidos, pois dificultam a implementação desse novo e revolucionário conhecimento científico em ambientes clínicos complexos, bem como em contextos de políticas e intervenções de saúde pública.[36,65] Dentre as limitações, destacam-se:

- a dificuldade na obtenção de dados homogêneos, de alta qualidade, confiáveis e representativos da população na qual as ferramentas serão aplicadas. A qualidade dos dados influencia significativamente a qualidade dos modelos de IA, e sua coleta geralmente é um procedimento complexo e custoso;[28]

- a interpretabilidade e a compreensão de alguns modelos de aprendizado de máquina, principalmente os mais complexos, como *deep learning*, que, em alguns casos, funcionam como "caixas-pretas";[30]
- a resistência de profissionais da saúde e pacientes em relação ao uso dessas ferramentas em contextos práticos, por representarem inovações tecnológicas disruptivas e ainda de difícil compreensão;[30]
- a dificuldade inerente à predição de desfechos em saúde mental, devido às limitações das categorias diagnósticas psiquiátricas, muitas vezes heterogêneas, com elevada sobreposição de sintomas e critérios diagnósticos, e falta de base neurocientífica robusta para o diagnóstico de muitos dos transtornos psiquiátricos.[25,28,30]

Mesmo considerando tais limitações, a predição do risco de suicídio a partir de técnicas de IA é um campo em franca expansão e que apresentou um rápido desenvolvimento tecnológico nos últimos anos, tornando-se objeto de investigação científica. Além disso, a educação continuada sobre conceitos de IA e *big data* também irá auxiliar na compreensão dos modelos de predição de risco de suicídio, com facilitação da integração dessas ferramentas em ambientes clínicos e de saúde pública.[66]

ASPECTOS ÉTICOS

Além das limitações e dos desafios técnicos, também é fundamental considerar eventuais implicações éticas do uso de modelos baseados em *big data* e aprendizado de máquina na avaliação do risco de suicídio. Por exemplo, considerando a característica sensível dos dados relacionados à suicidalidade, é essencial criar protocolos e procedimentos eticamente adequados para acesso e compartilhamento de dados, também anonimizando-os para não expor dados sensíveis de pacientes individuais.[28] Além disso, é de vital importância considerar como seguradoras de saúde irão lidar com esses modelos preditivos, ao estratificarem os preços das coberturas de saúde de acordo com resultados de modelos de IA; tais predições, se não forem cuidadosamente reguladas, também podem aumentar a discriminação social e as desigualdades.[28,65,67]

Outras duas implicações são ainda mais relevantes em casos de avaliação de risco de suicídio. A primeira diz respeito a um grande desafio no uso clínico dessas ferramentas: os eventuais falso-positivos e falso-negativos que podem surgir após avaliações de risco de suicídio baseadas em IA.[65] Além disso, é necessário considerar o potencial efeito iatrogênico de um paciente individual ter acesso a informações acerca de seu próprio risco de suicídio. Essas previsões podem afetar negativamente as expectativas de vida do paciente, aumentando a desesperança, o que pode, em última instância, até contribuir para o risco de comportamento suicida.[28,30]

CONSIDERAÇÕES FINAIS

O suicídio continua sendo um problema de saúde pública complexo e urgente, responsável por centenas de milhares de mortes a cada ano em todo o mundo, sobretudo em países em desenvolvimento. Nesse sentido, um dos principais desafios a serem superados envolve a identificação precoce de pacientes com risco de suicídio, condição necessária para seu encaminhamento aos cuidados especializados, com aplicação de intervenções de prevenção e tratamento que possam evitar mortes por suicídio. Nesse contexto, modelos de IA com uso de *big data* e aprendizado de máquina fornecem estratégias potencialmente promissoras para a identificação desses pacientes e a estratificação do risco de suicídio. Embora ainda existam limitações técnicas e éticas que precisam ser superadas para a aplicação dessas ferramentas em contextos clínicos, estudos recentes produziram resultados promissores, apontando um grande potencial para transformar esse cenário tão urgente.

REFERÊNCIAS

1. World Health Organization. Suicide worldwide in 2019: global health estimates. Geneva: WHO; 2021.
2. Curtin SC, Warner M, Hedegaard H. Increase in suicide in the United States, 1999-2014. NCHS Data Brief. 2016;(241):1-8.
3. Katz C, Bolton J, Sareen J. The prevalence rates of suicide are likely underestimated worldwide: why it matters. Soc Psychiatry Psychiatr Epidemiol. 2016;51(1):125-7.
4. Bakst SS, Braun T, Zucker I, Amitai Z, Shohat T. The accuracy of suicide statistics: are true suicide deaths misclassified? Soc Psychiatry Psychiatr Epidemiol. 2016;51(1):115-23.
5. Turecki G, Brent DA. Suicide and suicidal behaviour. Lancet. 2016;387(10024):1227-39.
6. Posner K, Oquendo MA, Gould M, Stanley B, Davies M. Columbia Classification Algorithm of Suicide Assessment (C-CASA): classification of suicidal events in the FDA's pediatric suicidal risk analysis of antidepressants. Am J Psychiatry. 2007;164(7):1035-43.
7. World Health Organization. Preventing suicide: a global imperative]. Geneva: WHO; 2014.
8. Borges G, Nock MK, Abad JMH, Hwang I, Sampson NA, Alonso J, et al. Twelve-month prevalence of and risk factors for suicide attempts in the World Health Organization World Mental Health Surveys. J Clin Psychiatry. 2010;71(12):1617-28.
9. Nock MK, Borges G, Bromet EJ, Alonso J, Angermeyer M, Beautrais A, et al. Cross-national prevalence and risk factors for suicidal ideation, plans and attempts. Br J Psychiatry. 2008;192(2):98-105.
10. Arsenault-Lapierre G, Kim C, Turecki G. Psychiatric diagnoses in 3275 suicides: a meta-analysis. BMC Psychiatry. 2004;4:37.
11. Barrigon ML, Courtet P, Oquendo M, Baca-García E. Precision medicine and suicide: an opportunity for digital health. Curr Psychiatry Rep. 2019;21(12):131.
12. Vancampfort D, Hallgren M, Firth J, Rosenbaum S, Schuch FB, Mugisha J, et al. Physical activity and suicidal ideation: a systematic review and meta-analysis. J Affect Disord. 2018;225:438-48.
13. Duarte D, El-Hagrassy MM, Couto TCE, Gurgel W, Fregni F, Correa H. Male and female physician suicidality: a systematic review and meta-analysis. JAMA Psychiatry. 2020;77(6):587-97.
14. Favril L, Yu R, Hawton K, Fazel S. Risk factors for self-harm in prison: a systematic review and meta-analysis. Lancet Psychiatry. 2020;7(8):682-91.

15. Broerman R. Diathesis-stress model. In: Zeigler-Hill V, Shackelford TK, editors. Encyclopedia of Personality and individual differences. Cham: Springer; 2017. p. 1-3.
16. Machado DB, Rasella D, Santos DN. Impact of income inequality and other social determinants on suicide rate in Brazil. PLoS One. 2015;10(4):e0124934.
17. Bruin A, Agyemang A, Chowdhury MIH. New insights on suicide: uncertainty and political conditions. Appl Econ Lett. 2020;27(17):1424-9.
18. Reger MA, Stanley IH, Joiner TE. Suicide mortality and coronavirus disease 2019: a perfect storm? JAMA Psychiatry. 2020;77(11):1093-4.
19. Gunnell D, Appleby L, Arensman E, Hawton K, John A, Kapur N, et al. Suicide risk and prevention during the covid-19 pandemic. Lancet Psychiatry. 2020;7(6):468-71.
20. Czeisler MÉ, Lane RI, Petrosky E, Wiley JF, Christensen A, Njai R, et al. Mental health, substance use, and suicidal ideation during the covid-19 pandemic - United States, June 24-30, 2020. MMWR Morb Mortal Wkly Rep. 2020;69(32):1049-57.
21. Fountoulakis KN, Apostolidou MK, Atsiova MB, Filippidou AK, Florou AK, Gousiou DS, et al. Self-reported changes in anxiety, depression and suicidality during the covid-19 lockdown in Greece. J Affect Disord. 2021;279:624-9.
22. Fernandes N. Economic effects of coronavirus outbreak (covid-19) on the world economy [Internet]. 2020 [capturado em 27 jun. 2023]. Disponível em: https://papers.ssrn.com/abstract=3557504.
23. Shah R, Eynan R, Heisel MJ, Eden D, Jhirad R, Links PS. Confidential Survey into southwestern ontario suicide: implication for primary care practice. Prim Care Companion CNS Disord. 2018;20(2):17m02217.
24. Greenhalgh T, Howick J, Maskrey N. Evidence based medicine renaissance group: evidence based medicine: a movement in crisis? BMJ. 2014;348:g3725.
25. Fernandes BS, Williams LM, Steiner J, Leboyer M, Carvalho AF, Berk M. The new field of precision psychiatry. BMC Med. 2017;15(1):80.
26. Ozomaro U, Wahlestedt C, Nemeroff CB. Personalized medicine in psychiatry: problems and promises. BMC Med. 2013;11:132.
27. Vieta E. Personalised medicine appliedto mental health: precision psychiatry. Rev Psiquiatr Salud Ment. 2015;8(3):117-8.
28. Passos IC, Ballester PL, Barros RC, Librenza-Garcia D, Mwangi B, Birmaher B, et al. Machine learning and big data analytics in bipolar disorder: a position paper from the International Society for Bipolar Disorders Big Data Task Force. Bipolar Disord. 2019;21(7):582-94.
29. Kitchin R, McArdle G. What makes big data, big data? Exploring the ontological characteristics of 26 datasets. Big Data Soc. 2016;3(1):2053951716631130.
30. Dwyer DB, Falkai P, Koutsouleris N. Machine learning approaches for clinical psychology and psychiatry. Annu Rev Clin Psychol. 2018;14:91-118.
31. Jordan MI, Mitchell TM. Machine learning: trends, perspectives, and prospects. Science. 2015;349(6245):255-60.
32. Fazel S, O'Reilly L. Machine learning for suicide research: can it improve risk factor identification? JAMA Psychiatry. 2020;77(1):13-4.
33. Ahmedani BK, Simon GE, Stewart C, Beck A, Waitzfelder BE, Rossom R, et al. Health care contacts in the year before suicide death. J Gen Intern Med. 2014;29(6):870-7.
34. Walby FA, Myhre MØ, Kildahl AT. Contact with mental health services prior to suicide: a systematic review and meta-analysis. Psychiatr Serv. 2018;69(7):751-9.
35. Passos IC, Mwangi B, Kapczinski F. Big data analytics and machine learning: 2015 and beyond. Lancet Psychiatry. 2016;3(1):13-5.
36. Burke TA, Ammerman BA, Jacobucci R. The use of machine learning in the study of suicidal and non-suicidal self-injurious thoughts and behaviors: a systematic review. J Affect Disord. 2019;245:869-84.
37. Machado CDS, Ballester PL, Cao B, Mwangi B, Caldieraro MA, Kapczinski F, et al. Prediction of suicide attempts in a prospective cohort study with a nationally representative sample of the US population. Psychol Med. 2022;52(14):2985-96.

38. García de la Garza Á, Blanco C, Olfson M, Wall MM. Identification of suicide attempt risk factors in a National US survey using machine learning. JAMA Psychiatry. 2021;78(4):398-406.
39. Wang X, Wang C, Yao J, Fan H, Wang Q, Ren Y, et al. Comparisons of deep learning and machine learning while using text mining methods to identify suicide attempts of patients with mood disorders. J Affect Disord. 2022;317:107-13.
40. Nordin N, Zainol Z, Noor MHM, Chan LF. An explainable predictive model for suicide attempt risk using an ensemble learning and Shapley Additive Explanations (SHAP) approach. Asian J Psychiatr. 2023;79:103316.
41. Kessler RC, Warner CH, Ivany C, Petukhova MV, Rose S, Bromet EJ, et al. Predicting suicides after psychiatric hospitalization in US Army soldiers: the army study to assess risk and resilience in servicemembers (Army STARRS). JAMA Psychiatry. 2015;72(1):49-57.
42. Lim JS, Yang CM, Baek JW, Lee SY, Kim BN. Prediction models for suicide attempts among adolescents using machine learning techniques. Clin Psychopharmacol Neurosci. 2022;20(4):609-20.
43. Navarro MC, Ouellet-Morin I, Geoffroy MC, Boivin M, Tremblay RE, Côté SM, et al. Machine learning assessment of early life factors predicting suicide attempt in adolescence or young adulthood. JAMA Netw Open. 2021;4(3):e211450.
44. Tsui FR, Shi L, Ruiz V, Ryan ND, Biernesser C, Iyengar S, et al. Natural language processing and Machine learning of electronic health records for prediction of first-time suicide attempts. Jamia Open. 2021;4(1):ooab011.
45. Goldberg Y. A primer on neural network models for natural language processing. J Artif Intell Res. 2016;57:345-420.
46. Gradus JL, Rosellini AJ, Horváth-Puhó E, Jiang T, Street AE, Galatzer-Levy I, et al. Predicting sex-specific nonfatal suicide attempt risk using machine learning and data from Danish national registries. Am J Epidemiol. 2021;190(12):2517-27.
47. Tasmim S, Dada O, Wang KZ, Bani-Fatemi A, Strauss J, Adanty C, et al. Early-life stressful events and suicide attempt in schizophrenia: machine learning models. Schizophr Res. 2020;218:329-31.
48. Roglio VS, Borges EN, Rabelo-da-Ponte FD, Ornell F, Scherer JN, Schuch JB, et al. Prediction of attempted suicide in men and women with crack-cocaine use disorder in Brazil. PLoS One. 2020;15(5):e0232242.
49. Agne NA, Tisott CG, Ballester P, Passos IC, Ferrão YA. Predictors of suicide attempt in patients with obsessive-compulsive disorder: an exploratory study with machine learning analysis. Psychol Med. 2022;52(4):715-25.
50. Ballester PL, Cardoso TA, Moreira FP, Silva RA, Mondin TC, Araujo RM, et al. 5-year incidence of suicide-risk in youth: a gradient tree boosting and SHAP study. J Affect Disord. 2021;295:1049-56.
51. World Health Organization. Live life: an implementation guide for suicide prevention in countries. Geneva: WHO; 2021.
52. O'Connor RC, Nock MK. The psychology of suicidal behaviour. Lancet Psychiatry. 2014;1(1):73-85.
53. Practice guideline for the assessment and treatment of patients with suicidal behaviors. Am J Psychiatry. 2003;160(11 Suppl):1-60.
54. Nuij C, van Ballegooijen W, Beurs D, Juniar D, Erlangsen A, Portzky G, et al. Safety planning-type interventions for suicide prevention: meta-analysis. Br J Psychiatry. 2021;219(2):419-26.
55. Hawton K, Lascelles K, Pitman A, Gilbert S, Silverman M. Assessment of suicide risk in mental health practice: shifting from prediction to therapeutic assessment, formulation, and risk management. Lancet Psychiatry. 2022;9(11):922-8.
56. Zalsman G, Hawton K, Wasserman D, van Heeringen K, Arensman E, Sarchiapone M, et al. Suicide prevention strategies revisited: 10-year systematic review. Lancet Psychiatry. 2016;3(7):646-59.
57. Abbar M, Demattei C, El-Hage W, Llorca PM, Samalin L, Demaricourt P, et al. Ketamine for the acute treatment of severe suicidal ideation: doubleblind, randomised placebo controlled trial. BMJ. 2022;376:e067194.
58. Witt K, Potts J, Hubers A, Grunebaum MF, Murrough JW, Loo C, et al. Ketamine for suicidal ideation in adults with psychiatric disorders: A systematic review and meta-analysis of treatment trials. Aust N Z J Psychiatry. 2020;54(1):29-45.
59. Cipriani A, Hawton K, Stockton S, Geddes JR. Lithium in the prevention of suicide in mood disorders: updated systematic review and meta-analysis. BMJ. 2013;346:f3646.

60. Riblet NB, Shiner B, Young-Xu Y, Watts BV. Lithium in the prevention of suicide in adults: systematic review and meta-analysis of clinical trials. BJ Psych Open. 2022;8(6):e199.
61. Katz IR, Rogers MP, Lew R, Thwin SS, Doros G, Ahearn E, et al. Lithium treatment in the prevention of repeat suicide-related outcomes in veterans with major depression or bipolar disorder: a randomized clinical trial. JAMA Psychiatry. 2022;79(1):24-32.
62. Wu H, Lu L, Qian Y, Jin XH, Yu HR, Du L, et al. The significance of cognitive-behavioral therapy on suicide: an umbrella review of systematic reviews and meta-analysis. J Affect Disord. 2022;317:142-8.
63. McCauley E, Berk MS, Asarnow JR, Adrian M, Cohen J, Korslund K, et al. Efficacy of dialectical behavior therapy for adolescents at high risk for suicide: a randomized clinical trial. JAMA Psychiatry. 2018;75(8):777-85.
64. Schmelefske E, Per M, Khoury B, Heath N. The effects of mindfulness-based interventions on suicide outcomes: a meta-analysis. Arch Suicide Res. 2022;26(2):447-64.
65. Linthicum KP, Schafer KM, Ribeiro JD. Machine learning in suicide science: Applications and ethics. Behav Sci Law. 2019;37(3):214-22.
66. Roza TH, Salgado TA, Machado CS, Watts D, Bebber J, Freitas T, et al. Prediction of suicide risk using machine learning and big data. In: Passos IC, Rabelo-da-Ponte FD, Kapczinski F, editors. Digital mental health: a practitioner's guide. Cham: Springer; 2023. p. 173-88.
67. O'Neil C. Weapons of math destruction: how big data increases inequality and threatens democracy. New York: Crown; 2016.

14 O USO DA INTELIGÊNCIA ARTIFICIAL PARA IDENTIFICAR DOENÇAS PSIQUIÁTRICAS

Bruno Braga Montezano
Giancarlo Franceschi Dalla Vecchia
Isabella Cardia Lorenzoni
Ives Cavalcante Passos

A interface da inteligência artificial (IA) com o universo das doenças psiquiátricas é importante e atual, considerando o impacto significativo dessas doenças na qualidade de vida de milhões de pessoas em todo o mundo. Muitas vezes, seu diagnóstico é difícil e pode levar a tratamentos inadequados ou tardios. Nesse contexto, a IA surge como uma ferramenta promissora para ajudar em sua identificação. Com a IA, podemos utilizar algoritmos e técnicas de aprendizado de máquina (*machine learning*) para analisar grandes quantidades de dados clínicos e comportamentais, identificando padrões e características que podem ser indicativos de transtornos mentais.[1]

Além disso, a IA pode ajudar a melhorar a precisão do diagnóstico e a personalização do tratamento. Ao fornecer um diagnóstico mais preciso e precoce, podemos antecipar o início do tratamento, levando a melhores resultados para o paciente.[2] No entanto, como em qualquer tecnologia, existem desafios a serem enfrentados, como a interpretação dos resultados da IA e a garantia da privacidade dos dados dos pacientes. Portanto, é essencial que os profissionais da saúde trabalhem em conjunto com especialistas em IA e apropriem-se das técnicas para garantir que essa tecnologia seja aplicada de forma ética e responsável.[3]

Neste capítulo, exploraremos os avanços mais recentes em IA aplicada na compreensão de transtornos graves e como essas tecnologias podem ser usadas para melhor identificação e tratamento de doenças psiquiátricas.

O campo da saúde mental tem-se beneficiado bastante com a implementação de técnicas de inteligência artificial (IA) com abordagens *data-driven*. Uma das razões desse fenômeno é o grande aumento na capacidade de coleta e armazenamento de dados em saúde.[4] A digitalização de registros médicos, o aumento no uso de *smartphones*, além da construção de novos *gadgets* capazes de captar informações, abriram caminho para uma nova era de análise e interpretação de dados em tempo real, na qual as informações não se apresentam apenas de maneira estática.[5] Desse modo, o campo de estudo denominado psiquiatria de precisão é capaz de usar dados e aplicações tecnológicas para contribuir com o diagnóstico, o prognóstico, a predição de resposta ao tratamento e a elaboração de plano de tratamento personalizado.[1,6]

Nesse vasto campo da aplicação de novas tecnologias da IA em saúde mental, o aprendizado de máquina é uma subárea que tem se mostrado relevante no auxílio da compreensão das trajetórias de doenças psiquiátricas.[7] O aprendizado de máquina consiste em um conjunto de técnicas provenientes da ciência da computação que usam algoritmos computacionais para captação de padrões a partir de dados, a fim de tomar uma decisão ou prever determinado fenômeno a partir das relações aprendidas automaticamente, tendo por base um critério estatístico.[7] O aprendizado de máquina pode ser dividido em dois tipos de tarefas principais: aprendizado supervisionado e aprendizado não supervisionado (**Fig. 14.1**). O aprendizado supervisionado engloba tarefas que usam conjuntos de dados rotulados para treinar um modelo, ou seja, dados em que se sabe o resultado esperado. O modelo é treinado para aprender a relação entre os dados de entrada e saída, a fim de prever o resultado para novas observações nunca vistas antes.[8] O objetivo final do aprendizado supervisionado é produzir um modelo que possa fazer previsões precisas sobre novos dados. Já o aprendizado não supervisionado envolve o uso de um conjunto de dados não rotulados. Em outras palavras, o

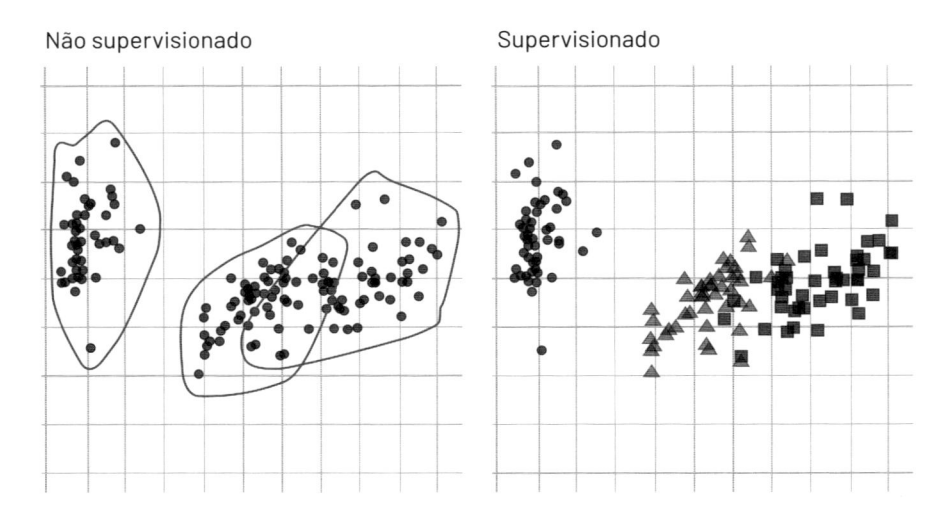

■ **Figura 14.1**
Comparação entre aprendizado de máquina supervisionado e não supervisionado.

modelo não é fornecido com observações com resultados esperados, tendo autonomia para encontrar estrutura nos dados por conta própria. O objetivo final do aprendizado não supervisionado é descobrir padrões ou agrupamentos nos dados que possam ser usados para entender melhor a sua configuração.[8] A diferença principal entre as duas abordagens – aprendizado de máquina supervisionado e não supervisionado – está na presença ou ausência de uma variável dependente (desfecho) conhecida.[8]

Na psiquiatria, o aprendizado supervisionado pode ser usado para prever o diagnóstico de um paciente com base em seus sintomas ou resultados de exames. Já o não supervisionado pode ser usado para identificar grupos de pacientes com características semelhantes, mesmo que esses grupos não tenham sido previamente definidos ou rotulados pelos profissionais da saúde ou por um guia diagnóstico. Por exemplo, grupos que compartilham certas manifestações, como no mapeamento de perfil de pacientes em risco.[9]

Nos últimos anos, observa-se uma tendência de crescimento nas publicações que abordam o uso de técnicas de aprendizado de máquina e doenças psiquiátricas graves (**Fig. 14.2**).

A quantidade e a variedade de dados são enormes e oferecem um amplo leque de possibilidades para melhor compreender a natureza e a trajetória de doenças psiquiátricas. Um dos pontos fortes do uso de técnicas de aprendizado de máquina em psiquiatria é sua capacidade de compreender a previsão dos modelos em nível individual e, dessa forma, conhecer os fatores protetivos e desencadeantes de fenômenos como tentativas de suicídio ou início de doença psiquiátrica para cada sujeito, levando em consideração a limitação de medidas populacionais no que diz respeito à personalização

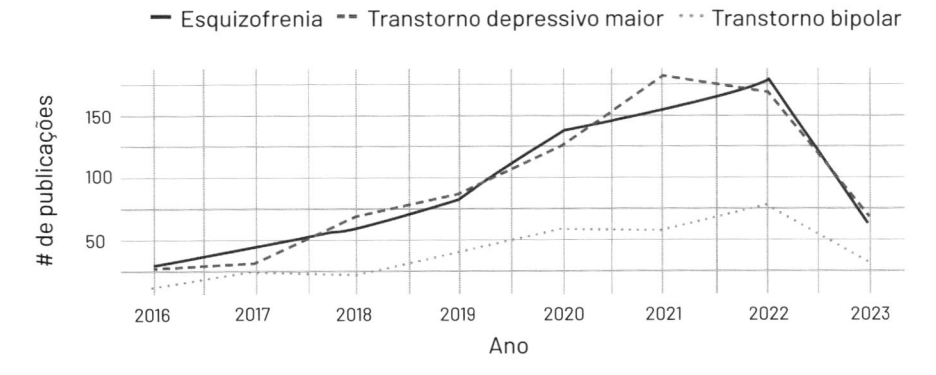

■ **Figura 14.2**
Gráfico de linhas do número de publicações de artigos originais sobre doenças psiquiátricas e aprendizado de máquina de 2016 a 11 de abril de 2023. Dados obtidos a partir da Application Programming Interface (API) do banco de dados PubMed, da Biblioteca Nacional de Medicina dos Estados Unidos, no dia 11 de abril de 2023.

de intervenções e manejo de tratamento. Abordagens com aprendizado de máquina são, por consequência, capazes de preencher lacunas de métodos estatísticos tradicionais de inferência, como multicolinearidade[10] ou limitação ao lidar com dados altamente dimensionais,[11] ao fazer uso de métodos que simulam um cenário de previsão ao longo do tempo, com estimativas de erro robustas para cada paciente.[8,12] Portanto, nas seções seguintes, buscamos explorar as aplicações de diferentes técnicas na compreensão de trajetórias clínicas do transtorno bipolar (TB), do transtorno depressivo maior (TDM) e da esquizofrenia.

TRANSTORNO BIPOLAR

O TB é uma doença psiquiátrica crônica, caracterizada por episódios de humor depressivo ou maníaco/hipomaníaco, e pode ser do tipo I ou do tipo II. O primeiro é chamado de "transtorno maníaco-depressivo clássico" e não exige presença de psicose ou de um episódio depressivo maior. Já o segundo requer um ou mais episódios depressivos maiores e, pelo menos, um episódio hipomaníaco. Em ambos os grupos, apresentar o transtorno aumenta em 15 vezes o risco de suicídio ao longo da vida.[13] Ainda, 30% dos pacientes que têm o tipo I apresentam prejuízo importante no funcionamento ocupacional e pior desempenho em testes cognitivos.[13]

A prevalência de tentativa de suicídio ao longo da vida em sujeitos com TB é estimada em 33,9%. O fenômeno mostra-se mais prevalente em indivíduos com TB de ciclagem rápida, o que corresponde àqueles que têm pelo menos quatro episódios de mania, hipomania ou depressão maior no espaço de 1 ano. A estimativa desse subgrupo é de 47%, enquanto, para o restante dos pacientes, é de 30%.[14] Em sujeitos de até 18 anos, estima-se que a taxa de tentativas de suicídio naqueles com TB em risco seja de 7,44% ao ano (IC 95% = 5,63-9,25).[15]

É possível falar em estágios de TB a partir do conceito de neuroprogressão. Pacientes que já tiveram múltiplos episódios apresentam prognósticos piores.[16] Em estágio mais avançado do transtorno, observam-se alterações anatômicas das estruturas cerebrais, como perda de substância cinzenta, redução do corpo caloso, aumento dos ventrículos laterais e redução total de volume cerebral.[17] Ainda, há alterações de marcadores bioquímicos inflamatórios, como interleucina-6 e TNF-α, e possíveis alterações moleculares e celulares conforme a doença progride na vida adulta.[17]

Em relação à cognição, há indícios de declínio cognitivo em pacientes com maior número de episódios ou com início mais precoce, o que possivelmente está relacionado ao tempo transcorrido da doença. Esse dado dialoga com a teoria da neuroprogressão do TB, mesmo que as evidências ainda sejam um tanto controversas.[18] Em contrapartida, achados na literatura demonstram declínio cognitivo significativo até mesmo em pacientes que tiveram um único ou primeiro episódio.[19] Quando comparados pacientes com TB e pacientes com transtorno cognitivo leve, notou-se que os primeiros tiveram pior desempenho cognitivo, especialmente em atividades relacionadas a atenção, iniciativa motora, pensamento conceitual, cálculo e habilidades visuoespaciais.[20]

Tomando por base esses achados, já foram propostos alguns modelos de estadiamento do TB. Nesse caminho, alguns sintomas "prodrômicos" de humor e ansiedade já seriam manifestados em estágio inicial. Se unidos a fatores de risco para o desenvolvimento do transtorno, há a possibilidade de se fazer um diagnóstico precoce. Isso melhoraria o prognóstico dos pacientes, considerando que o acompanhamento e o tratamento desde cedo evitariam os múltiplos episódios ao longo da vida adulta e suas consequências biopsicossociais.[21] O recurso da predição pelo aprendizado de máquina pode vir a proporcionar futuramente uma melhor qualidade de vida para esses pacientes. Nessa direção, mencionamos uma metanálise de 2022 que buscou analisar a acurácia da classificação de diferentes marcadores e algoritmos de aprendizado de máquina para predição do TB.[22] Foram incluídos 81 estudos na revisão sistemática e 65 na metanálise, totalizando 11.336 participantes. O uso de aprendizado de máquina alcançou uma acurácia geral de 77%, mas evidências de viés de publicação foram detectadas. Embora o aprendizado de máquina tenha alcançado alta acurácia na diferenciação do TB de outros transtornos psiquiátricos, são necessárias práticas metodológicas melhores para estudos futuros.[22]

Ao se examinarem as evidências recentes no uso de aprendizado estatístico no TB, nota-se uma gama de novas possibilidades para o entendimento da doença.[23] Alguns estudos exploram a aplicação de aprendizado não supervisionado para a identificação de subgrupos no TB – que vão para além dos subtipos da doença (I e II). Tendo em vista o grande impacto do TB na cognição dos pacientes, uma metanálise de 2020 identificou oito estudos que buscaram explorar três níveis de gravidade do prejuízo cognitivo de pacientes com o transtorno: pacientes com desempenho cognitivo semelhante a controles saudáveis, pacientes com prejuízo moderado e pacientes com déficit significativo na cognição – subgrupos que foram validados e possibilitaram análises posteriores quanto às características clínicas e demográficas.[24] Um estudo recente, publicado em 2022, identificou três subgrupos neuropsicológicos em pacientes com TB com base em funções cognitivas, além de mapear anos de estudo, número de hospitalizações e idade como preditores-chave para um pior desfecho cognitivo.[25]

Uma das frentes que mais tem crescido no estudo da interação entre TB e modelagem preditiva é o uso de marcadores biológicos para o mapeamento do transtorno. Um estudo publicado no ano de 2022 utilizou dados genéticos e clínicos de pacientes com TB para predizer a resposta ao tratamento com lítio. Foram usados escores de risco poligênico para esquizofrenia e TDM, combinados com variáveis clínicas usando uma abordagem de regressão de aprendizado de máquina. O melhor modelo linear incluiu variáveis clínicas e de risco poligênico, explicando 5,1% da variância na resposta ao lítio. O melhor modelo não linear usou apenas variáveis clínicas e explicou 8,1% da variância na resposta ao lítio. A estratificação genômica prévia melhorou significativamente a predição da resposta ao lítio.[26] Além disso, estudos que usaram modelos supervisionados compararam sujeitos com TB, outros transtornos mentais e sujeitos saudáveis para identificar assinaturas de biomarcadores. De maneira geral, os resultados indicaram eotaxina-1 (CCL11), TNF-α, fator neurotrófico derivado do cérebro (BDNF) e glutationa S-transferase como as principais assinaturas periféricas em indivíduos com TB.[27-29]

TRANSTORNO DEPRESSIVO MAIOR

O TDM é caracterizado pela presença de sintomas como tristeza profunda, anedonia, irritabilidade, alterações no sono e apetite. O TDM pode surgir em qualquer idade, porém mais tipicamente no início da vida adulta. A cronicidade dos sintomas aumenta a probabilidade de transtornos da personalidade, ansiedade e abuso de substâncias. Dentre os fatores de risco, estão eventos estressantes e parentes de primeiro grau com o mesmo diagnóstico, aumentando de 2 a 4 vezes o risco de desenvolvimento de TDM.[13] Os prejuízos funcionais vão de leves a graves, sendo a quinta maior causa de incapacidade em 2019, o que representa 37,2 milhões de pessoas vivendo com limitações devido ao TDM no mesmo ano.[30]

A literatura tem estudado diversos fatores, demográficos, sociais, ambientais e clínicos, associados às trajetórias da depressão. Em geral, a exploração de tais características se dá em nível de grupos, apesar da evidência de desfechos heterogêneos no que diz respeito ao tratamento e ao prognóstico da doença.[31] Um estudo de 2021 teve como objetivo utilizar técnicas de aprendizado de máquina no desenvolvimento de modelos que pudessem prever diferentes manifestações da depressão em nível individual. Os pesquisadores analisaram dados do Estudo Longitudinal de Saúde do Adulto (ELSA) no Brasil e usaram fatores socioeconômicos e clínicos como preditores para distinguir os participantes deprimidos dos não deprimidos, aqueles que desenvolveram a depressão no *follow-up* de 4 anos daqueles que não a desenvolveram, e aqueles com depressão crônica dos sem depressão. Os resultados mostraram que é possível prever o diagnóstico e o prognóstico da depressão em nível individual, integrando variáveis de baixo custo, apresentando áreas sob a curva ROC (AUC) de 79 a 90%, com maior potencial na diferenciação dos grupos depressão crônica *versus* sem depressão.[32]

Um dos desafios mais significativos na prática clínica é a diferenciação entre depressão unipolar e bipolar, pois ambas as condições compartilham sintomas semelhantes, o que pode levar a diagnósticos incorretos e tratamentos inadequados. No entanto, o uso de algoritmos de aprendizado de máquina pode ajudar a superar essa limitação, permitindo uma análise mais precisa dos dados clínicos e biológicos e a identificação de padrões que os clínicos têm dificuldade em identificar. Em uma revisão englobando estudos dos últimos anos, os resultados mostram que é difícil distinguir depressão em TB da depressão unipolar com pistas clínicas, o que levou à busca por marcadores neurais em neuroimagem. Os resultados indicaram diferentes alterações estruturais e funcionais em áreas como amígdala, córtex cingulado anterior (CCA), córtex pré-frontal (CPF) e estriado durante tarefas relacionadas a emoções, recompensas ou cognição.

As diferenças no volume de matéria cinzenta foram encontradas em áreas como CCA, hipocampo, amígdala e córtex pré-frontal dorsolateral (CPFDL), além de redução na integridade da parte anterior do corpo caloso e cíngulo posterior no TB em comparação com a depressão unipolar. A análise de classificação de padrão usando dados de ressonância magnética apresentou um nível moderado de precisão na classificação, com acurácias de 64 a 86%.[33] Outro estudo com neuroimagem e análise de conectividade funcional almejou diferenciar pacientes com depressão unipolar e bipolar usando métodos de aprendizado de máquina (n = 111). Os pacientes com TB apresentaram alterações em regiões específicas dos circuitos de recompensa, com acurácia de 87,5% na distinção entre os dois tipos de depressão.[34] Estudos com dados biológicos a fim de explorar a diferenciação entre as duas depressões existem, porém são mais escassos,[29] apesar de apresentarem boas perspectivas de desempenho, com valores de AUC em torno dos 74%.

Outro problema importante de classificação no contexto da depressão é a previsão de prognósticos ou desfechos desfavoráveis, como hospitalização ou recorrência de episódios. Nesse sentido, um estudo recente da literatura que visou predizer episódios recorrentes e persistentes de depressão em uma amostra de sujeitos com TDM (n = 368) apresentou AUC de 78% (IC 95% = 68-88%) na diferenciação de sujeitos em episódio e sujeitos em remissão na reavaliação de um acompanhamento de 3 anos.[35] Na predição de readmissões psiquiátricas, um estudo retrospectivo de coorte de 10 anos analisou fatores associados a readmissões psiquiátricas em pacientes com TDM e objetivou prever as readmissões em diferentes momentos após a alta hospitalar inicial.[36] Usando técnicas de aprendizado de máquina e registros médicos eletrônicos, foram identificados marcadores de gravidade e sintomas de depressão (recorrência dos sintomas, combinação de sintomas principais, número de sintomas principais e sintomas físicos), juntamente com idade, gênero, forma de pagamento do tratamento, tempo de internação, comorbidade, padrões de tratamento (uso de ansiolíticos, antipsicóticos, antidepressivos, fisioterapia e psicoterapia) e sinais vitais (pulso e pressão arterial sistólica), que podem melhorar a predição de readmissão psiquiátrica. O modelo de predição obteve uma AUC decrescente de 81,4% (30 dias) para 71,1% (365 dias) após a alta hospitalar.[36]

Dentre os estudos que abordam o auxílio da IA na melhora de predições quanto a respostas de tratamento para depressão, podemos citar uma revisão sistemática de 2021 que avaliou o desempenho de modelos de aprendizado de máquina para predições replicáveis em desfechos de tratamento para TDM. A revisão encontrou que, dos 59 trabalhos elegíveis, apenas oito apresentavam boa qualidade metodológica (n > 100) e uso de método de validação adequado. Ademais, as médias de acurácia dos estudos na predição de desfechos em tratamento variaram de 56 a 69%, com melhores modelos na predição de resistência ao tratamento e menores na predição de resposta ou remissão.[37] Outra metanálise foi publicada recentemente incluindo 15 estudos que usaram técnicas de aprendizado de máquina para prever a resposta ao tratamento em pacientes com TDM usando eletroencefalografia. Os resultados mostraram que os modelos preditivos alcançaram uma acurácia média de 83,93% e uma AUC de 85%, com maiores desempenhos na previsão da resposta à estimulação magnética transcraniana repetitiva (rTMS) em comparação com a resposta a antidepressivos. Os modelos identificaram melhor os não respondedores do que os respondedores. As características mais relevantes foram a potência absoluta e relativa em eletrodos frontais e temporais, medidas de conectividade e assimetria entre hemisférios.[38]

A depressão tem sido uma das principais preocupações em saúde mental em todo o mundo, especialmente entre os jovens.[39] Nas últimas décadas, a taxa de depressão nessa população tem aumentado drasticamente. Sabe-se que a adolescência é um período caracterizado por rápidas mudanças sociais, emocionais e cognitivas, e, como outras transições importantes na vida, pode ser afetada pela depressão, prejudicando as funções interpessoal, social, educacional e ocupacional dos jovens.[39] Um estudo australiano teve como objetivo criar um modelo de aprendizado de máquina capaz de prever a depressão em crianças e adolescentes de 4 a 17 anos a partir de dados da pesquisa Young Minds Matter.[40] Usando algoritmos de classificação como Random Forest, XGBoost, árvores de decisão e classificadores de Naive Bayes, foram identificados 11 fatores importantes para a detecção da depressão em adolescentes, como humor deprimido, anedonia, irritabilidade, perda ou ganho de peso, insônia ou hipersônia e dificuldade em tomadas de decisão. O RandomForest mostrou-se superior em relação aos outros algoritmos, alcançando uma acurácia de 99% e uma precisão de 95%.[40]

ESQUIZOFRENIA

A esquizofrenia é um transtorno crônico caracterizado classicamente pela presença de sintomas positivos, como delírios e alucinações, e negativos, como avolia e expressão emocional diminuída. Apresenta uma fase pré-mórbida típica – porém não invariável –, que evolui, no paciente não tratado, para as fases prodrômica, ativa e residual, impactando de forma grave a vida dos pacientes, que costumam sofrer com muitos preconceitos por parte da comunidade em geral. É, assim, uma das doenças que mais contribuem para a carga global de doenças,[41] comprometendo sobremaneira aspectos de funcionalidade, afeto, cognição e comunicação nos pacientes.[42] Ademais, indivíduos esquizofrênicos apresentam uma taxa de suicidalidade muito elevada, vindo a óbito cerca de 15 anos antes quando comparados com a população geral.[43,44] Mundialmente, a esquizofrenia afeta cerca de 1% da população, com prevalência similar entre homens e mulheres, bem como entre diferentes classes sociais e etnias. A doença inicia, nos homens, entre os 10 e os 25 anos de idade; nas mulheres, ocorre entre os 25 e os 35 anos de idade, com um segundo pico entre mulheres de meia-idade, não observado na população masculina.[45]

Segundo o *Manual diagnóstico e estatístico de transtornos mentais* (DSM-5), a esquizofrenia é diagnosticada diante de um quadro com delírios, alucinações, discurso desorganizado, comportamento desorganizado e sintomas negativos, sendo necessária a presença de dois dos itens citados e que pelo menos um deles seja um dos três primeiros mencionados.[13] Os sintomas devem estar presentes por 1 mês, com sinais contínuos de perturbação durante, pelo menos, 6 meses.[13] Assim, o diagnóstico de esquizofrenia não requer a presença, necessariamente, de alucinações ou delírios, o que pode vir a ser um desafio no que diz respeito à sensibilidade e à especificidade de testes baseados em IA. Contudo, o aparecimento de sintomas antes de episódios psicóticos em si abre possibilidades importantes de predição da doença por reconhecimento de padrões não passíveis de identificação por métodos tradicionais.

As manifestações pré-mórbidas da esquizofrenia, como retração social, passividade, comportamento excêntrico, deficiência cognitiva, sintomas depressivos e de ansiedade, ocorrem em até 35% dos indivíduos entre 12 e 35 anos que posteriormente apresentarão episódio psicótico.[46] Com base nesse fato, historicamente se utilizou a abordagem de critérios de alto risco clínico para psicose (CHR-P, do inglês *clinical high risk for psychosis*) a fim de se tentar, por meio da aplicação de escalas, prever indivíduos com maior risco de crise psicótica.[46] Contudo, nos últimos anos, percebe-se uma transição em direção a abordagens baseadas no indivíduo, utilizando técnicas de aprendizado de máquina, em detrimento da abordagem baseada nos critérios de alto risco clínico. Isso ocorre porque a sensibilidade dos critérios é baixa, sendo possível a ocorrência de episódio psicótico em pacientes que não são considerados de alto risco, e porque sua aplicação é laboriosa, somente sendo possível em ambientes especializados, não cobrindo a população vulnerável de maneira satisfatória.[47]

A integração de algoritmos e de estimativas clínicas para risco de psicose vem ganhando, portanto, espaço no campo de predição do diagnóstico de esquizofrenia. Uma revisão recente acerca das diferentes técnicas que se valeram de aprendizagem de máquina para detectar psicose e auxiliar no tratamento constatou a grande variabilidade de *performance* geral dos algoritmos, com alguns alcançando até 90% de acurácia.[48] Modelos baseados em dados de neuroimagem (sobretudo ressonância magnética), eletroencefalograma, características de linguagem e informação genética obtiveram destaque, bem como modelos que usaram máquina de vetores de suporte (SVM, do inglês *support vector machine*),* um tipo de método de aprendizado supervisionado em aprendizado de máquina.

Um estudo longitudinal demonstrou, por exemplo, que a associação de dados clínicos, de neuroimagem e genéticos, processados por meio de um algoritmo baseado em aprendizado de máquina, foi capaz de predizer psicose em pacientes com CHR-P e depressão recente, com acurácia de 85,5%, sensibilidade de 84,6% e especificidade de 86,4%.[47] Outro estudo analisou fenótipos digitais, mais especificamente características linguísticas e conteúdos de tópicos em fóruns *on-line*,

---

* Técnica de aprendizado estatístico que visa construir um hiperplano que otimiza a separação entre duas classes a partir de um vetor de preditores X. Por exemplo, em psiquiatria, pode-se pensar na diferenciação entre sujeitos com transtorno bipolar e depressão separados a partir do desempenho cognitivo em uma testagem neuropsicológica.

aplicando métodos supervisionados e não supervisionados de aprendizado de máquina, proporcionando uma diferenciação entre indivíduos esquizofrênicos e controle com até 96% de acurácia.[49]

Estudos com métodos baseados em IA também contribuem para um melhor entendimento da esquizofrenia, apesar de não serem usados diretamente no diagnóstico clínico da doença. Atipias características no tom de voz de pacientes com esquizofrenia *versus* controle foram analisadas por algoritmos baseados em aprendizado de máquina, os quais obtiveram acurácia entre 75 e 87,5% na diferenciação dos indivíduos quando apresentadas vozes inéditas.[50] Ademais, a heterogeneidade clínica observada na progressão da doença pode ser correlacionada a substratos biológicos, como evidenciado por estudos de neuroimagem que, por meio de métodos semissupervisionados de aprendizado de máquina, obtiveram êxito na classificação de subtipos neuroanatômicos de esquizofrenia: um subtipo apresentou volumes menores de massa cinzenta, principalmente em tálamo, núcleo *accumbens* e córtex temporal medial, frontal medial e ínsula; outro subtipo, por sua vez, apresentou volume aumentado de gânglios da base e cápsula interna.[51] Por fim, uma revisão sistemática concluiu que métodos de SVM associados a outras técnicas de aprendizado de máquina beiravam 100% de acurácia em relação ao diagnóstico de esquizofrenia, eficientemente detectando alterações em exames de neuroimagem funcional.[52]

CONSIDERAÇÕES FINAIS

Ao englobar aspectos clínicos e de inovação, torna-se evidente o universo de possibilidades disponíveis com a rápida evolução de ferramentas computacionais no mapeamento e diagnóstico de doenças mentais. A psiquiatria de precisão apresenta-se como um assistente no cenário de alta variabilidade e heterogeneidade que são as trajetórias de doenças psiquiátricas graves. Em adição à identificação de padrões clínicos para predições individuais, a IA pode ajudar na elaboração de ferramentas, como calculadoras de risco ou intervenções digitais, que são capazes de diminuir custos, otimizar a triagem de doenças e democratizar o acesso ao tratamento.

Sabe-se, no entanto, que esses modelos não são perfeitos e ainda apresentam grandes oportunidades de melhoria no que diz respeito à grande presença de viés e *overfitting*, falta de reprodutibilidade a partir de validações independentes e implementações computacionais de modelos baseados em evidência.[53] Além disso, a psiquiatria de precisão pode ainda evoluir no enfrentamento de algumas barreiras, como risco ao usuário, custo, baixa acurácia e modelos pouco escaláveis, e falta de formação de profissionais habilitados.[54] Dessa forma, as pesquisas devem avançar em direção à tradução e ao refinamento das técnicas até então implementadas, de modo que estejam cada vez mais conectadas às demandas dos clínicos e profissionais da saúde mental, acompanhadas de uma visão centrada no bem-estar do paciente.

REFERÊNCIAS

1. Passos IC, Ballester P, Rabelo-da-Ponte FD, Kapczinski F. Precision psychiatry: the future is now. Can J Psychiatry. j2022;67(1):21-5.
2. Kupka R, Hillegers M. Early intervention and staging bipolar disorder: conceptual and clinical dilemmas. Eur Neuropsychopharmacol. 2022;63:9-11.
3. Fusar-Poli P, Manchia M, Koutsouleris N, Leslie D, Woopen C, Calkins ME, et al. Ethical considerations for precision psychiatry: a roadmap for research and clinical practice. Eur Neuropsychopharmacol. 2022;63:17-34.
4. Leff DR, Yang GZ. Big data for precision medicine. Engineering. 2015;1(3):277-9.
5. Passos IC, Mwangi B, Kapczinski F. Big data analytics and machine learning: 2015 and beyond. Lancet Psychiatry. 2016;3(1):13-5.
6. Salazar de Pablo G, Studerus E, Vaquerizo-Serrano J, Irving J, Catalan A, Oliver D, et al. Implementing precision psychiatry: a systematic review of individualized prediction models for clinical practice. Schizophr Bull. 2021;47(2):284-97.
7. Shatte ABR, Hutchinson DM, Teague SJ. Machine learning in mental health: a scoping review of methods and applications. Psychol Med. 2019;49(9):1426-48.
8. Hastie T, Tibshirani R, Friedman JH. The elements of statistical learning: data mining, inference, and prediction. 2nd ed. New York: Springer; 2009.
9. Manchia M, Pisanu C, Squassina A, Carpiniello B. Challenges and future prospects of precision medicine in psychiatry. Pharmacogenomics Pers Med. 2020;13:127-40.
10. Chan JYL, Leow SMH, Bea KT, Cheng WK, Phoong SW, Hong ZW, et al. Mitigating the multicollinearity problem and its machine learning approach: a review. Mathematics. 2022;10(8):1283.
11. Bühlmann P, Kalisch M, Meier L. High-dimensional statistics with a view toward applications in biology. Annu Rev Stat Its Appl. 2014;1(1):255-78.
12. Fusar-Poli P, Hijazi Z, Stahl D, Steyerberg EW. The science of prognosis in psychiatry: a review. JAMA Psychiatry. 2018;75(12):1289-97.
13. American Psychiatric Association. Manual diagnóstico e estatístico de transtornos mentais: DSM-5. 5. ed. Porto Alegre: Artmed; 2014.
14. Dong M, Lu L, Zhang L, Zhang Q, Ungvari GS, Ng CH, et al. Prevalence of suicide attempts in bipolar disorder: a systematic review and meta-analysis of observational studies. Epidemiol Psychiatr Sci. 2020;29:e63.
15. Serra G, Crescenzo F, Maisto F, Galante JR, Iannoni ME, Trasolini M, et al. Suicidal behavior in juvenile bipolar disorder and major depressive disorder patients: systematic review and meta-analysis. J Affect Disord. 2022;311:572-81.
16. Kapczinski F, Magalhães PVS, Balanzá-Martinez V, Dias VV, Frangou S, Gama CS, et al. Staging systems in bipolar disorder: an International Society for Bipolar Disorders Task Force Report. Acta Psychiatr Scand. 2014;130(5):354-63.
17. Grewal S, McKinlay S, Kapczinski F, Pfaffenseller B, Wollenhaupt-Aguiar B. Biomarkers of neuroprogression and late staging in bipolar disorder: a systematic review. Aust N Z J Psychiatry. 2023;57(3):328-43.
18. Van Rheenen TE, Lewandowski KE, Bauer IE, Kapczinski F, Miskowiak K, Burdick KE, et al. Current understandings of the trajectory and emerging correlates of cognitive impairment in bipolar disorder: an overview of evidence. Bipolar Disord. 2020;22(1):13-27.
19. Bora E, Pantelis C. Meta-analysis of cognitive impairment in first-episode bipolar disorder: comparison with first-episode schizophrenia and healthy controls. Schizophr Bull. 2015;41(5):1095-104.
20. Simjanoski M, McIntyre A, Kapczinski F, Cardoso TA. Cognitive impairment in bipolar disorder in comparison to mild cognitive impairment and dementia: a systematic review. Trends Psychiatry Psychother. 2023;44:e20210300.
21. Passos IC, Jansen K, Kapczinski F. Developmental staging models in bipolar disorder. Int J Bipolar Disord. 2015;3:16.

22. Colombo F, Calesella F, Mazza MG, Melloni EMT, Morelli MJ, Scotti GM, et al. Machine learning approaches for prediction of bipolar disorder based on biological, clinical and neuropsychological markers: a systematic review and meta-analysis. Neurosci Biobehav Rev. 2022;135:104552.
23. Montazeri M, Montazeri M, Bahaadinbeigy K, Montazeri M, Afraz A. Application of machine learning methods in predicting schizophrenia and bipolar disorders: a systematic review. Health Sci Rep. 2023;6(1):e962.
24. Green MJ, Girshkin L, Kremerskothen K, Watkeys O, Quidé Y. A systematic review of studies reporting data-driven cognitive subtypes across the psychosis spectrum. Neuropsychol Rev. 2020;30(4):446-60.
25. Rabelo-da-Ponte FD, Lima FM, Martinez-Aran A, Kapczinski F, Vieta E, Rosa AR, et al. Data-driven cognitive phenotypes in subjects with bipolar disorder and their clinical markers of severity. Psychol Med. 2022;52(9):1728-35.
26. Cearns M, Amare AT, Schubert KO, Thalamuthu A, Frank J, Streit F, et al. Using polygenic scores and clinical data for bipolar disorder patient stratification and lithium response prediction: machine learning approach. Br J Psychiatry. 2022;220(4):219-28.
27. Pinto JV, Passos IC, Gomes F, Reckziegel R, Kapczinski F, Mwangi B, et al. Peripheral biomarker signatures of bipolar disorder and schizophrenia: a machine learning approach. Schizophr Res. 2017;188:182-4.
28. Poletti S, Vai B, Mazza MG, Zanardi R, Lorenzi C, Calesella F, et al. A peripheral inflammatory signature discriminates bipolar from unipolar depression: a machine learning approach. Prog Neuropsychopharmacol Biol Psychiatry. 2021;105:110136.
29. Wollenhaupt-Aguiar B, Librenza-Garcia D, Bristot G, Przybylski L, Stertz L, Burque RK, et al. Differential biomarker signatures in unipolar and bipolar depression: a machine learning approach. Aust N Z J Psychiatry. 2020;54(4):393-401.
30. Vos T, Lim SS, Abbafati C, Abbas KM, Abbasi M, Abbasifard M, et al. Global burden of 369 diseases and injuries in 204 countries and territories, 1990-2019: a systematic analysis for the Global Burden of Disease Study 2019. Lancet. 2020;396(10258):1204-22.
31. Jones C, Nemeroff CB. Precision psychiatry: biomarker-guided tailored therapy for effective treatment and prevention in major depression. In: Kim YK, organizador. Major depressive disorder. Singapore: Springer; 2021. p. 535-63.
32. Librenza-Garcia D, Passos IC, Feiten JG, Lotufo PA, Goulart AC, Santos IS, et al. Prediction of depression cases, incidence, and chronicity in a large occupational cohort using machine learning techniques: an analysis of the ELSA-Brasil study. Psychol Med. 2021;51(16):2895-903.
33. Han KM, Berardis D, Fornaro M, Kim YK. Differentiating between bipolar and unipolar depression in functional and structural MRI studies. Prog Neuropsychopharmacol Biol Psychiatry. 2019;91:20-7.
34. Zhang A, Qiao D, Wang Y, Yang C, Wang Y, Sun N, et al. Distinguishing between bipolar depression and unipolar depression based on the reward circuit activities and clinical characteristics: a machine learning analysis. J Affect Disord. 2023;327:46-53.
35. Fialho AR, Montezano BB, Ballester PL, Cardoso TA, Mondin TC, Moreira FP, et al. Predicting 3-year persistent or recurrent major depressive episode using machine learning techniques. Psychiatry Res Commun. 2022;2(3):100055.
36. Zhu T, Jiang J, Hu Y, Zhang W. Individualized prediction of psychiatric readmissions for patients with major depressive disorder: a 10-year retrospective cohort study. Transl Psychiatry. 2022;12(1):170.
37. Sajjadian M, Lam RW, Milev R, Rotzinger S, Frey BN, Soares CN, et al. Machine learning in the prediction of depression treatment outcomes: a systematic review and meta-analysis. Psychol Med. 2021;51(16):2742-51.
38. Watts D, Pulice RF, Reilly J, Brunoni AR, Kapczinski F, Passos IC. Predicting treatment response using EEG in major depressive disorder: a machine-learning meta-analysis. Transl Psychiatry. 2022;12:332.
39. Thapar A, Eyre O, Patel V, Brent D. Depression in young people. Lancet. 2022;400(10352):617-31.
40. Haque UM, Kabir E, Khanam R. Detection of child depression using machine learning methods. PLoS One. 2021;16(12):e0261131.
41. Whiteford HA, Degenhardt L, Rehm J, Baxter AJ, Ferrari AJ, Erskine HE, et al. Global burden of disease attributable to mental and substance use disorders: findings from the Global Burden of Disease Study 2010. Lancet. 2013;382(9904):1575-86.

42. Crespo-Facorro B, Such P, Nylander AG, Madera J, Resemann HK, Worthington E, et al. The burden of disease in early schizophrenia: a systematic literature review. Curr Med Res Opin. 2021;37(1):109-21.
43. Chan SKW, Chan SWY, Pang HH, Yan KK, Hui CLM, Chang WC, et al. Association of an early intervention service for psychosis with suicide rate among patients with first-episode schizophrenia-spectrum disorders. JAMA Psychiatry. 2018;75(5):458-64.
44. Hjorthøj C, Stürup AE, McGrath JJ, Nordentoft M. Years of potential life lost and life expectancy in schizophrenia: a systematic review and meta-analysis. Lancet Psychiatry. 2017;4(4):295-301.
45. Boland RJ, Verduin ML, Ruiz P, Shah A, Sadock BJ, organizadores. Kaplan & Sadock's synopsis of psychiatry. 12th ed. Philadelphia: Wolters Kluwer; 2022.
46. Fusar-Poli P, Borgwardt S, Bechdolf A, Addington J, Riecher-Rössler A, Schultze-Lutter F, et al. The Psychosis high-risk state: a comprehensive state-of-the-art review. JAMA Psychiatry. 2013;70(1):107-20.
47. Koutsouleris N, Dwyer DB, Degenhardt F, Maj C, Urquijo-Castro MF, Sanfelici R, et al. Multimodal machine learning workflows for prediction of psychosis in patients with clinical high-risk syndromes and recent-onset depression. JAMA Psychiatry. 2021;78(2):195-209.
48. Ferrara M, Franchini G, Funaro M, Cutroni M, Valier B, Toffanin T, et al. Machine learning and non-affective psychosis: identification, differential diagnosis, and treatment. Curr Psychiatry Rep. 2022;24(12):925-36.
49. Bae YJ, Shim M, Lee WH. Schizophrenia detection using machine learning approach from social media content. Sensors. 2021;21(17):5924.
50. Parola A, Simonsen A, Bliksted V, Fusaroli R. Voice patterns in schizophrenia: a systematic review and Bayesian meta-analysis. Schizophr Res. 2020;216:24-40.
51. Chand GB, Dwyer DB, Erus G, Sotiras A, Varol E, Srinivasan D, et al. Two distinct neuroanatomical subtypes of schizophrenia revealed using machine learning. Brain. 2020;143(3):1027-38.
52. Filippis R, Carbone EA, Gaetano R, Bruni A, Pugliese V, Segura-Garcia C, et al. Machine learning techniques in a structural and functional MRI diagnostic approach in schizophrenia: a systematic review. Neuropsychiatr Dis Treat. 2019;15:1605-27.
53. Meehan AJ, Lewis SJ, Fazel S, Fusar-Poli P, Steyerberg EW, Stahl D, et al. Clinical prediction models in psychiatry: a systematic review of two decades of progress and challenges. Mol Psychiatry. 2022;27(6):2700-8.
54. Baldwin H, Loebel-Davidsohn L, Oliver D, Salazar De Pablo G, Stahl D, Riper H, et al. Real-world implementation of precision psychiatry: a systematic review of barriers and facilitators. Brain Sci. 2022;12(7):934.

15 O QUE É O FENÓTIPO DIGITAL E COMO ELE PODE AUXILIAR NA ABORDAGEM CLÍNICA DOS TRANSTORNOS DO HUMOR

Vitória Dall Agnol Bouvier
Nicole da Silva Mastella
Ives Cavalcante Passos

Em compasso com o avanço da interação humana com os recursos digitais, o conceito de *fenótipo digital* sobrevém como potencial para desenvolver maior acurácia e compreensão acerca dos transtornos psiquiátricos. O transtorno depressivo maior (TDM) e o transtorno bipolar (TB) ainda são subdiagnosticados e pouco reconhecidos em ambiente de atenção primária, uma vez que a apresentação clínica entre pacientes pode diferir ao longo da progressão da doença, bem como pode haver variabilidade intraindividual conforme o curso do transtorno. A fim de proporcionar maior entendimento acerca da expressão da doença, surge a definição de *fenotipagem digital*, que consiste na "quantificação momento a momento do fenótipo humano em nível individual *in situ* usando dados de dispositivos digitais pessoais e *smartphones*".[1] Nesse sentido, dados da interface humana com dispositivos digitais pessoais são adquiridos contínua e instantaneamente e com maior granularidade e refinamento acerca de comportamento, pensamento e emoções do paciente, por meio de métricas coletadas com diversos recursos, com o intuito de buscar maior detalhamento acerca da condição clínica do paciente no curso do transtorno do humor. Por exemplo, trajetórias do *global positioning system* (GPS), amostragem de voz no telefone e registros de mensagens podem informar métricas sobre sociabilidade, mobilidade e atividade,[2] imprimindo uma constituição digital social e comportamental a partir de informações ativas e passivas coletadas por meio de *smartphones* e dispositivos digitais pessoais.[3] Com base nos metadados capturados, obtém-se um conjunto de dados clínicos instantâneos, não documentados em cenários de assistência e pesquisa tradicionais acerca de saúde mental. Ao expandir os limites do exame do estado mental e da anamnese clínica, a construção do fenótipo digital transmite uma caracterização clínica com maior minuciosidade, despertando *insight* mais completo acerca das "assinaturas" dos transtornos do humor. Ademais, indo ao encontro dos conceitos da medicina de precisão no contexto psiquiátrico, sob um olhar em "alta resolução" da apresentação clínica das doenças mentais, a fenotipagem digital propicia diagnósticos com maior rapidez e acurácia, bem como monitora o tratamento e fornece intervenções mais individualizadas.

DADOS DE FENOTIPAGEM DIGITAL

■ FONTES DE DADOS

O fenótipo digital se constrói a partir da reunião de dados captados de dispositivos pessoais comumente classificados em ativos e passivos. Dados ativos referem-se a informações fornecidas pelo próprio paciente, por meio de questionários e pesquisas na internet, enquanto dados passivos são capturados instantaneamente pelo dispositivo, apenas com a permissão do paciente para acesso a dados em determinado contexto.[2,4]

Os dados passivos fornecem de forma acurada a demonstração do afeto e do humor do paciente ao longo dos dias, bem como informações acerca da rotina diária. Um exemplo disso é a utilização de dados do GPS do *smartphone* para demonstrar lugares frequentados pelo paciente e o tempo demandado, fornecendo com maior minuciosidade o estado do paciente em cada episódio de humor. Informações de acelerômetro em relógio digital, por exemplo, podem refinar ainda mais dados de fenotipagem digital, quantificando padrões de mobilidade física e gasto metabólico. Registros do microfone podem identificar determinados padrões de humor por meio de marcadores vocais, como tristeza e euforia. Uso de multimídia analisado pelo tempo gasto em séries, análise de estilo musical por programas de *streaming*, e até mesmo os pedidos de comida por meio de aplicativos de entrega também são fontes de dados passivos. Ademais, o padrão de uso de tela pode demonstrar maior ansiedade, e o registro de chamadas, o uso das redes sociais e as mensagens de SMS fornecem dados acerca da sociabilidade. Por fim, dados clínicos, como frequência cardíaca, fazem parte do conjunto de dados para a construção do fenótipo digital.

Em se tratando de dados ativos, a coleta de dados, fundamentalmente, exige iniciativa do paciente. Esse tipo de informação é uma demonstração subjetiva do estado de humor, corroborando com metadados coletados pelos dispositivos pessoais e adicionando a percepção do paciente. Aplicativos como Mood Rhythm[5] e eMoods Bipolar Mood Tracker[6] se baseiam no instrumento de autoavaliação para obter medidas sequenciadas de sintomas, o que permite relatos diários acerca do humor, do uso de medicamentos e da rotina de sono. Com a coleta de dados ativos, informações clínicas podem ser transferidas ao médico assistente com maior acurácia e instantaneidade se comparadas com o relato subjetivo do paciente, que é distorcido por viés de memória durante a entrevista clínica.

■ PROCESSAMENTO DE DADOS

O processamento de dados coletados por dispositivos envolve estágios até que seja moldado para a prática em saúde mental. Inicialmente, os dados são coletados de forma bruta, não informativos ou inteligíveis,[7] sendo necessário seu processamento para haver detecção de padrões, estabelecendo, por fim, a fenotipagem digital – produto aplicável do processamento de dados de alto nível.

A coleta de dados brutos ocorre por meio de dispositivos pessoais móveis, como relógio e *smartphone*, utilizando-se de sensores, teclado, detector de voz, localização, mídia social, ativação e desativação de tela. Apesar da imensa disponibilidade de dados, é preciso que haja contextualização do conteúdo, tornando-o compreensível,[7] o que se dá pela combinação de informações após extenso processamento. Exemplificando, registros de localização são processados por meio de parâmetros como locais visitados, tempo gasto nos locais e distância percorrida, indicando "mobilidade". Registros de bate-papo ou padrão de uso de mídia social podem ser interpretados como "sociabilidade virtual", enquanto o monitoramento de frequência cardíaca e o controle de movimento podem indicar métricas de "atividade física".[8] Portanto, o uso de metadados provindos de diferentes fontes pode fornecer maior precisão acerca da rotina diária do paciente.[9] Entretanto, para estabelecer o fenótipo digital, existe outra etapa de processamento, em que ferramentas computacionais possibilitam combinar dados no intuito de gerar a detecção de estado de humor e comportamento do paciente.[8]

FENOTIPAGEM DIGITAL COMO RECURSO PARA TRANSTORNOS DO HUMOR

Dados ativos e passivos coletados instantaneamente são a base para a construção da fenotipagem digital, o que resulta em maior corpo de informações clínicas para o refinamento de práticas de saúde mental. Como maior ferramenta do psiquiatra, a entrevista clínica é insubstituível. Todavia, intrinsecamente ligada a limitações como recordação seletiva, viés de memória e capacidade cognitiva de rastrear eventos do dia a dia, a entrevista tradicional possui restrições. Por sua vez, a fenotipagem digital permite incessantemente a construção de uma impressão digital individualizada e detalhada a partir de dados coletados passivamente, com monitoramento contínuo dos aspectos do estado mental. Com isso, a caracterização dos transtornos do humor, bem como os aspectos diagnósticos, o monitoramento do tratamento e a personalização de intervenções são aprimorados, trazendo uma nova perspectiva acerca da abordagem clínica dessas condições.

■ COMO BIOMARCADOR

Biomarcadores são características individuais que incluem medidas anatômicas, bioquímicas e fisiológicas que podem ser quantificadas para indicar processos patológicos.[10] Recentemente, desenvolveram-se marcadores obtidos por meio de sensores e ferramentas computacionais, os chamados "biomarcadores digitais", que têm potencial de oferecer uma abordagem complementar e mais precisa para avaliar transtornos do humor. Eles são especialmente promissores como indicadores de episódios depressivos e maníacos, pois as características clínicas de tais condições incluem comportamentos externalizados que provavelmente serão capturados por meio de coleta passiva de dados.[11]

Algumas correlações entre biomarcadores digitais e transtornos do humor começam a surgir na literatura. Para o TDM, uma ampla gama de associações é estabelecida. Dados de registro actigráfico de pessoas com o transtorno mostraram reduções expressivas da atividade motora quando comparadas aos controles.[12] Um estudo relatou uma associação entre depressão e diversas métricas de uso do telefone celular, incluindo o número total de cliques em notificações e o número de notificações clicadas entre o total de recebidas.[13] Outro estudo obteve dados passivos sobre características vocais dos participantes, distância percorrida ao longo do dia, mensagens de texto e registros de chamadas e descobriu associações com sintomas depressivos.[14] Para o TB, um estudo relatou que chamadas telefônicas e frequência de SMSs foram positivamente associadas a episódios maníacos e que esses mesmos marcadores diminuíram durante episódios depressivos.[15] Esses achados são corroborados por outro estudo, que também descreveu maior duração das chamadas de voz durante os períodos de mania e maior tempo de tela durante a depressão.[16]

A fenotipagem digital pode melhorar o desempenho das ferramentas de avaliação de risco de transtornos do humor. Por exemplo, as atuais calculadoras de risco de depressão geralmente envolvem um conjunto limitado de variáveis de previsão,[17,18] como variáveis sociais e demográficas, alcançando um desempenho preditivo acima do esperado.[19] Outras ferramentas incluem a análise de exames de neuroimagem para melhorar a previsão, alcançando também uma precisão satisfatória.[20,21] Ao adicionar o uso da fenotipagem digital, o valor preditivo pode ser aumentado, uma vez que uma gama mais ampla de variáveis pode ser integrada às calculadoras e dados mais refinados poderiam ser utilizados. Por exemplo, a duração do sono ou o nível de atividade configuram informações contínuas com mais discriminação do que as variáveis pontuais normalmente incluídas em tais ferramentas, como sexo ou histórico de uso de drogas. Assim, a fenotipagem digital, ao capturar variáveis de forma contínua e ativa, traria benefícios às avaliações de risco ao expandir os limites atuais.

■ COMO FERRAMENTA DIAGNÓSTICA

Com a construção da fenotipagem digital, biomarcadores informados pelo fenótipo podem auxiliar como ferramenta diagnóstica à medida que dados obtidos por aplicativos de saúde mental indicariam sinais dos transtornos do humor. Dessa maneira, sintomas como padrão de sono alterado, atividade diminuída e anedonia social, coletados por dispositivos pessoais, auxiliariam na decisão clínica.[9,14,15] Diferentemente da entrevista clínica, que carrega consigo vieses de memória, a fenotipagem digital imprime potencialmente detalhes mais precisos. Ou seja, temos uma visão aprimorada do humor da pessoa ao longo dos dias. Isso permite comparações acerca dos períodos anteriores a um episódio, estimando-se a linha de base do humor do paciente, o que fornece estimativa da variabilidade intraindividual do transtorno do humor. Da mesma forma, o comportamento pode ser diferenciado em relação ao de outros indivíduos, informando dados estatísticos sobre como esses pacientes se distinguem de outros com o mesmo diagnóstico, bem como da população normativa e dos dados clínicos. Desse modo, esperamos que a fenotipagem digital forneça maior granularidade das informações para a definição diagnóstica, auxiliando na detecção precoce dos sinais clínicos dos transtornos do humor.[22]

Alguns estudos demonstram o uso de aplicação diagnóstica do fenótipo digital em transtornos do humor. O padrão de digitação de *smartphones* foi utilizado para avaliar o retardo psicomotor em jovens, sendo processado por um modelo de aprendizado de máquina (*machine learning*) que detectou tendência depressiva com uma precisão de até 89%.[23] Outro estudo avaliou dados de localização do *smartphone* em uma medida de "entropia normalizada", por meio de agrupamentos de locais visitados, obtendo um desempenho discriminatório de 86,5% na identificação de indivíduos com uma pontuação igual ou superior a 5 na escala do Questionário de Saúde dos Pacientes (PHQ-9).[24] Usando *smartphones* e *smartwatches*, outro estudo coletou variáveis de sensores de luz, localização, acelerômetro, registros de chamadas e de comunicação social para o rastreio de atividade física, humor, atividade social, sono e ingestão de alimentos, com o intuito de realizar uma detecção de sinais de depressão. Posteriormente, um modelo de aprendizado de máquina foi construído para classificação da depressão, desde ausente até grave, obtendo desempenho de 96%.[25] Por fim, outro estudo buscou classificar sintomas depressivos com modelo de aprendizado de máquina e, usando o aplicativo Moodable, coletou dados de registros de voz, histórico do navegador, chamadas telefônicas, mensagens de texto, GPS e registros de atividades em mídia social. Este último relatório obteve 76,6% na precisão da tarefa de classificação da depressão.[26]

■ MONITORAMENTO DO TRATAMENTO

Ao reportar parâmetros objetivos acerca dos sintomas, a fenotipagem digital tem papel promissor no monitoramento das condutas terapêuticas instituídas. À medida que se tem maior minuciosidade dos aspectos de estado mental do paciente ao longo dos dias, as intervenções podem ser facilitadas. Além disso, existe maior potencial de que sejam reconhecidos padrões precoces de recaída, com intervenção mais imediata, o que proporciona melhora no padrão de atendimento profissional. Exemplo disso é o uso de aplicativos em dispositivos móveis para detecção de distúrbios do sono, podendo ser reconhecidos como pródromos de mania.[27] Efeitos adversos do tratamento também podem ser monitorados e quantificados por ferramentas de saúde mental. Com uma avaliação retrospectiva e a evolução ao longo do tempo de tratamento, manifestações de sintomas que evoluem de forma insidiosa podem receber melhor monitoramento, como, por exemplo, dados acerca do uso de tela e dos períodos de atividades em mídia social podem informar insônia ou maior tempo de sono; informações sobre sociabilidade e uso de determinados aplicativos podem fornecer dados sobre aumento ou diminuição do interesse sexual.

Estudos já têm demonstrado como a previsão de mudança de fase do TB pode ser feita por meio da fenotipagem digital. Um aplicativo para *smartphone*, utilizando sensores inerciais e GPS, monitorou aspectos de mobilidade em 12 pacientes com diagnóstico de TB durante mil dias.[28] Com 96% de precisão, a ferramenta conseguiu detectar alterações entre os polos de humor. Outra iniciativa, usando dados de voz e sensores de *smartphones*, acompanhou por 12 semanas pacientes com TB, havendo precisão de 80% na detecção precoce de recaídas. Ainda outro estudo[16] demonstrou a possibilidade de discriminação entre fases de eutimia, depressão e mania por meio de dados passivos coletados, como tempo de tela ativada, número e duração de chamadas telefônicas, número de caracteres em mensagens de texto e número de chamadas perdidas.

▪ ENTREGA DE TRATAMENTO PERSONALIZADO

A fenotipagem digital pode identificar oportunidades para adequar intervenções de acordo com cada indivíduo. Algumas informações obtidas digitalmente, como mudanças na atividade física, na duração da fala e em padrões de uso do celular podem ser marcadores de início de um episódio de humor. Por meio da fenotipagem digital, informações são detectadas de forma instantânea, podendo identificar os primeiros sinais de transtornos e fornecer tratamentos personalizados ao contexto. Por exemplo, a detecção de mudanças precoces no ciclo sono-vigília pode permitir intervenções imediatas de melhoria da higiene do sono.[29] Uma piora dos sintomas depressivos pode sugerir a necessidade de verificar a adesão ao tratamento (*"você pode estar apresentando sinais precoces de recaída depressiva, você está tomando seus medicamentos regularmente?"*) ou lançar mensagens sugerindo mudanças de comportamento (*"considere ver seus amigos ou se envolver em atividades de lazer"*). A detecção de padrões pode fornecer informações mais detalhadas sobre as especificidades dos sintomas de cada paciente e personalizar as intervenções de acordo com a sua apresentação comportamental. Por exemplo, reconhecer padrões de como a ansiedade evolui ao longo do dia pode lançar um lembrete de técnica de relaxamento pouco antes de a ansiedade aumentar, assim como detectar períodos em que a ansiedade é mais intensa pode permitir ajustar a medicação para cobrir esses momentos.

Algumas iniciativas já aplicam os princípios da fenotipagem digital. O aplicativo Mobile Sensing and Support for People with Depression foi criado a fim de monitorar o comportamento de indivíduos com níveis graves de depressão e, posteriormente, oferecer uma intervenção personalizada a eles.[30] Os dados coletados incluíram uso do telefone, quantidade de eventos marcados no calendário, número de chamadas e mensagens de texto, tempo passado dentro de casa, entre outros. Por meio dos dados fornecidos, cerca de 80 intervenções personalizadas cognitivo-comportamentais foram sugeridas. Houve uma importante redução nas pontuações do PHQ-9 nos participantes com forte adesão ao aplicativo. Outro aplicativo, o Mobilyze! App, também entregou uma intervenção multimodal de 8 semanas para pessoas portadoras de depressão.[31] Por meio do emprego de monitoramento automático para identificar estados de humor, foi entregue aos participantes um tratamento sensível ao contexto. Quando eram detectados obstáculos para a conclusão das tarefas, os usuários recebiam dicas para lidar com eles. Como resultado do experimento, os sintomas de ansiedade e depressão diminuíram consideravelmente.

■ ATENDIMENTO A POPULAÇÕES ESPECIAIS

Além de melhorar a oferta de saúde mental para o público geral, a fenotipagem digital emerge como uma oportunidade para abordar populações especiais para as quais a assistência à saúde mental é geralmente empobrecida. As ferramentas de fenotipagem digital podem auxiliar no atendimento de crianças e de adolescentes, já que muitas vezes esses grupos apresentam dificuldades em relatar informações clínicas durante as consultas médicas, e o tratamento é direcionado a partir de dados fornecidos por terceiros. Ademais, pessoas portadoras de deficiência de fala, deficiência intelectual e demência também podem encontrar dificuldades em transmitir as informações clínicas necessárias para o diagnóstico. Além disso, países com poucos recursos e áreas remotas geralmente não são abordados pela pesquisa científica, já que a maior parte da coleta de dados e dos estudos observacionais sobre saúde mental são conduzidos em países de renda média a alta.[32] Ao facilitar a coleta de dados, a fenotipagem digital pode facilitar a pesquisa nesses locais, preenchendo lacunas acadêmicas e contribuindo para a democratização da pesquisa.

Algumas iniciativas demonstram a viabilidade de tais ideias. Um experimento mostrou que a ansiedade de pessoas com demência pode ser detectada usando dados fisiológicos coletados por um monitor vestível.[33] Uma revisão sistemática tendo como foco pessoas idosas, usando conjuntos de dados baseados em sensores, demonstrou precisão satisfatória.[34] Por exemplo, um estudo que utilizou dispositivos de punho para avaliar a depressão entre idosos demonstrou diminuição dos padrões de atividade física, principalmente durante a manhã e à tarde, em comparação com controles saudáveis.[35]

LIMITAÇÕES

A fenotipagem digital enfrenta alguns obstáculos em seu desenvolvimento e em sua utilização. Um primeiro desafio surge com a capacidade necessária de *hardware* para transferir e armazenar informações, já que grandes quantidades de dados são capturadas de forma contínua, e a maior parte deles será irrelevante. Nesse processo, torna-se fundamental a mineração de dados, ou seja, selecionar, a partir de grandes conjuntos de informações, exceções que sinalizem uma mudança no padrão de comportamento.

Outro desafio importante na detecção de padrões é a existência de variabilidade interindividual significativa em relação a como os indivíduos usam seus dispositivos, especialmente durante episódios de humor.[36] Algumas pessoas podem ter padrões opostos: muitas desligam seus telefones à noite, ou não os usam durante os momentos de lazer, enquanto outras podem ter comportamentos contrários. Da mesma maneira, a forma como uma pessoa deprimida se relaciona com os dispositivos móveis varia de acordo com fatores individuais. Essa variabilidade interindividual deve ser abrangida pelas ferramentas sem causar perdas significativas de precisão ao detectar padrões. Para lidar com essas questões, técnicas de *big data* e aprendizado de máquina se destacam como possíveis soluções.[37,38] *Big data* envolve estratégias para lidar com grandes volumes de dados coletados em alta taxa de fluxo,[39] enquanto o aprendizado de máquina é uma forma de análise que integra estratégias computacionais com inteligência artificial para descobrir padrões e associações.[38] Ampliar o uso dessas ferramentas emergentes pode envolver uma maior necessidade de alternativas de alta tecnologia que podem não estar amplamente disponíveis para o público em geral, o que restringe a fenotipagem digital a grupos específicos.

PROBLEMAS ÉTICOS

Nos ambientes clínicos, a privacidade do paciente e do participante é de extrema importância e pode ser particularmente problemática em aplicações de saúde mental. Sendo assim, o uso da fenotipagem digital para transtornos do humor não é isento de questões éticas. Preocupações quanto ao uso inadequado dos fenótipos digitais são levantadas, considerando que eles envolvem o uso de dados pessoais que fluem em várias plataformas. Por exemplo, informações privadas sobre a saúde mental dos participantes podem ser fornecidas a terceiros, e produtos podem ser oferecidos por meio de anúncios personalizados para impactar o consumo em uma determinada população. Estudos indicam que a maioria dos aplicativos de saúde mental do mercado não segue diretrizes clínicas e éticas.[40] Uma análise das políticas de privacidade de 183 aplicativos da Apple iTunes Store e da Google Play Store revelou que elas estavam ausentes em 66,1% dos aplicativos e, quando presentes, tinham falhas significativas de transparência.[41] Além disso, essas tecnologias de saúde mental ainda não foram devidamente regulamentadas por meios normativos padronizados. Nos Estados Unidos, não há regulamentação federal sobre pesquisa de aplicativos móveis ou uma regulamentação padrão sobre a coleta e o uso de dados,[42,43] e apenas 8% dos usuários estão dispostos a compartilhar seus dados de saúde com empresas de tecnologia.[40]

Os aplicativos de saúde mental devem cumprir uma série de requisitos a fim de garantir a privacidade dos pacientes. Eles devem estar cientes do fluxo de dados, ou seja, para onde eles vão, o que acontece com eles e quais vulnerabilidades de segurança podem existir.[44] Leis estaduais de privacidade estão surgindo para garantir a proteção das etapas de coleta e de análise de dados. Tem-se como exemplo de lei robusta de privacidade e segurança o Regulamento Geral de Proteção de Dados da União Europeia.[44] Ela abrange o uso de dados pessoais e o seu processamento, determinando princípios como o tratamento lícito, justo e transparente dos dados que devem ser utilizados para finalidades legítimas e previamente especificadas. Tendo em vista que as ferramentas podem estar disponíveis para pessoas de diferentes estados ou países, também há preocupações de que os aplicativos digitais possam ser expostos a várias jurisdições legais.[42] Os acordos internacionais devem estabelecer um terreno comum na legislação regulatória da internet a fim de minimizar as dificuldades no cumprimento de leis locais distintas.

CONSIDERAÇÕES FINAIS

A fenotipagem digital, uma ferramenta que pode ajudar a melhorar a administração de tratamento para transtornos do humor, já demonstra sua viabilidade. Biomarcadores de transtornos do humor, como atividade motora, padrões de chamada de voz e tempo de tela já foram identificados a partir de dados de *smartphones*, e alguns aplicativos já usaram dados digitais para realizar diagnósticos precisos de TDM ou para monitorar com sucesso a mudança de fase em participantes com TB. Da mesma forma, algumas ferramentas proporcionam melhor atendimento à especificidade individual ao capturar informações sensíveis ao contexto, alcançando melhora clínica. Atualmente, diversas possibilidades são vislumbradas à medida que a fenotipagem digital se desenvolve. Novos padrões de atendimento são esperados para informar o diagnóstico precoce e monitorar os sintomas dos pacientes, já que a utilização do fenótipo digital permite capturar dados continuamente e gerar padrões de humor 24 horas por dia, 7 dias por semana. Não obstante, questões éticas são intrínsecas ao campo, devendo-se dar atenção especial às questões de privacidade que ainda não foram abordadas por leis regulatórias.

REFERÊNCIAS

1. Torous J, Staples P, Barnett I, Sandoval LR, Keshavan M, Onnela JP. Characterizing the clinical relevance of digital phenotyping data quality with applications to a cohort with schizophrenia. NPJ Digit Med. 2018;1:15.

2. Brietzke E, Hawken ER, Idzikowski M, Pong J, Kennedy SH, Soares CN. Integrating digital phenotyping in clinical characterization of individuals with mood disorders. Neurosci Biobehav Rev. 2019;104:223-30.

3. Onnela JP, Rauch SL. Harnessing smartphone-based digital phenotyping to enhance behavioral and mental health. Neuropsychopharmacology. 2016;41(7):1691-6.

4. Torous J, Staples P, Onnela JP. Realizing the potential of mobile mental health: new methods for new data in psychiatry. Curr Psychiatry Rep. 2015;17(8):602.

5. Matthews M, Abdullah S, Murnane E, Voida S, Choudhury T, Gay G, et al. Development and evaluation of a smartphone-based measure of social rhythms for bipolar disorder. Assessment. 2016;23(4):472-83.

6. Grünerbl A, Muaremi A, Osmani V, Bahle G, Ohler S, Tröster G, et al. Smartphone-based recognition of states and state changes in bipolar disorder patients. IEEE J Biomed Health Inform. 2015;19(1):140-8.

7. Mohr DC, Zhang M, Schueller SM. Personal sensing: understanding mental health using ubiquitous sensors and machine learning. Annu Rev Clin Psychol. 2017;13:23-47.
8. Mendes JPM, Moura IR, van de Ven P, Viana D, Silva FJS, Coutinho LR, et al. Sensing apps and public data sets for digital phenotyping of mental health: systematic review. J Med Internet Res. 2022;24(2):e28735.
9. Garcia-Ceja E, Riegler M, Nordgreen T, Jakobsen P, Oedegaard KJ, Tørresen J. Mental health monitoring with multimodal sensing and machine learning: a survey. Pervasive Mob Comput. 2018;51:1-26.
10. Coravos A, Khozin S, Mandl KD. Developing and adopting safe and effective digital biomarkers to improve patient outcomes. NPJ Digital Medicine. 2019;2(1):14.
11. Jacobson NC, Weingarden H, Wilhelm S. Digital biomarkers of mood disorders and symptom change. NPJ Digit Med. 2019;2:3.
12. Berle JO, Hauge ER, Oedegaard KJ, Holsten F, Fasmer OB. Actigraphic registration of motor activity reveals a more structured behavioural pattern in schizophrenia than in major depression. BMC Res Notes. 2010;3:149.
13. Mehrotra A, Hendley R, Musolesi M. Towards multi-modal anticipatory monitoring of depressive states through the analysis of human-smartphone interaction. In: 2016 ACM International Joint Conference on Pervasive and Ubiquitous Computing: Adjunct; 2016 Sep 12-16; New York, United State of America. p. 1132-8.
14. Place S, Blanch-Hartigan D, Rubin C, Gorrostieta C, Mead C, Kane J, et al. Behavioral indicators on a mobile sensing platform predict clinically validated psychiatric symptoms of mood and anxiety disorders. J Med Internet Res. 2017;19(3):e75.
15. Gillett G, McGowan NM, Palmius N, Bilderbeck AC, Goodwin GM, Saunders KEA. Digital communication biomarkers of mood and diagnosis in borderline personality disorder, bipolar disorder, and healthy control populations. Front Psychiatry. 2021;12:610457.
16. Faurholt-Jepsen M, Vinberg M, Frost M, Debel S, Christensen EM, Bardram JE, et al. Behavioral activities collected through smartphones and the association with illness activity in bipolar disorder. Int J Methods Psychiatr Res. 2016;25(4):309-23.
17. Brathwaite R, Rocha TBM, Kieling C, Kohrt BA, Mondelli V, Adewuya AO, et al. Predicting the risk of future depression among school-attending adolescents in Nigeria using a model developed in Brazil. Psychiatry Res. 2020;294:113511.
18. Stockly OR, Wolfe AE, Goldstein R, Roaten K, Wiechman S, Trinh NH, et al. Predicting depression and post-traumatic stress symptoms following burn injury: a risk scoring system. J Burn Care Res. 2021;43(4):899-905.
19. Rocha TBM, Fisher HL, Caye A, Anselmi L, Arseneault L, Barros FC, et al. Identifying adolescents at risk for depression: a prediction score performance in cohorts based in 3 different continents. J Am Acad Child Adolesc Psychiatry. 2021;60(2):262-73.
20. Na KS, Kim YK. The application of a machine learning-based brain magnetic resonance imaging approach in major depression. Adv Exp Med Biol. 2021;1305:57-69.
21. Vai B, Parenti L, Bollettini I, Cara C, Verga C, Melloni E, et al. Predicting differential diagnosis between bipolar and unipolar depression with multiple kernel learning on multimodal structural neuroimaging. Eur Neuropsychopharmacol. 2020;34:28-38.
22. Fritz K, Russell AMT, Allwang C, Kuiper S, Lampe L, Malhi GS. Is a delay in the diagnosis of bipolar disorder inevitable? Bipolar Disord. 2017;19(5):396-400.
23. Mastoras RE, Iakovakis D, Hadjidimitriou S, Charisis V, Kassie S, Alsaadi T, et al. Touchscreen typing pattern analysis for remote detection of the depressive tendency. Sci Rep. 2019;9:13414.
24. Saeb S, Zhang M, Karr CJ, Schueller SM, Corden ME, Kording KP, et al. Mobile phone sensor correlates of depressive symptom severity in daily-life behavior: an exploratory study. J Med Internet Res. 2015;17(7):e175.
25. Narziev N, Goh H, Toshnazarov K, Lee SA, Chung KM, Noh Y. STDD: short-term depression detection with passive sensing. Sensors. 2020;20(5):1396.
26. Dogrucu A, Perucic A, Isaro A, Ball D, Toto E, Rundensteiner EA, et al. Moodable: on feasibility of instantaneous depression assessment using machine learning on voice samples with retrospectively harvested smartphone and social media data. Smart Health. 2020;17:100118.

27. Goossens PJJ, Kupka RW, Beentjes TAA, van Achterberg T. Recognising prodromes of manicor depressive recurrence in out patients with bipolar disorder: a cross-sectional study. Int J Nurs Stud. 2010;47(10):1201-7.
28. Gruenerbl A, Osmani V, Bahle G, Carrasco JC. Using smart phone mobility traces for the diagnosis of depressive and manic episodes in bipolar patients. In: 5th Augmented Human International Conference; 2014 March 7-8; Kobe, Japan. p. 1-8.
29. Pede VB, Jaiswal SV, Sawant VA. Study of prodromal and residual symptoms of depression. Ind Psychiatry J. 2017;26(2):121-7.
30. Wahle F, Kowatsch T, Fleisch E, Rufer M, Weidt S. Mobile sensing and support for people with depression: a pilot trial in the wild. JMIR Mhealth Uhealth. 2016;4(3):e111.
31. Burns MN, Begale M, Duffecy J, Gergle D, Karr CJ, Giangrande E, et al. Harnes sing context sensing to develop a mobile intervention for depression. J Med Internet Res. 2011;13(3): e55.
32. Kieling C, Baker-Henningham H, Belfer M, Conti G, Ertem I, Omigbodun O, et al. Child and adolescent mental health worldwide: evidence for action. Lancet. 2011;378(9801):1515-25.
33. Miranda D, Favela J, Arnrich B. Detecting anxiety states when caring for people with dementia. Methods Inf Med. 2017;56(1):55-62.
34. De-La-Hoz-Franco E, Ariza-Colpas P, Quero JM, Espinilla M. Sensor-based datasets for human activity recognition: a systematic review of literature. IEEE Access. 2018;6:59192-210.
35. O'Brien JT, Gallagher P, Stow D, Hammerla N, Ploetz T, Firbank M, et al. A study of wrist-worn activity measurement as a potential real-world biomarker for late-life depression. Psychol Med. 2017;47(1):93-102.
36. Onnela JP. Opportunities and challenges in the collection and analysis of digital phenotyping data. Neuropsychopharmacology. 2021;46(1):45-54.
37. Swan M. The quantified self: fundamental disruption in big data science and biological discovery. Big Data. 2013;1(2):85-99.
38. Dwyer DB, Falkai P, Koutsouleris N. Machine learning approaches for clinical psychology and psychiatry. Annu Rev Clin Psychol. 2018;14:91-118.
39. Dash S, Shakyawar SK, Sharma M, Kaushik S. Big data in healthcare: management, analysis and future prospects. J Big Data. 2019;6:54.
40. Torous J, Roberts LW. Needed innovation in digital health and smartphone applications for mental health: transparency and trust. JAMA Psychiatry. 2017;74(5):437-8.
41. Sunyaev A, Dehling T, Taylor PL, Mandl KD. Availability and quality of mobile health app privacy policies. J Am Med Inform Assoc. 2015;22(e1):e28-33.
42. Tovino SA. Mobile research applications and state research laws. J Law Med Ethics. 2020;48(1 suppl):82-6.
43. Mulgund P, Mulgund BP, Sharman R, Singh R. The implications of the California Consumer Privacy Act (CCPA) on healthcare organizations: lessons learned from early compliance experiences. HPT. 2021;10(3):100543.
44. Shen FX, Silverman BC, Monette P, Kimble S, Rauch SL, Baker JT. An ethics checklist for digital health research in psychiatry: viewpoint. J Med Internet Res. 2022;24(2):e31146.

16 TELEMEDICINA E PSICOTERAPIA *ON-LINE*

Cleonice Zatti
Igor Londero
Josiane Maliuk
Neusa Sica da Rocha

Os progressos tecnológicos obtidos nas últimas décadas têm possibilitado um notável incremento nos cuidados à saúde, sobretudo em relação aos atendimentos clínicos e à prática da telemedicina. A pandemia de covid-19, ocorrida em 2020, levou ao estabelecimento de medidas de distanciamento social e à transição de atividades para o ambiente virtual, culminando em uma rápida disseminação da telemedicina e, consequentemente, em uma ampliação do seu uso por diversas especialidades médicas. Nesse contexto, áreas tradicionalmente consideradas conservadoras, como é o caso das psicoterapias, passaram a ser praticadas de forma mais ampla e com menos reservas.

A psiquiatria foi uma das primeiras especialidades médicas a adotar a telemedicina como modalidade de prática clínica, por volta da década de 1960.[1] Contudo, a adoção da telemedicina por parte dos profissionais da saúde não era amplamente difundida, sendo que muitos não a consideravam uma alternativa viável até sobrevir a pandemia de covid-19. Nesse cenário, as psicoterapias realizadas *on-line* passaram a ser utilizadas tanto como serviços complementares aos atendimentos presenciais quanto como serviços independentes, apresentando intervenções promissoras para o tratamento de diferentes transtornos mentais, com a vantagem de permitir que indivíduos em áreas remotas ou que se encontram debilitados em suas residências tenham acesso aos serviços de saúde.[2,3]

Embora as psicoterapias realizadas *on-line* oportunizem um acesso mais amplo aos cuidados de saúde, a mudança de *setting* terapêutico pode gerar preocupações, tanto para os psicoterapeutas quanto para os pacientes, em relação à efetividade da técnica, à confidencialidade, à privacidade e à segurança das informações transmitidas por meio da tecnologia. Nesse sentido, é importante que sejam adotadas medidas para garantir a segurança da informação e a proteção da privacidade do paciente, tais como o uso de plataformas de teleatendimento seguras e a adoção de práticas de segurança cibernética. Além disso, é fundamental que os psicoterapeutas sejam treinados em habilidades de comunicação virtual e adaptação à tecnologia para assegurar que a mudança de ambiente não prejudique a eficácia do tratamento.

Este capítulo discutirá questões técnicas, indicações terapêuticas, benefícios, preocupações éticas e os desafios da telepsiquiatria na prática das psicoterapias.

TELEMEDICINA: DIRETRIZES OPERACIONAIS E ATENDIMENTOS EM TELEPSIQUIATRIA

■ DIRETRIZES OPERACIONAIS

A prática da telessaúde na medicina remonta a algumas décadas. Nos anos de 1950, o Centro Médico da Universidade de Nebraska inovou ao usar a tecnologia da televisão bidirecional para transmitir demonstrações envolvendo pacientes com distúrbios neurológicos a estudantes de medicina.[4] Essa iniciativa pioneira foi um marco na história da telessaúde e proporcionou uma nova forma de ensino e aprendizagem na área médica, possibilitando a transmissão de conhecimentos e práticas clínicas em tempo real, independentemente da localização geográfica dos envolvidos.

Desde então, a telemedicina tem passado por transformações significativas, impulsionadas pelos avanços tecnológicos, o que tem gerado um amplo debate e inúmeros estudos sobre o tema. No Brasil, a primeira regulamentação específica foi estabelecida pelo Conselho Federal de Medicina (CFM) por meio da Resolução nº 1.643/2002,[5] que a definiu como "o exercício da Medicina através da utilização de metodologias interativas de comunicação audiovisual e de dados, com o objetivo de assistência, educação e pesquisa em Saúde". Ou seja, as teleconsultas não eram permitidas. Apenas em casos de emergência, para fins de emissão de laudos, poderia o médico prestar suporte diagnóstico e terapêutico por esse meio. Em 2020, foi sancionada a Lei nº 13.989/2020,[6] que definiu a telemedicina como "exercício da medicina mediado por tecnologias para fins de assistência, pesquisa, prevenção de doenças e lesões e promoção de saúde". Essa Lei tinha caráter provisório e emergencial diante do contexto da covid-19. Mesmo provisória, tal resolução foi um marco importante na regulamentação da prática da telemedicina no País, fornecendo diretrizes e normas para o seu uso adequado e seguro. Portanto, em caráter de excepcionalidade e enquanto durasse o combate à covid-19, foram reconhecidas como práticas legais a teleorientação, o telemonitoramento e a teleinterconsulta.

Já de forma definitiva, a Resolução CFM nº 2.314/20227 (**Quadro 16.1**) permitiu aos médicos realizarem consultas e outros atendimentos médicos a distância, por meio de tecnologias de comunicação como vídeo, áudio e mensagens instantâneas. A Resolu-

■ **Quadro 16.1**
Diretrizes e condições técnicas e éticas para a prática de telemedicina no Brasil

- Consentimento informado quanto à teleconsulta
- Fornecimento de informações claras sobre o atendimento
- Registro de atendimento em prontuário
- Garantia da privacidade e da segurança dos dados do paciente
- Necessidade de o médico identificar-se com número da inscrição no CRM
- Uso de equipamentos adequados que garantam a qualidade do atendimento
- Manutenção do sigilo profissional

Fonte: Conselho Federal de Medicina.[7]

ção estabelece as diretrizes para a prática da telemedicina, incluindo a necessidade de consentimento informado do paciente, a obrigação do médico de fornecer informações claras sobre o atendimento, o registro do atendimento em prontuário médico e a garantia da privacidade e da segurança dos dados do paciente.

Além disso, a Resolução também estabelece as condições técnicas e éticas para a prática da telemedicina, como a obrigação do médico de se identificar e informar sua inscrição no Conselho Regional de Medicina (CRM), a exigência de equipamentos adequados para garantir qualidade do atendimento e a necessidade de manter sigilo sobre as informações do paciente.

Em 27 de dezembro de 2022, o Conselho Nacional de Medicina revogou a Lei 13.989/20 e decretou a Lei nº 14.510,[8] que amplia alguns princípios para a prestação de serviços na modalidade a distância a todas as profissões da área da saúde, devendo o prestador de serviços obedecer aos seguintes princípios:

> autonomia do profissional de saúde, consentimento livre e informado do paciente, direito de recusa ao atendimento na modalidade telessaúde, com a garantia do atendimento presencial sempre que solicitado, dignidade e valorização do profissional de saúde, assistência segura e com qualidade ao paciente, confidencialidade dos dados, promoção da universalização do acesso dos brasileiros às ações e aos serviços de saúde, estrita observância das atribuições legais de cada profissão e responsabilidade digital.[8]

Sendo que os atos do profissional têm validade em todo o território nacional.

ATENDIMENTO EM TELEPSIQUIATRIA

As modalidades de atendimento em telepsiquiatria incluem psicoterapia, aconselhamento e gerenciamento de medicamentos. Os benefícios desse tipo de atendimento incluem custos reduzidos, diminuição do estigma, melhor continuidade dos cuidados e satisfação geral positiva dos pacientes. A telepsiquiatria tem potencial para suprir a crescente demanda de atendimento psiquiátrico e oferecer vantagens significativas aos pacientes. Estudos têm apoiado a continuidade do uso da telepsiquiatria no futuro como uma forma eficaz de prestação de serviços em saúde mental.[9,10]

Em diversos países, incluindo o Brasil, a prática da telepsiquiatria teve um aumento significativo durante o período da pandemia de covid-19. No entanto, nos anos que precederam a pandemia, já se observava uma expansão nos atendimentos baseados em vídeo em países onde a prática era permitida. Nos Estados Unidos, por exemplo, a adesão cresceu de 2%, em 2010, para 17% em 2018. Esse aumento no uso da telepsiquiatria pode ser atribuído a maior aceitação por parte dos pacientes; ampliação do acesso aos cuidados de saúde mental, especialmente em áreas remotas; e comprovação de eficácia no tratamento de diferentes transtornos mentais.[11]

Em relação a outros países, é importante destacar que o uso do televídeo na avaliação e no tratamento psiquiátricos é amplo em todo o Canadá, com diversos programas e iniciativas implementados para fornecer serviços de saúde mental de forma remota.[12] Por sua vez, na Índia, o cenário da telemedicina ainda enfrenta muitas barreiras, como a falta de clareza jurídica e administrativa no uso da tecnologia para a prestação de serviços de saúde e a resistência dos profissionais da área em adotar novas tecnologias e inovações. Esses obstáculos têm impedido a adoção generalizada da telemedicina naquele país, o que tem sido particularmente desafiador para o acesso aos cuidados de saúde em áreas rurais e remotas.[13]

Essa tendência de expansão da telepsiquiatria reflete a capacidade da tecnologia de superar as barreiras geográficas ao cuidado em saúde mental,[11] sendo particularmente relevante para alcançar populações com dificuldade de acesso aos cuidados de saúde mental, seja indivíduos que vivem em áreas remotas, seja moradores de áreas urbanas com transtornos mentais graves. Com a possibilidade do atendimento remoto, há potencial de melhora significativa no engajamento dessas populações, muitas vezes difíceis de alcançar por outros meios. Além disso, os serviços podem se tornar mais acessíveis para pacientes que enfrentam limitações financeiras ou de mobilidade, contribuindo para a democratização do acesso à saúde mental.[14]

■ EFICÁCIA E EFETIVIDADE EM TELEPSIQUIATRIA

Não apenas os pacientes, mas também os profissionais têm expressado satisfação com a telepsiquiatria, pois facilita o acesso a um número maior de pacientes. Entretanto, é comum que os profissionais citem preocupações quanto aos possíveis efeitos adversos da modalidade. Um aspecto relevante é a relação terapêutica. Porém, estudos têm demonstrado que a telepsiquiatria apresenta resultados comparáveis aos serviços presenciais em termos tanto de confiabilidade das avaliações clínicas quanto dos resultados do tratamento. É fundamental que as discussões em torno da telepsiquiatria considerem essas evidências e experiências práticas para o desenvolvimento de políticas e condutas que garantam a qualidade e a segurança da modalidade.[9]

Embora o uso de recursos televisuais já tenha sido aplicado há algumas décadas, o primeiro registro na literatura sobre o tratamento psiquiátrico utilizando ferramentas visuais data de 1961.[15] Na época, um estudo-piloto foi conduzido com pacientes em psicoterapia de grupo, em que os pacientes se sentavam em uma sala e o terapeuta ficava em outra sala, com contato por transmissão televisiva bidirecional. Foram realizadas sessões em dois grupos, um que usou apenas circuito fechado de televisão e outro (grupo-controle) que se reuniu para sessões com técnicas convencionais de psicoterapia. A análise desse estudo mostrou que a seleção dos membros do grupo teve mais influência na eficácia da terapia do que o uso da técnica da televisão, ou seja, a presença da televisão não foi um problema, tampouco uma vantagem. Posteriormente, os cientistas aplicaram uma nova pesquisa com a mesma técnica, porém na modalidade de terapia individual. O novo estudo avaliou um paciente que realizou tratamento psicoterápico por quase 1 ano, vendo o seu terapeuta apenas na televisão, e concluiu que o uso da ferramenta visual não afetou o estabelecimento de relação entre paciente e psiquiatra.[15]

TELEPSIQUIATRIA NA PRÁTICA DA PSICOTERAPIA

■ AS VANTAGENS E DESVANTAGENS DA PSICOTERAPIA ON-LINE

A psicoterapia *on-line* vem sendo estudada há décadas a fim de que se esclareçam quais são os seus riscos e benefícios, bem como suas vantagens e desvantagens no tratamento de diferentes tipos de populações e transtornos mentais em diferentes estágios. Sabemos que o tratamento *on-line* pode apresentar diversas vantagens tanto para terapeutas quanto para pacientes, como maior acessibilidade, anonimato, conveniência e melhor custo-benefício, mas também existem preocupações sobre sua eficácia, sua capacidade de adaptação das técnicas, sua aplicabilidade e sua confiabilidade.[16]

Sua aplicação vinha se mostrando muito útil, sobretudo em populações com dificuldade de acesso ao tratamento presencial, como moradores de áreas rurais ou pessoas com deficiência e problemas de locomoção.[17] Com as medidas aplicadas a fim de diminuir a propagação da covid-19 em 2020, a consulta presencial precisou ser substituída pela *on-line*, o que fez com que as discussões a respeito dessa modalidade de tratamento fossem intensificadas e houvesse maior necessidade de responder sobre como ela poderia ser útil à população.

Uma revisão narrativa da literatura[18] coletou dados de três importantes bases no ano de 2019, buscando os termos "ética", "psicoterapia" e "*online*", objetivando encontrar as principais vantagens e desvantagens éticas da psicoterapia *on-line*. Foram encontradas 279 publicações, 24 argumentos éticos favoráveis e 32 argumentos contrários a essa modalidade de tratamento, conforme a lista apresentada no **Quadro 16.2**.

■ **Quadro 16.2**
Vantagens e desvantagens da psicoterapia *on-line*

Argumentos éticos contra a psicoterapia *on-line*	Argumentos éticos a favor da psicoterapia *on-line*
Questões de privacidade, confidencialidade e segurança	Maior acesso, disponibilidade e flexibilidade
Nível de competência e treinamento do terapeuta	Benefícios e melhorias da terapia em comunicação
Problemas de comunicação	Características do cliente
Problemas em praticar além das fronteiras	Comodidade, satisfação, aceitação e aumento da demanda
Lacunas nas pesquisas	Vantagens econômicas
Problemas emergenciais	Anonimato e privacidade
Problemas no consentimento informado	Eliminação de barreiras para se envolver em psicoterapia
Competências tecnológicas	Relação terapêutica
Falta de diretrizes ou diretrizes incompletas	Redução do estigma
Questões legais	Empoderamento e maior controle do paciente
Características do paciente	Globalização e quebra de fronteiras na psicoterapia
Problemas técnicos	
Insegurança com pagamentos e planos de saúde	Emergências
Problemas na relação terapêutica	Adaptabilidade do serviço e cuidado personalizado
Problemas de disponibilidade e acesso	Aderência e conformidade
Dificuldade na verificação da identidade do paciente	Oportunidades para pesquisas
Imagem, tradição e atitude do terapeuta	Antiético não fornecer psicoterapia *on-line* e ela está disponível

(*Continua*)

■ Quadro 16.2
Vantagens e desvantagens da psicoterapia *on-line*

(Continuação)

Argumentos éticos contra a psicoterapia *on-line*	Argumentos éticos a favor da psicoterapia *on-line*
Uso indevido e danos	Maior liberdade para terapeutas
Dificuldade na imposição de limites	Aprimoramento de responsabilidades
Dificuldade na imposição de limites	Aprimoramento de responsabilidades
Comparações com o tratamento presencial	Proteção para o terapeuta
Custos	Uso de mídias sociais como ferramenta
Aumento da responsabilidade e maior exposição a litígio	Diminuição da intimidade
	Consentimento informado *on-line*
Influência negativa do uso de tecnologias	Proibição vai contra o mercado livre
Problemas com o uso das mídias sociais	
Ganho financeiro sem considerar os interesses do paciente	
Perda do controle terapêutico	
Problemas de adesão ao tratamento	
Dependência do paciente	
Problemas na autonomia do paciente	
Desumanização	
Estigmatização	

Fonte: Elaborado com base em Stoll e colaboradores.[18]

Sabemos que a psicoterapia *on-line* pode beneficiar mais alguns grupos do que outros, ou seja, pode não ser adequada para todas as pessoas. Enquanto pacientes com dificuldades de relacionamento ou diagnóstico de transtorno de ansiedade social podem se sentir mais à vontade para expressar suas ideias nas sessões *on-line*, pacientes com condições mentais graves podem não receber o suporte necessário. É consenso entre os pesquisadores da área que o tratamento *on-line* veio para ficar, independentemente do surto de covid-19, e mais estudos são necessários para afirmar quem pode melhor se beneficiar com a prática e quais seus principais riscos e benefícios.

■ SETTING

As sessões de psicoterapia devem ocorrer em um ambiente controlado pelo terapeuta, de forma a facilitar manifestações do paciente, sejam elas de caráter intrapessoal ou interpessoal, em um contexto seguro, com mínimas interferências externas. No entanto, nas psicoterapias *on-line,* o controle exercido pelo terapeuta é limitado, tendo em vista que ele não está no mesmo ambiente físico que seu paciente.

A manutenção do *setting* terapêutico é de responsabilidade do terapeuta e deve atender aos requisitos mínimos para que se reduzam ao máximo interferências externas. A seguir, apresentamos algumas recomendações básicas para a manutenção de um *setting on-line* seguro (**Quadro 16.3**).

O psicoterapeuta que deseja iniciar os atendimentos *on-line* necessita de um espaço preparado para isso, que seja um ambiente confortável e com menos informações pessoais, a fim de manter a neutralidade.

■ **Quadro 16.3**
Recomendações para o psiquiatra na realização de sessões de psicoterapia *on-line*

- Envie para o paciente orientações iniciais — para a maioria dos pacientes que iniciam a psicoterapia *on-line*, esse contexto ainda é desconhecido, por isso se faz necessária a comunicação de algumas orientações (**Quadro 16.4**).
- Mantenha a estabilidade do *setting* — assim como na psicoterapia presencial, é recomendável que o terapeuta conduza suas consultas do mesmo ambiente físico com o qual o paciente está habituado, o que aumenta sua confiabilidade no processo.
- Mantenha a conexão de internet estável — recomenda-se que o terapeuta tenha acesso a, no mínimo, duas conexões independentes de internet.
- Adéque o local físico — recomenda-se que o local onde o terapeuta irá realizar os atendimentos seja silencioso e em espaço privativo, com cuidado especial a potenciais objetos e elementos que possam distrair tanto o terapeuta quanto o paciente.
- Use fones de ouvido e microfone — o uso de fones e microfone permite melhor entendimento da interação verbal entre paciente e terapeuta.
- Ajuste a iluminação — recomenda-se que o terapeuta esteja em um ambiente iluminado de forma que seu paciente possa vê-lo com nitidez.
- Trabalhe com uma câmera estável — recomenda-se que o terapeuta fixe seu dispositivo em uma base estável para que não haja oscilações de imagem.
- Evite recursos como *emojis* e filtros de fundo durante as videochamadas — filtros de fundo, como os oferecidos pelo Zoom e o Google Meet, podem gerar algum grau de desconforto no paciente, pois ele não sabe se você está em um ambiente adequado, por exemplo.

É importante salientar que o *setting* terapêutico não é restrito somente às sessões de psicoterapia *on-line*. Recomendamos que as interações entre terapeuta e paciente não ocorram fora das sessões, como em redes sociais virtuais, por exemplo, devendo o terapeuta evitar adicionar e/ou ser adicionado pelos pacientes.

Diante desses aspectos, é importante que, no contrato, o terapeuta estabeleça os limites do *setting*, solicitando que o paciente esteja em um local sem a circulação de pessoas, de modo que sua segurança e intimidade possam ser garantidas. Além disso, recomenda-se combinar que o momento da sessão transcorra em um espaço único para o tratamento. Se, mesmo assim, algum paciente tiver a sessão "invadida" ou tentar quebrar as regras, é importante que o psicoterapeuta retome o contrato terapêutico. Também é importante que a dupla organize, dentro de seus espaços físicos e internos, um ambiente que seja acolhedor aos conteúdos, com as mesmas orientações da psicoterapia presencial, assegurando o sigilo da sessão. Diante disso, algumas orientações devem ser passadas para o paciente antes dos atendimentos *on-line* (**Quadro 16.4**).

Na psicoterapia *on-line*, a dupla terapeuta-paciente não tem o contato face a face presencial, o que pode prejudicar a percepção da linguagem não verbal do paciente. A aliança terapêutica já construída será de grande valia nesse momento, para que o terapeuta consiga trabalhar de forma eficaz no que está sendo comunicado. Em geral, as pessoas se sentem bem em realizar psicoterapia nesse tipo de modalidade, visto que a internet faz parte do seu dia a dia.

Como construir a aliança terapêutica de forma *on-line* foi motivo de preocupação para os psicoterapeutas. Alguns acreditavam que estariam colocando a aliança em risco e que a mudança poderia prejudicar as manifestações de empatia e sensibilidade, além de aumentar a dificuldade de controle do *setting*.[19]

Esse novo *setting* tem seus limites estruturados simbolicamente, pois permite que a relação terapêutica ocorra a partir do corpo presentificado por meio do olhar e da voz. Há alguns anos, os atendimentos *on-line* eram vistos como frios ou desumanos,

■ **Quadro 16.4**
Recomendações para o paciente nas sessões de psicoterapia *on-line*

- Escolha um local para a sessão onde ninguém possa ouvi-lo.
- Use fones de ouvido com microfone.
- Escolha um horário e local onde você terá privacidade e não será interrompido.
- Mantenha seu dispositivo fixo e evite ficar segurando a fim de que não oscile.
- Encontre um local com conexão estável.
- Se estiver usando o celular, utilize o recurso "não perturbe".
- Procure um local sem muitos estímulos externos.
- Não realize as sessões durante as refeições.
- Evite que animais de estimação atrapalhem a sessão.
- Não faça suas sessões de psicoterapia com filhos pequenos por perto, mesmo que bebês.

mas a forma virtual mostra-se um espaço cada vez mais humanizado, de conexões simbólicas e afetivas.[20]

Conforme citado anteriormente, as primeiras experiências de *setting* em psicoterapia *on-line* ocorreram em 1961 e de forma dimensional pela televisão. Zatti e Rocha[21] criaram um conceito em referência ao *setting* da psicoterapia *on-line* chamado de *presença tridimensional afetiva*. Isso porque a dupla terapeuta-paciente percebe que é possível sentir a presença tridimensional afetiva através da tela. A busca pela escuta e pelo alívio de angústias é o foco principal dos pacientes em sessão, tanto na psicoterapia presencial como na *on-line*. As autoras descrevem que a modalidade cibernética é uma nova forma do "fazer clínico", expandida no período da pandemia, que de fato pode prevenir depressão, estresse e transtorno de estresse pós-traumático (TEPT) em longo prazo.

■ TÉCNICA

A dificuldade em adaptar as principais técnicas do tratamento presencial para a modalidade *on-line* é uma preocupação comum a todas as abordagens terapêuticas. No entanto, existem especificidades conforme a linha teórica de formação do psicoterapeuta. Em suas similaridades, o tratamento *on-line* deverá ter uma frequência de sessões que esteja de acordo com a avaliação e indicação terapêutica do profissional, sendo normalmente indicadas sessões semanais no início do tratamento, seguindo os princípios da neutralidade e a regra de segurança do *setting*.

Em termos de estabelecimento do contrato terapêutico, atrasos, faltas ou férias seguem as mesmas regras do atendimento na modalidade presencial. O formato de pagamento passa a ser virtual, como o atendimento. No entanto, existem preocupações e limites visando a ética e a privacidade que precisam ser enfatizados inicialmente e, se necessário, revisados ao longo do tratamento.

É indicado que, na modalidade de psicoterapia *on-line*, o terapeuta realize um contrato verbal sobre planos de contingência caso seja percebida uma situação de risco – por exemplo, paciente com histórico de tentativas prévias de suicídio ou ideação suicida. Nesses casos, é imprescindível que o profissional verifique a rede de apoio da pessoa e estabeleça com quem entrará em contato (vizinho, familiares, amigos), e que, como forma de garantia, seja feita, após autorização do paciente, uma "ligação teste" para os números de telefone.

Se o paciente necessitar encaminhamento para outro serviço, não se deve deixar de contatar o profissional que receberá o caso. Recomenda-se, para aqueles pacientes potencialmente de risco (ideação suicida, sem planejamento), que se tenha um plano de contingência combinado antes de iniciar essa modalidade de atendimento. O terapeuta deve ter o contato da rede de apoio que será acionada se preciso. Nos casos de pacientes em risco, o profissional pode avaliar a importância de contatar a família para informar sobre o atendimento e fazer algumas orientações de cuidados e vigilância. Caso o terapeuta identifique risco agudo de suicídio, hetero ou autoagressão ou exposição moral, deve ligar para o contato, indicar internação e orientar transporte.

Observadas as leis vigentes do código de ética profissional, para o atendimento psicoterápico de crianças e adolescentes é necessário pelo menos a autorização de um dos pais. Para essa população específica, a técnica carece de maiores ajustes, visto que no atendimento *on-line* a criança ou o adolescente não terão acesso a jogos físicos. Estão disponíveis na internet jogos interativos a partir dos quais o psicoterapeuta consegue acessar, pelo brincar, os conteúdos da criança. Um exemplo é o "Jogo do Rabisco", que pode ser utilizado a partir de um programa de computador e apresenta inúmeras possibilidades pelo sistema *on-line*, porém requer atualizações frequentes do terapeuta e domínio do que será usado como técnica no atendimento.

■ INDICAÇÕES DA PSICOTERAPIA *ON-LINE*

A psicoterapia *on-line* é indicada aos pacientes com sintomas psicológicos leves ou moderados. Todavia, também pode ser uma ferramenta viável para aqueles em crise aguda, à espera por atendimento presencial.[18]

Para pacientes com comportamento suicida com alto risco e sem o desejo de melhora, no entanto, a psicoterapia *on-line* é contraindicada (ver detalhes a seguir). Porém, para pacientes com comportamento suicida ao longo da vida ou que, na avaliação psicológica, tenham apresentado ideação (sem planejamento), interesse em melhorar, rede de apoio familiar e capacidade de vinculação ao tratamento, a psicoterapia *on-line* é indicada.

Outro grupo que pode se beneficiar com a psicoterapia *on-line* são as mães de recém-nascidos. A mortalidade materna relacionada a condições de depressão pós-parto é significativa, com o risco de morte por suicídio ou devido a *overdose* atingindo o pico entre 7 e 12 meses após o parto. Os desafios geográficos no acesso a especialistas em saúde mental perinatal podem ser superados por meio de serviços de telepsiquiatria.[22]

No caso de crianças e adolescentes, os tratamentos *on-line* são indicados para diferentes tipos de transtornos mentais de leves a moderados, como o comportamento autolesivo não suicida, devendo-se, claro, considerar as alterações da técnica já citadas. A modalidade terapêutica *on-line* pode se tornar mais amplamente utilizada, em um futuro próximo, nos pacientes jovens, visto que são habituados ao uso da internet.[23]

A psicoterapia *on-line*, não diferentemente da modalidade presencial, é indicada para qualquer pessoa que queira compreender e lidar com suas emoções. Sempre que alguém recebe um diagnóstico médico que evidencia perturbações de natureza psíquica ou psicológica, estamos seguramente diante de uma pessoa que necessita de psicoterapia.[24] Por fim, de forma geral, a modalidade de atendimento psicoterápico *on-line* é indicada para os pacientes que aceitarem a proposta de atendimento e que tenham os equipamentos necessários para essa finalidade.[2]

■ CONTRAINDICAÇÕES DA PSICOTERAPIA ON-LINE

PACIENTES GRAVES E EMERGÊNCIAS PSIQUIÁTRICAS: COMO LIDAR COM SITUAÇÕES DE RISCO

As diretrizes de telemedicina ainda não são muito claras em relação às emergências psiquiátricas ou sobre como conduzir o tratamento com pacientes graves. Por isso, é importante o psicoterapeuta estar informado sobre como agir. Por exemplo, o terapeuta pode ter um escopo limitado para ofertar ajuda no caso de um paciente em psicoterapia *on-line* que apresenta comportamento suicida, uma vez que a dupla terapeuta-paciente relaciona-se a distância. Essa situação resulta em dilemas para psiquiatras e psicólogos sobre como lidar com uma situação de crise.

A psicoterapia *on-line* não se adéqua para todos os pacientes. As contraindicações se aplicam àqueles com transtornos psiquiátricos graves (p. ex., psicose), com problemas graves de consumo de substâncias psicoativas, pessoas que não têm familiaridade com videoconferência e, como acontece no atendimento presencial, menores de idade não autorizados pelos pais. Nessa lista, acrescentam-se algumas condições clínicas orgânicas (demência) e pacientes que são altamente disfuncionais e/ou representam uma ameaça autodestrutiva com planejamento claro ou ameaças de morte a terceiros.[18] Para pacientes que não toleram pequenas frustrações e atuam de forma a correr riscos ou que apresentam prejuízo de juízo crítico, também está contraindicado o tratamento nessa modalidade de psicoterapia.[2]

A discussão sobre as contraindicações é pertinente, porque muitos profissionais da saúde mental, ao experienciarem os primeiros atendimentos psicoterápicos *on-line*, levantaram preocupações com a prestação de serviços de telepsiquiatria. Por exemplo: *o que fazer quando um paciente apresenta comportamento de risco?*

As propostas sugeridas neste capítulo não devem ser tomadas como "receitas simplificadas", mas como reflexões acerca da modalidade de atendimento *on-line*. Na primeira avaliação em psicoterapia *on-line*, o terapeuta, além da investigação diagnóstica, deve perguntar sobre a rede de apoio e avaliar o paciente quanto a comportamento suicida no passado e no momento da avaliação. Perguntar sobre o tema não provoca ideias no paciente, pelo contrário, traz o alívio de poder falar abertamente de assuntos que envolvem tabus ou são estigmatizados pela sociedade.[25]

A avaliação inicial determinará se o paciente tem indicações para psicoterapia *on-line* ou se precisa de acompanhamento subsequente de atendimento presencial. Ter o contato telefônico de, no mínimo, dois familiares contribuirá para a segurança na hora de agir em relação à necessidade de o paciente comparecer imediatamente aos serviços de emergência. O psicoterapeuta deve ter o endereço do paciente em sua ficha de identificação; assim, se preciso, poderá localizar os serviços disponíveis mais próximos pelo Sistema Único de Saúde ou via particular, se o paciente tiver plano de saúde.

Se o paciente relatar ter apresentado algum comportamento suicida durante a vida (ideação suicida ativa, tentativas ou plano), o psicoterapeuta deve estar mais atento para o caso de persistência de ideias autodestrutivas. Não há como trabalhar com pacientes que apresentam comportamento suicida "das 8h às 18h", ou seja, os terapeutas devem se colocar à disposição para casos de emergência quando o paciente estiver necessitando de uma sessão ou manejo de crise. Da mesma forma, não há como trabalhar sem ter o contato com a família. Casos nos quais o paciente esteja com ideações ativas, sem o desejo de melhora, sem perspectivas futuras e sem apoio social, são considerados mais graves e, por isso, o tratamento *on-line* não é o indicado.

Em caso de emergência, os pacientes deverão ser encaminhados aos serviços de emergência hospitalar. Além disso, aqueles com comportamento suicida de alto risco e sem desejo de melhora, conforme já citado, devem ser encaminhados para serviços ambulatoriais físicos.[26]

A psicoterapia via ligação telefônica é contraindicada na literatura devido a algumas questões pertinentes. Uma pesquisa realizada com terapeutas que realizaram sessões de psicoterapia durante a pandemia por meio de ligações telefônicas (devido à falta de recursos no setor público) encontrou que os participantes que realizaram atendimentos por ligação telefônica (6,8%) perceberam o modelo como mais cansativo no final do dia e sugeriram riscos de desumanização na assistência pela falta de contato visual com o paciente. Eles destacaram que o uso do telefone restringe a observação do comportamento não verbal e qualitativo do paciente. Os participantes do estudo também apontaram que o padrão ouro dos serviços de saúde que utilizam formato não presencial deveria ser a videoconferência; o uso do telefone foi considerado um passo anterior às ferramentas digitais, além de apresentar diversas limitações.[9]

CONSIDERAÇÕES FINAIS

Concluindo, a internet será cada vez mais usada como uma ferramenta em benefício da saúde mental. Nesse sentido, precisamos ter consciência da necessidade de aumentarmos o número de psicoterapeutas, independentemente de sua abordagem teórica, com boa formação científica e com propósitos de atualização no mundo pós-moderno.

A psicoterapia *on-line* se adéqua à maioria dos pacientes com transtornos mentais leves a moderados, sendo que as contraindicações foram abordadas de forma didática para que sejam tomadas algumas providências em benefício da psicoterapia.

A modalidade *on-line* pode melhorar o acesso a serviços de saúde, possibilitando acesso para aqueles que vivem em áreas remotas. Ela foi expandida no período da pandemia, o que de fato contribuiu para a prevenção em longo prazo de depressão, estresse e TEPT.

REFERÊNCIAS

1. Cowan A, Johnson R, Close H. Telepsychiatry in psychotherapy practice. Innov Clin Neurosci. 2020;17(4-6):23-6.
2. Londero I, Passos IC, Teche SP, Rocha NS. A implementação de psicoterapia on-line em um programa de residência médica em psiquiatria durante a pandemia de COVID-19. Rev Bras Psicoter. 2021;23(2):19-26.
3. Hilty DM, Ferrer DC, Parish MB, Johnston B, Callahan EJ, Yellowlees PM. The effectiveness of telemental health: a 2013 review. Telemed J E Health. 2013;19(6):444-54.

4. Grigsby J. Current status of domestic telemedicine. J Med Syst. 1995;19(1):19-27.
5. Conselho Federal de Medicina. Resolução CFM no 1.643/2002. Define e disciplina a prestação de serviços através da telemedicina [Internet]. Brasil: CFM; 2002 [capturado em 10 jun. 2023]. Disponível em: https://sistemas.cfm.org.br/normas/visualizar/resolucoes/BR/2002/1643.
6. Brasil. Lei nº 13.989, de 15 de abril de 2020. Dispõe sobre o uso da telemedicina durante a crise causada pelo coronavírus (SARS-CoV-2) [Internet]. Brasília: Presidência da República; 2020 [capturado em 11 jun. 2023]. Disponível em: https://www.planalto.gov.br/ccivil_03/_ato2019-2022/2020/Lei/L13989.htm.
7. Conselho Federal de Medicina. Resolução CFM no 2.314/2022. Define e regulamenta a telemedicina, como forma de serviços médicos mediados por tecnologias de comunicação [Internet]. Brasília: CFM; 2022 [capturado em 10 jun. 2023]. Disponível em: https://sistemas.cfm.org.br/normas/arquivos/resolucoes/BR/2022/2314_2022.pdf.
8. Brasil. Lei no 14.510, de 27 de dezembro de 2022. Altera a Lei nº 8.080, de 19 de setembro de 1990, para autorizar e disciplinar a prática da telessaúde em todo o território nacional, e a Lei nº 13.146, de 6 de julho de 2015; e revoga a Lei nº 13.989, de 15 de abril de 2020 [Internet]. Brasília: Presidência da República; 2022 [capturado em 10 jun. 2023]. Disponível em: https://www.planalto.gov.br/ccivil_03/_ato2019-2022/2022/Lei/L14510.htm#art5.
9. Roncero C, Remon-Gallo D, Casado-Espada N, Aguilar L, Gamonal-Limcaoco S, Gallego MT, et al. Healthcare professionals' perception and satisfaction with mental health tele-medicine during the COVID-19 outbreak: a real-world experience in telepsychiatry. Front Psychiatry. 2022;13:981346.
10. Wafia G, Bahadur O, Thabet S, Alsalem M, Khan MA, Alharbi MA, et al. The quality of telepsychiatry in terms of accessibility, appropriateness, effectiveness, and safety among psychiatric patients in King Abdulaziz medical city: an observational cross-sectional analytical study. Medicine (United States). 2022;101(37):E30499.
11. Spivak S, Spivak A, Cullen B, Meuchel J, Johnston D, Chernow R, et al. Telepsychiatry use in U.S. mental health facilities, 2010-2017. Psychiatric Services. 2019;71(2):121-7.
12. Guaiana G, Mastrangelo J, Hendrikx S, Barbui C. A systematic review of the use of telepsychiatry in depression. Community Ment Health J. 2021;57(1):93-100.
13. Dinakaran D, Basavarajappa C, Manjunatha N, Kumar CN, Math SB. Telemedicine practice guidelines and telepsychiatry operational guidelines, India: a commentary. Indian J Psychol Med. 2020;42(5 suppl):1S-3S.
14. Kaphzan H, SarfatiNoiman M, Negev M. The attitudes and perceptions of israeli psychiatrists toward telepsychiatry and their behavioral intention to use telepsychiatry. Front Psychiatry. 2022;13:829965..
15. Wittson CL, Benschoter R. Two-way television: helping the medical center reach out. Am J Psychiatry. 1972;129(5):624-7.
16. Fonagy P. Psychotherapy research: do we know what works for whom? Br J Psychiatry. 2010;197(2):83-5.
17. Lamb T, Pachana NA, Dissanayaka N. Update of recent literature on remotely delivered psychotherapy interventions for anxiety and depression. Telemedicine and e-Health. 2019;25(8):671-7.
18. Stoll J, Müller JA, Trachsel M. Ethical issues in online psychotherapy: a narrative review. Front Psychiatry. 2019;10:993.
19. Schmidt B, Silva IM, Pieta MAM, Crepaldi MA, Wagner A. Terapia on-line com casais e famílias: prática e formação na pandemia de Covid-19. Psicol Ciênc Prof. 2020;40:e243001.
20. Schaun R. O setting terapêutico dentro do espaço online [Internet]. EPLA; 2019 [capturado em 10 jun. 2023]. Disponível em: https://epla.net.br/o-setting-terapeutico-dentro-do-espaco-online/.
21. Zatti C, Rocha NS. Pulling together effect in COVID-19 pandemic: suicide risk analysis in online psychotherapy patients. No prelo.
22. Worley LLM, Wise-Ehlers A. Telepsychiatry in obstetrics. Obstet Gynecol Clin North Am. 2020;47(2):333-40.
23. Becker M, Correll CU. Suicidality in childhood and adolescence. Dtsch Arztebl Int. 2020;117(15):261-7.
24. Galvão LAP. Indicações da psicanálise e de outras formas de psicoterapia. J Psicanálise. 1966;1:8-11.
25. Figueiredo AEB, Botega NJ. Crise suicida: avaliação e manejo. Ciênc Saúde Colet. 2016;21(11):3633-4.
26. Grover S, Rai B, Chakravarty R, Sahoo S, Mehra A, Chakrabarti S, et al. Suicidal behavior in new patients presenting to the Telepsychiatry services in a tertiary care center: an exploratory study. Asian J Psychiatr. 2022;74:103152.

17 USO DA REALIDADE VIRTUAL NA PSIQUIATRIA

Andressa Goldman Ruwel
Ramon A. Proença
Marcos da Silveira Cima
Felix Henrique Paim Kessler

Estamos em meio a uma grande transição evolutiva que mescla tecnologia e sociedade. Nesse contexto de importantes avanços tecnológicos, percebe-se um novo impulso em pesquisas relacionadas à realidade virtual (RV) na área da saúde mental, com um consequente aumento no número de estudos sobre o uso da tecnologia baseada em RV na avaliação e no manejo de transtornos psiquiátricos.[1] A RV mostra-se uma ferramenta terapêutica promissora para pacientes com transtornos psiquiátricos, bem como na promoção de bem-estar, sugerindo-se eficácia na melhora da saúde mental quando combinada a intervenções psicológicas cientificamente comprovadas.

A tecnologia baseada em RV vem se desenvolvendo há algumas décadas. Nos anos 1960, Ivan Edward Sutherland, engenheiro e cientista da computação norte-americano, criou o primeiro sistema que se assemelha ao que chamamos hoje de RV.[2] Entretanto, atribui-se a Jaron Lanier a criação da expressão *realidade virtual* propriamente dita.[3] Embora as palavras *realidade* e *virtual* pareçam antagônicas, a RV trata-se de uma reunião de material tecnológico que permite aos indivíduos interagirem efetivamente, de modo intuitivo e em tempo real, com o ambiente virtual no qual estão inseridos.[4] Características como imersão, interatividade e senso de presença tornam a tecnologia de RV um instrumento diagnóstico e terapêutico promissor no campo da psiquiatria. A partir disso, este capítulo procura descrever os principais aspectos relacionados ao uso da RV na psiquiatria e como suas aplicações têm evoluído nos últimos anos.

TECNOLOGIA BASEADA EM REALIDADE VIRTUAL

Ambientes virtuais consistem em gráficos interativos, tridimensionais e em tempo real, que se combinam a uma tecnologia de exibição que dá ao usuário imersão e manipulação direta ao mundo modelo.[5] Para isso, em geral, utilizam-se equipamentos chamados *head-mounted displays* (HMDs) ou, simplesmente, "óculos RV" (**Fig. 17.1**).

Os ambientes virtuais são desenvolvidos por um *software* especializado que cria imagens fotorrealísticas computadorizadas ou por meio de câmeras especiais que criam vídeos em 360 graus de cenas do mundo real, os quais podem ser reproduzidos em RV.[6] A diferença entre o passado e o futuro da pesquisa em RV reside na mudança do enfoque: do "realismo", aspecto-chave no passado, caminha-se para a "interação", aspecto principal no presente. Microsoft Kinect, por exemplo, é uma tecnologia que torna possível rastrear os corpos dos usuários, permitindo que eles interajam com os ambientes virtuais por meio de movimentos corporais, gestos e interações. A maioria dos HMDs usa um sistema incorporado que rastreia sua posição e rotação, bem como controladores que geralmente são colocados nas mãos do usuário. Esse rastreamento permite um grande grau de interação e melhora a experiência virtual como um todo.[7]

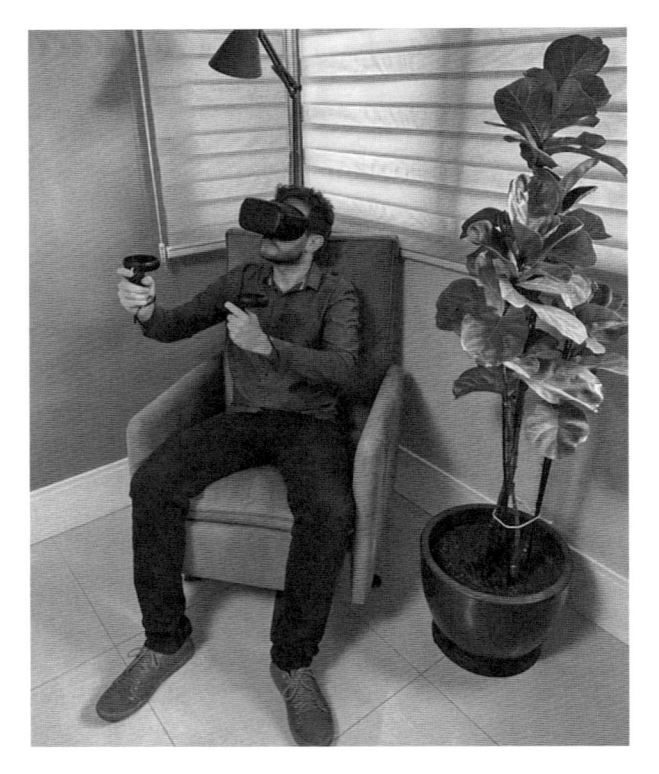

■ **Figura 17.1**
Head-mounted display (Oculus Quest, Facebook Technologies, LLC).

Pode-se classificar a tecnologia de RV, em função do senso de presença do usuário, como imersiva ou não imersiva. A RV será imersiva quando houver total interação do usuário com o domínio da aplicação em virtude do uso de dispositivos multissensoriais (capacete, óculos, luvas, etc.) que capturam seus movimentos e comportamentos (sinais de entrada) e reagem a eles (sinais de saída), provocando a sensação de presença no ambiente virtual; e será considerada não imersiva quando o usuário for transportado apenas parcialmente ao mundo virtual por meio de uma janela (monitor, projetor, etc.), mas continuar a sentir-se predominantemente no mundo real.[8] Já na *realidade aumentada* (RA), ocorre a inserção de objetos virtuais no mundo real, sendo que o usuário mantém o sentido de presença, existindo uma necessidade de interface para combinar a RA com o mundo real.[2]

No contexto atual, o desenvolvimento simultâneo de *smartphones* e HMDs tornou a tecnologia baseada em RV mais acessível à população. Dessa forma, como o custo e o tamanho dos óculos de tecnologia de RV vêm diminuindo rapidamente, é provável que o uso da RV na promoção da saúde mental e em tratamentos psiquiátricos possa tornar-se uma realidade em um futuro próximo.[9]

■ APLICAÇÕES DA REALIDADE VIRTUAL

Na psiquiatria, os métodos para avaliação e diagnóstico de um transtorno são geralmente baseados em entrevistas clínicas, exame do estado mental e aplicação de questionários. Isso gera um risco de viés de memória — quando erros ocorrem devido a imprecisão ou problemas de integridade de lembranças recuperadas pelos entrevistados — e viés de entrevistador, uma vez que a conclusão sobre o diagnóstico depende da interpretação do profissional. Com tal cenário em mente, acredita-se que há certa falta de objetividade no processo diagnóstico na especialidade psiquiátrica.[10] A RV tem grande potencial de tornar esse processo mais objetivo, pois pode provocar e medir sintomas psiquiátricos simultaneamente, podendo, além disso, atuar no controle e na padronização dos ambientes.

Assim, a RV não é apenas uma ferramenta útil em intervenções terapêuticas no campo da saúde mental, mas também um instrumento de aferição. O uso integrado de RV e *biofeedback* permite ao paciente tomar conhecimento de suas alterações fisiológicas causadas por uma influência direta do ambiente virtual.[11] Os novos equipamentos são capazes de acompanhar o movimento dos olhos e escanear expressões faciais, por exemplo. Além disso, medidas fisiológicas podem ser facilmente realizadas em laboratório de RV, e o comportamento no ambiente virtual pode ser gravado. Uma revisão sistemática investigou se ambientes de RV empregados na avaliação de transtornos psiquiátricos seriam capazes de mostrar uma diferença significativa em medidas diagnósticas entre pacientes e controle saudáveis. Em 37 dos 39 estudos analisados, a RV foi capaz de provocar e medir sintomas em transtornos como esquizofrenia, transtorno de déficit de atenção/hiperatividade (TDAH), transtornos alimentares, transtorno por uso de substâncias e transtornos de ansiedade. Ainda, em 14 estudos foram encontradas correlações significativas entre RV e medidas diagnósticas clássicas, sendo que os autores desses estudos em geral expressaram preferência pela RV como ferramenta diagnóstica.[10]

Considerando-se o uso de RV no tratamento de transtornos psiquiátricos, percebe-se um número crescente de aplicações na literatura recente. A terapia por RV oferece um ambiente realista e imersivo, que pode ser personalizado para as necessidades de cada paciente, permitindo um treinamento repetitivo, consistente e sistemático. Ademais, a terapia de exposição por RV tem mostrado altas taxas de preferência e baixas taxas de rejeição do tratamento em relação à terapia de exposição tradicional.[12] Atualmente, a RV tem se transformado em uma tecnologia valiosa de trabalho para neurocientistas, psicólogos, psiquiatras e outros pesquisadores.[7] A seguir, exemplificaremos o uso da RV em transtornos psiquiátricos específicos.

TRANSTORNOS DE ANSIEDADE

A RV tem sido aplicada em tratamentos baseados em exposição, em que os indivíduos podem vivenciar situações ou contextos temidos de uma maneira segura e controlada sem deixar o ambiente terapêutico.[6] Pesquisas destacam que o uso da RV é capaz de reduzir significativamente sintomas de ansiedade em diferentes transtornos de ansiedade, e estudos controlados sustentam o uso da terapia de exposição via RV na melhora de sintomas do transtorno de ansiedade social (TAS). Por meio da exposição gradual e controlada dos pacientes aos ambientes temidos, aliada às técnicas de terapia cognitivo-comportamental (TCC), os sintomas fóbicos podem ser atenuados de maneira significativa. Tal abordagem mostra-se tão efetiva quanto tratamentos tradicionais de exposição *in vivo*.[13] Da mesma forma, fobias específicas podem ser tratadas de maneira consistente por meio de exposição em RV.[14]

Em relação ao transtorno de ansiedade generalizada (TAG), estudos sugerem que o uso da RV auxilia no manejo sintomático, melhorando a qualidade de vida dos pacientes, mas não demonstrando superioridade em relação a tratamentos já consolidados na literatura, como a TCC.[15] Técnicas de relaxamento em ambiente virtual também são utilizadas. Um estudo avaliou o impacto do uso de RV com e sem *biofeedback* em pacientes com TAG, comparativamente a um grupo-controle sem intervenção. O cenário virtual utilizado nesse protocolo consistia em uma ilha em que os pacientes podiam explorar a praia, uma cachoeira, uma fogueira e praticar técnicas de relaxamento nesses ambientes; o grupo que usou RV com *biofeedback* exercia influência sobre a intensidade do fogo e os movimentos da água. Ambos os grupos que receberam intervenção apresentaram melhores resultados clínicos ao fim do tratamento, e marcadores fisiológicos apontaram para diminuição da frequência cardíaca e da resposta galvânica da pele. O grupo da RV com *biofeedback* obteve uma melhora levemente mais relevante.[16]

Também é observada utilidade da tecnologia de RV no tratamento de transtorno de pânico (TP). Um ensaio clínico randomizado (ECR) evidenciou eficácia no uso de intervenção baseada em RV via aplicativo para *smartphone* na melhora de sintomas de ansiedade conforme a escala de severidade do TP.[17] Em geral, considerando transtornos de ansiedade, a literatura apresenta achados significativos sobre o uso de terapias de exposição em RV no auxílio de abordagens de TCC.

TRANSTORNO DE ESTRESSE PÓS-TRAUMÁTICO

Uma metanálise recente evidenciou que o uso de terapia de exposição utilizando RV foi efetivo no tratamento de sintomas de transtorno de estresse pós-traumático (TEPT). As terapias de exposição baseadas em RV foram significativamente superiores a grupos-controle em lista de espera e tão efetivas quanto outras terapias de exposição tradicionais. Os autores ainda consideraram os potenciais benefícios da terapia de RV em populações específicas, como aquelas resistentes a abordagens tradicionais de reestruturação cognitiva via uso de imagens mentais, em que a RV poderia auxiliar no engajamento e no nível de imersão da exposição de maneira mais efetiva.[18]

Como exemplo, o projeto Bravemind: virtual reality exposure therapy foi desenvolvido no Instituto de Tecnologias Criativas da University of Southern California para aliviar sintomas de TEPT em soldados veteranos norte-americanos. Os veteranos são expostos, sob orientação de um clínico treinado, aos cenários de guerra que vivenciaram. As funcionalidades desse programa consistem em uma série de cenários virtuais, especificamente desenhados para representar contextos relevantes aos soldados. Dessa forma, os pacientes não precisam contar com a capacidade de imaginar o cenário exclusivamente, podendo reexperienciá-lo sob condições seguras e controladas.[19]

TRANSTORNOS DEPRESSIVOS

Intervenções com tecnologia de RV mostram-se eficazes no tratamento de sintomas depressivos. Uma metanálise de ECRs avaliando o efeito de tratamentos com RV em sintomas depressivos e ansiosos notou superioridade das intervenções baseadas em RV, comparativamente a grupos-controle passivos, e demonstrou similaridade nos resultados em relação aos grupos-controle ativos.[20]

Técnicas específicas de TCC para sintomas depressivos, como psicoeducação, ativação comportamental, reestruturação cognitiva e treinamento de habilidades sociais, podem ser aplicadas utilizando ambientes virtuais.[21] Além disso, o uso da técnica de *embodiment* em RV está associado a diminuição de sintomas depressivos e autocriticismo, além de aumento nos índices de autocompaixão. Exemplificando, um estudo utilizou incorporação em ambiente virtual para melhorar os índices de autocompaixão em pacientes com transtorno depressivo maior (TDM). O método consistia em duas fases: no primeiro momento, os pacientes, incorporados em um adulto virtual, foram imersos em um ambiente de RV onde podiam interagir com uma criança virtual que estava chorando e devia ser acalmada por palavras de compaixão proferidas pelo usuário; após isso, o paciente então era mais uma vez envolvido nesse cenário, dessa vez incorporado como uma criança, a fim de experienciar novamente sua resposta de compaixão, vinda de seu corpo adulto original, com a mesma voz, agora sob uma nova perspectiva. Essa intervenção demonstrou eficácia na redução de sintomas depressivos.[22]

TRANSTORNOS PSICÓTICOS

Uma intervenção interessante, com crescentes evidências para o tratamento de alucinações auditivas – condição geralmente associada ao espectro da esquizofrenia –, é a terapia com avatar (*avatar therapy*). A terapia com avatar foi criada por Julian Leff, na University College London, e se trata de uma interação face a face entre o paciente e uma representação auditiva e visual digital (avatar) desenvolvida no computador, cujo tom de voz se aproxima do escutado pelo indivíduo. O terapeuta, em outro ambiente, fala com o paciente, ora como ele mesmo, ora como o avatar, e o encoraja a dialogar com o avatar. Toda essa estratégia gira em torno do poder na relação ouvidor-voz, cujo objetivo é, ao longo das sessões, tornar o paciente mais dominante sobre a voz que antes era experienciada como onipotente. Em um período de 12 semanas, foi encontrada uma diminuição de sintomas de alucinações auditivas significativamente superior no grupo que recebeu a terapia com avatar em comparação ao grupo que recebeu a intervenção clássica.[23]

A RV pode, também, ser usada para apresentar versões computadorizadas de situações comumente temidas por pacientes com delírios persecutórios, desestimulando o uso de comportamentos de segurança, fator central de manutenção proposto por modelos cognitivos. Com esse tipo de abordagem de tratamento cognitivo, os pacientes podem aprender que estão mais seguros em relação ao que temiam.[24]

TRANSTORNO OBSESSIVO-COMPULSIVO

Pesquisas preliminares indicam que o uso da RV poderá ser útil na avaliação diagnóstica do transtorno obsessivo-compulsivo (TOC). Um estudo comparou pacientes com TOC e indivíduos saudáveis por meio de um jogo de RA. Com perspectiva em primeira pessoa, tal jogo confrontou os pacientes com itens específicos do TOC, além de medir os sintomas obsessivos (compulsão, ansiedade, tensão e desejo de controle), concluindo que os pacientes com TOC evidenciaram mais compulsões, além de mais respostas em relação a ansiedade, tensão, incerteza e desejo de controle durante o experimento. Isso demonstra que o jogo de RV pode provocar sintomas de TOC, podendo ser uma ferramenta valiosa para objetivar e padronizar o diagnóstico do transtorno.[25]

A RV também auxilia no tratamento do TOC por meio de estímulos vivenciados em um ambiente controlado, com o paciente não precisando ser exposto em um ambiente real. Por esse motivo, os pacientes tendem a se sentir mais seguros, uma vez que percebem que a tecnologia pode ser desligada a qualquer momento. Tais fatores podem aumentar o número de pacientes que procuram atendimento e também a adesão às intervenções propostas. Na exposição imaginária, o terapeuta não tem controle ou conhecimento sobre quais imagens o paciente evoca, mas, na RV, controla os estímulos e o ambiente virtual.[26] Entretanto, ainda são necessários mais estudos, com tamanho amostral maior, tempo de seguimento adequado e padronização dos protocolos de intervenção.

TRANSTORNOS ALIMENTARES

Estudos também investigaram a terapia por RV em transtornos alimentares. Uma metanálise sobre o tratamento de bulimia e compulsão alimentar demonstrou que a terapia por RV melhorou a imagem corporal individual, a autoestima e a motivação para mudar, da mesma forma que também diminuiu a compulsão, assim como comportamentos de purgação.[12] Apesar dos resultados se mostrarem promissores, o autor da revisão salienta que são necessários cautela, amostras maiores nessa área, além de estudos duplos-cegos e maior rigor metodológico.

Outro exemplo prático da RV no tratamento de transtornos alimentares é a exposição a estímulos de compulsão alimentar, visando extinguir a associação entre o estímulo e a resposta condicionada. O paciente simula, de forma segura e ecológica, cenários onde esses comportamentos alimentares ocorrem. Sintomas de desejo e ansiedade relacionados à comida foram inferiores em tais condições. Assim, houve melhora não apenas em relação ao diagnóstico de transtornos alimentares, mas na reação emocional à comida.[27]

DEPENDÊNCIAS QUÍMICAS E COMPORTAMENTAIS

Um tipo de intervenção por RV utilizado em dependências é a terapia por exposição a pistas relacionadas com o uso de substâncias. Em vez de usar fotos ou vídeos de maneira tradicional, na RV utilizam-se contextos ambientais e sociais para induzir a fissura, os quais lembram os pacientes de seus gatilhos. Foi observado que a exposição em RV no contexto de dependência de nicotina e de jogos *on-line* apresenta efetividade similar à da TCC.[12]

Em um estudo com 91 pacientes fumantes, analisou-se o efeito da RV na taxa de abstinência e abandono após a exposição. Os indivíduos participaram uma vez na semana, durante 4 semanas, e, após, uma vez a cada 2 semanas, por 2 meses. Cada sessão tinha duração de 30 minutos, e os sinais vitais eram analisados. O diário do fumante era coletado, questionários eram aplicados e testes de monóxido de carbono eram realizados. Os pacientes eram expostos à RV e orientados a encontrar e esmagar até 60 cigarros virtuais (caso ativo) ou a agarrar 60 bolas virtuais (caso-controle). Todos os pacientes também receberam apoio psicossocial com uma enfermeira e foram acompanhados por um período de 6 meses. Os resultados demonstraram impactos significativos em relação a esmagar cigarros virtuais, com impacto na dependência de nicotina (avaliada por meio do teste de Fagerström), na taxa de abstinência (confirmada com monóxido de carbono exalado) e na retenção de pacientes no programa de tratamento psicossocial.[28]

Outro estudo avaliou a eficácia de um *videogame* de baixo custo em RV para o tratamento de dependência de nicotina e álcool. O jogo Take control é uma forma de terapia por exposição a pistas, no qual os pacientes são expostos a estímulos de drogas e devem ativamente recusá-los, sendo recompensados por essa recusa. Evidenciou-se que a fissura e o uso de substância diminuíram, enquanto a autoeficácia dos participantes aumentou durante o período de intervenção (quatro sessões), sendo que esse efeito foi maior nos dependentes de álcool do que nos dependentes de nicotina.[29]

TRANSTORNO DO ESPECTRO AUTISTA

O transtorno do espectro autista (TEA) é um transtorno do neurodesenvolvimento caracterizado por dificuldades na interação social. Assim, as abordagens de RV para essa morbidade priorizam o treinamento de habilidades sociais. Uma revisão de literatura reportou os resultados de um estudo de neuroimagem que investigou a intervenção em crianças autistas, submetendo-as a situações virtuais, entrevistas de emprego e reuniões, nas quais deveriam praticar leitura de pistas sociais. Como resultado após o término do treinamento, revelou-se um aumento da atividade cerebral na região associada à compreensão social.[30] Entretanto, mais estudos devem ser realizados nessa população específica.

■ REALIDADE VIRTUAL COMO FERRAMENTA PARA DESENVOLVER EMPATIA

A empatia é um fenômeno humano e costuma estar mais presente em algumas pessoas e menos em outras. Esse fenômeno pode ser definido como um estado afetivo que possibilita compreender e sentir o que o outro está sentindo. Tal capacidade está fortemente relacionada com a vinculação social e é crucial para o desenvolvimento de interações sociais bem-sucedidas. Tais características são naturais na maioria dos indivíduos e moldadas por fatores ambientais e neurobiológicos, contudo existem estratégias que ajudam a melhorar as habilidades empáticas. Uma estratégia possível com o uso da RV é a "incorporação", ou *embodiment*. Essa técnica permite ao usuário experienciar a imagem de um avatar na perspectiva de primeira pessoa por meio da sincronização de seus movimentos com os movimentos do avatar.[31]

Diversos transtornos mentais são estigmatizados, causando prejuízos intrínsecos à doença, preconceito e discriminação. Dessa forma, o desenvolvimento de habilidades empáticas ante indivíduos acometidos por transtornos mentais, além de favorecer a interação social e auxiliar em atividades profissionais, pode servir como forma de desestigmatização. Em 2017, foi desenvolvida, na Universidade de Fortaleza, uma ferramenta baseada em RA para reduzir o estigma relativo à esquizofrenia. O procedimento consistia em submeter sujeitos saudáveis à imersão na RV em uma simulação de sintomas psicóticos por estimulação auditiva e visual, as quais foram baseadas em vozes e figuras experienciadas por três pacientes com o transtorno. Após a imersão, os participantes avaliaram a viabilidade do método como redutor do estigma relacionado à esquizofrenia. Dentre os participantes, 80,95% responderam que a simulação foi extremamente educacional sobre sintomas de esquizofrenia e 71,40% acharam que a simulação faria com que os usuários tivessem uma postura mais empática em relação a pessoas com esquizofrenia.[32]

Outro grande problema ligado à baixa empatia é a agressividade, uma vez que agressores têm dificuldades de se colocar no lugar do outro. Um trabalho avaliou a tomada de perspectiva e seus impactos na melhora da empatia em homens perpetradores de violência doméstica em uma simulação em RV. Os participantes, homens agressores e homens-controle, foram imersos em um ambiente de RV pelo processo de incorporação e assumiram o corpo de uma mulher virtual. Dessa perspectiva, eles viam um homem virtual adentrar o ambiente e ter comportamentos verbais e gestuais abusivos com a vítima. O ambiente era interativo, e homem virtual gritava "Cala a boca!" se os participantes tentassem falar algo. No estudo, foi aplicado um teste que avaliava o reconhecimento da emoção, uma das habilidades empáticas, antes e depois da experiência em RV. No momento inicial, revelou-se que homens agressores não reconheciam bem a expressão facial feminina de medo em comparação com os homens-controle. Após a imersão, contudo, encontrou-se que a RV resultou na melhora da habilidade de reconhecer medo nas expressões faciais femininas.[33] Esses resultados demonstram a possibilidade de a pesquisa com RV ir além até mesmo das intervenções tradicionais. Esse estudo nunca seria permitido sem o emprego da RV devido a limitações éticas. Todavia, com o uso da tecnologia, é possível atingir alta validade ecológica e alto controle experimental sem desrespeitar aspectos éticos inerentes ao exercício da pesquisa.

■ A PRÁTICA DE *MINDFULNESS* ASSOCIADA À REALIDADE VIRTUAL

Mindfulness é uma forma específica de atenção plena com foco na concentração atual e intencional. A prática contribui para a redução do estresse, da ansiedade e da depressão, e auxilia na redução da dor crônica.[34] Alguns dos processos fundamentais para a imersão em ambientes virtuais é a sensação de presença e a corporificação. Na prática de *mindfulness*, a sensação de presença é a consciência de estar imerso nos processos mentais e emocionais, sendo a RV uma ferramenta com grande potencial para tanto. Já existem óculos equipados com biossensores que monitoram os estados fisiológicos e cognitivos do paciente, capturando a atividade cardíaca e eletroencefálica, além de informações sobre a atenção e expressões faciais.[35]

Pesquisadores analisaram a viabilidade da prática de *mindfulness* e da terapia comportamental dialética em conjunto com a RV para reduzir emoções negativas e aumentar as positivas em pacientes com queimaduras graves. A partir de óculos de RV, com imagens de ambientes naturais, como rios, árvores e montanhas, e áudio de treinamento para atenção plena, quatro sessões foram realizadas no mês. As medidas foram analisadas antes e depois de cada sessão de RV, constatando-se aumento de emoções positivas e diminuição das negativas. Assim, essa prática demonstra potencial de tratamento para um número grande de populações, inclusive no alívio da dor, bem como tende a aumentar níveis de bem-estar mental.[36]

■ REALIDADE VIRTUAL E BEM-ESTAR

A RV é considerada uma tecnologia especialmente "hedônica", possibilitando experiências positivas e prazerosas, além de uma diminuição de estados negativos e de sensações que geram desconforto. Botella e colaboradores[37] desenvolveram um sistema de intervenção, autoguiado e baseado em RV, chamado Earth, a fim de induzir emoções positivas de modo controlado e reforçar recursos psicológicos por meio da psicologia positiva. Esse sistema consiste em três módulos de atividade: *Park of wellbeing* (dois ambientes virtuais, um para experienciar prazer e outro para relaxamento), *Wellbeing through nature* (dois ambientes virtuais usados para treinamento de diferentes técnicas psicológicas de regulação emocional) e *The book of life* (espécie de diário virtual em que os participantes podem incorporar diferentes recursos de multimídia, como fotos, músicas e vídeos, além de questões que buscam facilitar ativações de memórias, com foco em forças psicológicas importantes, como otimismo, esperança e autoestima).[37]

Considerando o contexto atual, Riva e colaboradores[38] elaboraram um protocolo baseado no uso de RV chamado Covid feel good. Esse protocolo busca evidenciar o potencial no enfrentamento da carga psicológica associada à pandemia de covid-19, a fim de trazer alívio da ansiedade, melhora do bem-estar e reforço de conexões sociais para os participantes.[38]

■ LIMITAÇÕES E CONSIDERAÇÕES ÉTICAS

Existem ainda muitas lacunas na literatura relacionadas ao uso de RV em saúde mental, e testes robustos de confiança e validade ainda são necessários. O crescente uso de RV na prática clínica e na área acadêmica ajudará a abordar algumas das limitações metodológicas dos estudos atuais, que muitas vezes apresentam tamanho de amostra pequeno, falta de alocação randômica, poucos estudos com intervenção mais prolongada, além de carecerem de uniformização quanto à duração das abordagens e não terem seguimentos de longo prazo.

Quanto aos efeitos adversos da RV, *cybersickness* está entre os mais comuns, sendo caracterizado principalmente por sintomas como fadiga ocular, dores de cabeça, sudorese, desorientação e náusea. Segundo a teoria do conflito sensorial, o enjoo de movimento é causado por sinais conflitantes entre o sistema vestibular e a percepção visual do movimento do corpo. Os efeitos do *cybersickness* causados por óculos RV em respostas fisiológicas foram avaliados em um estudo transversal. O maior efeito encontrado foi a desorientação, e os marcadores fisiológicos mais alterados foram frequência cardíaca e níveis de cortisol, ambos elevados.[39]

Existem ainda outras preocupações relativas ao uso da ferramenta na psiquiatria, como o risco de os pacientes se tornarem dependentes dos ambientes virtuais. Também deve haver maior cuidado com pacientes psicóticos, dada a chance do desenvolvimento ou piora de pensamentos delirantes nos ambientes virtuais, sendo essencial o desenvolvimento do vínculo médico-paciente e educação sobre a RV antes de usá-la com pacientes psiquiátricos.[30] Apesar de tais limitações, percebe-se que os benefícios aqui citados, como melhor controle e padronização, baixos custos e menores taxas de abandono, superam os potenciais malefícios na prática clínica.

Ao mesmo tempo, considerações éticas são de extrema importância no que tange ao uso de RV na promoção da saúde. A íntima interação homem-máquina e o aumento da inteligência de sistemas adaptativos (baseados em aprendizado de máquina [*machine learning*] e *big data*) podem criar desafios éticos significativos no uso de terapia em RV.[40] Experiências em RV podem ter o mesmo impacto das que ocorrem no mundo real, sendo necessária considerável cautela na condução de experimentos de RV projetados para manipulação comportamental.

CONSIDERAÇÕES FINAIS

O aumento do interesse de pesquisadores e clínicos acerca do uso de novas tecnologias na área da saúde mental é notório. A RV vem-se destacando como uma ferramenta promissora no campo da psiquiatria, e muitos estudos recentes têm avaliado sua efetividade na abordagem de transtornos psiquiátricos, assim como na promoção de bem-estar. Características como imersão e interatividade permitem que a tecnologia de RV, quando utilizada em intervenções psicológicas, esteja associada a benefícios tanto na avaliação diagnóstica quanto no tratamento de quadros psiquiátricos.

Observa-se eficácia do uso de RV, principalmente, nas terapias de exposição em transtornos de ansiedade, em que um ambiente controlado e seguro possibilita exposição gradual e sistemática conforme a evolução do tratamento de cada paciente. Segundo a literatura, os resultados mais promissores estão relacionados ao uso de RV no tratamento de TAS, TP, TAG, TEPT e fobias específicas. Apesar de demonstrar efeitos positivos no manejo de sintomas depressivos, mais estudos são necessários a fim de elucidar os possíveis mecanismos terapêuticos da RV na depressão. Técnicas baseadas na TCC, como psicoeducação, ativação comportamental e treinamento de habilidades, já são utilizadas com auxílio da RV de maneira efetiva.

Também reiteramos o benefício do uso de ambientes virtuais na promoção de empatia, compaixão, bem-estar e atenção plena. Para isso, técnicas de *embodiment* são empregadas, além do uso da tecnologia de RV como adjuvante em práticas de *mindfulness* e relaxamento. A promoção de tais estados mentais está associada a melhora na qualidade de vida e níveis elevados de bem-estar.

Com a crescente democratização do acesso a tecnologias de RV, o uso de plataformas específicas para o manejo de transtornos mentais possivelmente será cada vez mais frequente. Da mesma maneira, o uso da RV pode vir a agregar valores importantes em nossa sociedade, desde que utilizada de maneira segura, ética e responsável. O potencial de uso, em um futuro breve, no dia a dia de psiquiatras, psicólogos, pesquisadores e, até mesmo, de pacientes em suas casas, faz dessa tecnologia uma importante ferramenta a ser incorporada no arsenal terapêutico no campo da saúde mental.

REFERÊNCIAS

1. Valmaggia LR, Latif L, Kempton MJ, Rus-Calafell M. Virtual reality in the psychological treatment for mental health problems: an systematic review of recent evidence. Psychiatry Res. 2016;236:189-95.
2. Fialho AB. Realidade virtual e aumentada: tecnologias para aplicações profissionais. São Paulo: Érica; 2018.
3. Lanier J, Biocca F. An insider's view of the future of virtual reality. J Commun. 1992;42(4):150-72.
4. Riva G, Gaggioli A, Gorini A, Carelli L, Repetto C, Algeri D, et al. Virtual reality as empowering environment for personal change: the contribution of the applied technology for neuro-psychology laboratory. Anu Psicol. 2009;40(2):171-92.
5. Bishop G, Bricken W, Brooks F, Brown M, Burbeck C, Durlach N, et al. Research directions in virtual environments. Comput Graph. 1992;26(3):153-77.
6. Bell IH, Nicholas J, Alvarez-Jimenez M, Thompson A, Valmaggia L. Virtual reality as a clinical tool in mental health research and practice. Dialogues Clin Neurosci. 2020;22(2):169-77.
7. Cipresso P, Giglioli IAC, Raya MA, Riva G. The past, present, and future of virtual and augmented reality research: a network and cluster analysis of the literature. Front Psychol. 2018;9:2086.
8. Tori R, Kirner C, Siscoutto RA. Fundamentos e tecnologia de realidade virtual e aumentada. Porto Alegre: SBC; 2006.
9. Maples-Keller JL, Yasinski C, Manjin N, Rothbaum BO. Virtual reality-enhanced extinction of phobias and post-traumatic stress. Neurotherapeutics. 2017;14(3):554-63.
10. van Bennekom MJ, Koning PP, Denys D. Virtual reality objectifies the diagnosis of psychiatric disorders: a literature review. Front Psychiatry. 2017;8:163.
11. Villani D, Grassi A, Riva G. Tecnologie emotive. Milano: Lettere Economia Diritto; 2011.
12. Kim S, Kim E. The use of virtual reality in psychiatry: a review. Soa Chongsonyon Chongsin Uihak. 2020;31(1):26-32.
13. Chesham RK, Malouff JM, Schutte NS. Meta-analysis of the efficacy of virtual reality exposure therapy for social anxiety. Behav Change. 2018;35(3):152-66.
14. Albakri G, Bouaziz R, Alharthi W, Kammoun S, Al-Sarem M, Saeed F, et al. Phobia exposure therapy using virtual and augmented reality: a systematic review. Appl Sci. 2022;12(3):1672.
15. Alahmari K, Duh H, Skarbez R. Outcomes of virtual reality technology in the management of generalised anxiety disorder: a systematic review and meta-analysis. Behaviour & Information Technology. 2022 Sep 15.
16. Gorini A, Pallavicini F, Algeri D, Repetto C, Gaggioli A, Riva G. Virtual reality in the treatment of generalized anxiety disorders. Stud Health Technol Inform. 2010;154:39-43.
17. Shin B, Oh J, Kim BH, Kim HE, Kim H, Kim S, et al. Effectiveness of self-guided virtual reality-based cognitive behavioral therapy for panic disorder: randomized controlled trial. JMIR Ment Health. 2021;8(11):e30590.
18. Eshuis LV, van Gelderen MJ, van Zuiden M, Nijdam MJ, Vermetten E, Olff M, et al. Efficacy of immersive PTSD treatments: a systematic review of virtual and augmented reality exposure therapy and a meta-analysis of virtual reality exposure therapy. J Psychiatr Res. 2021;143:516-27.
19. Difede JA, Rothbaum BO, Rizzo AA, Wyka K, Spielman L, Reist C, et al. Enhancing exposure therapy for posttraumatic stress disorder (PTSD): a randomized clinical trial of virtual reality and imaginal exposure with a cognitive enhancer. Transl Psychiatry. 2022;12:299.

20. Fodor LA, Cotet CD, Cuijpers P, Szamoskozi S, David D, Cristea IA. The effectiveness of virtual reality based interventions for symptoms of anxiety and depression: a meta-analysis. Sci Rep. 2018;8:10323.
21. Lindner P, Hamilton W, Miloff A, Carlbring P. How to treat depression with low-intensity virtual reality interventions: perspectives on translating cognitive behavioral techniques into the virtual reality modality and how to make anti-depressive use of virtual reality-unique experiences. Front Psychiatry. 2019;10:792.
22. Falconer CJ, Rovira A, King JA, Gilbert P, Antley A, Fearon P, et al. Embodying self-compassion within virtual reality and its effects on patients with depression. BJPsych Open. 2016;2(1):74-80.
23. Craig TK, Rus-Calafell M, Ward T, Leff JP, Huckvale M, Howarth E, et al. AVATAR therapy for auditory verbal hallucinations in people with psychosis: a single-blind, randomized controlled trial. Lancet Psychiatry. 2018;5(1):31-40.
24. Freeman D, Bradley J, Antley A, Bourke E, DeWeever N, Evans N, et al. Virtual reality in the treatment of persecutory delusions: randomized controlled experimental study testing how to reduce delusional conviction. Br J Psychiatry. 2016;209(1):62-7.
25. van Bennekom MJ, Kasanmoentalib MS, De Koning PP, Denys D. A virtual reality game to assess obsessive-compulsive disorder. Cyberpsychol Behav Soc Netw. 2017;20(11):718-22.
26. Kim K, Kim CH, Kim SY, Roh D, Kim SI. Virtual reality for obsessive-compulsive disorder: past and the future. Psychiatry Investig. 2009;6(3):115-21.
27. Riva G, Malighetti C, Serino S. Virtual reality in the treatment of eating disorders. Clin Psychol Psychother. 2021;28(3):477-88.
28. Girard B, Turcotte V, Bouchard S, Girard B. Crushing virtual cigarettes reduces tobacco addiction and treatment discontinuation. Cyber Psychol Behav. 2009;12(5):477-83.
29. Metcalf M, Rossie K, Stokes K, Tallman C, Tanner B. Virtual reality cue refusal video game for alcohol and cigarette recovery support: summative study. JMIR Serious Games. 2018;6(2):e7.
30. Park MJ, Kim DJ, Lee U, Na EJ, Jeon HJ. A literature overview of virtual reality (VR) in treatment of psychiatric disorders: recent advances and limitations. Front Psychiatry. 2019;10:505.
31. Bertrand P, Guegan J, Robieux L, McCall CA, Zenasni F. Learning empathy through virtual reality: multiple strategies for training empathy-related abilities using body ownership illusions in embodied virtual reality. Front Robot AI. 2018;5:26.
32. Silva RDC, Albuquerque SGC, Muniz AV, Rebouças Filho PP, Ribeiro S, Pinheiro PR, et al. Reducing the schizophrenia stigma: a new approach based on augmented reality. Comput Intell Neurosci. 2017;2017:2721846.
33. Seinfeld S, Arroyo-Palacios J, Iruretagoyena G, Hortensius R, Zapata LE, Borland D, et al. Offenders become the victim in virtual reality: impact of changing perspective in domestic violence. Sci Rep. 2018;8(1):2692.
34. Chiesa A, Malinowski P. Mindfulness-based approaches: are they all the same? J Clin Psychol. 2011;67(4):404-24.
35. Bernal G, Yang T, Jain A, Maes P. PhysioHMD: a conformable, modular toolkit for collecting physiological data from head-mounted displays. In: 22nd International Symposium on Wearable Computers; 2018 Oct 8-12. Suntec City, Singapore. p. 160-7.
36. Gomez J, Hoffman HG, Bistricky SL, Gonzalez M, Rosenberg L, Sampaio M, et al. The use of virtual reality facilitates dialectical behavior therapy® "observing sounds and visuals" mindfulness skills training exercises for a latino patient with severe burns: a case study. Front Psychol. 2017;8:1611.
37. Botella C, Banos RM, Guillen V. Positive technologies for improving health and well-being. In: Proctor C, editor. Positive psychology interventions in practice. New York: Springer; 2017. p. 219-34.
38. Riva G, Bernardelli L, Browning MHEM, Castelnuovo G, Cavedoni S, Chirico A, et al. COVID feel good: an easy self-help virtual reality protocol to overcome the psychological burden of coronavirus. Front Psychiatry. 2020;11:563319.
39. Kim YS, Won J, Jang SW, Ko J. Effects of cybersickness caused by head-mounted display-based virtual reality on physiological responses: cross-sectional study. JMIR Serious Games. 2022;10(4):e37837.
40. Kellmeyer P. Neurophilosophical and ethical aspects of virtual reality therapy in neurology and psychiatry. Camb Q Healthc Ethics. 2018;27(4):610-27.

18 COMO A ERA DIGITAL PODE AJUDAR O PACIENTE COM TRANSTORNO PSIQUIÁTRICO A SE EXERCITAR?

Debora Tornquist
Felipe B. Schuch

Os problemas de saúde mental são um desafio para a saúde global, apresentando-se atualmente entre as principais causas da carga de doenças em todo o mundo.[1-3] Em 2019, foram estimados 970,1 milhões de casos de transtornos mentais globalmente.[1] Em 2020, as prevalências estimadas de transtorno depressivo maior e ansiedade foram de, respectivamente, 3.152,9 e 3.824,9 casos por 100 mil habitantes, representando aumentos médios nas prevalências de 27,6% para depressão e 25,6% para ansiedade devido aos efeitos da pandemia de covid-19 na saúde da população global.[2]

Os transtornos mentais não têm impacto somente sobre a saúde mental, eles afetam também a saúde física. Por exemplo, pessoas com transtornos mentais têm menor expectativa de vida do que a população em geral.[4] Essa redução pode ser de até 10 anos[4] e está associada ao aumento no risco de comorbidades e doenças infecciosas, bem como a altas taxas de fatores de risco cardiovascular e metabólicos.[4,5] Nessa linha, pessoas com algum transtorno mental têm uma probabilidade 2,2 (IC 95%: 2,12; 2,33) vezes maior de apresentar algum problema de saúde,[5] cerca de 1,4 a 2,0 vezes maior de desenvolver doenças cardiovasculares ou metabólicas.[4]

O exercício físico parece ser eficaz na prevenção e no tratamento de transtornos mentais, com evidências demonstrando que a prática de atividade física é um fator protetor contra o surgimento de ansiedade[6] e depressão,[7,8] reduz a probabilidade de ocorrência de ideação suicida[9] e promove uma redução significativa nos sintomas ansiosos e depressivos.[10,11] Ademais, estudos vêm demonstrando que manter bons níveis de atividade física regular pode atenuar o risco de mortalidade por todas as causas relacionadas aos problemas de saúde mental.[12,13] Esses achados sugerem que o exercício físico é mais uma estratégia no tratamento e no cuidado de transtornos mentais, sendo recomendado por *guidelines* como uma estratégia terapêutica.[14-16]

Apesar dos benefícios do exercício, pessoas com transtornos mentais apresentam menores níveis de atividade física e menor probabilidade de cumprir as recomendações de saúde pública para a prática de atividade física.[17,18] Além disso, a promoção de novos hábitos, como a prática de exercícios físicos, em pessoas com sintomas psiquiátricos pode ser especialmente difícil, sobretudo na fase aguda da doença.[19,20]

Programas que visem a promoção de atividade física tendem a obter mais sucesso quando levam em consideração as particularidades de cada população.[19] Nesse sentido, programas de mudança de estilo de vida que empregam componentes como personalização, exercício físico supervisionado por profissional da área, contato frequente e duração mais longa se apresentam como melhores estratégias.[20] Por exemplo, intervenções com exercício físico supervisionado por profissionais do exercício estão associadas a menores taxas de *dropout* em comparação a exercícios não supervisionados ou supervisionados por outros profissionais.[21-23] A personalização de programas de exercício é uma opção mais eficaz na redução das barreiras à adesão e do abandono da prática em pacientes psiquiátricos, por exemplo.[19]

Intervenções visando mudança de comportamento para promover atividade física podem abranger diferentes componentes e estratégias, como o automonitoramento aliado a técnicas de autorregulação derivadas da teoria do controle, que demonstra resultados promissores.[24] As técnicas de autorregulação derivadas da teoria do controle consistem na formação imediata de intenção, estabelecimento de metas específicas, *feedback* sobre o desempenho e revisão imediata de metas comportamentais.[24] Tais técnicas são facilmente aplicadas com o uso de tecnologias digitais, que têm se tornado cada vez mais acessíveis.[25-27] Em pacientes psiquiátricos, o uso dessas tecnologias para promoção da atividade física tem demonstrado boa eficácia e aceitabilidade.[19]

Diante do exposto, este capítulo objetiva debater como as tecnologias digitais podem auxiliar os pacientes psiquiátricos a praticar exercícios físicos como parte complementar ao tratamento de problemas de saúde mental.

EVIDÊNCIAS DOS BENEFÍCIOS DA ATIVIDADE FÍSICA NA SAÚDE MENTAL

Evidências oriundas de estudos de coorte sugerem que pessoas com altos níveis de atividade física apresentam menor probabilidade de ansiedade incidente (OR: 0,74; IC 95%: 0,62; 0,88) quando comparadas a indivíduos com baixos níveis de atividade física.[6] De modo semelhante, uma metanálise de estudos longitudinais demonstrou efeito protetivo de altos níveis de atividade física no desenvolvimento de depressão (OR: 0,83; IC 95%: 0,79; 0,88).[8] Outro estudo demonstrou que, mesmo em níveis abaixo das recomendações semanais de atividade física preconizadas para saúde pública (8,8 mMET horas/semana), é possível observar efeitos protetivos da atividade física para a saúde mental, em que indivíduos que acumularam metade do volume recomendado de atividade física (4,4 mMET horas/semana) apresentaram redução de 18% (IC 95%: 13%; 23%) no risco relativo de depressão, sendo que, entre aqueles que acumularam os valores recomendados, essa redução foi de 25% (IC 95%: 18%; 32%).[7]

Embora baseada em estudos transversais, também foi demonstrada uma redução na probabilidade de ideação suicida entre indivíduos ativos quando comparados a pessoas inativas (OR: 0,87; IC 95%: 0,76; 0,98) e entre sujeitos que cumprem as diretrizes semanais de atividade física (150 minutos) e aqueles que não cumprem (OR: 0,91; IC 95%: 0,51; 0,99), além do aumento dessa probabilidade entre aqueles que não realizam pelo menos 150 minutos semanais de atividade física (OR: 1,16; IC 95%: 1,09; 1,24).[9]

Metanálises de ensaios clínicos randomizados[10,11,28] sustentam os efeitos do exercício físico sobre sintomas de transtornos mentais, reduzindo significativamente sintomas de ansiedade (diferença média padronizada: -0,58; IC 95%: -1,00; -0,76)[11] e depressão (diferença média padronizada: 1,11; IC 95%: 0,79–1,43)[10] comparados a controles. Outro estudo observou grande efeito do exercício físico nos sintomas depressivos (diferença média padronizada: -0,95; IC 95%: -1,18; -0,71), e o efeito permaneceu para todas as análises por subgrupos em relação a classificação da depressão, risco de viés, tipo de exercício (aeróbico e resistido), tamanho da amostra do estudo e supervisão de profissionais do exercício.[28]

Os efeitos antidepressivos do exercício físico incluem mecanismos moleculares e fisiológicos que funcionam em sincronia,[29,30] além de mecanismos psicossocias.[30] A prática de exercícios estimula a neurogênese e vários processos neuroplásticos, gerando alterações no fluxo sanguíneo de diferentes áreas do cérebro, com aumento da síntese cerebral de serotonina, de enzimas antioxidantes e de níveis séricos e cerebrais do fator neuroderivado do cérebro (BDNF).[29,30] Além disso, promove a redução dos níveis de cortisol e de marcadores pró-inflamatórios nos tecidos periféricos e cerebrais.[29,30] Ademais, os benefícios do exercício envolvem processos psicossociais, promovendo a autoestima, o apoio social e a autoeficácia[30] e reduzindo a sensibilidade à ansiedade.[6] Outros mecanismos subjacentes também podem atuar como mediadores na relação entre atividade física e saúde mental por meio de um melhor funcionamento cognitivo, melhora de outros comportamentos, como o sono, e aumento da qualidade de vida.[9,30]

USO DE TECNOLOGIAS PARA PROMOÇÃO DA ATIVIDADE FÍSICA

A era digital tem trazido grandes avanços para a área da saúde e apresentado novas possibilidades na prevenção, no manejo e no tratamento de uma série de doenças.[19,31] Novas tecnologias com enfoque no estilo de vida e na promoção da saúde têm sido amplamente exploradas, baseadas em sensores, *softwares* e aplicativos utilizados via *websites*, *smartphones* e uma série de plataformas e redes sociais.[19,31]

As tecnologias mais atuais de aplicativos para *smartphone* de condicionamento físico e rastreadores de atividade física, como *smartwatches* e pulseiras vestíveis (*wearables*), permitem o automonitoramento contínuo e automatizado da atividade física dos usuários e fornecem *feedbacks* instantâneos, além do acesso contínuo aos dados registrados, permitindo que o indivíduo realize um acompanhamento de suas atividades ao longo do tempo, dando informações sobre evolução e progressão e permitindo o estabelecimento e a revisão de metas.[25-27] Esses dispositivos têm sensores de movimento com acelerômetros e fornecem informações relevantes para o monitoramento da prática de atividades físicas (p. ex., número de passos que uma pessoa dá ao longo do dia), sendo que alguns também incluem sensores fotopletismográficos, que medem a frequência cardíaca e sua variação.[31]

Intervenções fazendo uso desses aplicativos têm se mostrado eficazes em aumentar o nível de atividade física dos usuários.[25-27,31,32] A inclusão de técnicas de automonitoramento e o estabelecimento de metas comportamentais com o uso das tecnologias têm se apresentado como elementos-chave para a obtenção de maior sucesso nas intervenções, sendo que a combinação de ambas as técnicas traz maior eficácia à intervenção do que quando nenhuma ou apenas uma das técnicas é aplicada.[32]

Em uma revisão sistemática[25] que incluiu 28 estudos e objetivou determinar a eficácia das intervenções de atividade física envolvendo aplicativos móveis ou rastreadores de atividade física, 20 estudos fizeram uso na intervenção de um rastreador de atividade física, oito utilizaram aplicativos para *smartphone* sem rastreador e outros incluíram componentes menos frequentes, como *e-mails*, telefonemas, mensagens de texto ou envolvimento presencial. Essas intervenções incluíram diferentes técnicas de mudança de comportamento, sendo o estabelecimento de metas monitoradas pelo aplicativo o mais frequente, seguido de fornecimento de dicas/*prompts*, instruções para realização e apoio social. Recursos de personalização foram descritos em 12 dos 28 estudos, sendo mais comum a definição de metas personalizadas, seguido de *feedbacks* e conteúdo personalizados.[25]

A metanálise demonstrou efeito positivo na atividade física, favorecendo intervenções que incluíram aplicativos para *smartphone* ou rastreadores de atividade em comparação a controles verdadeiros, sem uso desses dispositivos, e ativos, com uso desses dispositivos, mas sem participar de intervenções, com as intervenções podendo levar a aumentos médios de 1.850 passos diários, valor clínico significativo para a redução do risco de mortalidade. Cabe ressaltar que foi encontrada maior eficácia de intervenções que incluíram mensagens de texto e recursos de personalização.[25]

O uso da prescrição de metas combinada com o aconselhamento humano por telefone ou vídeo é particularmente eficaz, apresentando um aumento sustentado na contagem de passos em comparação com o automonitoramento sozinho. Comparado a controles ativos, que utilizam os dispositivos apenas com automonitoramento, o grupo com intervenção apresentou maior aumento médio significativo na contagem de passos (926; IC 95%: 651; 1.201), enquanto entre estudos que combinaram técnicas de automonitoramento e componentes adicionais, como aconselhamento, esse aumento foi de cerca de 1.023 passos (IC 95%: 772; 1.275).[26]

Outra alternativa tecnológica a ser implementada em intervenções para promover atividade física são os *chatbots*, agentes de conversação e assistentes virtuais que agem para replicar a interação humana por meio de textos, falas ou formas visuais de comunicação e que podem ser programados para fornecer respostas individualizadas com base nas informações do usuário.[27] Intervenções para promoção da atividade física com *chatbots* demonstraram efeitos significativos no aumento dos passos diários (diferença média padronizada: 0,28; IC 95% 0,17; 0,39), da atividade física total (diferença média padronizada: 0,28; IC 95% 0,16; 0,40) e da atividade física de intensidade moderada e vigorosa (diferença média padronizada: 0,53; IC 95% 0,24; 0,83).[27] Os estudos com intervenção por *chatbots* foram baseados em recursos de texto e voz, com alguns incluindo recursos gráficos e de imagem, como gráficos de atividade física semanal e avatares, e a maioria enviou lembretes diários como *prompts*, metas e/ou mensagens informativas. Esses estudos também integraram ao *chatbot* técnicas de mudança de comportamento, como estabelecimento e revisão de metas, automonitoramento, identificação e resolução de barreiras, motivação, *feedback*, apoio social e aconselhamento individualizado.[27]

Outra tendência tecnológica nas intervenções em saúde, incluindo intervenções para a promoção da atividade física, é o uso de redes sociais *on-line*, como Facebook, Twitter, Reddit, Pinterest e Instagram, extremamente populares no Brasil.[33] As redes sociais oportunizam a interação entre pacientes e outros pacientes e entre pacientes e profissionais da saúde de forma dinâmica.[33] Essas intervenções podem se dar por meio da criação de grupos públicos ou privados para aconselhamento, suporte de pares e entrega de informações e compartilhamento do processo ao longo da intervenção por meio de postagens.[33]

Em revisão sistemática que sumarizou as evidências sobre a eficácia das intervenções de comportamento de saúde em redes sociais *on-line*, foi descrito que o Facebook é a rede social mais utilizada nessas intervenções e que intervenções interativas em mídias sociais apresentaram efeito sobre comportamentos de saúde, por exemplo, a atividade física.[34] Dentre os 29 estudos incluídos que avaliaram a atividade física e compararam grupos de intervenções interativas em mídias sociais com intervenções em mídias sociais não interativas (as quais incluíram intervenções em papel ou presenciais ou a ausência de intervenção), foi observado maior aumento nos níveis de atividade física no grupo de intervenções interativas por mídias sociais (diferença média padronizada: 0,29; IC 95%: 0,13; 0,45), o equivalente a cerca de 74 passos diários (IC 95%: 32; 116).[34]

■ USO DE TECNOLOGIAS PARA PROMOÇÃO DA ATIVIDADE FÍSICA EM PACIENTES PSIQUIÁTRICOS

Na psiquiatria, a implementação de novas tecnologias em saúde tem potencial de reduzir a lacuna de acesso a promoção e cuidados de saúde, removendo barreiras físicas aos cuidados e fornecendo suporte 24 horas por dia, com ampla acessibilidade, disponibilidade e versatilidade.[35] Embora o papel das tecnologias digitais no tratamento das doenças mentais seja mais limitado do que em outras populações especiais,[19] estudos vêm demonstrando que pacientes psiquiátricos têm grande interesse pelo uso de tecnologias no manejo da saúde mental[36] e que aplicativos com enfoque em aumentar o envolvimento desses pacientes apresentam boa viabilidade, aceitabilidade e eficácia.[19,35] Ainda, o uso de *softwares* e aplicativos digitais pode se apresentar como uma estratégia promissora na personalização de programas de exercícios para populações com problemas de saúde mental.

O uso de aplicativos de promoção de atividade física tem sido promissor para o manejo de condições de saúde física evitáveis e incentivo a comportamentos de estilo de vida saudável em pessoas com transtornos mentais,[37] sendo a potencialização da atividade física em indivíduos com problemas de saúde mental uma das funções que vem sendo mais explorada.[19] Alguns estudos recentes sugerem que esses aplicativos podem ter uma eficácia modesta na melhora de sintomas de depressão e ansiedade e pequenos efeitos na redução da ideação suicida.[38] Por exemplo, uma revisão sistemática[19] sobre o uso de tecnologias para a promoção da atividade física em pacientes com doença mental incluiu nove estudos e demonstrou que todos eles apresentaram resultados positivos após a intervenção, com alta aceitabilidade e adesão dos pacientes. Dentre as tecnologias avaliadas, os dispositivos vestíveis e as plataformas *web* foram as ferramentas mais utilizadas. Segundo os autores: 1) o uso de aplicativos móveis promoveu caminhadas mais longas em pacientes obesos com doença mental; 2) intervenções com redes sociais aumentaram a motivação para perda de peso; e 3) o uso de dispositivos vestíveis auxiliou na perda de peso e na melhora da condição física.

Além da promoção de mudanças no estilo de vida, o uso dessas tecnologias pode ser útil no acompanhamento do estado de saúde, oferecendo novos *insights* sobre as experiências vividas do paciente psiquiátrico e avaliações sobre risco de recaída.[35,38]

Um desafio que se apresenta ao uso de tecnologias digitais para monitoramento da saúde é a necessidade do envolvimento contínuo do usuário, que necessita fazer uso constante desses dispositivos.[31] Esse desafio pode ser ainda mais expressivo em pacientes psiquiátricos, devido à própria natureza dos sintomas, como variabilidade do humor, motivação para o engajamento, sentimentos transitórios de crise, motivação reduzida e a heterogeneidade dos sintomas experimentada em nível individual.[19] Nesse contexto, incluir estratégias como a discussão com o paciente e o profissional e o estabelecimento conjunto de metas passíveis de serem alcançadas, bem como a revisão conjunta dos dados, pode auxiliar no engajamento e acompanhamento contínuo dos pacientes.[19,31] Análises pessoais que auxiliem os pacientes a compreender e gerenciar com mais eficácia seus próprios comportamentos auxiliam na identificação de facilitadores específicos e de barreiras, bem como a traçar estratégias personalizadas para superá-las.[19,31]

Intervenções de atividade física em grupo ou supervisionada por meio de redes sociais *on-line*, como, por exemplo, com orientação profissional por grupos e vídeos, podem contornar algumas barreiras práticas, como a necessidade de deslocamento e o tempo que ele demanda, e serem mais convenientes pela disponibilidade integral e por se adequarem à rotina do usuário,[33] sendo uma ferramenta para estreitar a relação profissional-paciente.

Boa parte das intervenções digitais com pacientes psiquiátricos em nível individual tem se concentrado no monitoramento ou gerenciamento de sintomas de saúde mental, sendo importante a ampliação do impacto dessas intervenções, incluindo técnicas baseadas em evidências para promoção de comportamentos do estilo de vida e autogerenciamento, incluindo a atividade física.[37] Os achados sobre o uso de tecnologias digitais na população de pacientes psiquiátricos ainda necessitam de aprofundamentos, mas as evidências disponíveis até o momento se apresentam promissoras, tendo em vista que os estudos demonstram algum benefício em favor das intervenções que fazem uso dessas tecnologias e que a utilização tem alcançado importante interesse e aceitabilidade em uma população que, devido às condições da doença, apresenta dificuldades adicionais na mudança do estilo de vida, especialmente em fases agudas dos sintomas.

CONSIDERAÇÕES FINAIS

O uso de tecnologias tem se tornado cada vez mais acessível e comum, apresentando boa capacidade de atingir populações especiais, como pacientes psiquiátricos. Desse modo, intervenções que utilizam tecnologias como *smartphones* ou rastreadores de atividade física, por exemplo, se apresentam como um campo de ação promissor para a promoção de mudanças no estilo de vida dos pacientes, com seus consequentes benefícios clínicos à saúde e ao bem-estar, especialmente em um cenário em que esses dispositivos estão se tornando onipresentes na vida diária das pessoas. As tecnologias digitais apresentam algumas vantagens na promoção de exercícios físicos em pacientes psiquiátricos, como ampla acessibilidade, disponibilidade e versatilidade, podendo auxiliar na redução de barreiras comuns à prática, como a falta de tempo, a necessidade de deslocamento e os custos do aconselhamento presencial, sendo ainda mais convenientes por se adequarem à rotina do usuário.

No entanto, é importante destacar que tais dispositivos não podem substituir a atuação do profissional da área do exercício físico, que é essencial para a personalização do programa de exercícios e o estabelecimento de metas adequadas às características de cada paciente, bem como para a orientação apropriada para a prática. As tecnologias auxiliam na relação profissional-paciente, uma vez que facilitam o processo de estabelecimento de metas compartilhado, a comunicação, o automonitoramento e os *feedbacks*, podendo ser incorporadas à prática clínica como ferramentas que contribuem com o trabalho do profissional de educação física.

Essas tecnologias, além de auxiliarem no incentivo e na promoção da atividade física, podem ser utilizadas para monitorar e gerenciar em tempo real a adesão e a aceitação do paciente em relação à intervenção, tendo em vista que são ferramentas possíveis de serem utilizadas ininterruptamente. Essa característica pode também ajudar na detecção de padrões comportamentais típicos do indivíduo, auxiliando no processo de personalização da prescrição de exercícios, otimizando, assim, as intervenções de acordo com as necessidades e individualidades do paciente. Ademais, o monitoramento constante permite o acompanhamento das condições de saúde do usuário.

Nesse cenário, a inclusão das tecnologias digitais no campo da promoção do exercício físico demonstra ser uma promessa considerável na abordagem de mudança do estilo de vida, aumento do bem-estar, redução de fatores de risco e sintomas, bem como no manejo da doença em pacientes que apresentam algum problema de saúde mental. Além disso, as estratégias e técnicas de mudança de comportamento que têm sido apresentadas pela literatura como mais promissoras são contempladas por boa parte das ferramentas digitais de promoção de atividade física, maximizando os benefícios dessas abordagens.

Pesquisas futuras devem buscar aprofundar os achados sobre a eficácia dessas intervenções para aumentar os níveis de atividade física da população psiquiátrica e seu consequente impacto na sintomatologia dos transtornos mentais. É importante investigar também características quanto a adesão, engajamento e efeitos sustentados dessas intervenções nessa população para que se possa determinar métodos mais efetivos de utilização dessas ferramentas.

REFERÊNCIAS

1. GBD 2019 Mental Disorders Collaborators. Global, regional, and national burden of 12 mental disorders in 204 countries and territories, 1990-2019: a systematic analysis for the Global Burden of Disease Study 2019. Lancet Psychiatry. 2022;9(2):137-50.
2. Santomauro DF, Mantilla Herrera AM, Shadid J, Zheng P, Ashbaugh C, Pigott DM, et al. Global prevalence and burden of depressive and anxiety disorders in 204 countries and territories in 2020 due to the COVID-19 pandemic. Lancet. 2021;398(10312):1700-12.
3. Abbafati C, Abbas KM, Abbasi-Kangevari M, Abd-Allah F, Abdelalim A, Abdollahi M, et al. Global burden of 369 diseases and injuries in 204 countries and territories, 1990-2019: a systematic analysis for the Global Burden of Disease Study 2019. Lancet. 2020;396(10258):1204-22.
4. Walker ER, McGee RE, Druss BG. Mortality in mental disorders and global disease burden implications. JAMA Psychiatry. 2015;72(4):334-41.
5. Firth J, Siddiqi N, Koyanagi A, Siskind D, Rosenbaum S, Galletly C, et al. The Lancet Psychiatry Commission: a blueprint for protecting physical health in people with mental illness. Lancet Psychiatry. 2019;6(8):675-712.
6. Schuch FB, Stubbs B, Meyer J, Heissel A, Zech P, Vancampfort D, et al. Physical activity protects from incident anxiety: a meta-analysis of prospective cohort studies. Depress Anxiety. 2019;36(9):846-58.
7. Pearce M, Garcia L, Abbas A, Strain T, Schuch FB, Golubic R, et al. Association between physical activity and risk of depression: a systematic review and meta-analysis. JAMA Psychiatry. 2022;79(6):550-9.
8. Schuch FB, Vancampfort D, Firth J, Rosenbaum S, Ward PB, Silva ES, et al. Physical activity and incident depression: a meta-analysis of prospective cohort studies. Am J Psychiatry. 2018;175(7):631-48.
9. Vancampfort D, Hallgren M, Firth J, Rosenbaum S, Schuch FB, Mugisha J, et al. Physical activity and suicidal ideation: a systematic review and meta-analysis. J Affect Disord. 2018;225:438-48.
10. Schuch FB, Vancampfort D, Richards J, Rosenbaum S, Ward PB, Stubbs B. Exercise as a treatment for depression: a meta-analysis adjusting for publication bias. J Psychiatr Res. 2016;77:42-51.
11. Stubbs B, Vancampfort D, Rosenbaum S, Firth J, Cosco T, Veronese N, et al. An examination of the anxiolytic effects of exercise for people with anxiety and stress-related disorders: a meta-analysis. Psychiatry Res. 2017;249:102-8.
12. Liu BP, Jia CX. The associations of physical activity and lifetime depression with all-cause and cause-specific mortality: evidence from a prospective cohort study. Psychiatry Res. 2023;324:115206.
13. Perez-Lasierra JL, Moreno-Franco B, González-Agüero A, Lobo E, Casajus JA. A cross-sectional analysis of the association between physical activity, depression, and all-cause mortality in Americans over 50 years old. Sci Rep. 2022;12(1):2264.
14. Stubbs B, Vancampfort D, Hallgren M, Firth J, Veronese N, Solmi M, et al. EPA guidance on physical activity as a treatment for severe mental illness: a meta-review of the evidence and Position Statement from the European

Psychiatric Association (EPA), supported by the International Organization of Physical Therapists in Mental Health (IOPTMH). Eur Psychiatry. 2018;54:124-44.
15. Malhi GS, Bell E, Bassett D, Boyce P, Bryant R, Hazell P, et al. The 2020 Royal Australian and New Zealand College of Psychiatrists clinical practice guidelines for mood disorders. Aust N Z J Psychiatry. 2021;55(1):7-117.
16. Marx W, Manger SH, Blencowe M, Murray G, Ho FYY, Lawn S, et al. Clinical guidelines for the use of lifestyle-based mental health care in major depressive disorder: World Federation of Societies for Biological Psychiatry (WFSBP) and Australasian Society of Lifestyle Medicine (ASLM) taskforce. World J Biol Psychiatry. 2023;24(5):333-86.
17. Vancampfort D, Firth J, Schuch FB, Rosenbaum S, Mugisha J, Hallgren M, et al. Sedentary behavior and physical activity levels in people with schizophrenia, bipolar disorder and major depressive disorder: a global systematic review and meta-analysis. World Psychiatry. 2017;16(3):308-15.
18. Stubbs B, Firth J, Berry A, Schuch FB, Rosenbaum S, Gaughran F, et al. How much physical activity do people with schizophrenia engage in? A systematic review, comparative meta-analysis and meta-regression. Schizophr Res. 2016;176(2-3):431-40.
19. Guerrero-Jiménez M, Ruiz M, Gutiérrez-Rojas L, Jiménez-Muñoz L, Baca-Garcia E, Porras-Segovia A. Use of new technologies for the promotion of physical activity in patients with mental illness: a systematic review. World J Psychiatry. 2023;13(4):182-90.
20. Ward MC, White DT, Druss BG. A meta-review of lifestyle interventions for cardiovascular risk factors in the general medical population. J Clin Psychiatry. 2015;76(4):e477-86.
21. Stubbs B, Vancampfort D, Rosenbaum S, Ward PB, Richards J, Soundy A, et al. Dropout from exercise randomized controlled trials among people with depression: a meta-analysis and meta regression. J Affect Disord. 2016;190:457-66.
22. Vancampfort D, Rosenbaum S, Schuch FB, Ward PB, Probst M, Stubbs B. Prevalence and predictors of treatment dropout from physical activity interventions in schizophrenia: a meta-analysis. Gen Hosp Psychiatry. 2016;39:15-23.
23. Vancampfort D, Sánchez CPR, Hallgren M, Schuch F, Firth J, Rosenbaum S, et al. Dropout from exercise randomized controlled trials among people with anxiety and stress-related disorders: a meta-analysis and meta-regression. J Affect Disord. 2021;282:996-1004.
24. Michie S, Abraham C, Whittington C, McAteer J, Gupta S. Effective techniques in healthy eating and physical activity interventions: a meta-regression. Health Psychology. 2009;28(6):690-701.
25. Laranjo L, DIng Di, Heleno B, Kocaballi B, Quiroz JC, Tong HL, et al. Do smartphone applications and activity trackers increase physical activity in adults? Systematic review, meta-analysis and metaregression. Br J Sports Med. 2021;55(8):422-32.
26. Vetrovsky T, Borowiec A, Jurík R, Wahlich C, Smigielski W, Steffl M, et al. Do physical activity interventions combining self-monitoring with other components provide an additional benefit compared with self-monitoring alone? A systematic review and meta-analysis. Br J Sports Med. 2022;56(23):1366-74.
27. Romeo A, Edney S, Plotnikoff R, Curtis R, Ryan J, Sanders I, et al. Can smartphone apps increase physical activity? Systematic review and meta-analysis. J Med Internet Res. 2019;21(3):e12053.
28. Heissel A, Heinen D, Brokmeier LL, Skarabis N, Kangas M, Vancampfort D, et al. Exercise as medicine for depressive symptoms? A systematic review and meta-analysis with meta-regression. Br J Sports Med. 2023;bjsports-2022-106282.
29. Oliveira LRS, Machado FSM, Rocha-Dias I, Magalhães COD, Sousa RAL, Cassilhas RC. An overview of the molecular and physiological antidepressant mechanisms of physical exercise in animal models of depression. Mol Biol Rep. 2022;49(6):4965-75.
30. Kandola A, Ashdown-Franks G, Hendrikse J, Sabiston CM, Stubbs B. Physical activity and depression: towards understanding the antidepressant mechanisms of physical activity. Neurosci Biobehav Rev. 2019;107:525-39.
31. Sim I. Mobile devices and health. N Engl J Med. 2019;381(10):956-68.
32. Eckerstorfer LV, Tanzer NK, Vogrincic-Haselbacher C, Kedia G, Brohmer H, Dinslaken I, et al. Key elements of mHealth interventions to successfully increase physical activity: meta-regression. JMIR Mhealth Uhealth. 2018;6(11):e10076.
33. Pagoto S, Waring ME, May CN, Ding EY, Kunz WH, Hayes R, et al. Adapting behavioral interventions for social media delivery. J Med Internet Res. 2016;18(1):e24.

34. Petkovic J, Duench S, Trawin J, Dewidar O, Pardo JP, Simeon R, et al. Behavioural interventions delivered through interactive social media for health behaviour change, health outcomes, and health equity in the adult population. Cochrane Database Syst Rev. 2021;5(5):CD012932.
35. Jiménez-Muñoz L, Peñuelas-Calvo I, Díaz-Oliván I, Gutiérrez-Rojas L, Baca-García E, Porras-Segovia A. Suicide prevention in your pocket: a systematic review of ecological momentary interventions for the management of suicidal thoughts and behaviors. Harv Rev Psychiatry. 2022;30(2):85-99.
36. Porras-Segovia A, Díaz-Oliván I, Gutiérrez-Rojas L, Dunne H, Moreno M, Baca-García E. Apps for depression: are they ready to work? Curr Psychiatry Rep. 2020;22(3):11.
37. Naslund JA, Aschbrenner KA. Digital technology for health promotion: opportunities to address excess mortality in persons living with severe mental disorders. Evid Based Ment Health. 2019;22(1):17-22.
38. Huckvale K, Nicholas J, Torous J, Larsen ME. Smartphone apps for the treatment of mental health conditions: status and considerations. Curr Opin Psychol. 2020;36:65-70.

19 COMO A ERA DIGITAL PODE AJUDAR O PACIENTE COM DOENÇA PSIQUIÁTRICA A MANTER UMA DIETA EQUILIBRADA?

Natasha Kim de Oliveira da Fonseca
Luciana C. Antunes
Brunna Boaventura

O impacto da alimentação sobre a saúde global e a prevenção de doenças crônicas é bem sustentado há tempos na literatura, já as informações a respeito de sua ação sobre a saúde mental e cerebral são recentes e estão em crescente desenvolvimento. O papel da dieta equilibrada nos transtornos psiquiátricos envolve dois fatores principais: a relação bidirecional entre hábitos alimentares pouco saudáveis e a etiologia, o curso e o prognóstico dos transtornos psiquiátricos; e as comorbidades clínicas gerais dos transtornos psiquiátricos. Este capítulo está estruturado com base nesses fatores e discutirá a contribuição da era digital sobre cada um deles

A psiquiatria nutricional estuda o impacto da nutrição na saúde mental, examinando desde o potencial papel de nutrientes ou compostos bioativos até o impacto de padrões alimentares sobre o humor, o comportamento e a cognição. A alimentação é um fator modificável que pode influenciar os níveis de inflamação, estresse oxidativo, atividade mitocondrial, atividade de neurotransmissores, neuroplasticidade e neurogênese que são processos envolvidos nos mecanismos fisiopatológicos dos transtornos mentais.[1]

Esses mecanismos fisiopatológicos podem desencadear comorbidades metabólicas associadas aos transtornos psiquiátricos ou aos fármacos de tratamento. O risco de desenvolvimento de obesidade, diabetes melito, síndrome metabólica e doença cardiovascular é aumentado nesses pacientes. Assim, o estilo de vida saudável, com alimentação equilibrada, pode prevenir ou participar do tratamento dessas comorbidades.

ALIMENTAÇÃO EQUILIBRADA: CONCEITO E COMPOSIÇÃO

Apesar da vasta investigação de abordagens dietéticas, existem indicações em diversos consensos de nutrição de que um padrão alimentar saudável (**Fig. 19.1**) é composto por:

consumo de verduras, legumes, frutas, grãos integrais, leguminosas (feijões), oleaginosas, sementes, azeite de oliva, peixes e frutos do mar; além do consumo moderado de laticínios integrais, aves e carnes magras, e do consumo controlado de carne vermelha, açúcar, gorduras *trans* e saturadas. A American Heart Association recomenda o consumo regular de fibras, gorduras insaturadas, vitaminas e minerais presentes na mesma composição da dieta citada, além de limitar o consumo de bebidas açucaradas e alcoólicas.

O *Guia alimentar para a população brasileira*[2] endossa um padrão semelhante, aconselhando alimentos *in natura* ou minimamente processados e consumo limitado de alimentos processados, recomendando evitar alimentos ultraprocessados (ricos em gordura, açúcar e sal). Essa recomendação por grupos alimentares também encontra ressonância em outros governos, como o *MyPlate*,[3] dos Estados Unidos, o *Eatwell plate*,[4] do Reino Unido, ou o *Food Pagoda*,[5] da China.

A composição da dieta pode afetar vias e circuitos neurais envolvidos na saúde mental, influenciando o risco, o desenvolvimento, a progressão e a efetividade do tratamento nos transtornos psiquiátricos.[6] A dieta mediterrânea adota essa base de padrão alimentar (**Fig. 19.1**) e está associada a desfechos anti-inflamatórios e neuro-

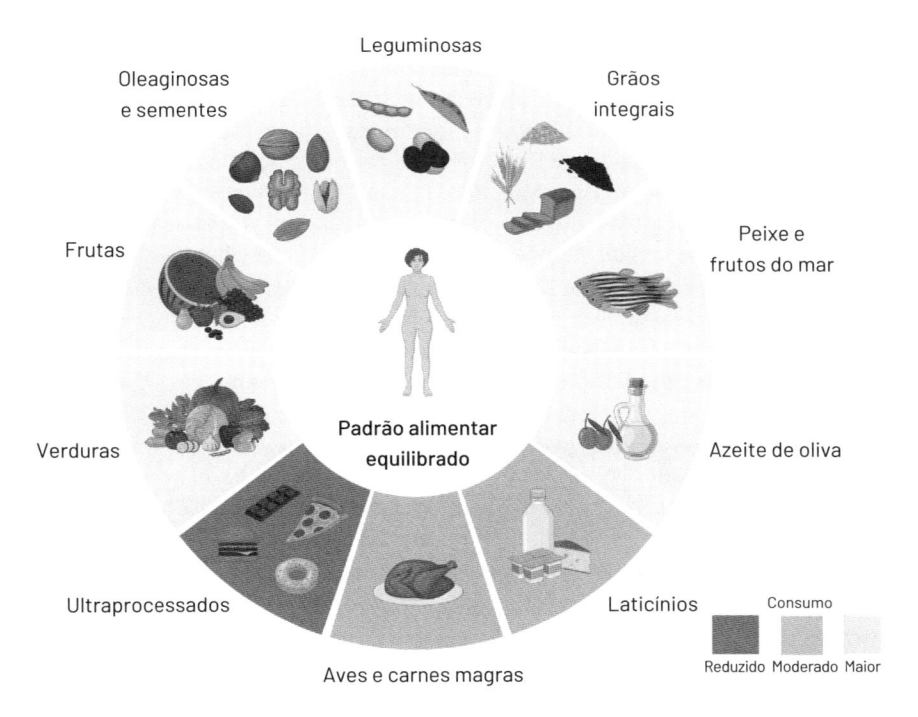

■ **Figura 19.1**
A composição de um padrão alimentar equilibrado.

tróficos. Existem evidências de pequeno efeito associando a dieta mediterrânea ao aumento de fator neurotrófico derivado do cérebro (BDNF) sérico, redução dos níveis de interleucina-6 e proteína C-reativa, além do controle de biomarcadores do estresse oxidativo e da atividade mitocondrial.[6,7]

SAÚDE MENTAL E ALIMENTAÇÃO

Há numerosas evidências observacionais que associam a qualidade da dieta ao risco de depressão.[8] Nesses pacientes, a melhora dos sintomas depressivos acarretada pela adesão a uma dieta mediterrânea é sustentada por três ensaios clínicos randomizados.[9-11] Devido ao número de estudos e às suas limitações, pesquisas adicionais são necessárias para elencar os componentes-chave e as ações mecanicistas da dieta na saúde mental a fim de desenvolver intervenções mais refinadas, direcionadas e, portanto, mais eficazes.

Em uma metanálise de efeitos aleatórios, majoritariamente composta por indivíduos sem diagnóstico clínico de depressão, a mudança da dieta provocou uma pequena redução nos sintomas depressivos, mas sem eficácia nos sintomas ansiosos.[12] Outros estudos sugerem que a modificação da dieta e o possível uso de alguns suplementos poderiam contribuir no tratamento do transtorno bipolar (TB); contudo, o estado da arte atual ainda não apoia o uso de nenhuma intervenção nutricional específica na prática clínica.[13] As principais hipóteses mecanísticas provêm do estudo das vias inflamatórias, metabólicas e da atividade neuronal[14] que compõem a fisiopatologia da doença e que podem ser alteradas por meio das mudanças de estilo de vida. O potencial dano da gordura saturada e os efeitos anti-inflamatórios do ômega-3 e dos ácidos mono e poli-insaturados ganham um grande espaço nas pesquisas pré-clínicas e clínicas.[15]

A associação entre a alimentação e o eixo microbiota-intestino-encéfalo também foi centro de inúmeras pesquisas nos últimos anos. Mesmo com diversos resultados potenciais e algumas respostas positivas, ainda são limitadas as evidências relacionadas ao uso de prebióticos e probióticos em pacientes com transtorno mental.

ABORDAGENS DIGITAIS NO COMPORTAMENTO ALIMENTAR

O Conselho Federal de Nutrição, até antes da pandemia de covid-19, vetava ao nutricionista a possibilidade de realizar teleconsultas de nutrição. Com a permissão do Conselho em 2020, expandiu-se de forma progressiva o uso de consultas virtuais, sendo criadas abordagens baseadas em evidências para conduzir avaliações nutricionais remotamente. Mesmo com algumas barreiras e desafios, protocolos de intervenção nutricional *on-line* foram validados e o aconselhamento nutricional remoto tem sido apoiado pelas associações de nutrição.

Os instrumentos de avaliação nutricional mais usados são o recordatório e o diário alimentar, que, antes do uso contínuo da tecnologia, era feito por escrito. Hoje esse registro pode ser feito via fotos ou aplicativos nutricionais que incluem essa opção. Essa possibilidade permite ao profissional da saúde acompanhar o paciente em tempo real e fazer ajustes mais precisos ou imediatos. Além disso, é uma ferramenta utilizada para aumentar a própria consciência de consumo do paciente em relação aos tipos de alimentos consumidos, quantidades e frequência de consumo, facilitando a conscientização das mudanças que precisam ser realizadas.

Aplicativos de *food score*, com aspectos mais qualitativos, promovem maior conhecimento dos alimentos ao consumidor e têm sido amplamente encontrados no mercado, podendo auxiliar nas escolhas alimentares dos pacientes. O aplicativo brasileiro Desrotulando tem como finalidade analisar o rótulo por meio da leitura do código de barras, possibilitando ao consumidor comparar os alimentos mais saudáveis. Mesmo sendo muito usado pela comunidade, esse aplicativo ainda não oferece informações científicas. O Change4Life, aplicativo desenvolvido pelo governo inglês, tem a finalidade de detectar as quantidades de açúcar em alimentos por meio de um *scanner* e têm sido amplamente utilizado em campanhas de saúde pública, mesmo tendo poucas e recentes evidências na literatura.

O *software* MyPlate foi desenvolvido pelo Departamento de Agricultura dos Estados Unidos (USDA) como uma ferramenta *on-line* de educação nutricional para auxiliar indivíduos de diferentes faixas etárias no conhecimento da distribuição dos grupos alimentares e na elaboração de refeições balanceadas, de acordo com as Diretrizes Alimentares Americanas.[16] Intervenções baseadas nas orientações do MyPlate foram eficazes para melhorar comportamentos de saúde. Atualmente, um aplicativo foi desenvolvido para escolher diariamente metas simples de alimentação, ver o progresso em tempo real e ganhar "recompensas". Estudos recentes estão testando sua qualidade e avaliando para qual comportamento de saúde e qual população esse *software* parece ser mais eficaz.

O My Food and Mood é um programa direcionado à intervenção dietética digital em indivíduos com depressão, que identificou a associação entre a mudança na dieta e um maior engajamento no programa, além de promover redução nos sintomas depressivos.[17] O programa é um aplicativo para *smartphone* que fornece a intervenção da dieta mediterrânea associada a ferramentas de automonitoramento para alimentação, humor e estilo de vida, bem como ferramentas para definição de metas e compras. Os participantes do programa podem visualizar seu progresso alimentar, mostrando onde eram necessárias melhorias para alcançar maior adesão a uma dieta de estilo mediterrâneo. O desenho da intervenção foi guiado pelos princípios da Teoria da Autodeterminação e do Modelo Transteórico. Os módulos incorporaram as técnicas de mudança de comportamento, além de psicoeducação sobre as consequências para a saúde e planejamento de ação.

Alguns comportamentos alimentares disfuncionais e estilos alimentares desadaptativos são muito comuns nos transtornos psiquiátricos. A alimentação emocional, tendência a comer em resposta a estímulos emocionais, geralmente negativos, é associada a sintomas elevados de ansiedade, depressão e estresse. A desinibição alimentar, incapacidade de inibir a alimentação uma vez iniciada, é observada como sinal ou sintoma de alguns quadros psiquiátricos, ou como efeito adverso de tratamento farmacológico. Quando esses dois aspectos estão mais proeminentes, associam-se ao excesso de consumo alimentar e a maiores índices de massa corporal.

A fissura (*craving*) por algum alimento consiste no desejo intenso de consumi-lo, assim como ocorre no caso de substâncias psicoativas. A fissura alimentar se dá por alterações no sistema de recompensa, envolvendo anormalidades na sinalização dopaminérgica, responsividade aumentada a pistas alimentares, controle inibitório e aprendizado associativo reduzidos. Também sofre influência de dimensões da personalidade/temperamento, podendo, ainda, ser efeito adverso de alguns psicofármacos. Com o aumento da fissura alimentar ou o reforço desses comportamentos desadaptativos que levam ao excesso de consumo e consequente ganho de peso, estratégias de autorregulação e de controle de impulsos precisam ser desenvolvidas.[18] Estratégias cognitivo-comportamentais das terapias de terceira onda, como o *mindfulness*, demonstraram-se eficazes na redução dos comportamentos alimentares disfuncionais.

O Eat Right Now, programa de *mindful eating* realizado via *smartphone* com suporte *on-line*, inclui treinamentos diários curtos que são transmitidos por meio de vídeo, áudio e animações, bem como por exercícios, para promover o treinamento de habilidades de *mindfulness* e identificar os padrões alimentares habituais. Esse programa de 28 dias foi aplicado a 104 mulheres com sobrepeso ou obesidade, as quais experimentaram reduções significativas na fissura alimentar (redução de 40%) e no comportamento de excesso de consumo.[19]

Os prejuízos devido ao uso excessivo de tecnologia, principalmente associados ao tempo de acesso e às redes sociais, têm sido amplamente relatados na literatura relacionados à distorção da imagem corporal e a mudanças negativas no comportamento alimentar. As distrações atencionais e o uso dos dispositivos durante a alimentação também têm produzido impacto no consumo de alimentos e no peso, já que a distração compromete a capacidade de automonitoramento do indivíduo.

■ ALTERAÇÕES METABÓLICAS NOS TRANSTORNOS PSIQUIÁTRICOS

Dados epidemiológicos indicam que pessoas com transtornos psiquiátricos apresentam uma redução de 10 anos na expectativa de vida em comparação à população em geral. Estima-se que cerca de metade desses óbitos possa ocorrer, sobretudo, em decorrência de doenças cardiometabólicas.[7]

Pacientes com transtornos psiquiátricos, como transtorno depressivo maior (TDM),[20] TB, esquizofrenia,[21] transtornos de ansiedade,[22] entre outros, apresentam maior prevalência de obesidade e comorbidades metabólicas quando comparados à população em geral.

Apesar das características únicas de cada transtorno psiquiátrico, sabe-se que muitos compartilham anormalidades envolvendo vias neurobiológicas comuns, as quais interagem significativamente entre si, sendo influenciadas por outros mecanismos biológicos, fatores ambientais, comportamentais e polimorfismos genéticos.

Evidência cumulativa acerca da natureza bidirecional da relação entre doença psiquiátrica e obesidade e/ou comorbidades metabólicas foi produzida;[23] todavia, a fisiopatologia subjacente ainda não foi completamente elucidada. Dentre os possíveis mecanismos explorados, os achados convergem para anormalidades de vias neurobiológicas envolvidas na regulação do eixo neuro-imuno-endócrino[24] compartilhadas entre os transtornos psiquiátricos e a obesidade, as quais incluem desequilíbrios de neurotransmissores, distúrbios do eixo hipotalâmico-hipofisário-adrenal, hiperativação de vias inflamatórias, estresse oxidativo e nitrosativo aumentado e redução das defesas antioxidantes, distúrbios mitocondriais e neuroprogressão. Por sua vez, a neuroprogressão resulta em neurodegeneração, apoptose, neurogênese e plasticidade neuronal reduzidas.

Na última década, a progressiva compreensão do tecido adiposo humano culminou com o reconhecimento do tecido adiposo branco (WAT) e do tecido adiposo marrom (BAT) como órgãos com distinta diversidade anatômica, funcional e genética. Tanto o WAT quanto o BAT participam da imunomodulação, supressão e ativação do sistema imunológico, em que cada um desses tecidos libera seu perfil distinto de mediadores do sistema complemento. A obesidade cursa com uma diferenciação disfuncional dos pré-adipócitos, e reduzidas sinalização de insulina, captação de glicose e liberação de adiponectina pelos adipócitos maduros. À medida que o quadro progride, a hipóxia resultante da expansão hipertrófica do WAT altera a expressão de inúmeros genes e desencadeia cascatas de sinalização intracelular, as quais levam a resistência insulínica localizada e sinalização adrenérgica, aumento da inflamação e dano celular. Assim, a extensão dessa lipotoxicidade é um importante determinante do desenvolvimento de desregulação metabólica, diabetes tipo 2 e doença cardiovascular.[25]

Considerando que a insulina desempenha um papel crítico no sistema nervoso central tanto em processos fisiológicos, relacionados à plasticidade cerebral, quanto fisiopatológicos, envolvendo déficits neurocognitivos, postulou-se o conceito de que estados hiperinsulinêmicos e/ou de resistência insulínica atuam como efetores da carga alostática no TB, direcionando um olhar para a importância clínica de estados metabólicos no curso e prognóstico desses pacientes.[26]

Inúmeros estudos verificaram, dentre os mecanismos fisiopatológicos subjacentes compartilhados pela obesidade e pelos transtornos psiquiátricos, que ambos cursam com resposta inflamatória evidente ou subclínica, o que é demonstrado pelo aumento das concentrações séricas de citocinas pró-inflamatórias em pacientes com excesso de peso e transtornos psiquiátricos, incluindo, mas não se limitando a, TB,[27] TDM,[28] transtorno de estresse pós-traumático[29] e esquizofrenia.[30]

A inflamação associada ao excesso de adiposidade contribui para a piora da neuroinflamação envolvida na patogênese dos transtornos psiquiátricos, uma vez que a liberação aumentada de adipocinas pró-inflamatórias[14] pelo tecido adiposo induzida pela lipotoxicidade atravessa a barreira hematoencefálica. Dessa forma, mecanismos fisiopatológicos podem ser potencializados por meio de alterações no metabolismo de neurotransmissores, plasticidade neural, funções neuroendócrinas e neurocognitivas, incluindo déficits em domínios da função executiva, possivelmente contribuindo para comportamentos alimentares disfuncionais devido a prejuízos autorregulatórios, em que habilidades como memória de trabalho, flexibilidade cognitiva, controle inibitório, organização, planejamento e tomada de decisão mostram-se altamente necessárias para o indivíduo se manter engajado em uma dieta saudável e ser capaz de resistir a estímulos eliciados por pistas associadas à alimentação (**Fig. 19.2**).

Outro possível fator a considerar é que muitos psicofármacos produzem como efeitos adversos alterações metabólicas e neuroendócrinas em vias homeostáticas e hedo-

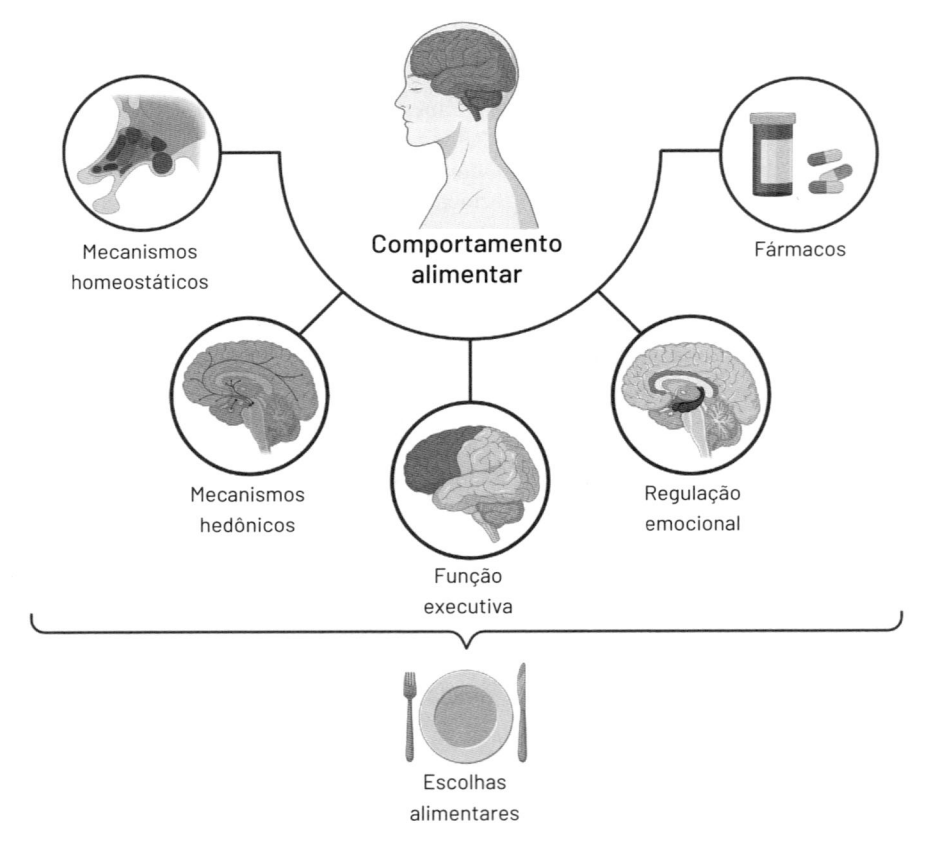

■ **Figura 19.2**
Variáveis envolvidas no comportamento alimentar.

nistas do comportamento alimentar, predispondo a anormalidades no metabolismo da glicose, aumentando a ingestão energética e/ou induzindo a fissura por alimentos hiperpalatáveis, o que por si só pode não somente favorecer o desenvolvimento da obesidade e comorbidades cardiometabólicas associadas,[31] mas também agravar os casos preexistentes, bem como contribuir para uma baixa adesão ao tratamento ou, até mesmo, a sua descontinuidade.[32]

Dessa forma, o uso de recursos digitais personalizados objetivando a psicoeducação e o automonitoramento do peso corporal e da qualidade da dieta poderia, pelo menos indiretamente, ou em certos subgrupos específicos de pacientes, contribuir para melhorar a adesão ao tratamento.

Há consenso na comunidade científica de que a perda de peso apresenta eficácia significativa não somente para uma série de desfechos clínicos, mas também para desfechos psiquiátricos, o que tem sido associado a melhor prognóstico, possivelmente em virtude da sua potencial capacidade de atenuar/retardar o fenômeno da neuroprogressão. Sabe-se, por exemplo, que indivíduos com TB apresentam predisposição a comorbidades clínicas e maior risco de mortalidade prematura. Logo, intervenções dietéticas e outras relacionadas ao estilo de vida devem fazer parte do plano de tratamento para gerenciar tais comorbidades, bem como prevenir seu aparecimento e/ou minimizar os efeitos colaterais provocados por muitos psicofármacos.

Entretanto, apesar do avanço nas pesquisas avaliando a eficácia e a efetividade de estratégias digitais direcionadas à perda de peso e à adequação da qualidade da dieta em desfechos clínicos e psiquiátricos, lacunas substanciais permanecem acerca de quais são as melhores abordagens e para qual população com transtorno mental se destinam. As evidências disponíveis até o momento sugerem que melhorias na qualidade da dieta podem ser úteis no tratamento de alguns transtornos psiquiátricos, com achados mais contundentes no TDM e no TB.

Ante esse cenário, ferramentas da medicina digital destinadas a intervenções que promovam perda de peso, manutenção de um peso corporal dentro de uma faixa saudável, melhorias no padrão dietético e maior adesão a uma dieta equilibrada na população com transtorno mental são extremamente necessárias, uma vez que a perda de peso está associada à atenuação, tanto em nível celular quanto clínico, da magnitude da resposta inflamatória, pelo menos em parte, por meio de uma melhor adaptação de vias neurobiológicas, sobretudo aquelas que medeiam o processo inflamatório e o estresse oxidativo.

■ ABORDAGENS DIGITAIS NO CONTROLE DE PESO

Mobile Health (mHealth), um subconjunto do eHealth, refere-se ao uso de tecnologias móveis para a saúde. O aumento considerável no número e disponibilidade de produtos mHealth no mercado revela que os pacientes estão se tornando cada vez mais conscientes da importância de adotar um estilo de vida saudável e mais capazes de refletir e monitorar seus próprios comportamentos de saúde regularmente. Esses aplicativos representam uma oportunidade para coleta de dados, monitoramento remoto de resultados e maior envolvimento do paciente no seu próprio tratamento, favorecendo o reforço de um vínculo mutualista entre profissional da saúde e paciente, conforme preconiza o método clínico centrado na pessoa.[33]

As informações fornecidas pelos aplicativos mHealth abrangem uma gama de tópicos necessários para levar um estilo de vida equilibrado e obter os resultados almejados em relação ao controle da alimentação e à perda de peso.

Os aplicativos nutricionais desenvolvidos para auxiliar no processo de perda de peso incluem registros alimentares, controle da ingestão energética, orientações sobre escolhas alimentares, importância dos diferentes grupos alimentares, monitoramento de fome, estratégias comportamentais concebidas para melhorar autoeficácia, autorregulação e reduzir o descontrole alimentar, como, por exemplo, o cumprimento do plano alimentar e das metas preestabelecidas, prática de exercício físico, monitoramento do gasto energético, receitas de preparações hipocalóricas, entre outros. Dessa maneira, os construtos de mudança de comportamento mais comumente utilizados a partir dos aplicativos nutricionais para promover a perda de peso são: automonitoramento, cartões de enfrentamento para uso em situações que podem desencadear comportamentos disfuncionais, *feedback* e suporte social.[34]

Alguns dos principais aspectos dos aplicativos nutricionais relacionados à eficácia no controle do peso estão ilustrados na **Figura 19.3**. Aplicativos nutricionais para o controle de peso geralmente têm recursos semelhantes que incluem automonitoramento de dieta e exercício físico, permitindo que os pacientes definam metas em prazos específicos, recebam *feedback* sobre atividades diárias e lembretes. Além de aplicativos específicos para o manejo de sobrepeso e obesidade, essas tecnologias também podem atender a outros estados específicos de doenças, como diabetes e alergias alimentares. A seguir,

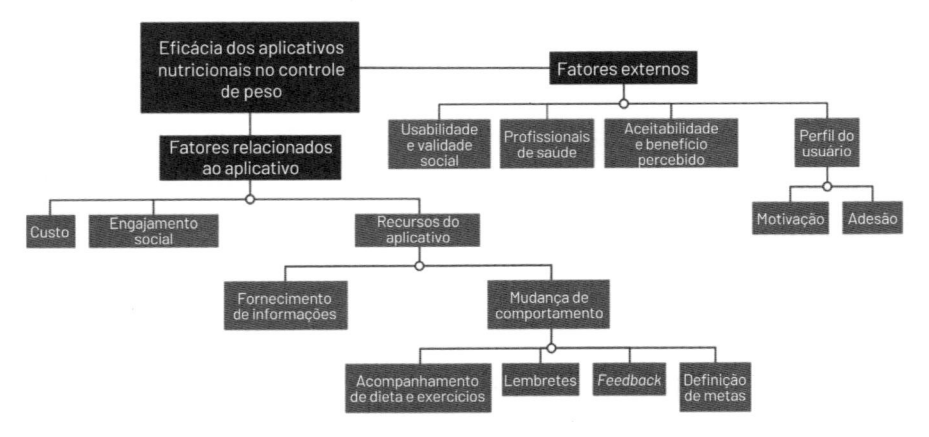

■ **Figura 19.3**
Fatores que influenciam a eficácia dos aplicativos nutricionais no controle de peso
Fonte: Adaptada de Ghelani e colaboradores.[35]

são apresentadas características e achados de alguns aplicativos nutricionais estudados na literatura relacionados à perda de peso.

- **MyFitnessPal:** um dos aplicativos mais populares e utilizados nos estudos científicos, integrando uma análise diária da contagem de calorias e o rastreamento de macronutrientes em sua estratégia para apoiar a perda de peso. Ele calcula as necessidades diárias de calorias e permite o registro dos alimentos consumidos ao longo do dia a partir da utilização de seu banco de dados nutricionais. O MyFitnessPal foi utilizado no maior estudo norte-americano que examinou a relação entre o ambiente alimentar e a dieta até o momento.[36] Os autores usaram os *smartphones* para rastrear a saúde da dieta de 1.164.926 participantes que utilizavam o aplicativo, a partir de 2,3 bilhões de entradas de alimentos. Observou-se que maior acesso a supermercados, menor acesso a *fast foods*, maior renda e maior educação universitária foram independentemente associados a maior consumo de frutas e vegetais frescos, menor consumo de *fast foods* e refrigerantes e menor probabilidade de apresentar sobrepeso e obesidade. Em outro estudo com o aplicativo, Slazus e colaboradores[37] observaram, a partir do recurso de rastreamento de ingestão alimentar, que o uso do MyFitnessPal durante 3 semanas por estudantes universitários de ambos os sexos promoveu de forma significativa a diminuição da ingestão de alimentos açucarados. No entanto, embora a maioria dos participantes desse estudo acreditasse que rastrear sua dieta usando o MyFitnessPal melhoraria sua saúde, alguns mencionaram o medo de aumentar a preocupação com a alimentação em um nível patológico e o desenvolvimento de comportamentos alimentares disfuncionais ao usar aplicativos de rastreamento de dieta.
- **Noom:** aplicativo de perda de peso com acompanhamento, utiliza estratégias cognitivo-comportamentais para auxiliar na promoção de mudanças sustentáveis do comportamento alimentar e do estilo de vida. O aplicativo atribui um valor diário de calorias com base em respostas a perguntas relacionadas ao estilo de vida e à saúde, que pode ser ajustado para um valor mais adequado e exequível. Também permite que os indivíduos rastreiem a ingestão de alimentos e água, usando um banco de dados alimentares. Um dos principais recursos do Noom é o acompanhamento realizado por *coaches* de saúde. No entanto, tais profissionais não substituem o acompanhamento de um médico, nutricionista e/ou psicólogo. Esse aplicativo pode ajudar a definir metas semanais realistas e a mantê-las em longo prazo. O Noom foi utilizado em um estudo retrospectivo de intervenção de mudança comportamental com 11.252 participantes, em que foi analisada a associação entre perda de peso obtida e engajamento no aplicativo.[38] Os resultados indicam uma significativa associação entre os indivíduos que obtiveram uma moderada e uma alta perda de peso a todas as medidas de engajamento quando comparados aos que mantiveram o peso estável. Outro estudo-piloto avaliou a eficácia dos serviços de atenção primária combinados ao aplicativo Noom para o autogerenciamento de saúde associado ao *coaching* em 110 pacientes da Coreia do Sul com doenças crônicas.[39] Após 12 semanas, os pacientes do grupo Noom apresentaram uma perda de peso significativamente maior do que a obtida pelo grupo-controle (1,43 kg vs. 0,13 kg), além da melhora

de outros parâmetros clínicos. Mesmo com resultados de baixa relevância clínica, observa-se que a combinação entre serviços de atenção primária e uso de um aplicativo móvel dessa natureza pode ser uma estratégia a ser mais bem investigada.

- **Lose It!**: aplicativo de perda de peso focado na contagem de calorias e no rastreamento de peso, no qual é gerado o valor das necessidades diárias de calorias e um plano de perda de peso personalizado por meio de uma análise de peso, idade e metas de saúde estipuladas pelo paciente. Após o estabelecimento de um plano alimentar, é possível registrar os alimentos ingeridos a partir do banco de dados do aplicativo. Uma das suas principais funcionalidades é rastrear a ingestão de alimentos e o tamanho das porções a partir do registro fotográfico das refeições. Em um estudo-piloto com duração de 6 meses, 80 homens com sobrepeso e obesidade de uma comunidade rural dos Estados Unidos, com idades entre 40 e 69 anos, foram randomizados em dois grupos utilizando o aplicativo Lose It!: versão básica (MT) e versão com mais recursos (MT+).[40] O grupo MT+ recebeu uma versão do aplicativo mais aprimorada para o automonitoramento do peso, do consumo alimentar e da prática de exercícios, com mensagens de texto e grupo de discussão. Já o grupo MT recebeu a versão básica do aplicativo, que permitia apenas o registro de automonitoramento. O estudo mostrou que mais de 90% dos homens relataram, por meio de grupos focais, que o aplicativo Lose It! era uma maneira aceitável de automonitorar o peso, a ingestão alimentar e o exercício físico. Aos 6 meses, uma perda de peso média de 7,03 kg foi observada no grupo MT+ e de 4,14 kg no grupo MT, com 42,9 e 34,2%, respectivamente, atingindo uma perda de peso ≥ 5%.

Uma questão importante a ser enfatizada ao se utilizarem os aplicativos nutricionais, especialmente com o objetivo de avaliar quantitativamente o consumo alimentar com o objetivo de perda de peso, refere-se à acurácia dos dados alimentares fornecidos e à forma como os alimentos são informados pelo paciente, especialmente em relação ao tamanho das porções consumidas e à inclusão dos alimentos e ingredientes alimentares.

Os principais aplicativos nutricionais disponíveis apresentam problemas críticos na avaliação e mensuração energética e nutricional.[41,42] No entanto, apesar de os dados nutricionais não apresentarem consenso sobre a acurácia, o automonitoramento promovido pelo uso dos aplicativos nutricionais é uma forma reconhecida de auxílio para o controle da ingestão de alimentos, trazendo consciência para a ingestão alimentar, tornando-se uma estratégia essencial para a perda de peso.

■ BARREIRAS E FACILITADORES NA UTILIZAÇÃO DOS APLICATIVOS NUTRICIONAIS

Apesar de os aplicativos nutricionais terem uso promissor na mudança do comportamento alimentar e dos fatores de risco à saúde relacionados à alimentação e ao controle do peso, até o momento não se tem consenso sobre a eficácia da sua utilização. Um conhecimento profundo sobre os fatores que motivam ou dificultam a adesão a aplica-

Como a era digital pode ajudar o paciente com doença psiquiátrica... 261

tivos nutricionais para a perda de peso é crucial para o desenvolvimento de diretrizes destinadas a apoiar a adesão em longo prazo. Dessa maneira, König e colaboradores[43] avaliaram as principais barreiras e facilitadores para o uso de aplicativos nutricionais (**Fig. 19.4**), os quais estão explicados a seguir.

1 **Estabelecimento de metas:** o tipo de meta parece ser um facilitador para o uso dos aplicativos nutricionais, tais como rastreamento do consumo de alimentos, melhoria da qualidade da dieta, controle de peso, prática de exercício físico e outros comportamentos de saúde. No entanto, o desengajamento pode ser influenciado se as metas não forem realistas.
2 **Motivação para o uso:** a falta de interesse no uso pode ser decorrente do fato de serem utilizadas outras ferramentas disponíveis, tais como diários de papel ou *planners*. Outro aspecto que interfere na motivação está relacionado ao tédio, especialmente quando os aplicativos fornecem uma gama limitada de recursos.
3 **Rotinas:** os aplicativos acabam sendo mais incorporados na rotina se estiverem bem integrados aos padrões típicos de uso de *smartphones*. A ausência do hábito de automonitoramento ou rastreio pode influenciar no uso dos aplicativos nutricionais.

Usuário

Estabelecimento e adesão às metas:
- Tipo de metas
- Metas atingidas
- Metas abandonadas

Motivação:
- Falta de interesse
- Motivação em declínio

Rotinas:
- Rotinas diárias
- Rastreio de hábitos

Falta de conhecimento

Tecnologia

Recursos do aplicativo:
- Recursos ligados à mudança comportamental
- Recursos técnicos
- Personalização

Usabilidade:
- Usabilidade do aplicativo
- Usabilidade do recurso de rastreio alimentar

Confiabilidade:
- Precisão dos dados
- Segurança e privacidade dos dados

Problemas técnicos

Custos financeiros

Resultados

Resultados positivos e eficácia:
- Resultados cognitivos, emocionais, comportamentais e de saúde positivos

Resultados negativos:
- Resultados cognitivos, emocionais, comportamentais e de saúde negativos

Ambiente social

Influência social:
- Recomendando o uso
- Interações sociais

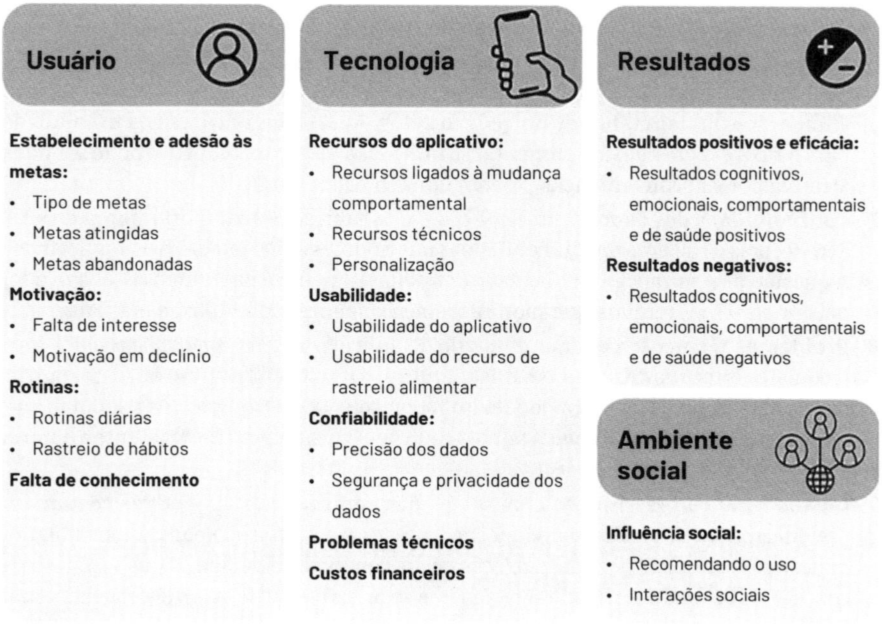

■ **Figura 19.4**
Barreiras e facilitadores para o uso de aplicativos nutricionais
Fonte: Adaptada de König e colaboradores.[43]

No entanto, a funcionalidade de lembretes dos aplicativos pode ser um recurso que diminui a propensão ao abandono do uso.

4 **Falta de conhecimento:** o uso dos aplicativos nutricionais também é dependente do conhecimento e da habilidade de cada pessoa. Apesar de alguns pacientes estarem cientes da existência desse tipo de aplicativo, é possível que alguns não tenham certeza de qual utilizar, não tenham conhecimento das funcionalidades ou não saibam como utilizá-los.

5 **Recursos do aplicativo:** a presença de recursos comportamentais, um banco de dados alimentares abrangente e confiável, ferramentas de automonitoramento, conhecimento nutricional, histórico de dados de saúde e disponibilização de vários formatos de mídia podem ser recursos facilitadores do uso. Outro aspecto que pode influenciar o uso é a gamificação, que pode ser apreciada por alguns indivíduos ou grupos sociais, porém vista como desmotivadora por outros. Os recursos de personalização e adaptação às necessidades individuais são elementos importantes na utilização prolongada dos aplicativos e para evitar o abandono.

6 **Usabilidade do aplicativo:** os aplicativos que são muito confusos, complexos e estressantes de utilizar acabam sendo bastante criticados e têm seu uso descontinuado. No entanto, *design* e interface atraentes podem aumentar a probabilidade de uso de forma prolongada. A facilidade de uso do banco de dados alimentares e o tempo gasto para registrar esses alimentos são também vistos como componentes críticos. Muitos indivíduos têm dificuldades ao inserir dados alimentares, por exemplo, em relação à identificação correta de alimentos devido ao excesso de opções, à falta de inclusão dos alimentos pela ausência no banco de dados ou à inserção dos alimentos e dos tamanhos de porções corretos. Apesar das barreiras na usabilidade para o rastreio da ingestão alimentar, a utilização de um meio digital pode ser mais atrativa por sua conveniência e menor consumo de tempo.

7 **Confiabilidade dos dados:** a precisão dos dados é um aspecto importante a ser considerado, pois o paciente precisa confiar nas informações apresentadas pelos aplicativos. A questão de segurança e privacidade dos dados também é um fator a ser observado, pois os pacientes receiam que suas informações sejam disponibilizadas a terceiros.

8 **Problemas técnicos:** a compatibilidade do aplicativo com o *smartphone* é um pré-requisito importante para poder usar aplicativos nutricionais. No entanto, outros problemas técnicos também podem impactar seu uso. Os aplicativos podem tornar o *smartphone* mais lento, levar a falhas técnicas e consumir excessivamente a bateria e a memória do aparelho.

9 **Custos financeiros:** o preço e os custos das compras nos aplicativos costumam prejudicar o interesse dos indivíduos. No entanto, a motivação para adquirir algum aplicativo costuma depender da relação custo-benefício percebida. Alguns aplicativos com custos ocultos para habilitar recursos adicionais podem levar ao desengajamento.

10 **Resultados positivos e eficácia:** o uso de aplicativos nutricionais pode aumentar a conscientização e a motivação dos indivíduos para uma alimentação saudável e induzir sentimentos positivos, contribuindo também para a promoção do conhecimento nutricional. O automonitoramento a partir do rastreamento da ingestão

alimentar também pode fornecer um senso de responsabilidade e autogerenciamento, melhorando a autoeficácia.

11 **Resultados negativos:** um dos principais aspectos negativos do uso dos aplicativos nutricionais é a obsessão com a contagem de alimentos ou calorias e um excesso de envolvimento com os próprios estados e comportamentos, incluindo a preocupação demasiada com a imagem corporal. *Feedbacks* baseados no rastreio da ingestão de alimentos e mensagens enviadas pelo aplicativo também podem evocar reações emocionais negativas e pensamentos disfuncionais, incluindo desapontamento, culpa e ansiedade. Outro aspecto que deve ser ressaltado é que quando a ingestão e o gasto calórico são rastreados em combinação, as calorias queimadas podem ser entendidas como uma permissão para comer de forma demasiada, favorecendo que indivíduos em risco para transtornos alimentares ou pacientes utilizem a prática de atividade física como um comportamento compensatório. Especial atenção deve ser direcionada para aplicativos que promovam restrição calórica extrema, uma vez que a adoção de restrições energéticas de grande magnitude favorecem o desenvolvimento de complicações clínicas, bem como podem atuar como um dos fatores precipitantes e/ou mantenedores de transtornos alimentares em indivíduos predispostos.

12 **Influência social:** as interações sociais podem promover ou dificultar a aceitação e o uso de aplicativos nutricionais, dependendo se as atitudes em relação ao uso no ambiente social são consideradas positivas ou negativas, como, por exemplo, a estigmatização do uso desse tipo de aplicativo.

Além da abordagem da qualidade e do padrão alimentar, a grande maioria dos aplicativos nutricionais existentes no mercado está relacionada ao objetivo principal de perda de peso, favorecendo especialmente a quantificação para a contagem de calorias, o automonitoramento e o controle de variáveis psicológicas, físicas e energéticas que podem interferir no processo.

Vale ressaltar que nem todos os aplicativos são gratuitos, e muitas de suas principais funcionalidades dependem do pagamento de assinatura. Além disso, alguns dos aplicativos mais estudados na literatura científica apresentam somente versão na língua inglesa, não havendo ainda tradução para o português, limitação que constitui, além de um impedimento linguístico para a grande maioria da população, uma possível barreira cultural relativa aos alimentos consumidos, aos hábitos alimentares e ao estilo de vida.

CONSIDERAÇÕES FINAIS

Embora alguns estudos relatem que a tecnologia mHealth está um passo à frente no aprimoramento das intervenções e na sua divulgação ao público, outros argumentam que esses aplicativos têm uso limitado e agregam pouco valor às opções de intervenção atuais. Um dos problemas da utilização desses aplicativos parece ser a identificação de formas eficazes de promover a mudança de comportamento alimentar e aumentar a motivação no subconjunto da população com fraca adesão ou para quem os aplicativos não têm sido eficazes. Indiscutivelmente, esses grupos populacionais que são difíceis de alcançar podem estar em maior risco, e, portanto, estratégias inovadoras e assertivas são necessárias em aplicativos nutricionais para atingir esses indivíduos.

Os profissionais da saúde que promovem aplicativos nutricionais como ferramentas para controle de peso devem considerar todas as possíveis implicações de seu uso pelos seus pacientes, incluindo a possibilidade de aumentar o risco de transtornos alimentares. Dessa forma, é altamente recomendável que o profissional avalie individualmente o uso do registro de dados dietéticos em aplicativos nutricionais, especialmente em indivíduos com maior fator de risco para o desenvolvimento de transtornos alimentares, com história pregressa ou atual de desses transtornos, bem como naqueles cuja psicopatologia alimentar se mantenha em níveis subclínicos.

Por fim, a era digital oferece inúmeras alternativas promissoras para auxiliar pacientes com transtorno mental na promoção e manutenção de uma dieta equilibrada, entretanto, essas opções requerem análise individual cautelosa, ponderando a relação risco-benefício e o objetivo terapêutico. Apesar de as abordagens digitais no comportamento alimentar e no controle de peso baseadas em evidências poderem atuar como adjuvantes na prevenção e notratamento dos transtornos psiquiátricos e suas comorbidades, é inquestionável que o seu uso deve ser supervisionado por um profissional da saúde qualificado.

REFERÊNCIAS

1. Sarris J, Logan AC, Akbaraly TN, Amminger GP, Balanzá-Martínez V, Freeman MP, et al. International society for nutritional psychiatry research: nutritional medicine as mainstream in psychiatry. Lancet Psychiatry. 2015;2(3):271-4.
2. Brasil. Ministério da Saúde. Guia alimentar para a população brasileira. 2. ed. Brasília: MS; 2014.
3. U.S. Department of Agriculture. Learn how to eat healthy with MyPlate [Internet]. Washington: USDA; 2023 [capturado em 11 jun. 2023]. Disponível em: https://www.myplate.gov/.
4. National Health Service. The eatwell guide [Internet]. London: NHS; 2022 [capturado em 11 jun. 2023]. Disponível em: https://www.nhs.uk/live-well/eat-well/food-guidelines-and-food-labels/the-eatwell-guide/.
5. Chines Center for Disease Control and Prevention. Revision and explanation of Chinese Food Guide Pagoda and Plate (2022) [Internet]. Beijing: CDC; 2022 [capturado em 11 jun. 2023]. Disponível em: https://en.chinacdc.cn/health_topics/nutrition_health/202206/t20220622_259773.html.
6. Marx W, Lane M, Hockey M, Aslam H, Berk M, Walder K, et al. Diet and depression: exploring the biological mechanisms of action. Mol Psychiatry. 2021;26(1):134-50.
7. McIntyre RS, Berk M, Brietzke E, Goldstein BI, López-Jaramillo C, Kessing LV, et al. Bipolar disorders. Lancet. 2020;396(10265):1841-56.
8. Lassale C, Batty GD, Baghdadli A, Jacka F, Sánchez-Villegas A, Kivimäki M, et al. Healthy dietary indices and risk of depressive outcomes: a systematic review and meta-analysis of observational studies. Mol Psychiatry. 2019;24(7):965-86.
9. Francis HM, Stevenson RJ, Chambers JR, Gupta D, Newey B, Lim CK. A brief diet intervention can reduce symptoms of depression in young adults: a randomised controlled trial. PLOS One. 2019;14(10):e0222768.
10. Jacka FN, O'Neil A, Opie R, Itsiopoulos C, Cotton S, Mohebbi M, et al. A randomised controlled trial of dietary improvement for adults with major depression (the 'SMILES' trial). BMC Med. 2017;15(1):23.

11. Parletta N, Zarnowiecki D, Cho J, Wilson A, Bogomolova S, Villani A, et al. A Mediterranean-style dietary intervention supplemented with fish oil improves diet quality and mental health in people with depression: a randomized controlled trial (HELFIMED). Nutr Neurosci. 2019;22(7):474-87.
12. Firth J, Torous J, Nicholas J, Carney R, Pratap A, Rosenbaum S, et al. The efficacy of smartphone-based mental health interventions for depressive symptoms: a meta-analysis of randomized controlled trials. World Psychiatry. 2017;16(3):287-98.
13. Carvalho AP, Lafer B, Schuch FB, editores. Psiquiatria do estilo de vida: guia prático baseado em evidências. Barueri: Manole; 2021.
14. Shariq AS, Brietzke E, Rosenblat JD, Barendra V, Pan Z, McIntyre RS. Targeting cytokines in reduction of depressive symptoms: a comprehensive review. Prog Neuropsychopharmacol Biol Psychiatry. 2018;83:86-91.
15. Bozzatello P, Rocca P, Mantelli E, Bellino S. Polyunsaturated fatty acids: what is their role in treatment of psychiatric disorders? Int J Mol Sci. 2019;20(21):5257.
16. Snetselaar LG, Jesus JM, DeSilva DM, Stoody EE. Dietary guidelines for americans, 2020-2025: understanding the scientific process, guidelines, and key recommendations. Nutr Today. 2021;56(6):287-95.
17. Young CL, Mohebbi M, Staudacher H, Berk M, Jacka FN, O'Neil A. Assessing the feasibility of an m-Health intervention for changing diet quality and mood in individuals with depression: the My Food & Mood program. Int Rev Psychiatry. 2021;33(3):266-79.
18. Brewer JA, Ruf A, Beccia AL, Essien GI, Finn LM, van Lutterveld R, et al. Can mindfulness address maladaptive eating behaviors? Why traditional diet plans fail and how new mechanistic insights may lead to novel interventions. Front Psychol. 2018;9:1418.
19. Mason AE, Jhaveri K, Cohn M, Brewer JA. Testing a mobile mindful eating intervention targeting craving-related eating: feasibility and proof of concept. J Behav Med. 2017;41(2):160-73.
20. Milaneschi Y, Simmons WK, van Rossum EFC, Penninx BW. Depression and obesity: evidence of shared biological mechanisms. Mol Psychiatry. 2019;24(1):18-33.
21. Manu P, Dima L, Shulman M, Vancampfort D, Hert M, Correll CU. Weight gain and obesity in schizophrenia: epidemiology, pathobiology, and management. Acta Psychiatr Scand. 2015;132(2):97-108.
22. Gariepy G, Nitka D, Schmitz N. The association between obesity and anxiety disorders in the population: a systematic review and meta-analysis. Int J Obes. 2010;34(3):407-19.
23. Alageel A, Tomasi J, Tersigni C, Brietzke E, Zuckerman H, Subramaniapillai M, et al. Evidence supporting a mechanistic role of sirtuins in mood and metabolic disorders. Prog Neuropsychopharmacol Biol Psychiatry. 2018;86:95-101.
24. Miller AH, Raison CL. The role of inflammation in depression: from evolutionary imperative to modern treatment target. Nat RevImmunol. 2016;16(1):22-34.
25. Cypess AM. Reassessing human adipose tissue. N Engl J Med. 2022;386(22):768-79.
26. Brietzke E, Kapczinski F, Grassi-Oliveira R, Grande I, Vieta E, McIntyre RS. Insulin dysfunction and allostatic load in bipolar disorder. Expert Rev Neurother. 2011;11(7):1017-28.
27. SayuriYamagata A, Brietzke E, Rosenblat JD, Kakar R, McIntyre RS. Medical comorbidity in bipolar disorder: the link with metabolic-inflammatory systems. J Affect Disord. 2017 Mar;211:99-106.
28. Köhler CA, Freitas TH, Stubbs B, Maes M, Solmi M, Veronese N, et al. Peripheral alterations in cytokine and chemokine levels after antidepressant drug treatment for major depressive disorder: systematic review and meta-analysis. Mol Neurobiol. 2018;55(5):4195-206.
29. Passos IC, Vasconcelos-Moreno MP, Costa LG, Kunz M, Brietzke E, Quevedo J, et al. Inflammatory markers in post-traumatic stress disorder: a systematic review, meta-analysis, and meta-regression. Lancet Psychiatry. 2015;2(11):1002-12.
30. Mansur RB, Zugman A, Asevedo EM, Cunha GR, Bressan RA, Brietzke E. Cytokines in schizophrenia: possible role of anti-inflammatory medications in clinical and preclinical stages. Psychiatry Clin Neurosci. 2012;66(4):247-60.
31. Scheen AJ. Metabolic disorders induced by psychotropic drugs. Ann Endocrinol. 2023;84(3):357-63.

32. Leclerc E, Mansur RB, Brietzke E. Determinants of adherence to treatment in bipolar disorder: a comprehensive review. J Affect Disord. 2013;149(1-3):247-52.
33. Limketkai BN, Mauldin K, Manitius N, Jalilian L, Salonen BR. The age of artificial intelligence: use of digital technology in clinical nutrition. Curr Surg Rep. 2021;9(7):20.
34. Milne-Ives M, Lam C, Cock C, van Velthoven MH, Meinert E. Mobile apps for health behavior change in physical activity, diet, drug and alcohol use, and mental health: systematic review. JMIR Mhealth Uhealth. 2020;8(3):e17046.
35. Ghelani DP, Moran LJ, Johnson C, Mousa A, Naderpoor N. Mobile apps for weight management: a review of the latest evidence to inform practice. Front Endocrinol. 2020;11:412.
36. Althoff T, Nilforoshan H, Hua J, Leskovec J. Large-scale diet tracking data reveal disparate associations between food environment and diet. Nat Commun. 2022;13:267.
37. Slazus C, Ebrahim Z, Koen N. Mobile health apps: an assessment of needs, perceptions, usability, and efficacy in changing dietary choices. Nutrition. 2022;101:111690.
38. Carey A, Yang Q, DeLuca L, Toro-Ramos T, Kim Y, Michaelides A. The relationship between weight loss outcomes and engagement in a mobile behavioral change intervention: retrospective analysis. JMIR Mhealth Uhealth. 2021;9(11):e30622.
39. Ju H, Kang E, Kim Y, Ko H, Cho B. The Effectiveness of a mobile health care app and human coaching program in primary care clinics: pilot multicenter real-world study. JMIR Mhealth Uhealth. 2022;10(5):e34531.
40. Eisenhauer CM, Brito F, Kupzyk K, Yoder A, Almeida F, Beller RJ, et al. Mobile health assisted self-monitoring is acceptable for supporting weight loss in rural men: a pragmatic randomized controlled feasibility trial. BMC Public Health. 2021;21(1):1568.
41. Bzikowska-Jura A, Sobieraj P, Raciborski F. Low comparability of nutrition-related mobile apps against the polish reference method-A validity study. Nutrients. 2021;13(8):2868.
42. Tosi M, Radice D, Carioni G, Vecchiati T, Fiori F, Parpinel M, et al. Accuracy of applications to monitor food intake: evaluation by comparison with 3-d food diary. Nutrition. 2021;84:111018.
43. König LM, Attig C, Franke T, Renner B. Barriers to and Facilitators for Using Nutrition Apps: Systematic Review and Conceptual Framework. JMIR Mhealth Uhealth. 2021;9(6):e20037.

20 AVALIAÇÃO DA SAÚDE MENTAL VIA INTERNET: A PSICOMETRIA NA ERA DIGITAL

Jéferson Ferraz Goularte
Adriane R. Rosa

Escalas para avaliação de psicopatologia em formato impresso têm sido amplamente empregadas no campo da psiquiatria. Ao longo dos anos, essas escalas têm sido convertidas para o formato digital, incluindo *softwares* para computadores, páginas da *web* e, mais recentemente, aplicativos para dispositivos móveis. Entretanto, esses novos formatos necessitam estudos de validação antes de serem implementados na prática clínica. Neste capítulo, revisaremos as principais propriedades psicométricas usadas na avaliação da validade e confiabilidade de uma escala. Além disso, revisaremos as propriedades psicométricas de alguns instrumentos disponíveis, considerando os três principais formatos digitais: computador, página da *web* e aplicativos para dispositivos móveis. Concluiremos com sugestões de etapas importantes a serem consideradas durante a adaptação de um questionário já existente ou o desenvolvimento de um novo questionário para o formato digital.

A avaliação da saúde mental é uma etapa crítica na prática clínica e na pesquisa, pois orienta o tratamento e o acompanhamento dos pacientes pelos profissionais da saúde. Ao longo do tempo, muitas ferramentas usadas para triagem e diagnóstico de doenças mentais foram desenvolvidas e aplicadas em formato impresso. Contudo, há uma tendência a substituir as escalas impressas por questionários em formato digital. De fato, nos últimos anos houve uma proliferação de aplicativos para dispositivos móveis em plataformas como Google Play (android) e App Store (iOS) que avaliam aspectos da saúde mental e que estão acessíveis a qualquer pessoa que possua um *smartphone* ou *tablet*. A saúde móvel (Mobile Health - mHealth), ou seja, as práticas médicas e de saúde pública apoiadas por dispositivos móveis, apresenta-se como um campo promissor para a avaliação de psicopatologia por clínicos e pacientes de diversas áreas da medicina, incluindo a psiquiatria. Assim, neste capítulo revisaremos aspectos geralmente considerados para a avaliação das propriedades psicométricas de alguns instrumentos digitais de autorrelato usados para triagem, diagnóstico, avaliação de sintomas e resposta ao tratamento de transtornos mentais. Quando disponíveis, os questionários validados em formato impresso serão comparados com sua versão digital. Além disso, discutiremos o potencial e as limitações da mHealth na avaliação de transtornos mentais.

PSICOMETRIA: UMA BREVE VISÃO GERAL

Existem várias escalas capazes de avaliar aspectos do comportamento humano, como traços de personalidade, pensamentos, memória, cognição, humor e motivação. Para serem usadas na prática clínica e em pesquisa, as escalas que medem características psicológicas devem ser representativas e confiáveis. A ciência que analisa a validade e a confiabilidade de instrumentos que medem algum construto hipotético do comportamento é chamada de psicometria.[1]

Em termos de propriedades psicométricas, existem formas objetivas de analisar a validade e a confiabilidade de um instrumento com base na visão contemporânea de que a *validade de construto* é o conceito essencial de validade. Nesse sentido, a validade de construto é o grau em que a pontuação de um instrumento representa ou pode ser interpretada como reflexo de um construto psicológico (p. ex., ansiedade, depressão, autoestima, motivação, etc.). Segundo alguns autores, a validade de um instrumento pode ser avaliada por tipos de evidências como *validade de conteúdo (validade de face)*, *confiabilidade (consistência interna e teste-reteste)*, *validade de construto (validade convergente e validade discriminante)* e *validade de critério (validade concorrente e validade preditiva)*.[2] Assim, a validade é um conceito unitário, e esses tipos de evidências tomadas em conjunto agregam informações sobre a validade da escala.

■ VALIDADE DO CONTEÚDO

O conteúdo refere-se aos itens ou questões que compõem um instrumento e que seriam esperados para medir um construto específico. Os itens de um instrumento devem incluir todas as facetas relevantes do construto, caso contrário esse instrumento pode ter conteúdo irrelevante para o que se quer medir e apresentar validade reduzida. Por exemplo, um instrumento para medir o funcionamento ocupacional inclui algumas questões relacionadas à capacidade de trabalhar ou procurar emprego ou de cuidar sozinho da própria casa.[3] No entanto, se o instrumento incluísse perguntas sobre preferências de trabalho ou habilidades para limpar a casa, provavelmente seriam itens irrelevantes para medir o funcionamento ocupacional e não reproduziriam o construto "funcionamento". Além disso, as facetas do construto devem ser compostas pelo máximo possível de questões ou itens que representem o construto para evitar a validade reduzida pela sub-representação do construto.

A validade de face é outro aspecto importante na avaliação da validade de conteúdo de uma escala, sobretudo no processo de desenvolvimento de uma nova escala ou de tradução para outra língua.[2] A validade de face trata de como o respondente percebe os itens de um instrumento como sendo relevantes para medir o construto em estudo. Por exemplo, Mustafa e colaboradores[4] traduziram e adaptaram, do inglês para o malaio, o mHealth App Usability Questionnaire (M-MAUQ), um aplicativo destinado a avaliar a usabilidade de aplicativos móveis, e mediram a validade de face comparando a pontuação de especialistas e opiniões de usuários-alvo sobre a compreensibilidade dos itens traduzidos. Nesse estudo, todos os itens apresentaram excelente nível de concordância (*kappa* modificado > 0,75), com média do índice de validade de face para 18 itens (compreensibilidade) = 0,961, indicando equivalência da validade de face com a versão original.

■ CONFIABILIDADE

A confiabilidade avalia o grau em que as perguntas de um instrumento medem o mesmo conceito subjacente. Ela pode ser usada para determinar a consistência interna da pontuação do instrumento quando aplicado de uma só vez ou em repetições do mesmo teste, o teste-reteste. Quando o instrumento foi aplicado uma vez, utiliza-se a análise de coeficiente alfa, ou alfa de Cronbach,[1,5,6] para analisar a consistência interna, enquanto na avaliação da confiabilidade pelo método de teste-reteste, a análise dos escores em períodos distintos de tempo pode ser avaliada pela análise de correlação. Além disso, a confiabilidade de uma pontuação pode ser estimada empiricamente por seu coeficiente de confiabilidade, coeficiente de generalização, funções de informação da teoria de resposta ao item (TRI), erros-padrão, razões de erro/tolerância ou vários índices de consistência de classificação.[5] Com base na teoria clássica dos testes (CTT, do inglês *classical test theory*), os coeficientes de confiabilidade são estimados por análise estatística de consistência interna.

Em geral, a confiabilidade pode ser considerada forte ou fraca, pois não há pontuação que seja 100% confiável. Nesse sentido, e de acordo com os CTTs, o coeficiente de confiabilidade de um escore varia entre 0 e 1, sendo que 0 indica ausência de evidência de confiabilidade e 1 uma medida perfeita de confiabilidade. Como o CTT leva em consideração pontuações observadas, pontuações reais e erro de medição, uma pontuação com um coeficiente de confiabilidade de 0,70 indicaria que 70% da pontuação está realmente medindo uma pontuação real de um construto e 30% da pontuação é uma medição de erro de qualquer fonte.[5] Segundo alguns autores, um coeficiente de confiabilidade > 0,70 significa um nível satisfatório de confiabilidade.[6]

■ VALIDADE DE CONSTRUTO (VALIDADE CONVERGENTE E VALIDADE DISCRIMINANTE)

VALIDADE CONVERGENTE

A validade convergente avalia se um construto medido de maneiras diferentes produz resultados semelhantes. Especificamente, é o grau em que as pontuações de um instrumento avaliado estão relacionadas às pontuações de outros instrumentos conhecidos e validados que medem construtos próximos daqueles explorados pelo instrumento em questão. A evidência da validade convergente de um construto pode ser aferida pela medida em que a escala recém-desenvolvida se correlaciona fortemente com outras variáveis projetadas para medir o mesmo construto. Assim, se a pontuação da escala recém-desenvolvida é altamente correlacionada com outra escala que mede um construto similar, concluímos que existe algum nível de validade convergente.[2]

VALIDADE DISCRIMINANTE

A validade discriminante refere-se à comparação entre escalas que medem diferentes construtos.[2] Em outras palavras, é o grau em que os escores de um instrumento em investigação se diferenciam dos escores de outra escala que mede um construto diferente, sendo esperado que haja baixa correlação entre os escores. Isso indicaria que os construtos são diferentes e que o instrumento sob investigação está medindo algo novo.[2] Por exemplo, González-Robles e colaboradores[7] estudaram a validade discriminante da versão *on-line* da escala Overall Anxiety Severity and Impairment Scale (OASIS) entre pacientes espanhóis com transtornos de ansiedade e depressivos. Nesse estudo, a correlação de OASIS com a escala Positive and Negative Affect Schedule-Positive Affect (PANAS-P) foi negativa ($r = -,40$, $p < 0,01$), enquanto para a escala Beck Anxiety Inventory (BAI), foi positiva ($r = ,61$, $p < 0,01$), sugerindo que o OASIS manteve a propriedade de avaliar sintoma de ansiedade e não sintomas de afeto positivo.

■ VALIDADE DE CRITÉRIO (VALIDADE CONCORRENTE E PREDITIVA)

Além do que já foi mencionado, outro aspecto relevante é a validade de critério, que consiste na relação entre o escore obtido na escala de interesse com algum critério externo, sendo geralmente usadas a validade concorrente e a validade preditiva para essa avaliação.[2]

A validade concorrente refere-se à relação entre os escores de dois instrumentos que medem o mesmo construto e são aplicados ao mesmo tempo; geralmente um novo instrumento comparado a outro considerado padrão-ouro para o construto de interesse. Um exemplo desse tipo de validação pode ser obtido na análise do aplicativo para *smartphone* Remote Monitoring Application in Psychiatry (ReMAP), no qual a pontuação da escala Beck Depression Inventory (BDI) apresentou boa correlação com a gravidade da depressão avaliada por pesquisador e usando como padrão-ouro a escala impressa Hamilton Depression Rating Scale (HDRS) ($r = 0,78$, $p < 0,001$), sugerindo evidência de validade concorrente.[8]

Ao contrário da validade concorrente, a validade preditiva avalia a capacidade de uma medida predizer um desfecho para alguma questão, ou seja, a escala deve ser capaz de predizer um comportamento ou evento no futuro.[2] Por exemplo, a versão em *website* da escala Dutch Penn State Worry Questionnaire (PSWQ), uma avaliação autorreferida de preocupação patológica, teve sua validade preditiva estimada pela relação com as variáveis de frequência e duração de preocupação.[9] Nesse estudo, a pontuação da escala PSWQ foi significativamente associada ao tempo total gasto com preocupação durante o dia (r(187) = 0,446, p < 0,001) e durante a noite (r(187) = 0,324, p < 0,001), bem como com a frequência de episódios de preocupação durante o dia (r(187) = 0,418, p < 0,001) e durante a noite (r(187) = 0,310, p < 0,001), sugerindo que os desfechos "frequência" e "duração" da preocupação foram previstos pelos escores do PSWQ.

INSTRUMENTOS PSICOMÉTRICOS DE SAÚDE MENTAL: ESCALAS IMPRESSAS *VERSUS* ESCALAS DIGITAIS

Com a popularização da internet a partir da década de 1990, a avaliação dos transtornos mentais passou a ser feita por outros meios, além do formato impresso, incluindo avaliações computadorizadas, avaliações em *websites* e, mais recentemente, por meio de aplicativos em dispositivos móveis como *smartphones* ou *tablets*.[10-12] Enquanto na seção anterior discutimos os principais passos a serem considerados ao avaliar a validação de novos instrumentos em psiquiatria, a partir de agora descreveremos o processo que deve ser seguido para que esses instrumentos sejam adaptados do formato impresso para as versões digitais.

Embora os instrumentos disponíveis em formato digital cubram uma ampla gama de doenças mentais,[13] é importante avaliar se as características psicométricas do formato digital são semelhantes às do formato impresso original, pois há a possibilidade de que a transposição de formatos possa afetar a validade e a confiabilidade dos escores medidos.[14] Por exemplo, a avaliação do comprometimento cognitivo moderado pela escala Cambridge University Pen to Digital Equivalence (CUPED) digital em *website* mostrou diferenças significativas na confiabilidade e na validade das pontuações em relação à versão impressa da escala Saint Louis University Mental State Examination (SLUMS).[15] Em estudo posterior, essas diferenças foram mantidas mesmo após as mudanças de interface/*layout* da escala CUPED para ser usada em aplicativo para dispositivo móvel,[16] sugerindo que ambos os formatos digitais não foram equivalentes ao formato impresso. Além disso, a avaliação da ansiedade em pacientes com transtorno de pânico por meio do questionário BDI em formato digital para *website* mostrou diferença significativa nas médias dos escores, com escores mais baixos observados na versão para a internet em comparação com a versão original impressa.[17] Por fim, nem todos os estudos que avaliam sintomas psicológicos por aplicativos em dispositivos móveis foram validados, sugerindo a necessidade de estudos para avaliar a equivalência entre as diferentes versões dos instrumentos antes de seu uso na prática clínica.[14]

Nesse sentido, a equivalência de diferentes formatos de instrumentos utilizados em psiquiatria tem sido revisada por alguns estudos[10-12] que consideram aspectos de validade e confiabilidade de escalas usadas para avaliação de transtornos mentais. Em revisão sistemática[11] que avaliou as características psicométricas de escalas para avaliação dos principais transtornos mentais, os autores incluíram 56 estudos somando 62 instrumentos *on-line*. Dentre os principais achados, identificou-se que os instrumentos geralmente utilizados em psiquiatria, como a Escala de Depressão do Center for Epidemiological Studies (CES-D), a Escala de Depressão de Montgomery-Åsberg (MADRS-S) e a Escala Hospitalar de Ansiedade e Depressão (HADS), tiveram resultados que indicaram propriedades psicométricas adequadas no formato *on-line*. Contudo, outros instrumentos foram pouco estudados em relação às diferentes propriedades psicométricas. Assim, e de acordo com van Ballegooijen e colaboradores,[11] a equivalência entre formatos digitais e impressos deve ser avaliada seguindo os mesmos passos utilizados nos estudos de validade e confiabilidade de escalas recém-desenvolvidas. Portanto, os seguintes testes devem ser considerados para examinar a equivalência de formatos diferentes: consistência interna, confiabilidade teste-reteste, erro de medição, estrutura interna e ajuste ou variância do modelo explicado, correlação entre ambos os instrumentos, diferença nas pontuações médias entre as versões *on-line* e em papel e validade de critério em termos de sensibilidade e especificidade (para o ponto de corte ideal). Da mesma forma, outra revisão sistemática[10] destacou a importância de realizar teste-reteste de confiabilidade, consistência interna e diferenças médias entre instrumentos, incluindo o teste de tamanhos de efeitos.

Além disso, há algumas evidências de que a percepção do entrevistado sobre as perguntas entregues deve ser levada em consideração e pode produzir evidências de validade de face. Por exemplo, os participantes relataram preferência por itens únicos, em vez de vários itens por página da *web*, quando responderam a instrumentos como BDI, BAI, Índice de Qualidade de Vida (QOLI) e MADRS.[18] Também é importante considerar a percepção do entrevistado sobre o *layout* digital juntamente com funcionalidade, navegação, personalização e aparência de um aplicativo móvel.[19]

Em suma, todos esses aspectos podem influenciar a maneira como as perguntas são respondidas, afetando a validade e a confiabilidade do instrumento. Assim, instrumentos que avaliam sintomas psicológicos precisam de mais estudos de validação quando o formato original é adaptado para dispositivos digitais, incluindo instrumentos desenvolvidos como parte de *softwares* para computadores, instrumentos disponibilizados em *websites* e aplicativos para dispositivos móveis. Na próxima seção, discutiremos alguns estudos que avaliaram a equivalência de algumas escalas usadas em psiquiatria quando transformadas para uso em *websites*, *softwares* para uso em computadores e aplicativos desenvolvidos para dispositivos móveis.

■ ESCALAS APLICADAS EM *WEBSITES*

O termo *website* inclui qualquer plataforma acessada pela internet por meio de um navegador. Esse formato digital requer uma conexão com a internet e um *mouse*, teclado ou a ponta do dedo como meio para navegar e selecionar o conteúdo. No campo da saúde mental, poucos estudos compararam sistematicamente a equivalência de escalas em *websites* com questionários impressos.[10,11] A seguir, descreveremos alguns exemplos de instrumentos *on-line* que foram comparados com versões impressas em termos de correlação entre pontuações, comparação de pontuações médias, tamanho do efeito das diferenças e consistência interna,[10] validade convergente e validade de critério.[11]

Instrumentos que avaliam sintomas de ansiedade têm apresentado graus de confiabilidade adequados, com alfa de Cronbach de 0,70-0,93. No entanto, a escala BAI aplicada *on-line* mostrou uma diferença significativa nas pontuações médias em comparação com a versão impressa.[10]

Em relação aos instrumentos que avaliam o estresse pós-traumático, os resultados demonstraram bom nível de confiabilidade quando aplicados no formato de *website* comparado ao formato impresso. Por exemplo, as pontuações médias das escalas Post-Traumatic Stress Disorder Checklist — Civilian Version (PCL-C), Trauma Symptom Screen Frequency (TSS Frequency), Trauma Symptom Screen Distress (TSS Distress) e Traumatic Life Events Questionnaire (TLEQ) foram semelhantes às das escalas aplicadas em formato impresso.[10] Além disso, todas as escalas mostraram correlação significativa entre os formatos digital e impresso (ICC e/ou r > 0,65) e consistência interna > 0,80 quando aplicadas em *website*.[20-22]

As escalas que avaliaram os sintomas autorrelatados de transtorno de pânico, por exemplo, Body Sensations Questionnaire (BSQ), Agoraphobic Cognitions Questionnaire (ACQ), Mobile Inventory Accompanied (MI-Acccompanied) e Mobile (MI-Alone), mostraram um bom nível de confiabilidade avaliado pela consistência interna (alfa de Croanbach > 0,9), com excelente correlação entre os formatos digital e impresso (ICC ou r > 0,90).[17,23] No entanto, a avaliação das pontuações médias da escala aplicada em *website* mostrou que BSQ, ACQ e MI-Alone podem diferir ligeiramente em relação à pontuação do formato impresso.[10] Mesmo que os resultados sejam informativos, os pesquisadores devem considerar essas diferenças ao transformar as escalas citadas do formato impresso para o formato de *website*.

Os instrumentos usados para medir a saúde física e mental apresentam algumas diferenças entre os formatos impresso e em *website*. Por exemplo, houve algumas diferenças nas pontuações nas subescalas General Health Questionnaire-28 (GHQ-28) e Symptom Checklist 90 Revised (SCL-90-R),[10] indicando inconsistências nas pontuações das subescalas entre os diferentes formatos. No entanto, a correlação de formato (GHQ-28 r = 0,49-0,92; SCL-90-R r = 0,74-0,96) e a consistência interna (alfa de Cronbrach > 0,90) apresentaram evidência de validade.[24] Outras escalas, como a Short Form Health Survey Version Two (SF12V2), tiveram escores semelhantes em relação à versão caneta e papel,[10] com nível de consistência interna moderado (alfa de Cronbach de 0,68).[25] Assim, os pesquisadores devem usar o GHQ-28 e o SCL-90-R com cautela em relação aos escores das subescalas, enquanto o SF12V2 pode ser uma boa alternativa para avaliar o construto saúde física e mental.

Os instrumentos para avaliar o autorrelato de abuso de drogas apresentaram bom nível de confiabilidade. Por exemplo, as escalas em *website* Alcohol Dependence Scale (ADS), Alcohol Use Disorder Identification Test (AUDIT), Rutgers Alcohol Problem Index 1 month (RAPI 1 month), Rutgers Alcohol Problem Index 6 months (RAPI 6 months) e Rutgers Alcohol Problem Index 1 year (RAPI 1 year) mostraram equivalência entre os escores médios com a versão impressa.[10] Além disso, todas as escalas apresentaram confiabilidade teste-reteste satisfatória (r = > 0,78).[26]

O único instrumento analisado por Alfonsson e colaboradores[10] para avaliar sintomas de insônia, o Insomnia Severity Index (ISI), apresentou bom nível de confiabilidade em relação à versão impressa. Por exemplo, a análise mostrou correlação entre os formatos de 0,99-0,98 e consistência interna de 0,61-0,88,[18] com pontuações médias semelhantes nos formatos impresso (15,86 ± 3,80) e digital (16,00 ± 3,87) quando comparadas por análise estatística.[10] Em relação a instrumentos que avaliam funcionamento psicossocial, podemos citar a escala breve que mede funcionamento psicossocial (Functional Assessment Short Test [FAST]) em pacientes com transtorno bipolar (TB). Sua versão digital foi recentemente validada em uma amostra da comunidade com propriedades psicométricas satisfatórias, permitindo, assim, seu uso tanto em clínica como na pesquisa.[27]

Tomados em conjunto, há um bom nível de evidência de que os instrumentos que avaliam uma ampla gama de sintomas psicológicos por meio de *websites* mantêm a equivalência com os formatos impressos, exceto para algumas subescalas que avaliam sintomas de pânico (BSQ e ACQ, com pontuações marginais mais baixas e mais altas, respectivamente, comparadas ao formato impresso) e saúde física e mental (SCL-90-R e GHQ-28) que tiveram algumas diferenças quanto aos escores médios.

■ ESCALAS APLICADAS EM *SOFTWARES* PARA COMPUTADOR

Ao contrário da versão digital de escalas aplicadas por meio de *websites*, que usam a internet, os instrumentos de autorrelato aplicados por meio de *softwares* são versões digitais de questionários impressos transpostos para *softwares* e usados em computadores.[28] Por exemplo, as escalas Patient Health Questionnaire-9 (PHQ-9) e Beck Depression Inventory-II (BDI-II) foram usadas como parte de um programa de intervenção para melhorar os sintomas de depressão por meio de *software* no contexto ambulatorial.[29] A seguir, discutimos algumas evidências de equivalência de escalas aplicadas em formato digital em *softwares* com suas versões impressas na avaliação de depressão, ansiedade, saúde mental e uso de drogas de abuso.

Na avaliação de sintomas depressivos, a escala BDI aplicada via *software* foi analisada para equivalência com a escala impressa por quatro autores independentes.[28,30-32] Em todos os estudos, as únicas comparações realizadas foram entre escores médios obtidos em cada formato, sendo que um dos estudos apresentou aumento significativo do escore médio da versão digital.[30] Da mesma maneira, os estudos que avaliaram as escalas de ansiedade State-Trait Anxiety Inventory-State (STAI-S), State-Trait Anxiety Inventory-Trait (STAI-T) e State-Trait Anxiety Inventory (STAI) para a equivalência de formato impresso e formato digital por *softwares* mostraram poucos dados para permitir uma análise completa.[30,32,33] Nesses estudos, a STAI-S apresentou escore médio significativamente maior na versão digital, enquanto o escore médio da STAI-T[30] foi similar ao da versão impressa e apresentou confiabilidade quando avaliado por teste-reteste.[32] Já quando avaliada por correlação intraclasse (r = 0,35),[33] a escala STAI apresentou uma correlação moderada entre os formatos, não tendo sido avaliada para confiabilidade.

O estudo de Schmitz e colaboradores[34] relatou a comparação entre as versões impressa e computadorizada do SCL-90-R para avaliar a saúde mental percebida. Nesse estudo, houve alta consistência interna (alfa de Cronbach = 0,98), semelhança entre os escores médios dos formatos (caneta e papel: 1,20 ± 0,66 vs. versão computadorizada: 1,29 ± 0,66),[10] mas não houve informação quanto à correlação entre os formatos.

Os estudos realizados por Chan-Pensley[35] e Murrelle e colaboradores[33] avaliaram as características psicométricas de escalas aplicadas por meio digital em computador para medir a dependência ou uso indevido de álcool e tabaco. As escalas AUDIT, Michigan Alcohol Screening Test (MAST), CAGE Substance Abuse Screening Tool (CAGE), Drug Abuse Screen Test (DAST) e Fagerström Tolerance Questionnaire (FTQ) apresentaram correlação moderada (r = > 0,65) entre os formatos digital e impresso. As análises mais recentes mostraram que a versão computadorizada da escala AUDIT teve escores similares aos da versão impressa.[10] No entanto, outras comparações das propriedades psicométricas, tais como análise de correlação, consistência interna e diferença/semelhanças entre os escores dos diferentes formatos, não foram feitas, o que pode limitar a interpretação dos resultados e o uso na prática clínica.

As escalas impressas transformadas em escalas digitais aplicadas por meio de computador foram o formato digital mais antigo usado para avaliar sintomas psicológicos. Em geral, a maioria das escalas usadas por meio de *softwares* de computador apresentou alguma evidência de equivalência ao formato impresso, exceto a BDI (depressão) e a STAI-S (ansiedade), que tiveram escores médios maiores na versão digital.[10]

■ ESCALAS APLICADAS EM APLICATIVOS

O número de aplicativos de saúde disponíveis para *download* pode chegar a 325 mil de acordo com estimativas publicadas em 2017,[36] com mais de 10 mil sendo relacionados à saúde mental.[37] O uso de tecnologias mHealth em doenças mentais graves, como TB, esquizofrenia e transtorno depressivo maior (TDM), tem sido sistematicamente revisado, produzindo resultados valiosos em relação às propriedades psicométricas de alguns aplicativos para dispositivos móveis.[13] A maioria dos estudos na área de avaliação de saúde mental por meio de aplicativos móveis foi publicada após 2013,[11] provavelmente como resultado do uso crescente de *smartphones*. Assim, nesta seção, resumiremos algumas descobertas publicadas nos últimos anos.

O Mobile Screener é um aplicativo desenvolvido em plataforma iOS (iPhone) para avaliar sintomas de transtorno de estresse pós-traumático (TEPT) pela PCL-C, depressão pela PHQ-9, ideação suicida pela Revised Suicidal Ideation Scale (R-SIS), raiva pela Dimensions of Anger 5 (DAR5), insônia e cansaço diurno pela Sleep Evaluation Scale e sintomas clínicos pela Traumatic Brain Injury Self-Report of Symptoms.[20] Todas as medidas foram analisadas pela consistência interna e correlação intraclasse entre os formatos digital em aplicativo e impresso. Nesse estudo, os escores no formato digital em todas as escalas ficaram próximos dos obtidos no formato impresso e com correlação intraclasse variando de r = 0,62 (DAR5) a r = 0,95 (Sleep Evaluation Scale). Além disso, o aplicativo foi qualificado satisfatoriamente pelos respondentes em relação à facilidade de envio de respostas, navegação entre as páginas, seções e perguntas. De fato, mais de 70% deles preferiram o formato digital em aplicativo em vez de outros formatos das escalas.[20] No entanto, as limitações do estudo incluíram a avaliação de sintomas em voluntários saudáveis e amostra pequena (N = 46), o que significa que os resultados não podem ser generalizados para pacientes.

Em outro estudo, os autores desenvolveram um aplicativo para uso em *tablets* a fim de medir o funcionamento psicossocial em pacientes com esquizofrenia a partir da versão original impressa da escala completa University of California San Diego Performance-Based Skills Assessment (UPSA).[38] O aplicativo móvel UPSA-M utilizou 4 de 5 subdomínios (planejamento de atividades recreativas, finanças, comunicação e transporte) da versão original impressa. Os resultados demonstraram que o UPSA-M mostrou viabilidade e sensibilidade de 80% para diferenciar participantes saudáveis de pacientes com esquizofrenia, e as pontuações do aplicativo correlacionaram-se significativamente (r = 0,61) com a escala UPSA na versão impressa. No entanto, nos participantes saudáveis, a correlação entre as pontuações não foi significativa (r = 0,24). Os autores concluíram que o aplicativo UPSA-M e a versão impressa têm certa equivalência, mas sugerem que mais estudos sejam conduzidos para estabelecer a validade do aplicativo e seu uso na prática clínica.[38]

O aplicativo ClinTouch foi desenvolvido para avaliar o autorrelato diário de sintomas de psicose em comparação com a aplicação das escalas de Síndrome Positiva e Negativa (PANSS) e a Escala de Depressão Calgary (CDS) conduzida por um entrevistador.[39] O aplicativo foi desenvolvido na plataforma Android e continha dois conjuntos de questões baseadas na PANSS e na CDS. Um dos conjuntos consistia em questões para avaliar culpa, desesperança, depressão, retraimento social, desorganização conceitual, excitação e alucinações, enquanto o outro conjunto avaliava ansiedade, grandiosidade, hostilidade, preocupação somática, ideias de culpa, paranoia e delírios. A validade do ClinTouch foi avaliada em pacientes em remissão, em pacientes psicóticos agudos e naqueles com risco muito alto de desenvolver psicose. Em geral, o aplicativo foi bem avaliado pelos pacientes, exceto entre aqueles que apresentavam sintomas negativos que tiveram uma maior reatividade ao aplicativo (ou seja, mudança de pensamentos ou humor ao responder às perguntas). Os escores mostraram consistência interna satisfatória (alfa de Cronbach > 0,76) e houve correlações significativas com os sintomas positivos e afetivos da PANSS. Entretanto, em relação às subescalas de retraimento social passivo e apático, hostilidade, excitação e desorganização cognitiva, não houve correlação com as subescalas da PANSS, sugerindo que o aplicativo pode ser usado para o autorrelato de sintomas em tempo real, mas há algumas limitações na avaliação autorreferida nesse grupo de pacientes por longos períodos de tempo.

Aplicativos que permitem aos pacientes avaliar medidas diárias de mania e depressão são extremamente úteis para fornecer dados sobre mudanças de humor ao longo do tempo e servir como um guia para prevenir recaídas em indivíduos com TB. O aplicativo de monitoramento, tratamento e previsão de episódios de transtorno bipolar MONARCA foi desenvolvido para avaliar os sintomas de humor.[39] Esse aplicativo solicita aos participantes que classifiquem, todas as noites durante 3 meses, itens relacionados a percepção do humor, duração do sono, adesão ao tratamento, irritabilidade, nível de atividade, problemas cognitivos, consumo de álcool, nível de estresse e sinais de alerta. Além disso, o aplicativo coleta de forma automática dados relacionados a atividade social, atividade física e duração de conversas no celular, realizando o monitoramento da localização a partir da rede de celular. O estudo de validade do MONARCA mostrou alta taxa de respondedores (88%), bem como uma correlação significativa entre os sintomas depressivos medidos pelo aplicativo e o escore da Escala de Depressão de Hamilton de 17 itens. No entanto, não foi encontrada correlação entre os escores da Young Mania Rating Scale (YMRS) e os sintomas maníacos autorrelatados, o que foi explicado pela baixa prevalência de mania na subpopulação da amostra (escore YMRS = 2,7).[40]

O aplicativo para *smartphone* MindfulMoods foi desenvolvido para avaliar em tempo real (3 vezes ao dia) e durante 1 mês os sintomas de depressão em uma amostra de pacientes adultos com TDM (N = 13) por meio de uma versão digital da escala PHQ-9.[41] Os respondentes receberam notificações da pesquisa pelo aplicativo com três perguntas aleatórias da PHQ-9 para responder ao longo do dia usando uma escala Likert. Além das respostas em formato digital, os pacientes compareceram ao centro de pesquisa no início e no final do estudo para responder à versão impressa da PHQ-9. Os resultados do estudo demonstraram alta correlação entre as pontuações do formato digital e as do impresso (r = 0,84), embora as pontuações do aplicativo tenham sido em média 3,02 pontos maiores do que as obtidas na versão impressa. Além disso, o relato de pensamentos suicidas observado apenas na versão digital da PHQ-9 sugere a capacidade do aplicativo de identificar o risco de suicídio em tempo real. Por fim, a adesão ao protocolo do estudo foi de 77% durante 30 dias, sugerindo a viabilidade do aplicativo para avaliar sintomas de depressão em tempo real e no contexto do paciente.

Em outro estudo, o aplicativo Remote Monitoring Application in Psychiatry (ReMAP) foi desenvolvido para coletar dados de sintomas de depressão pela técnica de avaliação momentânea ecológica (AME; do inglês *ecological momentary assessment* [EMA]) em uma amostra de participantes saudáveis e pacientes com TDM, TB, TDM com transtorno de ansiedade social (TAS), apenas TAS ou aracnofobia.[8] O aplicativo usou a versão digital da BDI. Para avaliar a equivalência entre o aplicativo e a versão impressa da BDI, os autores analisaram a correlação intraclasse e a consistência interna (alfa de Cronbach) em relação às versões impressas das escalas BDI, BDI-II e HDRS aplicadas por um pesquisador do estudo. Os resultados demonstraram alta concordância entre os formatos digital e impresso da BDI (ICC = 0,92), exceto para participantes saudáveis (ICC = 0,63) e pacientes com transtornos de ansiedade (ICC = 0,72). A consistência interna da BDI no aplicativo ReMAP (alfa de Cronbach = 0,944) foi satisfatória e semelhante à observada nas versões impressas da escala (BDI-I: alfa = 0,945; BDI-II: alfa = 0,944). Além disso, a validação concorrente foi estabelecida para a BDI no aplicativo ReMAP, visto que foi correlacionada com a gravidade da depressão avaliada pela HDRS em uma subpopulação da amostra (r = 0,78) e comparável aos escores das escalas HDRS e BDI nas versões impressas (r = 0,68). Esses resultados sugerem que o aplicativo ReMAP tem bom grau de evidência para ser utilizado na avaliação de sintomas depressivos em pacientes bipolares.

Por fim, uma revisão sistemática verificou a viabilidade e a evidência de validade de aplicativos móveis desenvolvidos para monitorar sintomas episódicos e o curso dos sintomas ao longo do tempo em pacientes com TB.[12] De 13 estudos incluídos, quatro avaliaram a validade simultânea de ferramentas de autorrelato baseadas em aplicativos móveis, com a maioria dos resultados indicando associações significativas entre os dados coletados usando essas ferramentas e as escalas de humor HDRS, MADRS e YMRS. Outro aspecto avaliado na revisão sistemática relatada anteriormente foi a validade convergente entre o autorrelato de sintomas no formato digital com as escalas Cohen Perceived Stress Scale (PSS), a versão abreviada World Health Organization Quality of Life Scale (WHOQOL-bref) e a escala FAST.[12] Os resultados mostraram associação significativa entre os sintomas mistos autorrelatados por meio do aplicativo MONARCA e os escores da PSS, mas não com os escores da WHOQOL-bref. Além disso, o estudo observou uma associação significativa entre os sintomas autorrelatados de irritabilidade e instabilidade de humor e os escores das escalas FAST, PSS e WHOQOL-bref.

Assim, os achados sugerem que ferramentas de autorrelato baseadas em aplicativos móveis são válidas na avaliação de sintomas de mania e depressão em pacientes eutímicos com TB.

CONSIDERAÇÕES FINAIS

A avaliação das propriedades psicométricas das escalas adaptadas para o formato digital em psiquiatria aponta para seu grande potencial clínico.

Os desenvolvedores de escalas devem examinar cuidadosamente todos os tipos de evidências de validade ao desenvolver escalas em formato digital com base em instrumentos já amplamente utilizados para avaliação de psicopatologia. Primeiramente, sugerimos a seleção de instrumentos padrão-ouro, idealmente aqueles que já foram estudados na população amostral-alvo (população geral ou amostra clínica). No caso de desenvolvimento de novas escalas em formato digital a partir do zero, seria de suma importância escolher o construto e os itens adequados para compor a escala, geralmente com base em instrumentos anteriores e opiniões de especialistas na área.

Em segundo lugar, outro aspecto fundamental no desenvolvimento de uma avaliação digital é testar se a população-alvo é capaz de usar o formato, considerando sobretudo as habilidades para usar dispositivos móveis. Idealmente, estudos-piloto com a população-alvo melhorariam a validade de face antes de estabelecer uma nova escala em formato digital.

Em terceiro, após a coleta de dados em um estudo-piloto, a concordância da estrutura interna do instrumento digital com a versão original impressa deverá ser analisada, geralmente por consistência interna e análise fatorial. Se a concordância não for atendida completamente, considere até que ponto as diferenças podem prejudicar a precisão do construto que está sendo medido. Por último, é muito importante comparar as pontuações da nova escala em formato digital com outras escalas que medem o mesmo construto para confirmar a validade concorrente, idealmente com um instrumento padrão-ouro.

Diante do exposto, observa-se grande evolução no campo da avaliação digital em saúde mental nos últimos 25 anos. Nesse período, passou-se de escalas desenvolvidas e utilizadas em computadores para o uso atual em aplicativos de dispositivos móveis que medem diferentes sintomas de transtornos mentais. Embora as características psicométricas tenham sido avaliadas para algumas escalas, faz-se necessário que estudos adicionais sejam conduzidos em pacientes com transtornos psiquiátricos. Além disso, a percepção do entrevistado sobre o *layout* da escala digital para dispositivos móveis, bem como sobre navegação, segurança e facilidade de uso, deve ser abordada em estudos futuros, principalmente para minimizar a redução da validade e da confiabilidade da escala desenvolvida.

REFERÊNCIAS

1. Furr RM, Bacharach VR. Psychometrics: an introduction. 2nd ed. Washington: SAGE; 2013.
2. Boateng GO, Neilands TB, Frongillo EA, Melgar-Quiñonez HR, Young SL. Best practices for developing and validating scales for health, social, and behavioral research: a primer. Front Public Health. 2018;6:149.
3. Rosa AR, Sánchez-Moreno J, Martínez-Aran A, Salamero M, Torrent C, Reinares M, et al. Validity and reliability of the Functioning Assessment Short Test (FAST) in bipolar disorder. Clin Pract Epidemiol Ment Heal. 2007;3:5.
4. Mustafa N, Safii NS, Jaffar A, Sani NS, Mohamad MI, Rahman AHA, et al. Malay version of the mhealth app usability questionnaire (M-MAUQ): translation, adaptation, and validation study. JMIR Mhealth Uhealth. 2021;9(2):e24457.
5. American Educational Research Association, American Psychological Association, National Council on Measurment in Education. Standards for educational and psychological testing. Washington: American Educational Research Association; 2014.
6. Cook DA, Beckman TJ. Current concepts in validity and reliability for psychometric instruments: theory and application. Am J Med. 2006;119(2):166.e7-16.
7. González-Robles A, Mira A, Miguel C, Molinari G, Díaz-García A, García-Palacios A, et al. A brief online transdiagnostic measure: psychometric properties of the Overall Anxiety Severity and Impairment Scale (OASIS) among Spanish patients with emotional disorders. PLoS One. 2018;13(11):e0206516.
8. Goltermann J, Emden D, Leehr EJ, Dohm K, Redlich R, Dannlowski U, et al. Smartphone-based self-reports of depressive symptoms using the remote monitoring application in psychiatry (ReMAP): interformat validation study. JMIR Ment Heal. 2021;8(1):e24333.
9. Verkuil B, Brosschot JF. The online version of the Dutch Penn State worry questionnaire: factor structure, predictive validity and reliability. J Anxiety Disord. 2012;26(8):844-8.

10. Alfonsson S, Maathz P, Hursti T. Interformat reliability of digital psychiatric self-report questionnaires: a systematic review. J Med Internet Res. 2014;16(12):e268.
11. van Ballegooijen W, Riper H, Cuijpers P, van Oppen P, Smit JH. Validation of online psychometric instruments for common mental health disorders: a systematic review. BMC Psychiatry. 2016;16:45.
12. Chan EC, Sun Y, Aitchison KJ, Bch BM, Sivapalan S. Mobile app: based self-report questionnaires for the assessment and monitoring of bipolar disorder: systematic review. JMIR Form Res. 2021;5(1):e13770.
13. Batra S, Baker RA, Wang T, Forma F, DiBiasi F, Peters-Strickland T. Digital health technology for use in patients with serious mental illness: a systematic review of the literature. Med Devices. 2017;10:237-51.
14. Van Ameringen M, Turna J, Khalesi Z, Pullia K, Patterson B. There is an app for that! The current state of mobile applications (apps) for DSM-5 obsessive-compulsive disorder, posttraumatic stress disorder, anxiety and mood disorders. Depress Anxiety. 2017;34(6):526-39.
15. Ruggeri K, Maguire Á, Andrews JL, Martin E, Menon S. Are we there yet? Exploring the impact of translating cognitive tests for dementia using mobile technology in an aging population. Front Aging Neurosci. 2016;8:21.
16. Maguire Á, Martin J, Jarke H, Ruggeri K. Getting closer? Differences remain in neuropsychological assessments converted to mobile devices. Psychol Serv. 2019;16(2):221-6.
17. Carlbring P, Brunt S, Bohman S, Austin D, Richards J, Öst LG, et al. Internet vs. paper and pencil administration of questionnaires commonly used in panic/agoraphobia research. Comput Human Behav. 2007;23(3):1421-34.
18. Thorndike FP, Carlbring P, Smyth FL, Magee JC, Gonder-Frederick L, Ost LG, et al. Web-based measurement: effect of completing single or multiple items per webpage. Comput Human Behav. 2009;25(2):393-401.
19. Buitenweg DC, Bongers IL, van de Mheen D, van Oers HA, van Nieuwenhuizen C. Cocreative development of the QoL-ME: a visual and personalized quality of life assessment app for people with severe mental health problems. JMIR Ment Heal. 2019;6(3):e12378.
20. Bush NE, Skopp N, Smolenski D, Crumpton R, Fairall J. Behavioral screening measures delivered with a smartphone app psychometric properties and user preference. J Nerv Ment Dis. 2013;201(11):991-5.
21. Fortson BL, Scotti JR, Del Ben KS, Chen YC. Reliability and validity of an internet traumatic stress survey with a college student sample. J Trauma Stress. 2006;19(5):709-20.
22. Read JP, Farrow SM, Jaanimägi U, Ouimette P. Assessing trauma and traumatic stress via the internet : measurement. traumatology (tallahass fla). 2011;15(1):94-102.
23. Austin DW, Carlbring P, Richards JC, Andersson G. Internet administration of three commonly used questionnaires in panic research: equivalence to paper administration in Australian and Swedish samples of people with panic disorder. Int J Test. 2006;6(1):25-39.
24. Vallejo MA, Mañanes G, Isabel Comeche M, Díaz MI. Comparison between administration via Internet and paper-and-pencil administration of two clinical instruments: SCL-90-R and GHQ-28. J Behav Ther Exp Psychiatry. 2008;39(3):201-8.
25. Whitehead L. Methodological issues in internet-mediated research: a randomized comparison of internet versus mailed questionnaires. J Med Internet Res. 2011;13(4):1-6.
26. Miller ET, Neal DJ, Roberts LJ, Baer JS, Cressler SO, Metrik J, et al. Test-retest reliability of alcohol measures: Is there a difference between internet-based assessment and traditional methods? Psychol Addict Behav. 2002;16(1):56-63.
27. Serafim SD, Goularte JF, Caldieraro MA, Lima FM, Dalpiaz G, Rabelo-da-Ponte FD, et al. Validity and reliability of the Digital Functioning Assessment Short Test (D-FAST) in the Brazilian sample. Clin Pract Epidemiol Ment Heal. 2022;18(1):1-9.
28. Schulenberg SE, Yutrzenka BA. Equivalence of computerized and conventional versions of the Beck Depression Inventory-II (BDI-II). Curr Psychol. 2001;20(3):216-30.
29. Sandoval LR, Buckey JC, Ainslie R, Tombari M, Stone W, Hegel MT. Randomized controlled trial of a computerized interactive media-based problem solving treatment for depression. Behav Ther. 2017;48(3):413-25.
30. George CE, Lankford JS, Wilson SE. The effects of computerized versus paper-and-pencil administration on measures of negative affect. Comput Human Behav. 1992;8(2-3):203-9.

31. Lankford JS, Bell RW, Elias JW. Computerized versus standard personality measures: equivalency, computer anxiety, and gender differences. Comput Human Behav. 1994;10(4):497-510.
32. Lukin ME, Dowd ET, Plake BS, Kraft RG. Comparing computerized versus traditional psychological assessment. Comput Human Behav. 1985;1(1):49-58.
33. Murrelle L, Ainsworth BE, Bulger JD, Holliman SC, Bulger DW. Computerized mental health risk appraisal for college students: user acceptability and correlation with standard pencil-and-paper questionnaires. Am J Heal Promot. 1992;7(2):90-2.
34. Schmitz N, Hartkamp N, Brinschwitz C, Michalek S, Tress W. Comparison of the standard and the computerized versions of the Symptom Check List (SCL-90-R): a ramdomized trial. Acta Psychiatr Scand. 2000;102(2):147-52.
35. Chan-Pensley E. Alcohol-use disorders identification test: a comparison between paper and pencil and computerized versions. Alcohol Alcohol. 1999;34(6):882-5.
36. Pohl M. 325,000 mobile health apps available in 2017: android now the leading mHealth platform [Internet]. Research2guidance; 2017 [capturado em 19 jun. 2023]. Disponível em: https://research2guidance.com/325000-mobile-health-apps-available-in-2017/.
37. Torous J, Roberts LW. Needed innovation in digital health and smartphone applications for mental health transparency and trust. JAMA Psychiatry. 2017;74(5):437-8.
38. Moore RC, Fazeli PL, Patterson TL, Depp CA, Moore DJ, Granholm E, et al. UPSA-M: feasibility and initial validity of a mobile application of the UCSD performance-based skills assessment. Schizophr Res. 2015;164(1-3):187-92.
39. Palmier-Claus JE, Ainsworth J, Machin M, Barrowclough C, Dunn G, Barkus E, et al. The feasibility and validity of ambulatory self-report of psychotic symptoms using a smartphone software application. BMC Psychiatry. 2012;12:172.
40. Faurholt-Jepsen M, Frost M, Vinberg M, Christensen EM, Bardram JE, Kessing LV. Smartphone data as objective measures of bipolar disorder symptoms. Psychiatry Res. 2014;217(1-2):124-7.
41. Torous J, Staples P, Shanahan M, Lin C, Peck P, Keshavan M, et al. Utilizing a personal smartphone custom app to assess the patient health questionnaire-9 (PHQ-9) depressive symptoms in patients with major depressive disorder. JMIR Ment Heal. 2015;2(1):e8.

21 COMO OS *CHATBOTS* PODEM AJUDAR OS PSIQUIATRAS?

Anna Viduani
Ricardo Matsumura Araujo
Christian Kieling

Na prática clínica psiquiátrica, pacientes expressam como se sentem e como observam o mundo, relatando seus sintomas de forma que vai além do que é objetivamente dito: os gestos, as expressões faciais e até mesmo os momentos de silêncio podem fornecer dicas importantes sobre o estado mental de uma pessoa.[1] Os clínicos aprendem rapidamente a identificar tais indicadores, tão próprios da interação humana, sejam eles linguísticos ou não verbais.[2] Nos anos recentes, todavia, o uso da linguagem natural, dentro e fora da clínica, tem se expandido para além das interações estritamente humanas: agora, nos *smartphones* ou em casa, agentes conversacionais (ou *chatbots*) como Cortana, Siri e Alexa têm se tornado cada vez mais comuns.[3] Mais ainda, tais ferramentas estão cada vez mais versadas e capazes de lidar com informações relacionadas à saúde. Assim, surge uma primeira pergunta: *os* chatbots *podem ajudar os psiquiatras?* Em seguida, considerando uma resposta positiva, outra questão logo se coloca: *como?*

Os *chatbots* – abreviação de *chatterbots*, termo usado pela primeira vez em 1992[4] – são sistemas digitais que fornecem uma interface para interação com usuários baseada em linguagem natural.[5] De um lado, *chatbots* podem simplificar a realização de atividades, uma vez que disponibilizam uma interface única para a solicitação e a realização de diferentes operações. Ao mesmo tempo, o uso da linguagem permite que as interações se deem de forma mais complexa. Nesse sentido, pesquisas no campo – que têm sido desenvolvidas há mais de 60 anos[6] – têm mostrado que, ao interagir com sistema digitais, humanos tendem a percebê-los como dotados de algo muito semelhante a uma mente.[7] Como consequência, *chatbots* elicitam respostas sociais em humanos, como, por exemplo, agradecer à Alexa após o sistema completar uma tarefa. Na medida em que despertam a bus-

Como os chatbots podem ajudar os psiquiatras? 283

ca por inferência de estados mentais e propiciam a geração de significados, *chatbots* podem produzir respostas cognitivas e emocionais (desejáveis ou não) nos usuários.[8] Tais potencialidades destacam as possíveis aplicações dos *chatbots* na prática clínica em saúde mental.

Desse modo, o objetivo deste capítulo é apresentar uma visão abrangente de como os *chatbots* podem auxiliar psiquiatras e clínicos que atuam na área da saúde mental. Primeiramente, apresentamos uma breve taxonomia dos *chatbots*; em seguida, mapeamos as formas como eles têm sido aplicados em cenários clínicos e de pesquisa. Por fim, apresentamos recomendações e futuras aplicações de *chatbots* na prática em saúde mental.

UMA BREVE TAXONOMIA DOS *CHATBOTS*

O que faz de um sistema digital um *chatbot*? Por um lado, poderíamos dizer que um *chatbot* tem como objetivo ser uma interface para o usuário acessar determinadas operações.[9] Por mais que esse seja um uso comum, *chatbots* podem também ser um fim neles mesmos, uma interface cujo único objetivo seja criar e manter interações.[10] De forma geral, um *chatbot* tem como principal característica o uso de linguagem natural tanto como *input* quanto como *output*. Isso significa que eles buscam mimetizar conversações humanas, fazendo com que não seja necessário que o usuário aprenda como usar a interface antes de uma tarefa: basta apenas solicitar, seja por voz ou texto escrito, a tarefa desejada. Isso ainda permite que diferentes tipos de serviço com diferentes níveis de sofisticação possam ficar concentrados em uma apresentação única para os usuários.

Chatbots podem ser classificados de diferentes maneiras de acordo com suas características, que podem ser divididas em: a) modalidade de entrada e saída; b) características do *software;* c) apresentação e d) plataforma (**Fig. 21.1**). Vale ressaltar que essas características não são mutuamente excludentes: um *chatbot* pode combinar mais de uma modalidade de entrada e saída, por exemplo. Inovações tecnológicas permitem

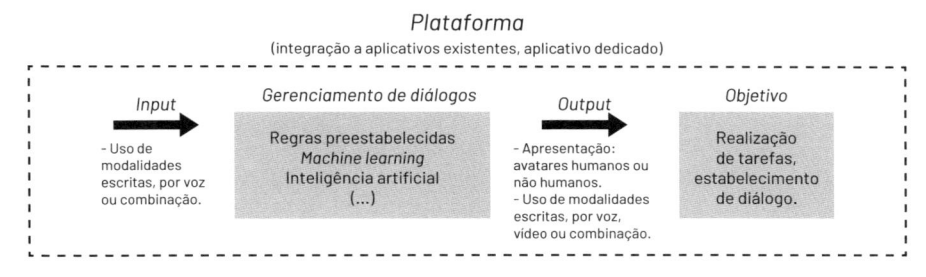

Plataforma
(integração a aplicativos existentes, aplicativo dedicado)

Input	Gerenciamento de diálogos	Output	Objetivo
- Uso de modalidades escritas, por voz ou combinação.	Regras preestabelecidas *Machine learning* Inteligência artificial (...)	- Apresentação: avatares humanos ou não humanos. - Uso de modalidades escritas, por voz, vídeo ou combinação.	Realização de tarefas, estabelecimento de diálogo.

■ **Figura 21.1**
Classificação de *chatbots* quanto a suas categorias.

cada vez mais que *bots* sejam criados e adaptados a diferentes contextos, podendo ser modificados de acordo com sua finalidade e com as preferências dos usuários.

Quanto à *modalidade de entrada e saída*, *chatbots* podem permitir que os usuários utilizem texto escrito, como é o caso do DOCTOR, *script* popular para ELIZA, o primeiro *chatbot*, desenvolvido para atuar como psicoterapeuta rogeriano.[11] Os *chatbots* também podem interagir a partir da voz, como é o caso da Siri, da Apple, e da Alexa, da Amazon. Alguns *chatbots* mais recentes também operam com *inputs* visuais, como é o caso do novo ChatGPT, baseado no GPT-4, que aceita imagens como modalidade de entrada.[12] Da mesma forma, *chatbots* podem produzir diferentes *outputs*, sejam eles por texto, voz, imagens ou uma combinação deles. Vale ressaltar que todos os *chatbots* atuais trabalham com modalidades de entrada e saída em texto, sendo que, naqueles que geram *outputs* em voz, uma camada *speech-to-text* é adicionada de forma geralmente independente do algoritmo do *chatbot*.[5]

Dentre as *características do software*, a forma como o *chatbot* lida com *inputs* e gera *outputs* também pode variar de acordo com a maneira como ele trata informações sequenciais (como um diálogo) e os objetivos do sistema. Nesse sentido, *chatbots* podem gerenciar os diálogos de diferentes formas: a partir de regras estabelecidas (em que um *input* que contenha "oi" sempre será respondido com um "olá"); de uma base de dados preexistente (o *chatbot* usa uma extração de tópicos em uma base de dados previamente estabelecida para gerar respostas); ou de aprendizado de máquina (*machine learning* – em que o *bot* utiliza um modelo de linguagem que foi treinado em grandes bases de dados de linguagem natural para gerar *outputs*). Existem, ainda, *chatbots* que combinam mais de um modo de gerenciamento de diálogos, uma vez que essas abordagens não são mutuamente excludentes. Todas as interações podem ser guiadas a partir de diferentes objetivos: a maior parte dos *chatbots* em saúde está orientada para a realização de uma tarefa, mas eles também podem ser apenas conversacionais, ou seja, suas interações podem não ter um objetivo específico.

Outros aspectos que se relacionam às características do *software* são os que dizem respeito à *autonomia* e à *iniciativa* desses sistemas. Alguns *bots* podem realizar ações que vão além da simples resposta aos *inputs* dos usuários, realizando ações independentes relacionadas à resposta desejada. Além disso, para algumas finalidades, pode ser importante que a ferramenta inicie a interação – como é o caso de *chatbots* que efetuam lembretes aos usuários, por exemplo. Assim, esses sistemas também podem ser classificados de acordo com sua capacidade de realizar autonomamente ações relacionadas ao fim desejado, mas também de iniciar conversas com usuários.

A forma como *chatbots* se apresentam ao usuário também é importante: algumas ferramentas, como a Alexa, expressam para o usuário que são um *chatbot*. Porém, outras podem omitir essa informação ou até mesmo simular com o objetivo de convencer o usuário de que ele está se comunicando com um ser humano. Na *apresentação* da ferramenta, alguns *chatbots* podem, inclusive, expressar "traços de personalidade" e apresentar um avatar (uma representação gráfica do *chatbot*), seja ele humano ou não. Vale lembrar que, mesmo quando os *chatbots* não apresentam avatares humanos, os usuários tendem a aplicar regras e categorias sociais (como gênero e etnia) a programas, frequentemente atribuindo a eles traços de personalidade (como, por exemplo, considerar a Alexa "gentil" ou, até mesmo, "solícita").[13,14]

Por fim, chatbots podem ser utilizados em diferentes plataformas: implementados de forma integrada a serviços de conversação já existentes, como o WhatsApp, Facebook Messenger, Telegram e WeChat,[15] disponibilizados em websites ou até mesmo em aplicativos dedicados. A vantagem da primeira opção é que o usuário não precisa instalar ou aprender a usar nenhum software diferente daquele já disponível em seu dispositivo, possivelmente contribuindo para maior adesão ao seu uso.

Nesse sentido, chatbots podem moldar-se a diferentes objetivos, dependendo da expertise e da disponibilidade de recursos de seus criadores. Essa flexibilidade garante que eles possam ser explorados em diversas áreas, incluindo, por exemplo, saúde e educação.[16,17] Vale ressaltar, contudo, que, por mais que já existam diretrizes para o desenvolvimento de chatbots,[18] elas não contemplam as particularidades de bots voltados para a saúde.[19] Nesse contexto, as características de um chatbot e as escolhas feitas na sua criação serão importantes variáveis para a criação de um vínculo com o agente conversacional que possibilite ao usuário confiar no bot e compartilhar informações sensíveis sobre sua saúde e seu bem-estar.[20]

COMO CHATBOTS PODEM AUXILIAR NA PRÁTICA CLÍNICA?

Em um contexto em que a demanda por cuidados em saúde mental tem crescido de forma vertiginosa, chatbots podem se tornar importantes aliados dos clínicos, criando soluções viáveis, custo-efetivas e facilmente escaláveis.[20] Além disso, têm o potencial de aumentar o acesso a cuidados em saúde, em situações em que os pacientes não conseguem – ou mesmo não querem – acessar serviços específicos.[21] Chatbots também podem otimizar o uso de tempo dos provedores de saúde, aumentando a compreensão e o cumprimento das instruções pelos pacientes.[22] O uso de chatbots para acompanhamento de pacientes, por exemplo, pode diminuir a ansiedade relacionada a procedimentos e tratamentos médicos.[23] Na área da saúde mental, seu alto grau de flexibilidade e personalização tem permitido explorar o uso de chatbots com diferentes finalidades, desde screening e avaliação diagnóstica até treinamento de profissionais e implementação de intervenções preventivas ou terapêuticas[24] (**Tab. 21.1**).

■ **Tabela 21.1**
Áreas de utilização de chatbots em saúde mental

Finalidade	Aplicações
Screening e diagnóstico	Uso de agentes conversacionais personificados para realização de entrevistas diagnósticas[25] ou de screening;[26] aplicação de questionários de screening inicialmente criados para serem aplicados em papel e/ou presencialmente.[27,28]

(Continua)

■ Tabela 21.1 (Continuação)
Áreas de utilização de chatbots em saúde mental

Finalidade	Aplicações
Intervenções	Realização de intervenções terapêuticas para quadros como depressão,[29] ansiedade,[30] transtorno de pânico[31] ou transtorno de déficit de atenção/ hiperatividade.[32] Psicoeducação de pacientes e familiares.[21,33] Treinamento de habilidades.[34]
Assistência ao tratamento	Promoção de adesão a tratamentos medicamentosos.[35] Incentivo a mudanças no estilo de vida.[23]
Coleta e análise de dados	Monitoramento do curso de doenças e do tratamento. Comunicação de informações relevantes para equipes por cuidadores.[36]
Promoção de bem--estar e autocuidado	Promoção de estratégias de bem-estar e promoção em saúde mental na população em geral.[37]

Em termos de sua usabilidade em cenários clínicos, chatbots podem ser criados com a finalidade de realizar *screening e diagnóstico* de condições de saúde mental, como a depressão[25] e o transtorno por uso de substâncias.[38] Nesse sentido, diferentes abordagens têm sido testadas, dentre elas, iniciativas com uso de agentes conversacionais personificados têm obtido êxito na identificação de pacientes ambulatoriais com transtorno depressivo maior usando os critérios do DSM-5, com sensibilidade satisfatória quando comparada à da avaliação psiquiátrica presencial e boa aceitabilidade entre clínicos e pacientes.[25]

O uso de chatbots baseados apenas em texto para *screening* de transtornos mentais também tem sido testado em diferentes plataformas. Alguns estudos utilizam chatbots como interface para aplicação de questionários já validados para triagem de transtornos como depressão e ansiedade,[27] sugerindo que a aplicação desses instrumentos pode ser análoga à de questionários virtuais ou utilizando papel e caneta.[28] Outros utilizam inteligência artificial (IA) para avaliar queixas existentes de forma similar a uma entrevista de anamnese, identificando padrões de sintomas e gerando um provável diagnóstico que pode ser utilizado para a referência do nível de cuidado e urgência necessários para endereçar tais queixas.[26] De forma geral, os resultados desses estudos são pouco conclusivos, apontando especialmente para a necessidade da consideração de aspectos de *design* desses chatbots, de forma a balancear a promoção de vínculo com o bot, as limitações dos sistemas e a aceitabilidade de seu uso.

A maior parte dos estudos publicados até o momento, porém, tem investigado o uso de chatbots como forma de fornecer uma interface para *intervenções* em saúde mental. Nesse sentido, eles podem ser ferramentas importantes para lidar com as demandas crescentes de serviços de saúde, podendo ser integrados a tratamentos convencionais.

Nos anos recentes, diversos estudos têm avaliado o uso de *chatbots realizando ou assistindo intervenções terapêuticas* direcionadas ao tratamento de transtornos mentais específicos, como depressão,[29] ansiedade,[30] transtorno de pânico[31] e transtorno de déficit de atenção/hiperatividade.[32] O acesso a vários desses aplicativos pode ser feito por meio de uma plataforma dedicada, disponível para *download* em lojas de aplicativos para *smartphone*.[39]

A maioria desses *chatbots* utiliza princípios da terapia cognitivo-comportamental (TCC), empregando também técnicas de psicoeducação, treinamento de habilidades[34] e exercícios de *mindfulness*.[40] A partir de conversas, a ideia desses aplicativos é, não raro, prover ao usuário conhecimento e técnica necessários para enfrentamento de situações: o Woebot, *chatbot* inicialmente desenvolvido para tratamento de sintomas de ansiedade e depressão em adultos,[29] por exemplo, usa a metáfora do "clima emocional" para ensinar seus usuários a reconhecerem emoções como "fenômenos climáticos". A partir disso, ele busca, também, lembrar ao usuário da importância de encontrar formas de enfrentamento que o ajudem a superar "tempestades emocionais".[41]

De forma geral, os estudos conduzidos empregando tais ferramentas sugerem que *chatbots* podem ser promissores para a promoção de cuidado em saúde mental, diminuindo sintomas específicos de diferentes transtornos mentais em adultos. Da mesma forma, eles podem também ser aliados importantes dos clínicos, atuando na *psicoeducação de pacientes*.[21,33] Esses estudos também reportam que agentes conversacionais são uma forma aceitável de intervenção, valorizando aspectos como a capacidade das ferramentas de construir um relacionamento baseado em respostas empáticas empregando uma abordagem interativa e conversacional.[42] Porém, vale ressaltar que, por mais promissoras que sejam, as pesquisas sobre intervenções mediadas por *chatbots* ainda apresentam limitações importantes. A maior parte dos estudos realizados até o momento inclui um número relativamente pequeno de participantes adultos (normalmente menos de 100). Além disso, as ferramentas baseiam-se majoritariamente em texto escrito, e seu desenvolvimento e aplicações iniciais têm como público-alvo adultos em países anglófonos. Nesse sentido, visto a maior disponibilidade de ferramentas de processamento de linguagem natural em língua inglesa, a adaptação de *chatbots* baseados em aprendizado de máquina para a língua portuguesa ainda é um desafio para a introdução dessas ferramentas na prática clínica no País.

Outro ponto importante é que muitos dos *chatbots* existentes que utilizam plataformas dedicadas não explicitam o nível de envolvimento de especialistas nas etapas de desenvolvimento das intervenções e de avaliação inicial da eficácia do tratamento oferecido, além de poderem ser acessados por usuários sem a intermediação de clínicos. Assim, a avaliação da adequação dessas plataformas é um fator importante anterior à introdução dessas ferramentas na clínica. As formas como o uso desses *chatbots* pode informar e, possivelmente, modificar os tratamentos convencionais também é um ponto a ser explorado.

Adicionalmente, o uso de *chatbots* na promoção de *adesão ao tratamento* também tem sido examinado. Estudos têm analisado a viabilidade da utilização de *bots* para manejo e lembretes dos horários de medicamentos,[35] bem como sua utilização como interface para incentivar *mudanças no estilo de vida*.[23] De forma geral, *chatbots* podem oferecer uma plataforma para reforço de comportamentos desejados a partir de pequenas sugestões e reforço positivo (*nudges*), ou até mesmo a partir da aplicação de entrevistas motivacionais.[43] Nesse sentido, eles também podem ser utilizados como forma de promoção de autocuidado e bem-estar na população em geral.[37]

Por fim, *chatbots* podem ser também ferramentas úteis para a *coleta e análise de dados clinicamente relevantes* de forma ecológica. Por mais que possam atuar na padronização de questionários e entrevistas clínicas,[44] a flexibilidade quanto à apresentação de *chatbots* para os pacientes – seja por meio de um aplicativo específico ou integrado a plataformas já utilizadas no seu dia a dia – pode facilitar a coleta de informações importantes para o monitoramento do curso de doenças e do tratamento. Em alguns casos, *chatbots* também podem auxiliar cuidadores no monitoramento e comunicação de sintomas e eventos relacionados à saúde que acontecem fora dos serviços de saúde, facilitando a comunicação com clínicos e a coordenação do cuidado.[36] Assim, *chatbots* podem permitir que informações sobre comportamentos ou humor sejam coletadas no ambiente natural dos pacientes, o que pode diminuir a intrusividade e vieses de esquecimento. O aspecto conversacional dessas coletas pode, ainda, favorecer a adesão dos pacientes a tal forma de monitoramento de informações relevantes para sua saúde.

■ CHATGPT: NOVAS POSSIBILIDADES?

Em 30 de novembro de 2022, a empresa norte-americana OpenAI anunciou o lançamento do ChatGPT, "um modelo de inteligência artificial (IA) que interage de forma conversacional".[45] Com mais de 100 milhões de usuários nos 2 primeiros meses de funcionamento, o *chatbot*, que usa processamento de linguagem natural baseada na arquitetura *generative pretrained transformer* (GPT), se tornou quase instantaneamente famoso por conseguir responder a diferentes questões, gerando respostas coerentes e contextuais em uma variedade de tópicos, indo desde responder a perguntas triviais até a criação de narrativas sofisticadas.

O sucesso do ChatGPT vai ao encontro de um cenário de expansão das possibilidades (e funcionalidades) de *chatbots* baseados em IA. No paradigma vigente até então, sistemas de linguagem natural são desenvolvidos para realizar tarefas específicas. Porém, o refinamento e a expansão do uso de métodos de aprendizado de máquina nos últimos anos passaram a permitir a criação de sistemas mais gerais, capazes de se adaptarem a diferentes tarefas. Modelos especialmente úteis para processamento de linguagem, como os *transformers*, aprendem padrões em entradas (como um texto) dando atenção a elementos relacionados mesmo que distantes, capturando informações contextuais importantes. Treinados em milhões, ou até mesmo bilhões, de entradas com *large language models* (LLMs), sistemas como o ChatGPT podem processar e gerar linguagem natural de forma sofisticada, muito semelhante às capacidades humanas.[46]

Os LLMs representam modelos de aprendizado de máquina treinados em tarefas de preenchimento automático. Dado a palavra "depressão", podem prever a próxima palavra como "tristeza", "anedonia" ou "fluoxetina", com base em parâmetros estatísticos aprendidos a partir de dados de treinamento prévio sobre a frequência com que essas palavras aparecem juntas. Esses modelos têm crescido cada vez mais, aprendendo bilhões de parâmetros a partir de muitos bilhões de livros, artigos e conversas na internet. Essa escala e ajuste fino com exemplos humanos permitiram que o conceito de *preenchimento automático simples* exibisse propriedades emergentes e surpreendentes de capacidades complexas de linguagem, mesmo sem treinamento específico para tarefas, como a maioria dos outros sistemas de IA. Em seus primeiros meses de uso, tornou-se notável que tais sistemas conseguiriam atingir escores suficientes para serem aprovados em exames como o de certificação para exercício da medicina nos Estados Unidos.[47]

Nesse sentido, a sofisticação do ChatGPT deve-se ao fato de ele ser baseado em um dos maiores LLMs existentes na atualidade. Ao adaptar um LLM para conversação, o ChatGPT vem surpreendendo usuários com sua aparente capacidade de compreender o contexto do que está sendo dito, o que resulta em uma capacidade de produzir linguagem de forma eficaz. Mais ainda, o vasto *corpus* de treinamento faz com que o ChatGPT tenha um grande repertório, podendo realizar tarefas diversas (como traduções, respostas a perguntas e geração de textos) em diferentes tópicos e áreas do conhecimento.

Ao aliar a capacidade de um LLM sofisticado à facilidade de um sistema baseado em conversação, o ChatGPT parece ter trazido à tona diferentes discussões acerca das possibilidades – e limites – do uso de *chatbots* baseados em IA em diferentes contextos, incluindo o médico.[48] De forma mais específica, estudos vêm sugerindo que ele pode ser utilizado em diferentes áreas e tarefas, como assistência na escrita de documentos e prontuários[48] e até apoio a decisões clínicas em diferentes especialidades.[49,50] Porém, por mais promissor que seja, o ChatGPT também apresenta limitações importantes em áreas específicas, como sensibilidade do sistema à forma como as perguntas são colocadas e a frequência com que gera respostas errôneas (e até mesmo fictícias, as chamadas "alucinações" ou "confabulações").

Não obstante, uma grande mudança paradigmática anunciada pelo ChatGPT é a possibilidade do uso de LLMs para a construção de *chatbots* cada vez mais hábeis e, possivelmente, adaptados para atividades mais específicas. Enquanto o ChatGPT tem uma abordagem generalista, o treinamento de modelos com foco, por exemplo, em saúde mental, pode permitir que *chatbots* consigam até mesmo avaliar questões relativas à saúde mental de indivíduos a partir de relatos não estruturados ou descrições sobre seu estado mental em suas próprias palavras, tirando o foco da resposta de escalas ou perguntas fechadas.[51]

■ QUESTÕES EMERGENTES: O QUE AINDA PRECISAMOS SABER SOBRE O USO DE *CHATBOTS* NA PRÁTICA CLÍNICA?

Por mais que *chatbots* possam ser ferramentas promissoras no trabalho de saúde mental, ainda existem aspectos importantes a serem considerados nesse campo. De forma geral, a controvérsia quanto ao uso desses programas para fins terapêuticos, monitoramento ou tratamento de pacientes pode ser sumarizada em três pontos principais: quem é o dono dos dados coletados, quem tem acesso a eles e, por fim, como esses programas realmente funcionam.

Em primeiro plano, destacamos as questões relacionadas à privacidade dos usuários e à segurança dos dados coletados. Até recentemente, não existiam regulações específicas para *chatbots* ou outros sistemas digitais quanto à privacidade dos dados coletados ou às implicações de seus usos. Porém, após 2018, diversas regulamentações passaram a ser implementadas pelo mundo, incluindo, no Brasil, a Lei Geral de Proteção de Dados (LGPD),[52] que estabeleceu uma série de regras para o armazenamento e o uso de dados coletados de forma *on-line* (**Quadro 21.1**).

■ **Quadro 21.1**
Boas práticas na utilização de *chatbots* de acordo com a LGPD

- *Chatbots* precisam informar que a interação está sendo feita com um sistema digital e não com outro ser humano.
- O usuário precisa consentir com a coleta e com o uso de todo e qualquer dado armazenado.
- O usuário precisa ser informado sobre a finalidade de uso dos dados coletados e por quanto tempo eles serão armazenados.
- O usuário deve conseguir consultar, modificar ou excluir os dados pessoais informados à ferramenta de forma fácil e gratuita.
- Informações relativas ao armazenamento e tratamento dos dados devem ser claras, precisas e facilmente acessíveis.
- *Chatbots* que coletam dados sensíveis devem ser programados com especial atenção e rigor: desenvolvedores devem fortalecer a criptografia e o controle do acesso aos dados, com especial atenção para que esses sejam apenas informados ao titular.
- Armazenamento das informações e de mensagens deve ser realizado de forma clara e segura.
- Programadores e desenvolvedores devem adotar medidas para prevenir a ocorrência de danos em virtude de tratamentos de dados pessoais.
- Medidas de proteção e segurança de dados devem ser tanto implementadas quanto demonstradas aos usuários.

De forma geral, o uso de *chatbots*, especialmente na área da saúde, deve obedecer aos princípios de proteção de dados dos usuários, com foco na transparência das informações apresentadas e no consentimento informado. Assim, desenvolvedores de sistemas e agentes conversacionais precisam ser claros quanto à natureza da interação, ou seja, precisam deixar claro aos usuários o funcionamento da ferramenta e suas limitações. Da mesma forma, é necessário informar quais dados estão sendo coletados pelo *chatbot*, bem como sua finalidade e a duração de seu armazenamento, possibilitando ao usuário a alteração e exclusão das informações a qualquer momento. Nesse sentido, é vital que medidas técnicas e administrativas sejam tomadas para garantir a proteção dos dados de acessos não autorizados e de situações de destruição, perda, alteração ou difusão indevida. Da mesma forma, o tratamento e o uso de dados também devem ser informados e consentidos pelo usuário.[52]

Vale ressaltar que, especialmente em contextos terapêuticos, a transparência das ferramentas empregadas é importante não somente do ponto de vista ético, uma vez que pode facilitar o engajamento efetivo com chatbots.[53] Porém, por mais que endereçar aspectos éticos e políticas de proteção de dados seja um ponto-chave para a promoção e difusão de chatbots em contextos de saúde, estudos recentes mostram que uma parte expressiva de aplicativos em saúde mental ainda apresenta problemas importantes quanto à segurança de dados.[54]

Nesse sentido, o acesso às informações coletadas – e seu uso – é um ponto importante. Usuários podem ter dificuldade de entender como seus dados pessoais podem ser utilizados, por exemplo, para informar a inferência de desfechos de saúde em diferentes populações.[55] Assim, até mesmo as legislações existentes apresentam questões relacionadas a transparência, consentimento e distribuição de riscos e benefícios para pacientes e usuários.[56]

Além disso, vale destacar que o uso cada vez mais difundido de chatbots que empregam IA e aprendizado de máquina também apresenta uma série de desafios. Isso porque esses sistemas complexos dificultam a avaliação dos resultados obtidos a partir de dados, criando uma espécie de "caixa preta".[57] Isso dificulta a identificação e solução de problemas nos resultados, como vieses que podem impactar desproporcionalmente diferentes populações.[58,59] Mais ainda, cada vez mais chatbots usam processamento de linguagem natural irrestrito para gerar diálogos sem interferência humana. Esses algoritmos são treinados em milhões de documentos de diversas fontes, baseando-se em grandes e não controlados conjuntos de dados.[5] Assim, o uso de dados errôneos ou enviesados, além da dificuldade de limitação de seu escopo e a geração espontânea de fatos incorretos ("alucinações"/"confabulações"), pode resultar em respostas inesperadas, possivelmente indesejadas ou até mesmo perigosas para os usuários. Nesse sentido, quando confrontados com perguntas sobre saúde mental ou física e também sobre violência interpessoal e situações de risco, os agentes conversacionais mais comumente disponíveis para smartphone tendem a responder de forma "inconsistente e incompleta",[60] levantando uma série de questões importantes acerca de seu uso por populações potencialmente vulneráveis.

Assim, a atenção de clínicos, desenvolvedores e usuários também deve se voltar para o monitoramento e a avaliação de eventos adversos que podem decorrer do uso dessas ferramentas. De forma geral, a literatura tende a concordar que o uso de chatbots apresenta riscos muito pequenos de dano, sofrimento ou eventos adversos (como agravamento dos sintomas, tentativas de suicídio, morte ou incidentes violentos graves).[19,33] Porém, vale ressaltar que a segurança para o paciente não é um dado frequentemente reportado por estudos, e apenas uma pequena parte das intervenções utilizando chatbots foi avaliada de forma longitudinal.

No momento da escrita deste capítulo, os primeiros resultados de pesquisas utilizando o ChatGPT ainda estão sendo publicados. Resultados iniciais indicam, por exemplo, que avaliadores independentes preferiram respostas de *chatbots* às respostas de médicos a perguntas postadas em uma rede social: as respostas foram consideradas de maior qualidade e mais empáticas em comparação às respostas dos médicos. Apesar de tais achados sugerirem que *chatbots* podem ser uma ferramenta útil para auxiliar na prática clínica, cabe destacar algumas limitações de tal estudo, dentre elas o fato de as respostas do *chatbot* terem sido mais longas (o que pode ter influenciado o julgamento dos avaliadores). Além disso, destaca-se que esse estudo foi conduzido fora de contextos clínicos e que não incluía perguntas específicas sobre temas de saúde mental.[61]

De toda forma, é importante considerar que *chatbots* em saúde mental baseiam-se na capacidade de estabelecimento de vínculos entre usuários e ferramenta. Diversos estudos vêm avaliando a capacidade de estabelecimento de aliança terapêutica com bots,[62,63] e o fato de tais sistemas muitas vezes promoverem o compartilhamento de informações pessoais e sensíveis pode contribuir para uma sensação de ligação com a ferramenta.[64] Porém, para algumas populações, é importante também considerar que sentimentos negativos podem ser gerados quando, por exemplo, um *chatbot* não responde.[65] Respostas negativas ou repetitivas também podem gerar sensações de irritação com a ferramenta, diminuindo o engajamento com o *bot*.[66]

Na clínica tradicional, algumas dessas questões éticas já estão colocadas, uma vez que dizem respeito à confiança que idealmente se estabelece em contextos de saúde mental. Porém, a interface com aplicativos digitais acresce a essa relação uma nova camada de questões importantes, uma vez que recoloca e atualiza as questões a serem consideradas quanto a esses aspectos. Assim, profissionais que queiram utilizar *chatbots* em sua clínica ainda precisam endereçar uma série de questões relevantes quanto ao uso dessas ferramentas em contexto clínicos, em especial com populações vulneráveis. De forma geral, os desafios encontrados dizem respeito a aspectos de proteção de dados, supervisão e responsabilidade quanto às ferramentas, transparência, consentimento e vieses nos algoritmos.[5]

CONSIDERAÇÕES FINAIS

Nos anos recentes, os estudos acerca das aplicações de *chatbots* em contextos de saúde mental cresceram expressivamente, e o uso dessas ferramentas para a promoção e cuidados em saúde mental tem sido considerado uma nova área promissora para médicos e outros profissionais da saúde. Nesse cenário de inovação, surgem diversas perguntas importantes em especial quanto à eficácia, à viabilidade e à segurança dessas ferramentas. No momento, clínicos e pesquisadores de todo o mundo têm uma tarefa desafiadora ao tentar acompanhar a velocidade com que novas ferramentas são criadas e oferecidas para usuários. Essa, além de um empreendimento coletivo, é uma tarefa importante: se não reguladas, intervenções pouco estudadas podem, inclusive, criar novas disparidades na provisão de cuidados para aqueles que não conseguem acessar meios tradicionais de atendimento em saúde mental.[67]

De forma geral, algumas perguntas precisam ser respondidas antes de decidirmos se – e como – chatbots podem ser aliados do trabalho de profissionais da saúde nos diferentes contextos clínicos. Esse dilema não pode ser facilmente endereçado, nem respondido. Por um lado, podemos argumentar que existe algo de inerentemente humano no trabalho em saúde mental, existe "a bagunça e o calor de alguém escrevendo para você".[68] Por outro, esse mesmo aspecto pode criar barreiras importantes para o acesso a serviços e profissionais. Assim, sistemas digitais podem prover uma nova porta de entrada para cuidados em saúde mental muito menos intimidadora para algumas pessoas.

Com os novos avanços permitidos pela incorporação e o uso de LLMs em chatbots, tais ferramentas podem ajudar os psiquiatras, simplificando tarefas que envolvem análise, síntese e geração de texto, como documentação e resumos de prontuários médicos. Eles também podem possibilitar novos fluxos de trabalho e modelos de atendimento, como portais de pacientes e comunicação com profissionais da saúde. Além disso, os chatbots podem auxiliar os pacientes a entenderem suas próprias informações de saúde e expandir o acesso a aconselhamento médico. À medida que os modelos de linguagem se integram à tomada de decisão clínica, a formação médica deve se adaptar para que os profissionais estejam familiarizados com as capacidades e limitações dessas tecnologias. Isso pode, por sua vez, ajudar a mitigar riscos e melhorar a qualidade do atendimento.[69]

Um potencial caminho a ser percorrido envolve superar uma visão dicotômica entre humano e máquina, reconhecendo as potencialidades de combinar o melhor da sabedoria clínica com os avanços tecnológicos disponíveis. Nos próximos anos, a tendência é que chatbots continuem sendo tópico de conversa – e discussão – para clínicos e pesquisadores em saúde mental. Por fim, também vale destacar que esse diálogo não pode – nem deve – se restringir a profissionais: é necessário entender o que torna sistemas digitais aceitáveis ao seu público-alvo, envolvendo todas as partes interessadas no desenvolvimento e na utilização de chatbots em saúde mental. Assim, os usuários também precisam ser incluídos nessa conversa, uma vez que envolver as partes interessadas no desenvolvimento do conceito é crucial para garantir que os sistemas criados correspondam às suas necessidades e preferências.[70]

REFERÊNCIAS

1. Rezaii N, Wolff P, Price BH. Natural language processing in psychiatry: the promises and perils of a transformative approach. Br J Psychiatry. 2022;1-3.
2. Nichter M. Idioms of distress revisited. Cult Med Psychiatry. 2010;34(2):401-16.
3. Muller J. Chatbots are getting smarter and nicer, too [Internet]. Axios; 2022 [capturado em 19 jun. 2023]. Disponível em: https://www.axios.com/2022/04/01/chatbots-smarter-nicer-ai-machine-learning.
4. Adamopoulou E, Moussiades L. Chatbots: history, technology, and applications. MLWA. 2020;2:100006.
5. Viduani A, Cosenza V, Araújo RM, Kieling C. Chatbots in the field of mental health: challenges and opportunities. In: Passos IC, Rabelo-da-Ponte FD, Kapczinski F, editors. Digital mental health. Cham: Springer; 2023. p. 133-48.
6. Heyselaar E, Bosse T. Using theory of mind to assess users' sense of agency in social chatbots. In: Følstad A, Araujo T, Papadopoulos S, Law ELC, Luger E, Goodwin M, et al., editors. Chatbot research and design. Cham: Springer; 2020. p. 158-69.

7. Heider F, Simmel M. An experimental study of apparent behavior. Am J Psychol. 1944;57:243-59.
8. Lee S, Lee N, Sah YJ. Perceiving a mind in a chatbot: effect of mind perception and social cues on co-presence, closeness, and intention to use. Int J Hum Comp Interact. 2020;36(10):930-40.
9. Shevat A. Designing Bots: Creating Conversational Experiences. Beijing: O'Reilly Media; 2017.
10. Wang Y. Your next new best friend might be a robot [Internet]. Nautilus; 2016 [capturado em 19 jun. 2023]. Disponível em: https://nautil.us/issue/33/attraction/your-next-new-best-friend-might-be-a-robot.
11. Weizenbaum J. ELIZA: a computer program for the study of natural language communication between man and machine. Commun ACM. 1966;9(1):36-45.
12. OpenAI: GPT-4 technical report [Internet]. Ithaca: Cornell University; 2023 [capturado em 19 jun 2023]. Disponível em: http://arxiv.org/abs/2303.08774.
13. Nass C, Moon Y. Machines and mindlessness: social responses to computers. JSI. 2000;56(1):81-103.
14. Gardner S. SignBot [Internet]. 2021 [capturado em 19 jun. 2023]. Disponível em: https://github.com/sophgdn/SignBot.
15. Instant messaging users to reach 4.3 billion in 2020, as new payment services emerge [Internet]. Hampshire: Juniper Reserach; 2020 [capturado em 19 jun. 2023]. Disponível em: https://www.juniperresearch.com/press/press-releases/instant-messaging-users-4-point-3-billion-2020.
16. Sawad AB, Narayan B, Alnefaie A, Maqbool A, Mckie I, Smith J, et al. A systematic review on healthcare artificial intelligent conversational agents for chronic conditions. Sensors. 2022;22(7):2625.
17. Smutny P, Schreiberova P. Chatbots for learning: a review of educational chatbots for the Facebook messenger. Comp Educ. 2020;151:103862.
18. Moore RJ, Arar R. Conversational UX design: a practitioner's guide to the natural conversation framework. New York: ACM; 2019.
19. Høiland CG, Følstad A, Karahasanovic A. Hi, can I help? Exploring how to design a mental health chatbot for youths. Hum Tech. 2020;16(2):139-69.
20. Kocaballi AB, Sezgin E, Clark L, Carroll JM, Huang Y, Huh-Yoo J, et al. Design and evaluation challenges of conversational agents in health care and well-being: selective review study. J Med Internet Res. 2022;24(11):e38525.
21. Vaidyam AN, Wisniewski H, Halamka JD, Kashavan MS, Torous JB. Chatbots and conversational agents in mental health: a review of the psychiatric landscape. Can J Psychiatry. 2019;64(7):456-64.
22. Hoermann S, McCabe KL, Milne DN, Calvo RA. Application of synchronous text-based dialogue systems in mental health interventions: systematic review. J Med Internet Res. 2017;19(8):e267.
23. Bickmore TW, Puskar K, Schlenk EA, Pfeifer LM, Sereika SM. Maintaining reality: relational agents for antipsychotic medication adherence. Interac Comp. 2010;22:276-88.
24. Abd-alrazaq AA, Alajlani M, Alalwan AA, Bewick BM, Gardner P, Househ M. An overview of the features of chatbots in mental health: a scoping review. Int J Med Inform. 2019;132:103978.
25. Philip P, Micoulaud-Franchi JA, Sagaspe P, Sevin E, Olive J, Bioulac S, et al. Virtual human as a new diagnostic tool, a proof of concept study in the field of major depressive disorders. Sci Rep. 2017;7:42656.
26. Jungmann SM, Klan T, Kuhn S, Jungmann F. Accuracy of a chatbot (ada) in the diagnosis of mental disorders: comparative case study with lay and expert users. JMIR Form Res. 2019;3(4):e13863.
27. Romanovskyi O, Pidbutska N, Knysh A. Elomia chatbot: the effectiveness of artificial intelligence in the fight for mental health. In: 5th International Conference on Computational Linguistics and Intelligent Systems; 2021 April 22-23. Kharkiv, Ukraine. p. 1215-24.
28. Schick A, Feine J, Morana S, Maedche A, Reininghaus U. Validity of chatbot use for mental health assessment: experimental study. JMIR Mhealth Uhealth. 2022;10(10):e28082.
29. Fitzpatrick KK, Darcy A, Vierhile M. Delivering cognitive behavior therapy to young adults with symptoms of depression and anxiety using a fully automated conversational agent (woebot): a randomized controlled trial. JMIR Ment Health. 2017;4(2):e19.
30. Fulmer R, Joerin A, Gentile B, Lakerink L, Rauws M. Using psychological artificial intelligence (tess) to relieve symptoms of depression and anxiety: randomized controlled trial. JMIR Mental Health. 2018;5(4):e64.

31. Oh J, Jang S, Kim H, Kim JJ. Efficacy of mobile app-based interactive cognitive behavioral therapy using a chatbot for panic disorder. Int J Med Inform. 2020;140:104171.
32. Jang S, Kim JJ, Kim SJ, Hong J, Kim S, Kim E. Mobile app-based chatbot to deliver cognitive behavioral therapy and psychoeducation for adults with attention deficit: a development and feasibility/usability study. Int J Med Inform. 2021;150:104440.
33. Abd-Alrazaq AA, Rababeh A, Alajlani M, Bewick BM, Househ M. Effectiveness and safety of using chatbots to improve mental health: systematic review and meta-analysis. J Med Internet Res. 2020;22(7):e16021.
34. Gabrielli S, Rizzi S, Carbone S, Donisi V. A chatbot-based coaching intervention for adolescents to promote life skills: pilot study. JMIR Hum Factors. 2020;7(1):e16762.
35. Chaix B, Guillemassé A, Nectoux P, Delamon G, Brouard B. Vik: a chatbot to support patients with chronic diseases. Health. 2020;7(12):804.
36. Sezgin E, Noritz G, Lin S, Huang Y. Feasibility of a voice-enabled medical diary app (SpeakHealth) for caregivers of children with special health care needs and health care providers: mixed methods study. JMIR Form Res. 2021;5(5):e25503.
37. Ly KH, Ly A-M, Andersson G. A fully automated conversational agent for promoting mental well-being: a pilot RCT using mixed methods. Internet Interv 2017;10:39-46.
38. Auriacombe M, Moriceau S, Serre F, Denis C, Micoulaud-Franchi JA, Sevin E, et al. Development and validation of a virtual agent to screen tobacco and alcohol use disorders. Drug Alcohol Depend. 2018;193:1-6.
39. Ahmed A, Hassan A, Aziz S, Abd-Alrazaq AA, Ali N, Alzubaidi M, et al. Chatbot features for anxiety and depression: a scoping review. Health Informatics J. 2023;29(1):14604582221146719.
40. Ahmed A, Ali N, Aziz S, Abd-alrazaq AA, Hassan A, Khalifa M, et al. A review of mobile chatbot apps for anxiety and depression and their self-care features. Computer Methods and Programs in Biomedicine Update. 2021;1:100012.
41. Wan E. 'I'm like a wise little person': notes on the metal performance of woebot the mental health chatbot. Theatre J. 2021;73(3):E-21-30.
42. Gaffney H, Mansell W, Tai S. Conversational agents in the treatment of mental health problems: mixed-method systematic review. JMIR Ment Health. 2019;6(10):e14166.
43. Smriti D, Kao TSA, Rathod R, Shin JY, Peng W, Williams J, et al. Motivational interviewing conversational agent for parents as proxies for their children in healthy eating: development and user testing. JMIR Hum Factors. 2022;9(4):e38908.
44. Lucas GM, Rizzo A, Gratch J, Scherer S, Stratou G, Boberg J, et al. Reporting mental health symptoms: breaking down barriers to care with virtual human interviewers. Front Robot AI. 2017;4:51.
45. OpenAI. Online ChatGPT: optimizing language models for dialogue [Internet]. OpenAI; 2023 [capturado em 19 jun. 2023]. Disponível em: https://openai.com/blog/chatgpt.
46. Shen Y, Heacock L, Elias J, Hentel KD, Reig B, Shih G, et al. ChatGPT and other large language models are double-edged swords. Radiology. 2023;307(2):e230163.
47. Kung TH, Cheatham M, Medenilla A, Sillos C, Leon L, Elepaño C, et al. Performance of ChatGPT on USMLE: potential for AI-assisted medical education using large language models. PLOS Digit Health. 2023;2(2):e0000198.
48. Lee P, Bubeck S, Petro J. Benefits, limits, and risks of GPT-4 as an AI chatbot for medicine. N Engl J Med. 2023;388(13):1233-9.
49. Rao A, Kim J, Kamineni M, Pang M, Lie W, Succi MD. Evaluating ChatGPT as an adjunct for radiologic decision-making. medRxiv. 2023;2023.02.02.23285399.
50. Rao A, Pang M, Kim J, Kamineni M, Lie W, Prasad AK, et al. Assessing the utility of ChatGPT throughout the entire clinical workflow. medRxiv. 2023;2023.02.21.23285886.
51. Kjell ONE, Kjell K, Schwartz HA. Beyond rating scales: large language models are poised to transform psychological health assessment. PsyArXiv, 2023 Jan 2023.
52. Brasil. Lei nº 13.709, de 14 de agosto de 2018. Dispõe sobre a proteção de dados pessoais e altera a Lei nº 12.965, de 23 de abril de 2014 (Marco Civil da Internet) [Internet]. Brasília: Presidência da República; 2018 [capturado em 19 jun. 2023]. Disponível em: https://www.planalto.gov.br/ccivil_03/_ato2015-2018/2018/lei/l13709.htm.

53. Kretzschmar K, Tyroll H, Pavarini G, Manzini A, Singh I. Can your phone be your therapist? Young people's ethical perspectives on the use of fully automated conversational agents (chatbots) in mental health support. Biomed Inform Insights. 2019;11:1178222619829083.
54. Mercurio M, Larsen M, Wisniewski H, Henson P, Lagan S, Torous J. Longitudinal trends in the quality, effectiveness and attributes of highly rated smartphone health apps. Evid Based Ment Health. 2020;23(3):107-11.
55. Martinez-Martin N. Trusting the bot: addressing the ethical challenges of consumer digital mental health therapy. In: Bárd I, Hildt E, editors. Developments in neuroethics and bioethics. Amsterdam: Elsevier; 2020. p. 63-91.
56. Martinez-Martin N, Greely HT, Cho MK. Ethical development of digital phenotyping tools for mental health applications: Delphi study. JMIR Mhealth Uhealth. 2021;9(7):e27343.
57. Magrabi F, Ammenwerth E, McNair JB, Keizer NF, Hyppönen H, Nykänen P, et al. Artificial intelligence in clinical decision support: challenges for evaluating AI and practical implications. Yearb Med Inform. 2019;28(1):128-34.
58. Challen R, Denny J, Pitt M, Gompels L, Edwards T, Tsaneva-Atanasova K. Artificial intelligence, bias and clinical safety. BMJ Qual Saf. 2019;28(3):231-7.
59. Obermeyer Z, Powers B, Vogeli C, Mullainathan S. Dissecting racial bias in an algorithm used to manage the health of populations. Science. 2019;366(6464):447-53.
60. Miner AS, Milstein A, Schueller S, Hegde R, Mangurian C, Linos E. Smartphone-based conversational agents and responses to questions about mental health, interpersonal violence, and physical health. JAMA Intern Med. 2016;176(5):619-25.
61. Ayers JW, Poliak A, Dredze M, Leas EC, Zhu Z, Kelley JB, et al. Comparing physician and artificial intelligence chatbot responses to patient questions posted to a public social media forum. JAMA Intern Med. 2023;183(6):589-96
62. Mai V, Neef C, Richert A. "Clicking vs. writing": the impact of a chatbot's interaction method on the working alliance in AI-based coaching. Coaching Theor Prax. 2022;8:15-31.
63. He Y, Yang L, Zhu X, Wu B, Zhang S, Qian C, et al. Mental health chatbot for young adults with depressive symptoms during the COVID-19 pandemic: single-blind, three-arm randomized controlled trial. J Med Internet Res. 2022;24(11):e40719.
64. Duffy BR. Anthropomorphism and the social robot. Rob Auton Syst. 2003;42(3-4):177-90.
65. UNICEF. Policy guidance on AI for children [Internet]. New York: UNICEF; 2021 [capturado em 19 jun. 2023]. Disponível em: https://www.unicef.org/globalinsight/media/2356/file/UNICEF-Global-Insight-policy-guidance-AI-children-2.0-2021.pdf.
66. Chan WW, Fitzsimmons-Craft EE, Smith AC, Firebaugh ML, Fowler LA, DePietro B, et al. The challenges in designing a prevention chatbot for eating disorders: observational study. JMIR Form Res. 2022;6(1):e28003.
67. Royer A. The wellness industry's risky embrace of AI-driven mental health care [Internet]. Brookings; 2021 [capturado em 19 jun. 2023]. Disponível em: https://www.brookings.edu/techstream/the-wellness-industrys-risky-embrace-of-ai-driven-mental-health-care/.
68. Khullar D. Can A.I. treat mental illness? The New Yorker [Internet]. 2023 Feb 27 [capturado em 19 jun. 2023]. Disponível em: https://www.newyorker.com/magazine/2023/03/06/can-ai-treat-mental-illness.
69. Li R, Kumar A, Chen JH. How chatbots and large language model artificial intelligence systems will reshape modern medicine: fountain of creativity or pandora's box? JAMA Intern Med. 2023;183(6):596-7.
70. Lee YC, Yamashita N, Huang Y, Fu W. 'I hear you, i feel you': encouraging deep self-disclosure through a chatbot. In: Proceedings of the 2020 CHI Conference on Human Factors in Computing Systems. Honolulu: ACM; 2020. p. 1-12.

22 COMO AVALIAR A QUALIDADE DOS APLICATIVOS EM SAÚDE MENTAL E ORIENTAR O SEU PACIENTE ACERCA DELES?

Roberta C. S. Zorzetti
Pedro H. Manfro

Durante a última década, a disseminação dos *smartphones* por toda a parte levou o Brasil a contabilizar uma população maior de telefones celulares do que de habitantes.[1] Concomitantemente, observou-se um crescimento exponencial no desenvolvimento de aplicativos que passaram a oferecer serviços de saúde mental e bem-estar, com estimativas da indústria de um crescimento de 130%[2] nas buscas por esses aplicativos nos últimos anos. Dados dos Estados Unidos de 2021 avaliam que cerca de 3 a 4% dos estimados 300 mil aplicativos de saúde disponíveis sejam destinados a serviços de saúde mental. Assim, a democratização do acesso a *smartphones* e internet móvel traz a perspectiva de aumento da cobertura de saúde mental para pessoas e regiões sem acesso a métodos tradicionais de acompanhamento psicológico e psiquiátrico.[3] Ao mesmo tempo, a qualidade e a (falta de) base de evidências científicas rigorosas dos serviços oferecidos digitalmente continua sendo um ponto crucial ainda não resolvido. A demanda por aplicativos para *smartphone* e *tablet* em detrimento de programas e plataformas para internet via computador não registrou um crescimento proporcional em termos de estudos de eficácia, e a escolha dos aplicativos parece ser influenciada principalmente por avaliações presentes nas lojas *on-line* de aplicativos.[4] No entanto, uma revisão sistemática recente revelou que não há correlação entre as avaliações dos usuários, o número de *downloads* e medidas clinicamente relevantes de segurança, eficácia e engajamento.[5]

Há peculiaridades da indústria de aplicativos que podem explicar dificuldades em avaliações rigorosas desses serviços – como, por exemplo, atualizações de sistemas operacionais e de *softwares*, que geralmente ocorrem em ritmo mais veloz do que alcançam as publicações acadêmicas. Ademais, agências regulatórias, como a Food and Drug Administration (FDA) dos Estados Unidos e a Agência Nacional de Vigilância Sanitária (Anvisa), têm tomado uma posição majoritariamente não intervencionista na regulação dos aplicativos de saúde disponíveis nas principais plataformas para *download*.[5] Apesar de, por vezes, serem peculiaridades tangentes à qualidade da evidência científica, aplicativos de saúde mental também podem oferecer riscos à saúde, como sugestões e psicoeducação equivocadas,[6] ou de segurança digital – como os chamados *"apps* zumbis", aplicativos descontinuados ou que deixam de ser atualizados por seus desenvolvedores, tornando dados privados vulneráveis.[7] Por último, métricas usadas para a avaliação de aplicativos muitas vezes são sujeitas a vieses, tanto de pesquisadores e desenvolvedores quanto de usuários.[8] Este capítulo tem como objetivo sumarizar as principais recomendações práticas disponíveis na literatura científica para avaliação da qualidade dos aplicativos de saúde mental, tanto do ponto de vista clínico como do de experiência do usuário.

POR QUE AVALIAR?

A ausência de adesão a diretrizes clínicas e a fraca base de evidências científicas da maioria dos aplicativos de saúde mental comercializados torna primordial a orientação correta para mitigar possíveis prejuízos decorrentes do uso dessas ferramentas. Além dos riscos de orientações equivocadas, há também a possibilidade de que os aplicativos não baseados em evidências também representem um atraso na busca de tratamento adequado.[9] É extremamente importante que a segurança e a transparência dessas ferramentas digitais norteiem sua adoção na prática clínica, com riscos de que a falta de confiança nos aplicativos gere relatos não fidedignos dos sintomas, o que, por sua vez, pode levar a medidas de eficácia consideradas insuficientes.[9] Outro ponto alarmante é que atualmente o controle para lançamento e suspensão desses aplicativos recai sobre as próprias plataformas que os comercializam, como o iTunes, da Apple, e a Play Store, do Google, já que a quantidade de *downloads* e a nota de avaliação dos usuários não se correlacionam com a qualidade e a utilidade clínica dos aplicativos.[9,10] No caso de aplicativos "gratuitos", o consumidor acaba "pagando" com a concessão do direito de compartilhamento de seus dados pessoais ao concordar com termos de políticas de privacidade de difícil compreensão, que exigem nível superior de educação para seu entendimento.[9] Vale aqui atentar para a velha máxima: "se o produto é gratuito, o produto é você".

QUEM AVALIA E COMO?

Uma revisão de literatura recente sugeriu que a responsabilidade pela avaliação de aplicativos é um trabalho a ser feito em três esferas de complexidade: *regulação* governamental, *facilitação e aplicação* pelos sistemas de saúde pública e *avaliação* por parte de provedores de saúde e de usuários. Tanto por parte de estudos e pesquisas como de empresas de tecnologia, é responsabilidade da regulação governamental a implementação de fundamentos tecnológicos e éticos mínimos.[11]

Dentre as bases tecnológicas, incluem-se procedimentos de segurança tecnológicos como determinação de garantias de funcionalidade de sistemas de alarme e onde e como armazenar dados potencialmente sensíveis (p. ex., informação pessoal, dados de GPS). No relativo às questões éticas, ressalta-se a importância da confidencialidade e do armazenamento de dados, do treinamento da equipe de pesquisa e do provimento de alternativas de emergência no caso de situações de risco iminente (p. ex., ideação suicida, uso abusivo de substâncias, sintomas psicóticos). Recomendações éticas sugeridas na literatura internacional[11] incluem o estabelecimento de padrões de armazenamento, uso e compartilhamento de dados; a autonomia do usuário em autorizar ou não o uso e o compartilhamento de seus dados; cuidados quanto à linguagem usada em termos de consentimento, que deve ser de fácil entendimento e compreensão mesmo para usuários com baixo nível educacional; e revisões de segurança técnica e auditorias de dados para garantir a concordância com padrões estabelecidos e assegurar que novas vulnerabilidades sejam identificadas rapidamente. No Brasil, a Resolução de Diretoria Colegiada – RDCNº 657, de 24 de março de 2022, da Anvisa, sugere critérios para a regularização técnica de *softwares* que tenham finalidade de prevenção, diagnóstico e tratamento,[12] como requisitos de *hardware*, cibersegurança e base de evidência científica para comercialização e distribuição dos *softwares*. De maneira complementar, a Lei Geral de Proteção de Dados Pessoais (LGPD) contempla muitas dessas questões éticas.

A LGPD, nº 13.709/2018, visa proteger os direitos fundamentais de liberdade e de privacidade dos indivíduos tanto no meio físico quanto no digital.[13] A Lei inclui a necessidade de consentimento informado para qualquer tratamento de dados pessoais, a garantia de revogação do consentimento informado e o direito de solicitação de exclusão de tais dados. Ademais, descreve o que são considerados dados sensíveis, como "os que revelam origem racial ou étnica, convicções religiosas ou filosóficas, opiniões políticas, filiação sindical, questões genéticas, biométricas e sobre a saúde ou a vida sexual de uma pessoa" e define que o tratamento de tais dados deve ter consentimento informado e objetivo definido. A fiscalização da LGPD é de responsabilidade governamental por meio da Autoridade Nacional de Proteção de Dados Pessoais (ANPD). No entanto, a LGPD prevê que agentes de tratamento de dados de cada organização individual também sejam responsáveis pelo cumprimento daquilo que a Lei determina, pelo tratamento dos dados e pelo controle de privacidade.

Fora do Brasil, a American Psychiatric Association (APA), o National Institute for Clinical Excellence (NICE), a iniciativa privada não governamental One Mind PsyberGuide e o Ato Regulatório de Saúde Digital da Alemanha (DiGA) são exemplos de avaliação e integração a iniciativas de saúde mental digital.[11,14,15] A matriz de avaliação de aplicativos de saúde desenvolvida pela APA[16] é composta de 37 itens divididos em cinco níveis hierárquicos, a saber:

- **Acessibilidade e *background*:** identificação de informações úteis sobre um aplicativo antes de avaliá-lo, a fim de compreender o contexto de seu propósito. As áreas a serem consideradas incluem quem é o proprietário e operador do aplicativo, se é destinado a fins médicos, em qual sistema operacional ele funciona e com que frequência é atualizado.

- **Privacidade e segurança:** como o aplicativo gerencia os dados do usuário e que medidas de segurança são utilizadas para proteger os dados armazenados ou compartilhados e para quais propósitos.
- **Fundamentação clínica:** avaliação do benefício do aplicativo com base em evidências clínicas diretas do aplicativo para determinar se ele pode ser benéfico com base em seu objetivo clínico.
- **Usabilidade:** leva em consideração a interface do usuário do aplicativo, a experiência do usuário e a capacidade de personalização de acordo com as suas necessidades (p. ex., visual, áudio).
- **Integração de dados em direção ao objetivo terapêutico:** como o uso do aplicativo pode complementar a infraestrutura atual de dados clínicos (p. ex., o prontuário eletrônico), se corre o risco de fragmentar o cuidado com a necessidade de múltiplas vias de acesso aos dados do usuário. Avaliação da praticidade em compartilhar e integrar dados com seu fluxo de trabalho clínico, assim como a forma como eles podem ser transferidos e preservados ao longo do tempo. Avaliação de como os dados podem melhorar os desfechos terapêuticos desejados entre o paciente e o profissional da saúde.

A hierarquização possibilita a interrupção da avaliação se houver alguma preocupação ou questionamento quanto ao aplicativo avaliado em fases mais iniciais do processo.[13,16] A APA também desenvolveu uma versão breve de seu modelo completo que engloba sua essência em oito perguntas e é mais aplicável aos cenários clínicos atuais (**Quadro 22.1**). O modelo da APA tem sido um guia para o desenvolvimento de outras estruturas de avaliação, não somente na área da saúde mental, devido à sua capacidade de orientar a tomada de decisão informada.[14] A M-Health Index and Navigation Database (MIND) é talvez a principal base de dados com plataforma disponível ao público que visa oferecer maior usabilidade, expandindo o escopo de avaliação a partir do modelo da APA.[15]

■ **Quadro 22.1**
Resumo de práticas recomendadas para a avaliação de aplicativos e intervenções digitais

- Em quais plataformas ou sistemas operacionais o aplicativo funciona? O aplicativo também funciona em computadores?
- O aplicativo foi atualizado nos últimos 180 dias?
- A política de privacidade e transparência é descrita claramente e em linguagem acessível?
- O aplicativo coleta/usa/transmite dados sensíveis? Se sim, de que maneira e com qual propósito?
- Há descrição clara de objetivos, usos e público-alvo?
- Há evidência revisada por pares de eficácia e efetividade?
- Há descrição de quem são os fundadores/mantenedores e qual a base teórica para o conteúdo do aplicativo?
- Existe comunicação efetiva entre usuário, aplicativo e profissional assistente?
- O aplicativo parece intuitivo e fácil de usar?
- Existe relato de experiência dos usuários, além do que é oferecido pelo aplicativo?

Fonte: Elaborado com base em Brasil[12] e Lagan e colaboradores.[17]

■ PROVEDORES DE SAÚDE E PACIENTES

No cerne da discussão sobre avaliação de aplicativos de saúde mental está a relação entre o clínico da área e seu paciente. Mesmo em intervenções mais tradicionais, como o uso de psicofármacos, a taxa de não adesão ao tratamento pode ser de até 56% em transtornos mentais graves.[18] Isso é ainda mais pertinente na avaliação do uso de aplicativos de saúde mental, com estimativas de que apenas 14% dos usuários de fato usam o aplicativo no dia seguinte ao *download*.[19] Fatores como a usabilidade do aplicativo, a familiaridade com a tecnologia por parte do clínico e do paciente, a adequação do aplicativo ao estilo terapêutico proposto, o estilo de comunicação e a relação entre clínico e paciente são fundamentais para a adesão a quaisquer intervenções de saúde mental,[20] mas em especial a novas tecnologias. A participação de usuários do aplicativo, tanto provedores de saúde quanto pacientes, no seu desenvolvimento é frequentemente negligenciada, aumentando o risco da construção de tecnologias que não se alinham com suas preferências e seus objetivos.[21]

CONSIDERAÇÕES FINAIS

Mesmo que fatores regulatórios e sistemáticos sejam fundamentais, aplicativos de saúde mental já são uma realidade da qual o clínico precisa se inteirar. Apesar de ainda ser um tópico incomum nas formações tradicionais na área e envolto por ceticismo de parte de pacientes e de provedores de saúde,[4,22] é imprescindível que o clínico saiba informar e compartilhar a decisão de uso de aplicativos com seus clientes, ressaltando tanto benefícios como potenciais riscos.

REFERÊNCIAS

1. Meirelles FS. Pesquisa do uso de TI [Internet]. São Paulo: FGV EAESP; 2023 [capturado em 19 jun. 2023]. Disponível em: https://eaesp.fgv.br/producao-intelectual/pesquisa-anual-uso-ti.
2. Uso de aplicativos para saúde mental cresce em 2021. Estadão [Internet]. 2021 Jun 22 [capturado em 19 jun. 2023]. Disponível em: https://summitsaude.estadao.com.br/tecnologia/uso-de-aplicativos-para-saude-mental-cresce-em-2021/.
3. Firth J, Torous J, Yung AR. Ecological momentary assessment and beyond: the rising interest in e-mental health research. J Psychiatr Res. 2016;80:3-4.
4. Marshall JM, Dunstan DA, Bartik W. Clinical or gimmickal: the use and effectiveness of mobile mental health apps for treating anxiety and depression. Aust N Z J Psychiatry. 2020;54(1):20-8.
5. Lagan S, D'Mello R, Vaidyam A, Bilden R, Torous J. Assessing mental health apps marketplaces with objective metrics from 29,190 data points from 278 apps. Acta Psychiatr Scand. 2021;144(2):201-10.
6. Nicholas J, Larsen ME, Proudfoot J, Christensen H. Mobile apps for bipolar disorder: a systematic review of features and content quality. J Med Internet Res. 2015;17(8):e198.
7. King DR, Emerson MR, Tartaglia J, Nanda G, Tatro NA. Methods for navigating the mobile mental health app landscape for clinical use. Curr Treat Options Psychiatry. 2023:1-15.
8. Alqahtani F, Orji R. Insights from user reviews to improve mental health apps. Health Informatics J. 2020;26(3):2042-66.

9. Torous J, Roberts LW. Needed Innovation in digital health and smartphone applications for mental health: transparency and trust. JAMA Psychiatry. 2017;74(5):437-8.
10. Singh K, Drouin K, Newmark LP, Lee J, Faxvaag A, Rozenblum R, et al. Many mobile health apps target high-need, high-cost populations, but gaps remain. Health Aff. 2016;35(12):2310-8.
11. Nock MK, Kleiman EM, Abraham M, Bentley KH, Brent DA, Buonopane RJ, et al. Consensus statement on ethical & safety practices for conducting digital monitoring studies with people at risk of suicide and related behaviors. Psychiatr Res Clin Pract. 2021;3(2):57-66.
12. Brasil. Ministério da Saúde. Agência Nacional de Vigilância Sanitária. Resolução de Diretoria Colegiada RDC no 657, de 24 de março de 2022. Dispõe sobre a regularização de software como dispositivo médico (Software as a Medical Device - SaMD) [Internet]. Brasília: ANVISA; 2022 [capturado em 19 jun. 2023]. Disponível em: https://in.gov.br/en/web/dou/-/resolucao-de-diretoria-colegiada-rdc-n-657-de-24-de-marco-de-2022-389603457.
13. Brasil. Lei no 13.709, de 14 de agosto de 2018. Lei Geral de Proteção de Dados Pessoais (LGPD) [Internet]. Brasília: Presidência da República; 2018 [capturado em 19 jun. 2023]. Disponível em: http://www.planalto.gov.br/ccivil_03/_ato2015-2018/2018/lei/l13709.htm.
14. Torous JB, Chan SR, Gipson SYMT, Kim JW, Nguyen TQ, Luo J, et al. A Hierarchical framework for evaluation and informed decision-making regarding smartphone apps for clinical care. Psychiatr Serv. 2018;69(5):498-500.
15. Lagan S, Emerson MR, King D, Matwin S, Chan SR, Proctor S, et al. Mental health app evaluation: updating the American Psychiatric Association's framework through a stakeholder-engaged workshop. Psychiatr Serv. 2021;72(9):1095-8.
16. American Psychiatric Association. App advisor [Internet]. Washington: APA; 2023 [capturado em 19 jun. 2023]. Disponível em: https://www.psychiatry.org:443/psychiatrists/practice/mental-health-apps.
17. Lagan S, Aquino P, Emerson MR, Fortuna K, Walker R, Torous J. Actionable health app evaluation: translating expert frameworks into objective metrics. NPJ Digit Med. 2020;3:100.
18. Neary M, Bunyi J, Palomares K, Mohr DC, Powell A, Ruzek J, et al. A process for reviewing mental health apps: using the one mind psyberguide credibility rating system. Digit Health. 2021;7:20552076211053690.
19. Semahegn A, Torpey K, Manu A, Assefa N, Tesfaye G, Ankomah A. Psychotropic medication non-adherence and its associated factors among patients with major psychiatric disorders: a systematic review and meta-analysis. Syst Rev. 2018;7(1):10.
20. Torous J, Nicholas J, Larsen ME, Firth J, Christensen H. Clinical review of user engagement with mental health smartphone apps: evidence, theory and improvements. Evid Based Ment Health. 2018;21(3):116-9.
21. Thompson L, McCabe R. The effect of clinician-patient alliance and communication on treatment adherence in mental health care: a systematic review. BMC Psychiatry. 2012;12:87.
22. Torous J, Andersson G, Bertagnoli A, Christensen H, Cuijpers P, Firth J, et al. Towards a consensus around standards for smartphone apps and digital mental health. World Psychiatry. 2019;18(1):97-8.

LEITURAS RECOMENDADAS

Lagan S, Sandler L, Torous J. Evaluating evaluation frameworks: a scoping review of frameworks for assessing health apps. BMJ Open. 2021;11(3):e047001.

Larsen ME, Huckvale K, Nicholas J, Torous J, Birrell L, Li E, et al. Using science to sell apps: evaluation of mental health app store quality claims. NPJ Digit Med. 2019;2:18.

23 USO PROBLEMÁTICO DE JOGOS DIGITAIS

Daniel Tornaim Spritzer

Os jogos digitais têm uma longa história, com raízes que remontam às décadas de 1940 e 1950, quando os primeiros computadores foram desenvolvidos. No entanto, foi a partir dos anos de 1970 que os *games* começaram a ganhar popularidade com o surgimento dos primeiros jogos de fliperama e consoles domésticos. Esses jogos iniciais eram geralmente simples e com gráficos rudimentares, mas estabeleceram as bases para o desenvolvimento futuro da indústria dos *games*. Desde então, os jogos evoluíram significativamente em termos de tecnologia, acessibilidade e complexidade. A ascensão dos consoles domésticos, como o Atari, Nintendo, PlayStation e Xbox, bem como a proliferação de jogos para computadores pessoais e dispositivos móveis trouxeram uma ampla gama de jogos com gráficos avançados, narrativas complexas e jogabilidade envolvente.

Os avanços na tecnologia também permitiram o desenvolvimento de novos formatos, como jogos *on-line*, jogos em rede, jogos de realidade virtual e realidade aumentada, que têm transformado a maneira como as pessoas jogam e interagem com os *games*. A indústria cresceu rapidamente, tornando-se uma forma muito lucrativa de entretenimento, com uma base de jogadores diversificada que abrange diferentes idades, gêneros e culturas. Os jogos digitais são uma das principais atividades de lazer para crianças, adolescentes e adultos, e estima-se que mais de 3 bilhões de pessoas em todo o mundo tenham o costume de jogar *videogame*, em uma variedade de plataformas.[1] No Brasil, o principal mercado de jogos da América Latina, cerca de 75% da população joga *videogames*, estando a maioria dos usuários entre 16 e 24 anos de idade.[2]

Os jogos digitais podem oferecer diversos benefícios, como o desenvolvimento da coordenação motora, a melhoria das habilidades cognitivas, o aumento da capacidade de resolução de problemas, a promoção da criatividade e a redução do estresse. Além disso, podem proporcionar um senso de realização e satisfação pessoal ao completar desafios e alcançar objetivos, bem como possibilitar a interação social e o trabalho em equipe. Os jogos têm sido cada vez mais usados como uma ferramenta terapêutica em tratamentos médicos, ajudando os pacientes a lidar com uma variedade de condições, desde dor crônica até transtornos mentais. Eles podem ajudar a aumentar a motivação e a reduzir a ansiedade, sendo, também, uma forma divertida de reabilitação física e mental.[3]

No entanto, o crescente uso problemático de jogos digitais tem despertado preocupações sobre os possíveis efeitos negativos na saúde mental e no bem-estar dos jogadores. O termo *gaming disorder* (GD) tem sido cada vez mais usado para descrever um padrão problemático e disfuncional de comportamento relacionado aos jogos digitais, que pode levar a consequências adversas para a saúde física e mental dos jogadores, bem como para suas relações sociais e funcionamento diário.[4]

Neste capítulo, vamos explorar a natureza e os fundamentos do uso problemático de jogos digitais, incluindo sua definição, critérios diagnósticos, possíveis fatores de risco e abordagens de tratamento e prevenção. Compreender esse novo transtorno é essencial para profissionais da saúde mental, pesquisadores, educadores e pais, a fim de promover uma abordagem informada e baseada em evidências para lidar com essa questão complexa e em constante evolução.

GAMING DISORDER COMO TRANSTORNO MENTAL

Desde a década de 1980, pesquisadores atentavam para as semelhanças entre o uso problemático de jogos digitais e outros comportamentos de dependência. Com o surgimento da internet e dos jogos *on-line*, a preocupação com esse tema aumentou exponencialmente, assim como a quantidade e a qualidade das pesquisas sobre o assunto. O uso problemático de jogos digitais é o subtipo de uso problemático de internet mais estudado na literatura científica, refletindo o crescente reconhecimento de que seu uso excessivo pode ter um impacto negativo na saúde mental e física dos jogadores, como piora de sintomas de depressão e ansiedade, problemas de sono, isolamento social, conflitos interpessoais, sedentarismo, piora no desempenho acadêmico e profissional, entre outros.[4,5]

A evidência do impacto do uso problemático de jogos digitais em termos de saúde pública levou à sua inclusão como uma "condição que merece mais estudos" na seção 3 da 5ª edição do *Manual diagnóstico e estatístico de transtornos mentais* (DSM-5)[6] e à sua inclusão como diagnóstico oficial (6C51) na 11ª edição da *Classificação internacional de doenças* (CID-11).[7-9] No DSM-5, recebeu o nome de transtorno do jogo pela internet (que se mantém no DSM-5-TR) e, na CID-11, é referido como *gaming disorder* (ainda sem tradução oficial para o português). A expressão *gaming disorder* tem sido a mais usada na literatura científica para se referir ao uso problemático de jogos digitais.

O diagnóstico de GD é relevante na identificação dos indivíduos que estão sofrendo consequências negativas significativas devido ao uso problemático de jogos digitais e que podem precisar de ajuda profissional para superar esse comportamento. Além disso, o diagnóstico ajuda a estabelecer um quadro comum para profissionais da saúde em todo o mundo entenderem e tratarem esse problema de forma consistente. Isso pode ajudar a melhorar a precisão do diagnóstico e o desenvolvimento de tratamentos eficazes para aqueles que sofrem de GD.[9]

De acordo com a CID-11, para ser diagnosticado com GD, um indivíduo deve apresentar todos os seguintes critérios durante, pelo menos, 12 meses:[7]

1 *Perda de controle sobre o jogar (relativo ao início, frequência, intensidade, duração, término e contexto).* Nesses casos, a pessoa começa a jogar antes do que tinha combinado, joga por mais tempo do que poderia ou tinha planejado, não consegue parar de jogar na hora estabelecida, acaba jogando em situações em que deveria estar fazendo outras atividades, etc.

2 *Aumento de prioridade dada ao jogar a ponto de se sobrepor a outros interesses e atividades diárias.* Isto é, o jogo acaba assumindo o lugar e a importância de atividades essenciais como dormir, se alimentar, estudar/trabalhar, se relacionar com familiares e amigos, etc.

3 *Continuação ou mesmo aumento do jogar apesar da ocorrência de consequências negativas. Esse padrão de comportamento é de intensidade suficiente para resultar em prejuízo significativo em nível pessoal, familiar, social, educacional, ocupacional ou em outras esferas da vida.* A ocorrência obrigatória de prejuízo significativo decorrente do jogar é fundamental para diminuir o risco de se diagnosticar incorretamente pessoas que jogam de maneira saudável — mesmo que intensa — e que não apresentam qualquer prejuízo em função desse comportamento, uma vez que se trata da grande maioria dos jogadores.

O diagnóstico de GD deve ser feito por profissionais da saúde mental, usando critérios diagnósticos específicos, levando em consideração uma avaliação abrangente do indivíduo, incluindo seu contexto pessoal, cultural e social. A avaliação detalhada dos sintomas, da história clínica, de comorbidades, do uso de substâncias e de outras condições médicas e neurológicas é fundamental na diferenciação do GD de outras condições e no estabelecimento de um diagnóstico preciso. Essa avaliação abrangente pode ajudar a identificar fatores de risco e de proteção relacionados ao GD, bem como informar o plano de tratamento.

A entrevista clínica é a principal forma de avaliação do GD. Nela são explorados os sintomas do transtorno, a frequência e a duração do uso de jogos digitais, o impacto do uso de jogos na vida diária, os prejuízos funcionais, a presença de fatores de risco e proteção, entre outros aspectos relevantes. Também deve incluir a investigação de outros transtornos mentais e a avaliação de problemas de saúde física.

O uso de questionários de autorrelato pode fornecer uma visão mais completa do quadro clínico do indivíduo e auxiliar no diagnóstico e tratamento adequados. Existem diversos instrumentos reconhecidos e validados que podem ser usados na avaliação do GD, tanto em contextos clínicos como de pesquisa. Esses instrumentos geralmente incluem perguntas sobre os sintomas do GD, a frequência e a duração do uso de jogos digitais, o padrão de uso, o impacto na vida diária e o grau de prejuízos funcionais. Exemplos de questionários bem validados e disponíveis em nosso meio são o Internet Gaming Disorder Test – 10[10] e o Internet Gaming Disorder Scale-9.[11]

■ DIAGNÓSTICO DIFERENCIAL

O diagnóstico correto do GD requer uma avaliação cuidadosa e a exclusão de outras condições que possam apresentar sintomas semelhantes. Alguns dos principais desafios diagnósticos relacionados ao GD incluem:

- **Uso normal de jogos digitais:** é importante distinguir o uso normal de jogos digitais do GD. O uso de jogos digitais é uma atividade recreativa amplamente difundida, e nem todo uso de jogos digitais é indicativo de GD. O uso normal de jogos geralmente envolve um padrão de comportamento equilibrado, em que o indivíduo joga por prazer e entretenimento, de forma moderada e sem prejuízos significativos em outras áreas da vida. O indivíduo é capaz de controlar o tempo que dedica aos jogos, estabelecendo limites saudáveis e respeitando outras responsabilidades. Embora muitos jogadores possam ter interesse e entusiasmo por jogos, a preocupação com jogos digitais não atinge níveis excessivos e não interfere em suas atividades cotidianas e pensamentos. Especialmente, o uso normal de jogos geralmente não interfere na qualidade de vida do indivíduo, permitindo que ele mantenha um equilíbrio saudável entre jogos e outras atividades.[12,13]
- **Comorbidades psiquiátricas:** a relação do GD com outros transtornos mentais pode ser complexa e bidirecional. Indivíduos com GD parecem ter maior prevalência de diversos transtornos mentais, como transtornos do humor, ansiedade, transtorno de déficit de atenção/hiperatividade (TDAH), transtorno do espectro autista (TEA), transtornos por uso de substâncias, outras dependências comportamentais, etc. Além disso, a presença de comorbidade psiquiátrica pode influenciar a gravidade e a progressão do GD, bem como a resposta ao tratamento.[5,14]
- **Prejuízo funcional:** a avaliação do prejuízo é um aspecto importante na avaliação do GD. Ela busca compreender seu impacto na vida diária do paciente, determinando as necessidades de tratamento específicas. Alguns pontos importantes na avaliação do prejuízo incluem o funcionamento social (p. ex., capacidade de manter amizades, relacionamentos familiares, participação em atividades sociais), funcionamento acadêmico/profissional (p. ex., análise do desempenho escolar, comprometimento nas responsabilidades profissionais) e funcionamento emocional (p. ex., sintomas de ansiedade, depressão, irritabilidade).[15,16]

■ EPIDEMIOLOGIA E FATORES DE RISCO

Pesquisas recentes, baseadas em amostras nacionalmente representativas de diversos países, apontam que o GD pode ser encontrado em até 1 a 3% da população.[17] Os homens têm maior probabilidade de apresentar sintomas de GD do que as mulheres, ao longo de todas as faixas etárias, com uma taxa de 2,5:1. A diferença na prevalência entre homens e mulheres tem sido objeto de estudo em várias pesquisas, e as possíveis razões para essas diferenças podem ser multifatoriais e complexas. Uma hipótese proposta é que os homens têm uma maior exposição aos jogos digitais e uma participação mais intensiva no uso de jogos *on-line*, o que pode aumentar o risco de desenvolver GD. Além disso, fatores socioculturais, como as expectativas de gênero e as normas sociais em relação ao uso de jogos digitais, podem influenciar a prevalência do transtorno. Por exemplo, o uso de jogos digitais pode ser socialmente mais aceitável ou até mesmo encorajado em alguns contextos masculinos.[18]

De modo similar ao que ocorre em outros transtornos de dependência, o GD pode ser entendido a partir da interação de três fatores que, em alguns casos, podem levar ao seu desenvolvimento.[19] O **Quadro 23.1** apresenta uma síntese dos fatores relacionados aos jogos, individuais e ambientais, associados com GD.

■ **Quadro 23.1**
Fatores associados com GD relacionados aos jogos

Fatores relacionados aos jogos
• Gêneros de jogos: jogos *multiplayer on-line* de interpretação de personagem (MMORPGs), jogos de tiro em primeira pessoa (FPS), jogos de estratégia em tempo real (RTS) e jogos *multiplayer on-line* de arena de batalha (MOBA)
• Mecanismos de recompensa baseados em reforço intermitente
• Elementos sociais: ambientes seguros sem interação face a face, formação de vínculos significativos e profundos
• Personalização dos avatares: experimentados como extensões do próprio *self*
• Mecanismos de monetização com recompensas aleatórias (p. ex., Loot box)

Fatores individuais
• Traços de personalidade: neuroticismo, introversão, impulsividade
• Baixa autoestima, habilidades sociais deficientes e dificuldade em estabelecer e manter relacionamentos próximos
• Comorbidade psiquiátrica: depressão, ansiedade generalizada e social, TDAH, TEA
• Motivações para jogar: escapismo (jogar para evitar problemas cotidianos) e conquistas (necessidade de avanço, competição)

(Continua)

Quadro 23.1
Fatores associados com GD relacionados aos jogos

(Continuação)

Fatores ambientais

- Baixa qualidade da relação entre pais e filhos (conflitos, hostilidade) e falta de monitoramento
- Estilo de paternidade excessivamente exigente, autoritário, negligente ou permissivo
- Isolamento social, sofrer ou realizar *bullying*, ter amigos com GD
- Baixo desempenho educacional/profissional
- Pandemia de covid-19 (especialmente para adolescentes que tinham algum outro transtorno mental)

■ TRATAMENTO E PREVENÇÃO

A abordagem clínica do GD pode integrar diferentes modalidades de tratamento, como psicoterapia individual, terapia familiar, intervenções farmacológicas (se necessário), entre outras, dependendo das necessidades do paciente. Não há uma abordagem única de tratamento que funcione para todos os indivíduos com GD.[20,21]

As psicoterapias individuais (com destaque para a terapia cognitivo-comportamental por apresentar maior evidência científica) podem auxiliar na identificação e na modificação do uso excessivo de jogos, bem como na melhor compreensão dos conflitos subjacentes, na melhoria das habilidades de enfrentamento, regulação emocional e resolução de problemas. Essa costuma ser o carro-chefe do tratamento do GD quando o paciente reconhece que está jogando de modo problemático e concorda em participar do processo de mudança.[22]

As terapias familiares podem ser especialmente úteis no tratamento de adolescentes e adultos jovens que não se mostram motivados para a terapia individual. Além disso, podem facilitar uma maior conscientização sobre o GD, a identificação e a modificação de dinâmicas familiares disfuncionais, envolver a família como parte do sistema de apoio, melhorar a comunicação e o relacionamento familiar, além de proporcionar apoio emocional para os demais membros da família.[23]

As intervenções farmacológicas ainda são muito pouco estudadas para o tratamento do GD. Os poucos estudos que investigaram o uso de medicamentos para o tratamento do GD até o momento incluíram medicações utilizadas no tratamento das comorbidades psiquiátricas mais comumente associadas, como a bupropiona e o escitalopram. Em função da escassez de evidências e das limitações apresentadas por esses estudos, não existe uma medicação específica aprovada para tratamento do GD. Assim, o tratamento medicamentoso deve ser implementado para o tratamento dos transtornos comórbidos que apresentam evidências suficientes de resposta a essa abordagem.

Intervenções preventivas para o GD visam evitar ou diminuir sua ocorrência, assim como seus impactos negativos.[16] Algumas das principais estratégias são apresentadas no **Quadro 23.2**.

Quadro 23.2
Estratégias de prevenção ao GD

1. Conscientização direcionada a pais, educadores, profissionais da saúde e ao público em geral: deve incluir informações baseadas em evidências sobre os riscos associados ao uso excessivo de jogos digitais, os critérios diagnósticos do GD e seus impactos na saúde mental e física (sem demonizar os *games!*).

2. Regras de uso: especialmente importantes para crianças e adolescentes, devem incluir horários de jogo adequados, limites de tempo, conteúdo de jogos permitido e momentos de pausa.

3. Atividades alternativas: promover e incentivar a participação em outras atividades saudáveis alternativas ao uso de jogos digitais (p. ex., atividades esportivas, socialização, leitura, etc.) pode ajudar a reduzir o tempo dedicado aos jogos e promover um estilo de vida mais equilibrado.

4. Autorregulação: o desenvolvimento de habilidades como o gerenciamento do tempo e a autorregulação emocional pode ser uma estratégia preventiva eficaz para reduzir os riscos relacionados ao GD.

5. Busca de um ambiente familiar saudável: comunicação aberta e maior apoio emocional ajudam a estabelecer um ambiente equilibrado em relação ao uso de jogos, promovem atividades familiares saudáveis e incentivam a socialização *off-line*.

CONSIDERAÇÕES FINAIS

O GD é um transtorno mental emergente, que afeta a vida de muitos indivíduos e suas famílias. Trata-se de um fenômeno complexo, de origem multifatorial, do qual ainda entendemos pouco. A pesquisa contínua é necessária para melhor compreensão dos seus mecanismos subjacentes, das melhores práticas de avaliação e da efetividade das alternativas de tratamento. Essas evidências científicas mais robustas poderão informar a prática clínica e promover políticas de saúde pública para o GD, desde o planejamento de estratégias preventivas até o desenvolvimento de diretrizes de tratamento específicas, passando pela possível integração do GD em programas de saúde mental existentes.

REFERÊNCIAS

1. Statista. Number of gamers worldwide in 2021, by region [Internet]. Statista; 2023 [capturado em 11 jun. 2023]. Disponível em: https://www.statista.com/statistics/293304/number-video-gamers/.
2. PGB. PGB22 [Internet]. São Paulo: PGB; 2022 [capturado em 11 jun. 2023]. Disponível em: https://materiais.pesquisagamebrasil.com.br/2022-painel-gratuito-pgb22.
3. Granic I, Lobel A, Engels RCME. The benefits of playing video games. Am Psychol. 2014;69(1):66-78.

4. Saunders JB, Hao WEI, Long J, King DL, Mann K, Fauth-bühler M, et al. Gaming disorder: its delineation as an important condition for diagnosis, management, and prevention. J Behav Addict. 2017;6(3):271-9.
5. Mihara S, Higuchi S. Cross-sectional and longitudinal epidemiological studies of Internet gaming disorder: A systematic review of the literature. Psychiatry Clin Neurosci. 2017;71(7):425-44.
6. American Psychiatric Association. Diagnostic and statistical manual of mental disorders: DSM-5. 5th ed. Washington: APA; 2013.
7. World Health Organization. 6C51 Gaming disorder. In: World Health Organization. ICD-11 for mortality and morbidity statistics [Internet]. Geneva: WHO; 2019 [capturado em 11 jun. 2023]. Disponível em: https://icd.who.int/browse11/l-m/en#/http://id.who.int/icd/entity/1448597234.
8. Rumpf HJ, Achab S, Billieux J, Bowden-Jones H, Carragher N, Demetrovics Z, et al. Including gaming disorder in the ICD-11: the need to do so from a clinical and public health perspective. J Behav Addict. 2018;7(3):556-61.
9. Billieux J, Stein DJ, Castro-Calvo J, Higushi S, King DL. Rationale for and usefulness of the inclusion of gaming disorder in the ICD-11. World Psychiatry. 2021;20(2):198-9.
10. Spritzer DT, Machado WL, Yates MB, Király O, Demetrovics Z, Billieux J, et al. Validation of the ten-item internet gaming disorder test (IGDT-10) and Its association with disability in brazilian gamers. Trends Psychiatry Psychother. 2023.
11. Severo RB, Barbosa APPN, Fouchy DRC, Coelho FMC, Pinheiro RT, Figueiredo VLM, et al. Development and psychometric validation of Internet Gaming Disorder Scale-Short-Form (IGDS9-SF) in a Brazilian sample. Addict Behav. 2020;103:106191.
12. King DL, Delfabbro PH. The concept of "harm" in Internet gaming disorder. J Behav Addict. 2018;7(3):562-4.
13. Billieux J, Schimmenti A, Khazaal Y, Maurage P, Heeren A. Are we overpathologizing everyday life? A tenable blueprint for behavioral addiction research. J Behav Addict. 2015;4(3):119-23.
14. Cabelguen C, Rocher B, Leboucher J, Schreck B, Challet-Bouju G, Hardouin JB, et al. Attention deficit hyperactivity disorder and gaming disorder: frequency and associated factors in a clinical sample of patients with gaming disorder. J Behav Addict. 2021;10(4):1061-7.
15. Billieux J, Flayelle M, Rumpf HJ, Stein DJ. High involvement versus pathological involvement in video games: a crucial distinction for ensuring the validity and utility of gaming disorder. Curr Addict Reports. 2019;6(3):323-30.
16. King DL, Delfabbro PH. Internet gaming disorder: theory, assessment, treatment, and prevention. London: Academic; 2018.
17. Stevens MWR, Dorstyn D, Delfabbro PH, King DL. Global prevalence of gaming disorder: a systematic review and meta-analysis. Aust N Z J Psychiatry. 2021;55(6):553-68.
18. Dong GH, Potenza MN. Considering gender differences in the study and treatment of internet gaming disorder. J Psychiatr Res. 2022;153:25-9.
19. Király O, Koncz P, Griffiths MD, Demetrovics Z. Gaming disorder: a summary of its characteristics and aetiology. Compr Psychiatry. 2023;122:152376.
20. Chen Y, Lu J, Wang L, Gao X. Effective interventions for gaming disorder: a systematic review of randomized control trials. Front Psychiatry. 2023;14:1098922.
21. King DL, Delfabbro PH, Wu AMS, Doh YY, Kuss DJ, Pallesen S, et al. Treatment of Internet gaming disorder: An international systematic review and CONSORT evaluation. Clin Psychol Rev. 2017;54:123-33.
22. Stevens MWR, King DL, Dorstyn D, Delfabbro PH. Cognitive-behavioral therapy for Internet gaming disorder: a systematic review and meta-analysis. Clin Psychol Psychother. 2019;26(2):191-203.
23. Schneider LA, King DL, Delfabbro PH. Family factors in adolescent problematic Internet gaming: a systematic review. J Behav Addict. 2017;6(3):321-33.

24 USO PROBLEMÁTICO DE INTERNET E REDES SOCIAIS

Sarah Aline Roza
Lucas Tavares Noronha
Eduarda Taís Schneider
Thiago Henrique Roza

Nos últimos anos, a internet e as mídias digitais que a partir dela foram desenvolvidas tornaram-se ferramentas fundamentais para o trabalho, a comunicação, a interação social, o comércio, o entretenimento, o aprendizado e o acesso a serviços públicos essenciais. Atualmente, é impraticável pensar a vida humana sem acesso à internet e a suas mais variadas ferramentas de comunicação e informação. Acima de tudo, a mídia digital – espaço para distribuição de conteúdos publicados na internet – conecta as pessoas como nunca antes foi possível, permitindo contato independentemente do tempo e da distância.[1] Recentemente, durante a pandemia de covid-19, a internet forneceu uma linha vital de comunicação para pessoas que tiveram de se habituar a um relativo isolamento social, tornando-se ferramenta crucial para fornecer informações e notícias médicas importantes, sendo também o principal veículo de interação social.[2]

O QUE TORNA O USO DA INTERNET UM PROBLEMA?

É fundamental distinguir entre o que se considera um comportamento normal e saudável de um uso problemático ou patológico da internet. Enquanto a maioria de seus usuários usufrui de seus muitos recursos positivos, o que inclui as dimensões profissionais e recreativas, outros indivíduos podem desenvolver o que é chamado de "uso problemático da internet".[3] Tal conceito abrange uma ampla gama de comportamentos repetitivos e prejudiciais, associados, por vezes, com compulsividade e dependência, sendo definido como preocupações, impulsos ou comportamentos excessivos ou não controlados em relação à internet que levam a sofrimento e angústia, tendo interferências negativas na vida pessoal, social, ocupacional e educacional do indivíduo.³ O uso problemático da internet, às vezes, também é definido como o uso patológico da internet, incluindo diversos comportamentos considerados disfuncionais (p. ex., transtorno de *gaming* em sua forma *on-line*, uso problemático de redes sociais, *cyberbullying*, compras compulsivas *on-line*, entre outros) e vinculados ao uso de tecnologias.⁴

As estimativas de prevalência de uso problemático de tecnologias e internet na população em geral variam consideravelmente entre estudos, países, subtipos de usos, idade e sexo dos participantes, mas é consenso que há atualmente um aumento do uso patológico das tecnologias, particularmente entre crianças, adolescentes e jovens.⁵ Em um estudo alemão de grande escala, o uso problemático da internet foi encontrado em 6,1% dos participantes de 11 a 21 anos, reforçando a hipótese de que esse comportamento ocorre com mais intensidade na adolescência e na vida do jovem adulto, com dois picos de prevalência nas faixas etárias de 15 a 16 e 19 a 21 anos.⁶ Em uma metanálise que incluiu achados de 31 países e 131 estudos epidemiológicos com 693.306 participantes, a taxa de prevalência estimada de "dependência da internet" foi de 7,02%.⁷

Um estudo sobre o uso da internet entre adolescentes brasileiros revelou prevalência de 10,6% de uma variável de dependência da internet, sendo que o sexo feminino demonstrou maior prevalência em comparação com o masculino.⁸ Em outro estudo brasileiro com jovens universitários de todas as regiões do País, mais da metade da amostra (57,9%) utilizava a internet mais de 6 horas por dia, principalmente *sites* de redes sociais. Ao estratificar a severidade da variável de dependência da internet, 18,3% apresentaram grau moderado, e 0,8%, grau considerado severo de dependência; sendo que nesse estudo o uso problemático da internet também foi associado a maior prevalência de sintomas depressivos.⁹

Entretanto, o uso apropriado e o uso problemático da internet podem ser entendidos como estando em um espectro com um final adaptativo e outro desadaptativo.⁴ Desse modo, o uso problemático da internet precisa ser considerado como um construto altamente complexo, e distinguir entre o uso disfuncional ou problemático da internet e o uso "funcional" é algo desafiador, mas fundamental, para a compreensão desse fenômeno.¹⁰ Nesse panorama, torna-se importante considerar formas específicas de uso problemático da internet e suas características fundamentais.

■ O USO PROBLEMÁTICO DA INTERNET ASSOCIADO AO USO DE REDES SOCIAIS

As redes sociais permitem que seus usuários se conectem uns com os outros de várias maneiras – seja se comunicando por telefone, chamadas de vídeo ou mensagens de texto, seja consumindo, criando e compartilhando conteúdo.¹¹ Dentre as plataformas de mídia social mais utilizadas estão Facebook, WhatsApp, Instagram e TikTok; outras plataformas são apresentadas na **Tabela 24.1**.¹²

■ **Tabela 24.1**
Número de usuários ativos mensais por plataforma de rede social (fonte de cada plataforma discriminada ao lado da informação)

Plataforma	Ano de criação	País de origem	Usuários ativos mensais
Facebook	2004	EUA	2.958.000.000 (2023)[13]
Instagram	2010	EUA	2.000.000.000 (2022)[13]
Kuaishou (Kwai)	2012	China	626.000.000 (2023)[13]
LINE	2011	Japão	178.000.000 (2021)[14]
LinkedIn	2002	EUA	830.000.000 (2022)[15]
Likee	2017	Singapura	150.000.000 (2023)[16]
Picsart	2011	EUA	150.000.000 (2022)[17]
Pinterest	2010	EUA	445.000.000 (2023)[13]
QQ	2008	China	574.000.000 (2023)[13]
Quora	2010	EUA	300.000.000 (2022)[17]
Qzone	2005	China	553.500.000 (2022)[18]
Reddit	2005	EUA	430.000.000 (2022)[17]
Sina Weibo	2009	China	584.000.000 (2023)[13]
Snapchat	2011	EUA	635.000.000 (2022)[13]
Stack Exchange	2009	EUA	100.000.000 (2022)[17]
Telegram	2013	Rússia	700.000.000 (2023)[13]
Tumblr	2007	EUA	547.000.000 (2023)[19]
Twitch	2011	EUA	140.000.000 (2022)[20]
Twitter	2006	EUA	556.000.000 (2023)[13]
Baidu Tieba	2003	China	648.000.000 (2022)[21]
TikTok	2016	China	1.051.000.000 (2023)[13]

(Continua)

■ **Tabela 24.1** *(Continuação)*
Número de usuários ativos mensais por plataforma de rede social (fonte de cada plataforma discriminada ao lado da informação)

Viber	2010	Japão	250.000.000 (2021)[22]
WeChat	2011	China	1.309.000.000 (2022)[13]
Weibo	2009	China	573.000.000 (2022)[17]
WhatsApp	2009	EUA	2.000.000.000 (2022)[13]
YouTube	2005	EUA	2.514.000.000 (2023)[13]

O Facebook é, provavelmente, a plataforma de rede social mais abrangente, pois, por meio dele, é possível se comunicar com outras pessoas (via chamadas de vídeo e telefone, mensagens instantâneas, notícias), além de criar e compartilhar postagens e até comprar e vender produtos.[23] Outras plataformas de rede social são mais focadas em mensagens instantâneas e comunicação, por exemplo, o WhatsApp, enquanto, sem dúvida, a principal função do Instagram e do TikTok é o compartilhamento e a visualização de conteúdo baseado em imagens e vídeos.[24] As plataformas de rede social são, em geral, projetadas para aumentar e manter o engajamento no seu uso, e assim maximizar os lucros da divulgação de diferentes marcas e empresas.[25] Portanto, não surpreende que muitas pessoas se sintam "dependentes" do uso de redes sociais.

Em diferentes culturas, as pessoas passam em média mais de 2 horas diárias em redes sociais, compartilhando bilhões de mensagens com conhecidos e desconhecidos sobre os mais variados temas.[12] Especificamente, as redes sociais permitem que os usuários: a) criem um perfil pessoal, b) gerem uma lista de conexões *on-line* e c) percorram um fluxo de informações atualizadas com frequência (p. ex., o *feed* de rolamento do Facebook e do Instagram). Muitas redes sociais combinam esses recursos com uma variedade de outras funções, permitindo que seus usuários joguem, conversem, comprem mercadorias, participem de grupos ou façam propaganda, gerando interações ativas e passivas de forma irrestrita com outros usuários, conhecidos ou desconhecidos.[11]

O uso massivo de redes sociais, bem como a ideia de ser impossível pensar a vida atual sem esses recursos digitais, além das muitas funções que eles oferecem, podem sugerir que usá-los traz apenas benefícios. No entanto, a rápida adoção de redes sociais foi acompanhada também por uma crescente preocupação pública de que eles poderiam prejudicar a saúde mental de seus usuários.[10,11]

■ USO PASSIVO *VERSUS* USO ATIVO DAS REDES SOCIAIS

As redes sociais permitem uma ampla gama de atividades, e há evidências crescentes de que seu impacto depende criticamente de como a tecnologia é usada. Uma distinção fundamental no cenário das redes sociais refere-se ao seu uso ativo (p. ex., realizar postagens) *versus* o uso passivo (p. ex., navegar na rede social, ler *posts*, ver e escutar vídeos, rolar o *feed* de atualizações em busca de novidades).[26]

O uso ativo refere-se a atividades que facilitam trocas diretas com outras pessoas e abrange tanto trocas individuais direcionadas (comunicação direta) quanto trocas não direcionadas (transmissão). O uso passivo, por sua vez, refere-se ao monitoramento da vida *on-line* de outras pessoas, sem o envolvimento em trocas diretas, sendo mais receptivo. Enquanto o uso ativo consiste principalmente na produção de informações (postar uma atualização de *status* ou enviar mensagens privadas), o uso passivo lida com o consumo de informações (rolar pelo *feed* de notícias ou olhar os perfis de outros usuários).[26]

Alguns estudos apontam para a "hipótese de uso de rede social ativo" em contraposição ao "uso de redes sociais passivo".[27] A primeira hipótese defende que o uso ativo das redes sociais pode trazer maior bem-estar ao promover o desenvolvimento de apoio e compartilhamento de gostos, por meio de suporte social, emocional e informacional, destacando um potencial fator protetivo para esse tipo de uso.[27] Por seu turno, o uso passivo pode facilmente induzir a comparações sociais, incentivando sentimentos como inveja, o que acarreta um aumento nos níveis de mal-estar e consequente diminuição do bem-estar geral.[27]

Evidências apontam que tanto o uso ativo quanto o uso passivo de redes sociais estão associados a níveis mais elevados de depressão/sintomas depressivos e quadros de ansiedade.[27,28] Um estudo de amostragem de experiência, no qual os participantes deveriam relatar seus pensamentos, sentimentos e atividades atuais, como o uso de redes sociais, várias vezes ao dia durante um longo período, indicou que o uso do Facebook prediz declínios de marcadores positivos de saúde mental, como bem-estar e satisfação com a vida, ao longo do tempo.[27]

Para examinar o possível impacto diferencial dos usos ativo e passivo do Facebook na saúde mental, Verduyn e colaboradores[29] conduziram um estudo cujos achados apontam que o uso passivo previu um declínio no bem-estar afetivo ao longo do tempo, enquanto o uso ativo, de forma geral, não influenciou o bem-estar.[29] Outros estudos forneceram mais evidências de uma relação negativa (possivelmente recíproca) entre o uso passivo de *sites* de redes sociais e a saúde mental e revelaram que certas subcategorias de uso ativo podem ter um efeito positivo na saúde mental.[30] No geral, essas descobertas exemplificam que os *sites* de redes sociais não são "bons" ou "ruins". Suas consequências para a saúde mental dependem criticamente de *como* são utilizados. Infelizmente, as estatísticas de uso revelam que o uso passivo é mais frequente do que o ativo, o que implica que muitas pessoas usam *sites* de redes sociais de forma a reforçar componentes associados a indicadores de mal-estar.[31]

POR QUE OS USOS ATIVO E PASSIVO IMPACTAM DIFERENTEMENTE A SAÚDE MENTAL?

Muitos mecanismos psicológicos foram propostos, mas a comparação social e o acúmulo de capital social são os dois mais frequentemente relatados.[30]

A comparação social ocorre de modo ascendente (i.e., o outro é melhor) e descendente (i.e., eu sou melhor) com outras pessoas em uma dimensão específica (aparência física e estética ou sucesso nos estudos e na carreira). As pessoas tendem a retratar o recorte de uma imagem perfeita de si mesmas em redes sociais, compartilhando predominantemente seus sucessos em vez de seus fracassos.[29] Consumir passivamente esse recorte de sucesso frequentemente resulta em comparações sociais ascendentes e sentimentos associados de inveja ou inferioridade. Muitos estudos apontam que o impacto negativo do uso passivo de redes sociais na saúde mental é de fato impulsionado por comparações sociais prejudiciais.[26,29,31]

O acúmulo de capital social é proposto para fundamentar o impacto positivo do uso ativo de redes sociais na saúde mental. O acúmulo de capital social pode ser dividido em *ponte* (acesso a novas informações e perspectivas normalmente fornecidas por relacionamentos superficiais) e *vínculo* (suporte emocional, informacional, avaliativo e instrumental normalmente fornecido por laços fortes). A noção de dar às pessoas o poder de construir comunidades e de se aproximar de um mundo de interesses específicos reflete o potencial das redes sociais para aumentar o capital social. Consistentemente, as consequências positivas do uso ativo na saúde mental são impulsionadas por aumentos no capital social de seus usuários, que se identificam com grupos e fóruns de redes sociais.[32-34]

Em suma, as redes sociais ameaçam a saúde mental? A literatura sugere que isso depende muito de seu uso ser ativo ou passivo, a menos que haja indícios de dependência das redes sociais ou envolvimento em *cyberbullying*.[28] Ao se envolver ativamente com redes sociais, um determinado indivíduo pode sentir-se mais conectado, o que influencia positivamente a saúde mental. Em contraste, o uso passivo de redes sociais está negativamente relacionado à saúde mental, especialmente quando esse uso compulsivo resulta em sentimentos de inveja ou inferioridade em vez de conexão social.[28,31]

MEDO DE FICAR DE FORA (FoMO) ENTRE USUÁRIOS DE REDES SOCIAIS

O uso problemático de redes sociais tem sido associado a quadros depressivos, sofrimento psicológico, ansiedade social, pior bem-estar subjetivo, bem como maior distração em ambientes acadêmicos e insônia.[3] Níveis mais altos de uso de redes sociais também foram associados a traços de personalidade, como mais neuroticismo e impulsividade.[35] Além disso, esse aumento na exposição e no uso de redes sociais também foi associado a níveis mais altos de ruminação, bem como a níveis mais elevados de *fear of missing out* (FoMO), medo de perder experiências vistas como gratificantes, significativas, prazerosas e importantes.[36]

O FoMO foi definido como uma apreensão generalizada de que outros possam estar tendo experiências gratificantes das quais alguém está ausente.[37] Na sociedade digital, os jovens passam muito tempo postando conteúdo nas redes sociais de que fazem parte, acompanhando as tendências atuais com seus amigos e atualizando constantemente seu *status*. O aumento do uso de redes sociais pode levar à ansiedade entre alguns usuários em relação à perda de novas experiências e oportunidades.[36] Indivíduos que experimentam FoMO têm o desejo de saber o que os outros estão fazendo em outro lugar.[38] Quando usuários de redes sociais têm mais oportunidades ou opções de atividades para participar, eles apresentam mais dificuldade em escolher entre elas. Quando alguém escolhe uma atividade específica para participar, o pensamento de que poderia ter gostado da outra atividade também pode causar ansiedade e levar ao FoMO.[38]

Na última década, estudos realizados com usuários de mídias sociais relataram uma relação significativa positiva entre FoMO e variáveis de dependência de rede social e dependência de *smartphone*.[37] Uma vez que o uso de redes sociais atende às necessidades dos indivíduos, como socializar e tornar-se popular, eles podem optar por manter contato com outras pessoas para não perder as atualizações digitais.[37] Além disso, foram encontradas correlações positivas entre FoMO e fadiga de rede social, comportamentos de *stalking*, comparação social, transtorno de jogo e impulsividade.[39]

De fato, o FoMO demonstrou estar consistentemente associado ao uso problemático de redes sociais, também sendo sugerido como preditor do uso do Instagram e do Facebook, motivado pelo desejo de acompanhar e monitorar o que amigos, familiares e estranhos estão fazendo.[40,41] Em consonância com a Teoria do Uso Compensatório da Internet,[42] o uso problemático das redes sociais atrelado ao FoMO pode representar uma estratégia disfuncional para buscar recursos externos que compensam a falta de autoaceitação e que permitam escapar de sentimentos de baixa autoestima.[42]

Além disso, padrões de apego com medo e preocupação e baixa autoestima foram significativamente associados com FoMO, que, por sua vez foi associado ao uso problemático de redes sociais.[43] Esses resultados destacam o papel preditivo do apego ansioso, da baixa autoestima e da necessidade de pertencer em relação ao desenvolvimento de FoMO no contexto das redes sociais.[43] Isso pode ser entendido considerando o medo de rejeição entre indivíduos com estilos de apego ansiosos (medo e preocupação), que se manifesta em maior necessidade de aprovação social e medo elevado de exclusão, resultando em uso problemático e compulsivo de redes sociais como tentativa de eliminar a frustração emocional.[43]

Níveis mais altos de FoMO têm sido atrelados a maiores interrupções em atividades funcionais como estudo e trabalho, devido a notificações de *smartphones*, que podem, eventualmente, levar a uma abordagem mais superficial da atividade em curso.[44] Foi levantada a hipótese de que pessoas com FoMO podem ser mais vigilantes em relação às notificações e, como alguns de seus recursos atencionais estão ocupados, isso pode resultar em mais distrações e menor concentração, acompanhados de menor produtividade mediada por interrupções diárias impulsionadas por níveis mais altos de FoMO.[45] Portanto, mostrar níveis mais altos de FoMO pode levar a pessoa a se envolver mais no uso de redes sociais e suas ferramentas, o que pode evoluir para um uso problemático da internet, afetando vários domínios da vida social de seus usuários.[44]

Os medos associados a esse fenômeno envolvem perder a capacidade de ser popular e interessante para os outros, não obter a interpretação correta de alguma interação social, lidar com diferentes redes sociais ao mesmo tempo e perder informações temporariamente disponíveis.[46] Esses medos podem induzir usuários de redes sociais a comportamentos prejudiciais como, por exemplo, *cyberstalking* ou comportamentos compulsivos destinados a evitar a incerteza.[47] Formas eficientes e assertivas para gerenciar esses medos incluem filtragem de informações, resposta automática, configuração de *status* e recapitulação da rotina.[48] Essas são medidas que podem ser realizadas com o suporte de *softwares* e com o desenvolvimento de uma rotina que inclua outras distrações para além das oferecidas *on-line* e uma avaliação de prioridades na vida social.[48]

Em termos de comunicação e interação nas mídias sociais, os indivíduos precisam aprender a gerenciar suas expectativas quando estão envolvidos em interações *on-line*. Isso pode ser alcançado pelo método de reavaliação cognitiva.[48] Por exemplo, os indivíduos podem gerenciar seu FoMO postando nas mídias sociais sem esperar interação de outras pessoas. Da mesma forma, podem esclarecer às pessoas com quem interagem que não irão retribuir a interação *on-line*. Outro exemplo de gerenciamento de expectativas que ajuda os usuários a evitar sentimentos de ostracismo nas redes sociais é deixar claro para seus contatos sua situação atual, por exemplo, estar ocupado se preparando para um concurso ou ter tempo limitado.[48]

CYBERBULLYING VIA REDES SOCIAIS

As mídias sociais estão associadas a mudanças em como nos relacionamos e compartilhamos ideias, sentimentos, emoções e informações. No entanto, a facilidade de acesso e o anonimato acolhem usuários e comportamentos hostis que podem se transformar em um problema social mais sério, como é o caso do *cyberbullying*.[49] Exemplos comuns de *cyberbullying* incluem enviar mensagens maldosas ou postar fotos inapropriadas de outras pessoas. O *cyberbullying* pode ser transmitido por diversos meios de comunicação, incluindo mensagens de texto, *e-mails*, salas de bate-papo e, especialmente, redes sociais.[50]

Definido como um ato agressivo intencional realizado por um grupo ou indivíduo, usando mecanismos digitais, repetidamente e ao longo do tempo, contra uma vítima que não pode se defender com facilidade, o *cyberbullying* pode afetar indivíduos de qualquer idade que tenham acesso à internet e suas redes sociais.[49] O *cyberbullying* é definido como uma forma de *bullying* praticada por um indivíduo ou um grupo de perpetradores por meio de mídias digitais com a intenção de prejudicar outras pessoas, envolvendo o envio repetido de mensagens agressivas que assediam, insultam ou abusam intencionalmente de um indivíduo ou grupo de pessoas a partir de sua aparência física, seu comportamento e suas opiniões, podendo assumir a forma de difamação, chantagem, exclusão e *cyberstalking*.[51]

Os impactos do *cyberbullying* em suas vítimas são tão prejudiciais quanto o *bullying* físico e presencial.[52] Isso ocorre porque pessoas que sofrem *cyberbullying* geralmente desenvolvem cargas psicológicas de sofrimento emocional (incluindo depressão, ansiedade e solidão), o que pode levá-las a uma redução de satisfação com a vida ou à suicidalidade nos casos mais graves.[52] Nesse contexto, as vítimas e os perpetradores de *cyberbullying* são usuários intensivos de internet e estão mais propensos a se envolver em comportamentos de risco *on-line* do que aqueles que não estão envolvidos nesse comportamento.[50] Em amostras de adultos, pesquisadores encontraram resultados semelhantes, incluindo que a vitimização do *cyberbullying* em *sites* profissionais está ligada a um aumento de sofrimento psicológico, *technostress* (ou a percepção de que os *sites* de rede social são invasivos e viciantes) e sensação de exaustão no trabalho.[53]

O envolvimento em *cyberbullying* pode assumir três formas diferentes: ser vítima de *cyberbullying* ou alvo de interações *on-line* nocivas; perpetrar o *cyberbullying*; e ser espectador ou testemunha de *cyberbullying*.[54] Dada a capacidade de responder em tempo real nas interações *on-line*, as vítimas de *cyberbullying* frequentemente retaliam e se tornam perpetradoras.[55] Da mesma forma, os espectadores podem transmitir mensagens de *cyberbullying* ou responder de maneira prejudicial à vítima, tornando-se, assim, também perpetradores.[56] As fronteiras entre vítimas, perpetradores e espectadores podem se tornar tênues nas redes sociais, onde recursos como "curtir" e "compartilhar" permitem uma transição fácil de um papel para outro.[55]

Considerando que a perpetração do *cyberbullying* via redes sociais tem sido associada a indicadores negativos de bem-estar, torna-se crucial explorar maneiras de prevenir e intervir nessas situações.[57] Para adolescentes, as evidências sugerem que o envolvimento ativo dos pais e o monitoramento do uso das redes sociais, bem como intervenções destinadas a esclarecer as suas normas de uso, o ensino de habilidades sociais para espectadores intervirem e o ensino sobre o uso seguro das redes sociais podem ser formas eficazes de reduzir o *cyberbullying* nessas plataformas.[58]

Há ainda três etapas que podem ser usadas nas redes sociais para reduzir a vitimização e a perpetração do *cyberbullying*. O primeiro passo envolve ajudar os usuários a desenvolverem habilidades de enfrentamento, fornecendo-lhes os meios para responderem melhor ao *cyberbullying* (p. ex., bloqueando outros usuários) ou para se protegerem do *cyberbullying* (p. ex., alterando as configurações de privacidade). A segunda etapa envolve incentivar os espectadores a intervirem quando testemunharem *cyberbullying* nas redes sociais. Finalmente, o terceiro passo consiste em reduzir o anonimato dos usuários nas redes sociais.[59]

TRANSTORNO DE COMPRAS RELACIONADO À INTERNET

O transtorno de compras relacionado à internet é cada vez mais reconhecido como um candidato a transtorno mental, sendo caracterizado por preocupações extremas e desejo de comprar em virtude de impulsos irresistíveis de possuir bens de consumo.[60]

Pessoas com transtorno de compras costumam adquirir mais bens do que podem pagar, precisam ou utilizam regularmente.[60] As redes sociais e as estratégias de publicidade veiculadas nessas plataformas estimulam uma idealização de um produto, potencializando a compulsão de comprar em pessoas vulneráveis a esse transtorno.[60]

A compra muitas vezes produz sentimentos efêmeros de prazer, alívio ou enfrentamento de algum sentimento de inadequação social, especialmente a vergonha.[61] Entretanto, com o tempo, a persistente perda de autocontrole resulta em sofrimento significativo, rompimento de relacionamentos, acúmulo de bens, endividamento e, em alguns casos, até em fraude ou outros crimes financeiros para a manutenção dos gastos excessivos.[60]

Nas redes sociais, uma estratégia frequentemente utilizada envolve a publicidade de produtos por meio de pessoas famosas, influenciando os seguidores dessas figuras de destaque a comprar ou adquirir algum produto por causa do *marketing* feito por alguém que admiram.[61] Além disso, o comércio digital fornece uma variedade de recursos potencialmente aditivos que reforçam o desenvolvimento desse transtorno, como disponibilidade imediata de produtos, anonimato e fácil acessibilidade.[62] As compras *on-line* podem até ser consideradas de maior potencial aditivo em relação às compras no mundo real. Dificuldades em regular e controlar desejos e impulsos imediatos foram identificadas como um importante preditor do transtorno.[62]

Até o momento, os tratamentos para transtorno de compras são incipientes e preliminares. Ainda assim, intervenções baseadas em terapia cognitivo-comportamental têm-se mostrado eficazes, porque ensinar habilidades de autocontrole e psicoeducar os pacientes parece ser uma abordagem importante para compras compulsivas, especialmente as vinculadas à internet e a redes sociais.[62] Entretanto, estudos mais robustos são necessários para a obtenção de evidências de tratamento mais conclusivas.

CIBERCONDRIA: COMPORTAMENTO *ON-LINE* ENVOLVENDO ANSIEDADE E SAÚDE

O acesso a informações de saúde *on-line* traz benefícios potenciais na medida em que educa as pessoas sobre a natureza, as causas, a prevenção e o tratamento de condições de saúde específicas.[63] No entanto, para algumas pessoas que estão angustiadas e ansiosas com sua saúde, a internet pode ser acessada com a finalidade de autodiagnóstico ou obtenção de segurança.[63] De fato, as pessoas que estão mais preocupadas com sua saúde parecem pesquisar na internet por informações de saúde com mais frequência e por mais tempo.[64] Além disso, a ansiedade com a saúde resultante de pesquisas *on-line* pode, por sua vez, precipitar pesquisas adicionais ou mais detalhadas. A direção da relação entre a busca *on-line* de informações sobre saúde e a ansiedade em relação à saúde também podem variar de uma pessoa para outra.[63]

A cibercondria é atualmente definida como a busca *on-line* excessiva ou repetida de um indivíduo por informações médicas, motivada pela necessidade de aliviar o sofrimento, o medo ou a ansiedade em relação à sua saúde ou ante um potencial diagnóstico e, em última análise, resultando no agravamento de tais sintomas e comportamentos.[65] Embora a busca por informações de saúde *on-line* não seja em si desadaptativa, a cibercondria envolve gastar uma quantidade excessiva de tempo *on-line* (em detrimento de atividades mais produtivas) e experimentar um aumento da ansiedade após a pesquisa.[65]

A cibercondria é considerada um padrão comportamental problemático, e é especialmente comum entre pessoas com altos níveis de ansiedade em relação à saúde.[63] Um aspecto que merece destaque relacionado à cibercondria é a ambiguidade das informações de saúde *on-line*, de modo que muitas vezes são imprecisas, enganosas ou incompletas.[65] Indivíduos que buscam segurança sobre sua saúde podem gastar muito de seu tempo tentando determinar a validade das informações relacionadas à saúde. Esse processo contribui para o ciclo em que buscas *on-line* repetidas aumentam o sofrimento e a ansiedade.[63] Além disso, existe uma associação desse fenômeno emergente com menores níveis de satisfação com a consulta médica presencial.[64]

DISCURSO DE ÓDIO E *FAKE NEWS*

Outro aspecto importante, sempre que se discute o uso problemático de redes sociais, é a disseminação de notícias falsas (*fake news*), bem como de discurso de ódio e propaganda supremacista com o uso de plataformas de mídia social. A presença de notícias falsas é tão difundida nessas plataformas que apresenta repercussões significativas em desfechos de saúde pública devido à desinformação generalizada de conceitos científicos, principalmente durante a pandemia de covid-19.[66,67] Além disso, evidências empíricas apontam para uma possível associação entre conteúdo extremista *on-line* e eventos dramáticos na sociedade, com consequências políticas, sociais e humanitárias, sugerindo também que as plataformas de mídia social têm a capacidade de ampliar o alcance desse tipo de discurso de ódio.[68]

Por exemplo, investigações conectam o genocídio do grupo étnico minoritário Rohingya, predominantemente muçulmano, em Mianmar à disseminação de notícias falsas e de discurso de ódio, incluindo falsas alegações sobre o Islã ameaçar a existência do budismo e sobre ações criminosas de muçulmanos contra budistas. Essas postagens foram feitas no Facebook por militares do país como parte de uma campanha de limpeza étnica que durou vários anos. Eles usaram contas falsas, incluindo perfis de celebridades e páginas de notícias com mais de um milhão de seguidores, a partir das quais postaram comentários que incitavam a violência e notícias falsas sobre os muçulmanos e os Rohingya. Essa propaganda contra os Rohingya contribuiu significativamente para violência sexual, agressões, assassinatos e outras formas de violência contra essa minoria, levando finalmente ao deslocamento forçado em massa das populações afetadas, principalmente para Bangladesh.[69]

Outro exemplo de como o Facebook foi utilizado na promoção de discurso de ódio e incitação de violência se deu na Etiópia, que enfrenta uma guerra civil desde o final de 2020. Vários líderes, com milhares de seguidores *on-line*, têm estimulado ações violentas, principalmente contra uma minoria étnica, os Tigray, que corresponde a 7% da população do país e está atualmente sendo dizimada. Várias dessas postagens e perfis que espalham discurso de ódio têm conexões com o governo da Etiópia, milícias e outros grupos armados, sendo algumas delas feitas pelo próprio primeiro-ministro. Outros grupos étnicos também foram alvo de conteúdo de ódio *on-line*, com consequências que chegaram, em alguns casos, a episódios de assassinato e outros ataques violentos.[70,71]

CONSIDERAÇÕES FINAIS

Como descrito ao longo do capítulo, os usos problemáticos da internet e de redes sociais representam fenômenos complexos e emergentes, com muitos conceitos e definições que ainda estão sob investigação e que podem ser divididos em uma série de comportamentos disfuncionais distintos. Além disso, é cada vez mais notável o prejuízo que o uso problemático dessas tecnologias digitais apresenta, principalmente para as populações mais jovens, que são mais vulneráveis. Estudos mais robustos são necessários e urgentes, principalmente para a melhor compreensão desses fenômenos, além da investigação de formas de prevenir ou tratar indivíduos que sofrem com esses problemas.

REFERÊNCIAS

1. Castells M. The impact of the internet on society: a global perspective. In: Castells M, editor. Change: 19 key essays on how the internet is changing our lives. Turner: Turner; 2014.
2. Kung CSJ, Steptoe A. Changes in Internet use patterns among older adults in England from before to after the outbreak of the COVID-19 pandemic. Sci Rep. 2023;13:3932.
3. Cai Z, Mao P, Wang Z, Wang D, He J, Fan X. Associations between problematic internet use and mental health outcomes of students: a meta-analytic review. Adolesc Res Rev. 2023;8(1):45-62.
4. Moretta T, Buodo G, Demetrovics Z, Potenza MN. Tracing 20 years of research on problematic use of the internet and social media: theoretical models, assessment tools, and an agenda for future work. Compr Psychiatry. 2022;112:152286.
5. Lin MP, Wu JYW, You J, Hu WH, Yen CF. Prevalence of internet addiction and its risk and protective factors in a representative sample of senior high school students in Taiwan. J Adolesc. 2018;62:38-46.
6. Lindenberg K, Halasy K, Szász-Janocha C, Wartberg L. A phenotype classification of internet use disorder in a large-scale high-school study. Int J Environ Res Public Health. 2018;15(4):733.
7. Pan YC, Chiu YC, Lin YH. Systematic review and meta-analysis of epidemiology of internet addiction. Neurosci Biobehav Rev. 2020;118:612-22.
8. Dalamaria T, Pinto WJ, Farias EDS, Souza OF. Internet addiction among adolescents in a western Brazilian amazonian city. Rev Paul Pediatr. 2021;39:e2019270.
9. Terroso LB, Pante M, Krimberg JS, Almeida RMM. Prevalence of internet addiction and its association to impulsivity, aggression, depression, and anxiety in young adult university students. Estud Psicol. 2022;39:e200024.
10. Joshi SV, Stubbe D, Li STT, Hilty DM. The use of technology by youth: implications for psychiatric educators. Acad Psychiatry. 2019;43(1):101-9.
11. Lee R. Social media use: a risky activity or a beneficial commodity? BDJ In Practice. 2023;36(4):14-8.

12. Daily time spent on social networking by internet users worldwide from 2012 to 2022 [Internet]. Statista; 2022 [capturado em 19 jun. 2023]. Disponível em: http://www.statista.com/statistics/433871/daily-social-media-usage-worldwide/.
13. Most popular social networks worldwide as of January 2023, ranked by number of monthly active users [Internet]. Statista; 2023 [capturado em 19 jun. 2023]. Disponível em: https://www.statista.com/statistics/272014/global-social-networks-ranked-by-number-of-users/.
14. Iqbal M. Line revenue and usage statistics (2023) [Internet]. Business of Apps; 2023 [capturado em 19 jun. 2023]. Disponível em: https://www.businessofapps.com/data/line-statistics/.
15. Kemp S. The global state of digital in October 2019 [Internet]. London: We Are Social; 2019 [capturado em 19 jun. 2023]. Disponível em: https://wearesocial.com/uk/blog/2019/10/the-global-state-of-digital-in-october-2019/.
16. Wise J. How many people use likee in 2023? (Quick Stats) [Internet]. EarthWeb; 2022 [capturado em 19 jun. 2023]. Disponível em: https://earthweb.com/likee-users/.
17. Casagrande E. As 28 maiores redes sociais do mundo [Internet]. Semrush Blog; 2022 [capturado em 19 jun. 2023]. Disponível em: https://pt.semrush.com/blog/maiores-redes-sociais/.
18. WeChat MAU up 7% to 1.13 billion in Q2 2019; QQ MAU 808 mn [Internet]. China Internet Watch; 2019 [capturado em 19 jun. 2023]. Disponível em: https://www.chinainternetwatch.com/29611/tencent-social-apps-q2-2019/.
19. The most surprising tumblr statistics and trends in 2023 [Internet]. Gitnux; 2023 [capturado em 19 jun. 2023]. Disponível em: https://blog.gitnux.com/tumblr-statistics/.
20. Wise J. Twitch statistics 2023: how many people use Twitch? [Internet]. EarthWeb; 2023 [capturado em 19 jun. 2023]. Disponível em: https://earthweb.com/twitch-statistics/.
21. Number of monthly active users of Baidu App from March 2020 to March 2023 [Internet]. Statista; 2023 [capturado em 19 jun. 2023]. Disponível em: https://www.statista.com/statistics/1315592/baidu-app-monthly-active-users/.
22. Mehta I. How viber achieved profitability by not following the WhatsApp model [Internet]. The Next Web; 2021 [capturado em 19 jun. 2023]. Disponível em: https://thenextweb.com/news/how-viber-achieved-profitability-by-not-following-the-whatsapp-model.
23. Bonfanti RC, Salerno L, Brugnera A, Lo Coco G. A longitudinal investigation on problematic Facebook use, psychological distress and well-being during the second wave of COVID-19 pandemic. Sci Rep. 2022;12(1):21828.
24. Hellemans J, Willems K, Brengman M. The new adult on the block: daily active users of TikTok compared to Facebook, Twitter, and Instagram during the COVID-19 crisis in Belgium. In: Martínez-López FJ, Martinez LF, editors. Advances in digital marketing and ecommerce. New York: Springer; 2021. p. 95-103.
25. Montag C, Lachmann B, Herrlich M, Zweig K. Addictive features of social media/messenger platforms and freemium games against the background of psychological and economic theories. Int J Environ Res Public Health. 2019;16(14):2612.
26. Valkenburg PM, van Driel II, Beyens I. The associations of active and passive social media use with well-being: a critical scoping review. New Media Soc. 2022;24(2):530-49.
27. Verduyn P, Gugushvili N, Kross E. The impact of social network sites on mental health: distinguishing active from passive use. World Psychiatry. 2021;20(1):133-4.
28. Yue Z, Zhang R, Xiao J. Passive social media use and psychological well-being during the COVID-19 pandemic: the role of social comparison and emotion regulation. Comput Human Behav. 2022;127:107050.
29. Verduyn P, Lee DS, Park J, Shablack H, Orvell A, Bayer J, et al. Passive Facebook usage undermines affective well-being: experimental and longitudinal evidence. J Exp Psychol Gen. 2015;144(2):480-8.
30. Verduyn P, Ybarra O, Résibois M, Jonides J, Kross E. Do social network sites enhance or undermine subjective well-being? A critical review. Soc Issues Policy Rev. 2017;11(1):274-302.
31. Verduyn P, Gugushvili N, Massar K, Täht K, Kross E. Social comparison on social networking sites. Curr Opin Psychol. 2020;36:32-7.
32. Fioravanti G, Silvia Casale . The active and passive use of Facebook: measurement and association with Facebook addiction. J Italian Soc Psychopathol. 2020;26:176-82.

33. Vogel EA, Rose JP, Okdie BM, Eckles K, Franz B. Who compares and despairs? The effect of social comparison orientation on social media use and its outcomes. Pers Individ Dif. 2015;86:249-56.
34. Yang CC. Instagram use, loneliness, and social comparison orientation: interact and browse on social media, but don't compare. Cyberpsychol Behav Soc Netw. 2016;19(12):703-8.
35. Rozgonjuk D, Sindermann C, Elhai JD, Montag C. Fear of missing out (fomo) and social media's impact on daily-life and productivity at work: do WhatsApp, Facebook, Instagram, and Snapchat use disorders mediate that association? Addict Behav. 2020;110:106487.
36. Tandon A, Dhir A, Almugren I, Naif AG, Mäntymäki M. Fear of missing out (fomo) among social media users: a systematic literature review, synthesis and framework for future research. Internet Research. 2021;31(3):782-821.
37. Franchina V, Vanden Abeele M, van Rooij AJ, Lo Coco G, De Marez L. Fear of missing out as a predictor of problematic social media use and phubbing behavior among flemish adolescents. Int J Environ Res Public Health. 2018;15(10):2319.
38. Fabris MA, Marengo D, Longobardi C, Settanni M. Investigating the links between fear of missing out, social media addiction, and emotional symptoms in adolescence: the role of stress associated with neglect and negative reactions on social media. Addict Behav. 2020;106:106364.
39. Gori A, Topino E, Griffiths MD. The associations between attachment, self-esteem, fear of missing out, daily time expenditure, and problematic social media use: A path analysis model. Addict Behav. 2023;141:107633.
40. Beyens I, Frison E, Eggermont S. I don't want to miss a thing: adolescents' fear of missing out and its relationship to adolescents' social needs, Facebook use, and Facebook related stress. Comput Human Behav. 2016;64:1-8.
41. Barry CT, Reiter SR, Anderson AC, Schoessler ML, Sidoti CL. Let me take another selfie: further examination of the relation between narcissism, self-perception, and instagram posts. Psychol Pop Media Cult. 2019;8(1):22-33.
42. Kardefelt-Winther D. A conceptual and methodological critique of internet addiction research: Towards a model of compensatory internet use. Comput Human Behav. 2014;31:351-4.
43. Stănculescu E, Griffiths MD. Anxious attachment and Facebook addiction: the mediating role of need to belong, self-esteem, and Facebook use to meet romantic partners. Int J Ment Health Addict. 2023;21(1):333-49.
44. Rozgonjuk D, Ryan T, Kuljus JK, Täht K, Scott GG. Social comparison orientation mediates the relationship between neuroticism and passive Facebook use. Cyberpsychology. 2019;13(1):2.
45. Gupta M, Sharma A. Fear of missing out: a brief overview of origin, theoretical underpinnings and relationship with mental health. World J Clin Cases. 2021;9(19):4881-9.
46. Elhai JD, McKay D, Yang H, Minaya C, Montag C, Asmundson GJG. Health anxiety related to problematic smartphone use and gaming disorder severity during COVID-19: Fear of missing out as a mediator. Hum Behav Emerg Technol. 2021;3(1):137-46.
47. Rozgonjuk D, Sindermann C, Elhai JD, Montag C. Comparing smartphone, WhatsApp, Facebook, Instagram, and Snapchat: which platform elicits the greatest use disorder symptoms? Cyberpsychol Behav Soc Netw. 2021;24(2):129-34.
48. Alutaybi A, Al-Thani D, McAlaney J, Ali R. Combating fear of missing out (fomo) on social media: the fomo-R method. Int J Environ Res Public Health. 2020;17(17):6128.
49. Kowalski RM, Dillon E, Macbeth J, Franchi M, Bush M. Racial differences in cyberbullying from the perspective of victims and perpetrators. Am J Orthopsychiatry. 2020;90(5):644-52.
50. Viner RM, Gireesh A, Stiglic N, Hudson LD, Goddings AL, Ward JL, et al. Roles of cyberbullying, sleep, and physical activity in mediating the effects of social media use on mental health and wellbeing among young people in England: a secondary analysis of longitudinal data. Lancet Child Adolesc Health. 2019;3(10):685-96.
51. Niklová M, Novocký M, Dulovics M. Risk aspects of online activities in victims of cyberbullying. Eur J Ment Health. 2019;14(1):156-67.
52. Doumas DM, Midgett A. Witnessing cyberbullying and suicidal ideation among middle school students. Psychol Sch. 2023;60(4):1149-63.
53. Oksanen A, Oksa R, Savela N, Kaakinen M, Ellonen N. Cyberbullying victimization at work: social media identity bubble approach. Comput Human Behav. 2020;109:106363.

54. Moretti C, Herkovits D. De víctimas, perpetradores y espectadores: una meta-etnografía de los roles en el ciberbullying. Cad Saúde Pública. 2021;37(4):e00097120.
55. Chan TKH, Cheung CMK, Lee ZWY. Cyberbullying on social networking sites: a literature review and future research directions. Information & Management. 2021;58(2):103411.
56. Macaulay PJR, Betts LR, Stiller J, Kellezi B. Bystander responses to cyberbullying: The role of perceived severity, publicity, anonymity, type of cyberbullying, and victim response. Comput Human Behav. 2022;131:107238.
57. Giumetti GW, Kowalski RM. Cyberbullying via social media and well-being. Curr Opin Psychol. 2022;45:101314.
58. Aizenkot D, Kashy-Rosenbaum G. The effectiveness of safe surfing intervention program in reducing whatsapp cyberbullying and improving classroom climate and student sense of class belonging in elementary school. J Early Adolesc. 2021;41(4):550-76.
59. Ireland L, Hawdon J, Huang B, Peguero A. Preconditions for guardianship interventions in cyberbullying: incident interpretation, collective and automated efficacy, and relative popularity of bullies. Comput Human Behav. 2020;113:106506.
60. Soares C, Fernandes N, Morgado P. A review of pharmacologic treatment for compulsive buying disorder. CNS Drugs. 2016;30(4):281-91.
61. Kellett S, Oxborough P, Gaskell C. Treatment of compulsive buying disorder: comparing the effectiveness of cognitive behavioural therapy with person-centred experiential counselling. Behav Cogn Psychother. 2021;49(3):370-84.
62. Hague B, Hall J, Kellett S. Treatments for compulsive buying: a systematic review of the quality, effectiveness and progression of the outcome evidence. J Behav Addict. 2016;5(3):379-94.
63. McMullan RD, Berle D, Arnáez S, Starcevic V. The relationships between health anxiety, online health information seeking, and cyberchondria: systematic review and meta-analysis. J Affect Disord. 2019;245:270-8.
64. Tanis M, Hartmann T, Poel FT. Online health anxiety and consultation satisfaction: a quantitative exploratory study on their relations. Patient Educ Couns. 2016;99(7):1227-32.
65. Vismara M, Caricasole V, Starcevic V, Cinosi E, Dell'Osso B, Martinotti G, et al. Is cyberchondria a new transdiagnostic digital compulsive syndrome? A systematic review of the evidence. Compr Psychiatry. 2020;99:152167.
66. Naeem SB, Bhatti R, Khan A. An exploration of how fake news is taking over social media and putting public health at risk. Health Info Libr J. 2021;38(2):143-9.
67. Merchant RM, Asch DA. Protecting the value of medical science in the age of social media and "fake news." JAMA. 2018;320(23):2415-6.
68. Castaño-Pulgarín SA, Suárez-Betancur N, Vega LMT, López HMH. Internet, social media and online hate speech: systematic review. Aggress Violent Behav. 2021;58:101608.
69. Mozur P. A genocide incited on Facebook, with posts from myanmar's military. The New York Times [Internet]. 2018 Oct 15 [capturado em 19 jun. 2023]. Disponível em: https://www.nytimes.com/2018/10/15/technology/myanmar-facebook-genocide.html.
70. Mackintosh E. Facebook knew it was being used to incite violence in Ethiopia. It did little to stop the spread, documents show. CNN [Internet]. 2021 Oct 25 [capturado em 19 jun. 2023]. Disponível em: https://www.cnn.com/2021/10/25/business/ethiopia-violence-facebook-papers-cmd-intl/index.html.
71. Zelalem Z, Guest P. Why Facebook keeps failing in Ethiopia [Internet]. Rest of World; 2021 [capturado em 19 jun. 2023]. Disponível em: https://restofworld.org/2021/why-facebook-keeps-failing-in-ethiopia/.

25 ÉTICA NA ERA DIGITAL

Lisieux E. de Borba Telles
Thiago Henrique Roza
Sofia Cid de Azevedo
Vivian Day

O propósito deste capítulo é revisar e discutir os aspectos éticos da prática psiquiátrica na era digital, buscando embasar as decisões dos profissionais em sua atuação diária.

ÉTICA MÉDICA NO CONTEXTO DIGITAL

O Código de Ética Médica contém as normas que devem ser seguidas pelos médicos no exercício de sua profissão, inclusive nas atividades relativas a ensino, pesquisa e administração de serviços de saúde, bem como em quaisquer outras formas que utilizem o conhecimento advindo do estudo da medicina.[1] Dessa forma, ele também regulamenta diversos aspectos da presença e comunicação de profissionais médicos em meios digitais (Tab. 25.1).

■ **Tabela 25.1**
Artigos do Código de Ética Médica relacionados com a atuação digital do médico

Capítulo	Artigo	Conduta vedada ao médico
V	37	Prescrever tratamento e outros procedimentos sem exame direto do paciente, salvo em casos de urgência ou emergência e impossibilidade comprovada de realizá-lo, devendo, nesse caso, fazê-lo imediatamente depois de cessado o impedimento, assim como consultar, diagnosticar ou prescrever por qualquer meio de comunicação de massa. § 1º O atendimento médico a distância, nos moldes da telemedicina ou de outro método, dar-se-á sob regulamentação do Conselho Federal de Medicina. § 2º Ao utilizar mídias sociais e instrumentos correlatos, o médico deve respeitar as normas elaboradas pelo Conselho Federal de Medicina.

(Continua)

Ética na era digital

■ Tabela 25.1 (Continuação)
Artigos do Código de Ética Médica relacionados com a atuação digital do médico

Capítulo	Artigo	Conduta vedada ao médico
IX	75	Fazer referência a casos clínicos identificáveis, exibir pacientes ou imagens que os tornem reconhecíveis em anúncios profissionais ou na divulgação de assuntos médicos em meios de comunicação em geral, mesmo com autorização do paciente.
XIII	111	Permitir que sua participação na divulgação de assuntos médicos, em qualquer meio de comunicação de massa, deixe de ter caráter exclusivamente de esclarecimento e educação da sociedade.
	112	Divulgar informação sobre assunto médico de forma sensacionalista, promocional ou de conteúdo inverídico.
	113	Divulgar, fora do meio científico, processo de tratamento ou descoberta cujo valor ainda não esteja expressamente reconhecido cientificamente por órgão competente.
	114	Anunciar títulos científicos que não possa comprovar e especialidade ou área de atuação para a qual não esteja qualificado e registrado no Conselho Regional de Medicina.
	115	Participar de anúncios de empresas comerciais, qualquer que seja sua natureza, valendo-se de sua profissão.
	116	Apresentar como originais quaisquer ideias, descobertas ou ilustrações que na realidade não o sejam.
	117	Deixar de incluir, em anúncios profissionais de qualquer ordem, seu nome, seu número no Conselho Regional de Medicina, com o estado da Federação no qual foi inscrito, e Registro de Qualificação de Especialista (RQE) quando anunciar a especialidade.

Fonte: Elaborada com base em Conselho Federal de Medicina.[1]

Dentre as normativas, destacam-se as condutas relacionadas a propaganda médica e presença em redes sociais. Com o crescimento exponencial desse meio de comunicação digital nas últimas décadas, também aumentou a preocupação com o impacto da divulgação de informações médicas equivocadas, imprecisas e/ou não comprovadas. A disseminação das *fake news* durante a pandemia de covid-19 se tornou um problema mundial de saúde pública, atingindo a credibilidade de medidas de prevenção, tratamentos e profissionais da saúde.[2] Considerando a regulamentação vigente para divulgação de assuntos médicos,[3] torna-se necessária a reflexão ética pelos profissionais da área, buscando formas de combater e diminuir os impactos da disseminação de desinformação médica.

ASPECTOS ÉTICOS DA TELEPSIQUIATRIA

A prática médica, e especialmente a psiquiátrica, tem-se expandido para o meio digital desde o início da pandemia de covid-19.[4] Anteriormente utilizadas apenas em contextos específicos, como atender pacientes localizados em regiões remotas, distantes de instituições de cuidados de saúde ou em áreas com escassez de profissionais médicos, a telemedicina e a telepsiquiatria se popularizaram durante o período de isolamento social, e têm-se mantido relevantes mesmo após a redução das restrições impostas pela pandemia.[5] Ainda que o padrão ouro de diagnóstico e tratamento sejam consultas médicas presenciais, estudos sugerem, no caso da telepsiquiatria, que os resultados sejam equivalentes para ambas as modalidades.[6] Entretanto, alguns aspectos devem ser considerados para a sua aplicação:

- **Consentimento informado:** o paciente deve compreender adequadamente os riscos e benefícios do atendimento remoto em relação ao presencial, e também saber em quais situações as teleconsultas serão contraindicadas, para que possa optar pela modalidade de atendimento que considerar adequada às suas preferências e necessidades.[5]
- **Privacidade:** assim como em consultas presenciais, é importante assegurar que o paciente e o psiquiatra estejam em espaços seguros para se expressarem livremente e sem interrupções, mantendo o sigilo sobre os temas abordados no atendimento.
- **Confidencialidade:** utilizar plataformas de áudio e vídeo encriptadas, e sistemas de armazenamento de dados do paciente e emissão de documentos médicos seguros, com assinatura digital, prevenindo a ocorrência de vazamentos de informações confidenciais.[7]
- **Segurança do paciente:** orientar o paciente sobre situações de riscos agudos em que não será possível realizar teleatendimentos, por indicação expressa de avaliação presencial, e obter o contato de familiar ou responsável para situações de emergência.

A LEI GERAL DE PROTEÇÃO DE DADOS

Sancionada em 2018, a Lei 13.709/2018, ou Lei Geral de Proteção de Dados (LGPD), foi criada para garantir a proteção de dados íntimos e privados dos cidadãos, regulamentando a coleta, o armazenamento, o tratamento e o compartilhamento de dados pessoais, visando evitar o uso inadequado, abusivo ou ilícito dessas informações.[8] Com o objetivo de proteger os direitos fundamentais de liberdade e de privacidade e o livre desenvolvimento da personalidade da pessoa natural, a Lei também prevê diversas penalidades em casos de infração.

Profissionais e instituições médicas também estão sujeitas a essa Lei, assim como ao Código de Ética Médica, que tem como um de seus princípios fundamentais o sigilo médico, que diz respeito às informações de que detenham conhecimento no desempenho da atuação médica, com exceção dos casos previstos em lei.[1] Considerando a sobreposição dessas regulamentações em alguns aspectos, faz-se necessário compreender de que formas a legislação pode impactar na prática médica.

De acordo com a LGPD,[8] o tratamento de dados pessoais (informações referentes a pessoas físicas passíveis de serem identificadas, como nome, endereço, data de nascimento, contato telefônico, etc.) só poderá ser realizado em cenários previstos pela Lei (**Quadro 25.1**). No contexto da atuação médica, também há a necessidade de lidar com os chamados "dados sensíveis", definidos como "dados pessoais sobre origem racial ou étnica, convicção religiosa, opinião política, filiação a sindicato ou organização de caráter religioso, filosófico ou político, dado referente à saúde ou à vida sexual, dado genético ou biométrico, quando vinculado a uma pessoa natural". Pela Lei, o tratamento desses dados só pode ser feito com o consentimento do titular ou de seu responsável legal. Entretanto, também são previstas situações em que é dispensado esse consentimento, sendo uma delas o cumprimento de obrigação legal ou regulatória (**Quadro 25.2**). Para a área médica, essa obrigação legal está descrita na Lei 13.787/2018, que dispõe sobre a guarda, o armazenamento e o manuseio de prontuário de paciente.[9] Sendo obrigatório o registro de dados sensíveis do paciente em prontuário, a ser guardado em meio físico ou digital por prazo mínimo de 20 anos, não é necessário o consentimento do titular.[10]

■ **Quadro 25.1**
Hipóteses em que é permitido o tratamento de dados pessoais

> I. Mediante o fornecimento de consentimento pelo titular
> II. Para o cumprimento de obrigação legal ou regulatória pelo controlador
> III. Pela administração pública, para o tratamento e uso compartilhado de dados necessários à execução de políticas públicas previstas em leis e regulamentos ou respaldadas em contratos, convênios ou instrumentos congêneres, observadas as disposições do Capítulo IV desta Lei
> IV. Para a realização de estudos por órgão de pesquisa, garantida, sempre que possível, a anonimização dos dados pessoais
> V. Quando necessário para a execução de contrato ou de procedimentos preliminares relacionados a contrato do qual seja parte o titular, a pedido do titular dos dados
> VI. Para o exercício regular de direitos em processo judicial, administrativo ou arbitral, esse último nos termos da Lei nº 9.307, de 23 de setembro de 1996 (Lei de Arbitragem)
> VII. Para a proteção da vida ou da incolumidade física do titular ou de terceiro
> VIII. Para a tutela da saúde, em procedimento realizado por profissionais da área da saúde ou por entidades sanitárias

(*Continua*)

■ **Quadro 25.1** *(Continuação)*
Hipóteses em que é permitido o tratamento de dados pessoais

IX. Para a tutela da saúde, exclusivamente, em procedimento realizado por profissionais de saúde, serviços de saúde ou autoridade sanitária
X. Quando necessário para atender aos interesses legítimos do controlador ou de terceiro, exceto no caso de prevalecerem direitos e liberdades fundamentais do titular que exijam a proteção dos dados pessoais
XI. Para a proteção do crédito, inclusive quanto ao disposto na legislação pertinente

Fonte: Elaborado com base em Brasil.[8]

■ **Quadro 25.2**
Hipóteses em que é dispensado o consentimento para tratamento de dados sensíveis

• Cumprimento de obrigação legal ou regulatória pelo controlador
• Tratamento compartilhado de dados necessários à execução, pela administração pública, de políticas públicas previstas em leis ou regulamentos
• Realização de estudos por órgão de pesquisa, garantida, sempre que possível, a anonimização dos dados pessoais sensíveis
• Exercício regular de direitos, inclusive em contrato e em processo judicial, administrativo e arbitral, este último nos termos da Lei nº 9.307, de 23 de setembro de 1996 (Lei de Arbitragem)
• Proteção da vida ou da incolumidade física do titular ou de terceiro
• Tutela da saúde, exclusivamente, em procedimento realizado por profissionais de saúde, serviços de saúde ou autoridade sanitária
• Garantia da prevenção à fraude e de segurança do titular, nos processos de identificação e autenticação de cadastro em sistemas eletrônicos, resguardados os direitos mencionados no art. 9º desta Lei e exceto no caso de prevalecerem direitos e liberdades fundamentais do titular que exijam a proteção dos dados pessoais

Fonte: Elaborado com base em Brasil.[8]

Permanece necessário o consentimento prévio ao atendimento originário do paciente para a prestação do serviço médico, exceto em situações emergenciais envolvendo proteção da vida ou da integridade física do paciente. Cabe ressaltar que, ainda que a LGPD assegure ao titular dos dados a revogação do seu consentimento e a eliminação dos dados, essa normativa não se estende aos registros em prontuário médico, cuja manutenção é obrigatória durante o prazo previsto em lei. Permanece necessário o consentimento prévio do titular em caso de compartilhamento dos dados pessoais de toda ordem, exceto em casos em que o compartilhamento se dê para a execução de políticas públicas pelos órgãos oficiais, a exemplo do cumprimento da atividade fiscalizatória da autarquia médica quanto a atividade do profissional.[10] As demais disposições do Código de Ética Médica referentes ao sigilo médico (**Tab. 25.2**) seguem válidas sem interferência das modificações previstas pela LGPD.[11]

Tabela 25.2
Artigos do Código de Ética Médica referentes ao sigilo médico

Artigo	Conduta vedada ao médico
73	Revelar fato de que tenha conhecimento em virtude do exercício de sua profissão, salvo por motivo justo, dever legal ou consentimento, por escrito, do paciente. § único: Permanece essa proibição: a) mesmo que o fato seja de conhecimento público ou o paciente tenha falecido; b) quando de seu depoimento como testemunha (nessa hipótese, o médico comparecerá perante a autoridade e declarará seu impedimento); c) na investigação de suspeita de crime, o médico estará impedido de revelar segredo que possa expor o paciente a processo penal.
74	Revelar sigilo profissional relacionado a paciente criança ou adolescente, desde que estes tenham capacidade de discernimento, inclusive a seus pais ou representantes legais, salvo quando a não revelação possa acarretar dano ao paciente.
75	Fazer referência a casos clínicos identificáveis, exibir pacientes ou imagens que os tornem reconhecíveis em anúncios profissionais ou na divulgação de assuntos médicos em meios de comunicação em geral, mesmo com autorização do paciente.
76	Revelar informações confidenciais obtidas quando do exame médico de trabalhadores, inclusive por exigência dos dirigentes de empresas ou de instituições, salvo se o silêncio puser em risco a saúde dos empregados ou da comunidade.
77	Prestar informações a empresas seguradoras sobre as circunstâncias da morte do paciente sob seus cuidados, além das contidas na declaração de óbito, salvo por expresso consentimento do seu representante legal.
78	Deixar de orientar seus auxiliares e alunos a respeitar o sigilo profissional e zelar para que seja por eles mantido.
79	Deixar de guardar o sigilo profissional na cobrança de honorários por meio judicial ou extrajudicial.

Fonte: Elaborada com base em Conselho Federal de Medicina.[1]

ÉTICA EM PSICOTERAPIA NA ERA DIGITAL

É comum a todas as culturas a ideia de "levar a luz aonde existia escuridão". A premissa socrática do "conhece-te a ti mesmo" permeia a base civilizatória em que o comportamento instintivo animal conflitua com a possibilidade adquirida pelo *Homo sapiens* de ser capaz de tomada de decisão mediada pelo pensamento. É inerente, e dramática, à condição humana a escolha entre uma descarga instintiva/impulsiva ou uma alternativa reprimida, ou, melhor ainda, sublimada. O que se passou a chamar de psicoterapia vale-se de um sistema que envolve duas pessoas, em princípio: alguém que sofre busca o auxílio de um outro, dotado de alguma *expertise*, capaz de fornecer um alívio para sofrimento por meio da fala.[12] Estamos nos referindo, especificamente, à psicoterapia de orientação psicanalítica, embora tenham surgido outras formas de psicoterapia que, em geral, tiveram um *boom* no século XX.

A psicanálise, nascida há pouco mais de 100 anos, trouxe uma grande revolução copernicana, em que a mente consciente deixou de ser a via principal do funcionamento humano, trazendo luz às trevas do mundo inconsciente. Essa nova forma de abordagem objetivava conferir cientificidade e sistematicidade a tais noções, que transitavam em vários campos de conhecimento, nos quais antes predominavam conceitos filosóficos, místicos ou fisiológicos. O propósito do criador dessa teoria, Freud, era trazer para o meio médico um instrumento válido cientificamente para compor o arsenal terapêutico para tratamento de quadros de transtornos mentais até então pouco entendidos e cujas abordagens terapêuticas eram pouco eficazes. A proposta inicial acabou sendo muito mais ampla, subjetiva e de alcance inimaginável.

Hoje, a psicoterapia está no imaginário coletivo, faz parte da maioria dos cursos de graduação e pós-graduação de todas as áreas que se dedicam à saúde mental, com o crescente interesse dos jovens por formações em psicoterapia e por tratamentos pessoais mostrando a atualidade do tema e do método.[13] No entanto, há muitas contrariedades nesse campo delicado das áreas nas quais a subjetividade é o objeto do trabalho. Em pleno século XXI, olha-se para as bases das premissas básicas e enfrenta-se o desafio de atualizar o método sem perder a identidade e os objetivos que unem diferentes escolas do mundo inteiro em torno de um eixo teórico-prático e ético. Essa necessária reflexão é o que irá orientar o desenvolvimento deste capítulo.

Não se pode discriminar o nascimento das bases psicodinâmicas de uma identidade médica de seu criador e de seus seguidores iniciais. Os psiquiatras foram os primeiros a acolher a ideia de psiquismo, uma psicologia profunda, cujo entendimento estava intrinsecamente ligado à ideia de um método de cura, como dito pela emblemática primeira paciente Anna O., "A cura pela palavra".[14] Breuer e Freud eram médicos e buscavam uma forma de aliviar o sofrimento de pacientes portadores de quadros chamados, na época, de histéricos. Até então, as abordagens, todas ineficazes, visavam distúrbios "nervosos", desregulações orgânicas ligadas a inervações ou funções de órgãos do corpo ou explicações místico-religiosas. A jornada foi longa e dura, sempre sob forte ataque, uma vez que temas tabus, como, por exemplo, sexualidade infantil e fantasias de incesto, despertavam forte resistência na sociedade da época e, em especial, no próprio meio científico, uma vez que havia a possibilidade de tais abordagens serem deturpadas e utilizadas de forma perversa.

O modo como Freud e seus seguidores delinearam as bases sólidas do método, desenhadas a várias mãos, como ocorre até hoje, estabeleceram sua eficácia e uma diversidade inesgotável de outras técnicas que vieram depois. Em suma, há um método, uma técnica e limites éticos a serem respeitados. É óbvio que tais recomendações mudaram ao longo do tempo, mas há "cláusulas pétreas" que não mudam. Ninguém questiona a atualidade do juramento de Hipócrates, datado do século IV a.C., utilizado por faculdades de medicina do mundo todo, que preconiza: "Aplicarei os regimes para o bem do doente segundo o meu poder e entendimento, nunca para causar dano ou mal a alguém".[15]

Funciona como um "artigo constitucional" de quem pretende auxiliar o próximo. Nunca se utilizar de seu saber para causar dano, ou seja, distorções sobre o uso do poder do conhecimento serão sempre uma deturpação dos objetivos para os quais existem.

Em resumo, o que torna a psicoterapia diferente de outras abordagens ao sofrimento humano são o método, o objetivo e os limites a serem respeitados pelo terapeuta e pelo paciente, o chamado *setting* terapêutico, tarefa bastante exigente para ambas as partes. O contrato é estabelecido entre duas partes adultas que, por livre arbítrio, estabelecem, de comum acordo, as regras a serem seguidas. Essas são fornecidas pelo terapeuta, segundo o que seu método recomenda, mas estarão sob fogo cruzado de inúmeras demandas inconscientes presentes no campo. Essa tarefa árdua deve ser executada a quatro mãos, ambos são guardiões do *setting,* ambos estão sob esse forte arcabouço de uma teoria e uma técnica. Espera-se que o terapeuta esteja preparado para lidar com tais ameaças ao *setting,* pois, muito frequentemente, será "o" foco do tratamento com uma grande parte de pacientes cujo modo de expressão preferencial de seus conflitos é o ato e não a palavra.

Quais seriam as bases do *setting* dinâmico? Em seu trabalho clássico *Recomendações aos médicos que exercem a psicanálise,* de 1912,[16] Freud resume que todos os esforços devem se dirigir a colocar o aparelho psíquico do analista à disposição do paciente, o que exige uma capacidade de continência, neutralidade e abstinência por parte do analista.[17] Por exemplo, não buscar a gratificação da cura "cirúrgica", ou seja, a busca pelo resultado, não fazer confidências ao paciente, não tomar notas durante a sessão, evitar escrever trabalhos científicos sobre o caso enquanto em tratamento. Todas convergem para evitar introduzir no *setting* um excesso do analista na sessão, anos depois genialmente redefinido e simplificado por Bion como atitude ideal do analista estar "sem memória e sem desejo" na relação com o paciente.[18] Freud inspirava-se na escultura para explicar seu método de acesso ao paciente: recomendava a via "de levare" da remoção de material defensivo para chegar ao indivíduo, inspirado em Michelângelo.[19] Em contraposição ao método da pintura "de porre", que colocava a tinta até chegar ao resultado final, que se pode utilizar como inspiração a outras abordagens terapêuticas também usadas e igualmente válidas. De qualquer forma, a ideia geral é colocar a prioridade do atendimento no paciente e dispor o aparelho psíquico do terapeuta a serviço de sua escuta para melhor ajudá-lo.

Tais recomendações técnicas e éticas descritas ao longo do século XX, no entanto, sofreram inimagináveis adequações. Algumas delas, com respeito à presença concreta do paciente na sessão, como uso do divã, frequência, possibilidade de gravar sessões, tratamentos em grupo, famílias, abordagem com crianças e outras formas de psicanálise aplicada.

A partir da segunda metade do século XX, com a popularização do método, a incrível evolução da psicofarmacologia, a gigantesca transformação tecnológica do planeta e dos meios de comunicação como telefone, *fax*, computadores, *smartphones*, além da paradigmática internet e dos inevitáveis e bem-vindos transformações e avanços sociais e culturais, experienciamos um choque de realidade e uma necessidade de adaptação do método. Um trabalho em nosso meio, de 2015, já apontava para a necessidade de as instituições de formação de terapeutas revisarem recomendações técnicas para se adaptarem a novos tempos, como terapias por telefone ou videoconferências.[20] Muito recentemente, já havia discussões sobre a possibilidade de tratamentos via computador intermediados ou não por um terapeuta real já oferecidos na internet, inclusive no Brasil.

O ano de 2020 chegou e a pandemia virou o mundo de cabeça para baixo. As preocupações que eram vigentes sobre terapias não presenciais, como impedimentos técnicos e desconfianças quanto à eficácia e a privacidade necessárias, tornaram-se anacrônicas ou, no mínimo, secundárias em face da instantaneidade das mudanças. Pela primeira vez na história, todos estavam no mesmo lado do balcão. Pacientes e terapeutas assustados, isolados, pela primeira vez estavam unidos pelo medo de um inimigo concreto em comum. Primeiro baque, a neutralidade tropeça em um medo generalizado.[21] Todos em um consultório precarizado, nas casas, nos carros, nos quartos, camas, praças públicas e até banheiros – e banheiras –, sendo *pets*, crianças e outros cenários domésticos convidados a entrar concretamente na sala de atendimento, só que virtual. Seria o fim das psicoterapias, já que o sacrossanto *setting* estava em jogo? Pois não foi o que aconteceu. Ele renasceu e floresceu. Permitiu que muitas pessoas fossem auxiliadas e muitas vidas fossem salvas por vários motivos, como risco de suicídio, graves situações de isolamento e até atendimento de casos de violência doméstica. Inúmeros impedimentos antes alegados, como falta de privacidade, falta de neutralidade, falta de abstinência, passaram a ser questionados, ou melhor, reatualizados: as plataformas seriam seguras? O sigilo estaria preservado? O medo do terapeuta invadiria o *setting*? Sem dúvida, a ética a ser mantida no meio digital exigiria outros cuidados.

Já era consenso que o *setting* baseado em abordagem dinâmica exigiria muito mais da postura e da identidade interna do terapeuta do que do espaço físico em si. O fato de uma identidade estável internalizada no terapeuta não seria suficiente para garantir uma neutralidade necessária e recomendada? As quatro paredes de consultórios teriam sido, historicamente, suficientes para evitar graves atuações intramuros dos terapeutas? A prática e a urgência acabaram por responder a essas questões geradoras de alguma polêmica.

A grande maioria dos terapeutas e pacientes se adaptou com inacreditável rapidez, facilitando inclusive o acesso a tratamento a pessoas que não teriam condições por fatores muito diversos, como quadros psiquiátricos que dificultam o encontro face a face, pacientes que têm dificuldade com o deslocamento, inclusive com o custo, escolha de terapeutas de outras cidades. Uma enxurrada de *lives* ajudou a conscientizar e a trazer boas informações como colaboração com a saúde pública, além de cursos a distância (modalidade EAD) que facilitaram o acesso a um grande número de alunos.

Ao mesmo tempo, fomos apresentados a inúmeros *influencers*, mentores, *coaches* – palavras que se tornaram corriqueiras. No mercado de trabalho, a formação acadêmica vem perdendo força nas contratações se comparada com experiência e *mindsets*. Há uma exaltação pela busca de propósito, foco, disciplina, aceitação de vulnerabilidades, autoconhecimento e autoestima. Faz sentido pensar que todos os caminhos se voltam para um olhar introspectivo; autoconhecimento, busca de maturidade e alívio para dores emocionais estão mais valorizados do que nunca e a saúde mental está na ordem do dia.

Um trabalho muito recente, de junho de 2023, faz uma revisão de eficácia da psicoterapia de orientação analítica na revista da World Psychiatric Association (WPA), afirmando que é fortemente recomendada para *common mental disorders*, baseada em evidências.[22]

Mas em tempos de inteligência artificial (IA), algoritmos, perfis falsos, bases de dados discutíveis, *fake news*, como cabe ao mundo científico se posicionar? Como diria Ogden, em seu consagrado trabalho, "do que não abriremos mão?"[23]

Se Freud vivesse hoje, com a ousadia que teve de experimentar, testar e propor novas abordagens terapêuticas, abriria mão de trabalhar *on-line*? Temos impressão de que não, mas usaria ferramentas modernas para ajudar o paciente a se "autocurar". Faria recomendações aos terapeutas? Provavelmente recomendaria estudo sistematizado em formações teórico-práticas em psicoterapia ou psicanálise, de preferência com formação acadêmica prévia na área de psicologia e psiquiatria, mas não impediria que outros profissionais habilitados também se dedicassem e sugeriria fortemente que o aluno buscasse supervisão e que estivesse em tratamento. Que buscasse uma postura acolhedora, respeitosa, neutra, que respeitasse o sigilo, que tivesse respeito com o material do paciente, que cumprisse o contrato estabelecido e que não esperasse nem prometesse cura, mas alívio e maior autoconhecimento. Esses são critérios utilizados pela maioria dos cursos reconhecidos de formação de psicoterapeutas hoje. Itens como frequência, se é *on-line* ou presencial, se será usado ou não divã, hoje não são mais critérios imperiosos para definir se é ou não é psicoterapia. Talvez, como para muitas outras áreas, as demandas serão muito mais ligadas a fatores internos e individuais do que garantidas por condições concretas, como espaço físico, que deixaram de ter relevância. Em tempos de ChatGPT, *home office*, fim de moedas físicas, nomadismo, dados nas nuvens, crimes cibernéticos, as preocupações devem ser outras: preservar a privacidade, reforçar a especificidade de cada ser humano e garantir-lhe livre arbítrio e autonomia. Disso, não abriremos mão.

■ ÉTICA NA PERÍCIA PSIQUIÁTRICA

A prática pericial psiquiátrica deve pautar-se pela ética baseada em virtudes como imparcialidade, respeito à pessoa, veracidade, objetividade e qualificação profissional, além dos quatro princípios de Beauchamp e Childress: beneficência, não maleficência, autonomia e justiça.[24]

O compromisso com a verdade é o elemento ético mais importante da atividade pericial, devendo ser respeitado tanto pelo perito oficial quanto pelos assistentes técnicos, que não podem mentir ou ocultar a verdade.

Os princípios da imparcialidade, respeito à pessoa e justiça incluem a neutralidade e a imposição de jamais julgar moralmente o periciado, bem como não ter opinião pré-formada sobre o caso, nem ganho monetário condicionado ao resultado pericial.

Muito embora algumas perícias que envolvam avaliação de agressores sexuais e/ou violência contra crianças possam suscitar reações contratransferenciais intensas no perito, este deve estar atento aos seus sentimentos a fim de não perder sua objetividade e sua imparcialidade.[25]

Médicos não devem atuar como peritos em áreas para as quais não estejam legalmente habilitados ou em relação às quais não se sintam seguros quanto a seu conhecimento, sua habilidade técnica e sua capacidade de execução, sob pena de incorrerem em culpa por imperícia.

ÉTICA DO PRIMEIRO CONTATO

Ao iniciar o ato pericial, o perito deve:[26]

1 Clarificar os papéis das pessoas envolvidas naquele ato;
2 Esclarecer como se dará a interação;
3 Ressaltar a ausência de sigilo das informações pertinentes a presente avaliação;
4 Solicitar o consentimento informado do periciado.

O periciado tem o direito de não concordar com a realização da perícia, devendo ser respeitada sua decisão com base no princípio ético da autonomia e no princípio jurídico de que ninguém deve ser obrigado a fazer prova contra si mesmo.[27]

REFLEXÕES ÉTICAS A RESPEITO DO USO DE TECNOLOGIAS DIGITAIS DA INFORMAÇÃO E DA COMUNICAÇÃO PARA A REALIZAÇÃO DE AVALIAÇÕES PERICIAIS

A pandemia de covid-19 e a necessidade de isolamento social trouxeram grandes mudanças nas vidas de pacientes, periciados, médicos, na prática judiciária e na condução pericial, suscitando novas reflexões éticas.

No ano de 2020, o Conselho Federal de Medicina (CFM) reconheceu a possibilidade da prática da telemedicina no País, em caráter excepcional, enquanto durasse a situação de emergência em saúde pública (Artigo 3º da Lei no 13.989/2020).[28]

Em sequência, surgiu o tema das telepericias, e o CFM declarou em seu parecer: "o médico perito judicial que utiliza recurso tecnológico sem realizar o exame direto ao periciando afronta o Código de Ética Médica e demais normativas emanadas do Conselho Federal de Medicina". Ainda de acordo com esse parecer, o uso de recursos de telemedicina é admissível em junta médica pericial quando, de um lado, está o médico perito a realizar o exame físico no periciando e, a distância, os demais médicos peritos que acompanham todo o ato pericial, sendo que juntos assinam o laudo.[29]

O Conselho Nacional de Justiça aprovou a Resolução nº 003162-32.2020.2.00.00006, que autoriza a realização de perícias médicas por meios eletrônicos ou virtuais, em ações previdenciárias, com fins de concessão de benefícios previdenciários por incapacidade ou assistenciais, enquanto durar a pandemia.

A prática das teleperícias suscitou vários questionamentos éticos a seguir compartilhados:[30]

1 A retirada da presencialidade pericial pode fazer parecer que a avaliação psiquiátrica se resume a uma mera coleta de falas, como ocorre em depoimentos e oitivas realizados por operadores do Direito. Porém, a perícia psiquiátrica necessita da observação tanto dos aspectos verbais quanto dos não verbais presentes desde a apresentação do periciado na sala de espera, sua forma de deambular, sua interação social com o perito e/ou acompanhantes e a forma como se conduz durante as diferentes fases do exame. A semiologia psiquiátrica é ampla e inclui o exame da mímica facial, da tonalidade da fala, dos gestos e dos movimentos corporais, sendo que todas essas características poderão perder a espontaneidade e ficar artificializadas em uma avaliação por telemedicina, diminuindo a acuidade do laudo pericial.
2 A comunicação mediada por tecnologias pode inibir a livre expressão de crianças, adolescentes, idosos e outros periciados que não apresentem familiaridade com tal prática.
3 O exame físico é fundamental para a elucidação diagnóstica de diversos transtornos neuropsiquiátricos e para a constatação inequívoca do dano mediante a avaliação de capacidade laborativa, de aptidão ou inaptidão para o trabalho (valoração do dano), por exemplo.
4 A observação das reações transferenciais e contratransferenciais que se passam no *setting* forense presencial são igualmente importantes.
5 O sigilo processual pode ser quebrado em uma avaliação por telemedicina.
6 A visão parcial, como a que pode acontecer em uma avaliação por telemedicina, pode levar o perito a analisar um fenômeno complexo isolando algumas poucas variáveis e decidindo a partir dessa separação, havendo maior probabilidade de uma conclusão pericial equivocada.
7 A ausência de fundamentação científica a respeito da realização pericial digital pode expor o perito ao questionado técnico e ético dessa prática.

Estudos relacionados à prática pericial digital com crianças consideram ser inexequível a realização da entrevista remota nessa fase do ciclo vital por conta:[31]

a Das características cognitivas e comportamentais das crianças;
b Da dificuldade no estabelecimento de *rapport* por meio da interação remota;

c Da limitação na espontaneidade, uma vez que a conversa teria que ser mantida na casa de um ou outro genitor;
d Da impossibilidade de controlar o sigilo no ambiente dos pais;
e Da possibilidade de influência no discurso da criança pelos interessados no processo judicial.

INTELIGÊNCIA ARTIFICIAL E APRENDIZADO DE MÁQUINA

Como descrito em outros capítulos deste livro, a IA é uma área do conhecimento e da tecnologia que faz uso de diversas estratégias computacionais sofisticadas para a resolução de problemas complexos, de forma relativamente autônoma, mimetizando a inteligência humana.[32,33] Nessa grande área do conhecimento, destaca-se o campo do aprendizado de máquina (*machine learning*). Em termos gerais, o aprendizado de máquina utiliza métodos computacionais avançados de análise de dados para aprender a reconhecer determinados padrões em bases de dados específicas (a partir do uso de modelos estatísticos e algoritmos) sem a necessidade de ser previamente programado por um agente humano, podendo aplicar esse conhecimento (e solucionar um determinado problema, por exemplo) em novos conjuntos de dados não vistos anteriormente.[32,33]

É muito claro o potencial de transformação e revolução que essas ferramentas apresentam em diversas tarefas antes desempenhadas apenas por humanos. Nesse sentido, também é possível antever o potencial revolucionário que oferecem na medicina, principalmente na psiquiatria. Entretanto, diante da crescente aplicação prática dessas ferramentas em cenários clínicos reais, é essencial considerar possíveis dilemas e desafios éticos.[34,35]

Desse modo, a seguir, serão apresentados alguns dos principais dilemas éticos a se considerar.

- **Preconceito e estigma:** modelos de aprendizado de máquina são excelentes na identificação de padrões e estratificação de grupos dentro de conjuntos de dados analisados. Desse modo, existe o risco de esses padrões e agrupamentos obtidos refletirem, ou até magnificarem, potenciais preconceitos, desigualdades sociais e estigmas dentro de sociedade. Por exemplo, modelos baseados em aprendizado de máquina cuja finalidade seja a predição de comportamento criminoso podem atribuir maior importância a variáveis que, na verdade, refletem desigualdades sociais (p. ex., origem étnica e estrato socioeconômico) em vez de ao comportamento criminoso em si, caso sejam desenvolvidos sem os devidos cuidados ou sejam baseados em dados com esse tipo de viés.[34,36]
- **O futuro do trabalho humano:** outra discussão importante se refere ao temor de substituição em larga escala e desemprego associados ao uso de ferramentas de IA no desenvolvimento de diversas rotinas de trabalho humanas, inclusive no trabalho médico. Diversos tipos de trabalho antes vistos como exclusivamente humanos (p. ex., escrita de textos literários e jornalísticos) agora também podem ser feitos por

meio do uso de estratégias de aprendizado de máquina. Ao mesmo tempo que existe a preocupação com a possível substituição de certas profissões e cargos por algoritmos sofisticados, essas ferramentas poderão facilitar várias atividades relacionadas às rotinas de trabalho, podendo aumentar substancialmente a produtividade dos trabalhadores humanos e também criar novas oportunidades de emprego. Nesse sentido, ainda é muito incerto como será a integração dessas ferramentas no dia a dia dos trabalhadores e qual o real impacto disso no futuro do emprego humano, na sociedade e na economia. Independentemente do cenário, será essencial a adaptação dos trabalhadores (inclusive médicos) a tais tecnologias, com a possível mudança na forma como o trabalho é organizado.[37-39]

- **Acesso a serviços e oportunidades de vida:** como descrito anteriormente, modelos de aprendizado de máquina representam um potencial revolucionário na predição de diversos desfechos (que podem corresponder a distintas dimensões de vida, como saúde, trabalho e educação), em uma forma certamente nunca aplicada anteriormente. Nesse sentido, um dos dilemas essenciais a se considerar envolve o potencial mau uso de predições e classificações baseadas nesses modelos. Seguros de vida e seguros de saúde, por exemplo, podem adotar essas predições como base para estratificar preços ou pacotes de serviço de acordo com a probabilidade que um determinado paciente apresenta de uma menor sobrevida ou maior risco de adoecimento. Além disso, outras instituições dentro da sociedade (universidades, empresas) poderão fazer mau uso dessas estratégias durante o processo de seleção ou exclusão de candidatos. Nesse ponto, é essencial o trabalho de governos e agências públicas para a regulamentação de como poderão ser usadas essas estratégias de predição na sociedade.[34-36]
- **Privacidade:** outro conceito que geralmente acompanha o uso e aplicações de técnicas de IA é o conceito de *big data*, que, em termos gerais, representa dados (de variadas naturezas, estruturados ou não) coletados em grande quantidade e complexidade, em tempo real e de forma contínua, como visto em mais detalhes em outros capítulos deste livro. Nesse sentido, a coleta desses dados de forma contínua nos mais diversos aparelhos eletrônicos de uso cotidiano pode também representar uma ameaça à nossa noção de privacidade. Do mesmo modo, dados de sistemas e estabelecimentos de saúde também apresentam conteúdo sensível, cujo sigilo deve ser preservado. Assim, é essencial a criação de protocolos de anonimização e desidentificação dos dados, para que eles não possam ser associados à pessoa da qual foram coletados, a fim de preservar sua privacidade.[34,36]

Outros desafios e dilemas éticos existem ou irão surgir com a progressiva aplicação de ferramentas de IA em contextos práticos. Desse modo, cabe à sociedade e aos diversos atores envolvidos tentar entender como implementar esse novo e revolucionário conhecimento de forma adequada, respeitando princípios morais e éticos vigentes (princípios esses que também não são imutáveis), bem como as individualidades dos usuários dessas tecnologias.[34]

CRIMES CIBERNÉTICOS E A CRIMINOLOGIA DIGITAL

A internet, com o anonimato que pode oferecer, tem facilitado o planejamento e a ação de diversas condutas criminosas de formas nunca vistas anteriormente. Essas ações criminosas podem expressar-se como crimes cibernéticos (extorsão, roubo de dados de cartão de crédito e contas/informações pessoais, espionagem, violação de direitos autorais e outros tipos de crimes associados à ação de *hackers*), perseguição *on-line* (*stalking*), disseminação de pornografia infantil e outras formas de pornografia ilegal, além do compartilhamento de discurso de ódio, manifestos extremistas e propaganda terrorista.[40,41] No entanto, profissionais da saúde no contexto brasileiro, incluindo psiquiatras forenses, dificilmente investigam tais atividades suspeitas ao avaliar um paciente individual.[40] Nesse sentido, serão discutidos com mais detalhes alguns desses fenômenos emergentes na área de crimes cibernéticos e criminologia digital.

■ ASSASSINATOS EM MASSA

O termo "assassinato em massa" geralmente define atos violentos que culminam no homicídio de vários indivíduos (três ou mais) no mesmo evento, enquanto "assassinato em série" envolve o assassinato de vários indivíduos em eventos distintos.[42-44] "Tiroteios em massa" são considerados um subtipo de "assassinatos em massa" nos quais o perpetrador fez uso de armas de fogo durante o incidente.[43] Além das vítimas diretas que são mortas ou feridas durante esses ataques, assassinatos e tiroteios em massa estão associados a outras consequências adversas em longo prazo em indivíduos e comunidades expostas a esses eventos, incluindo transtorno de estresse pós-traumático (TEPT), depressão e outros sintomas psiquiátricos.[45] Recentemente, no Brasil, esse fenômeno ganhou bastante repercussão devido a alguns incidentes que ocorreram no País e marcaram os noticiários de forma trágica.[46]

Parece que alguns fóruns da internet e plataformas de mídias sociais têm um papel importante a desempenhar nesses eventos. Por exemplo, vários ataques anteriores em todo o mundo foram anunciados ou transmitidos em plataformas de redes sociais. Em fóruns específicos da internet, os indivíduos interessados em atos violentos podem aprender sobre estratégias e aspectos técnicos antes de colocar em prática seus planos.[40] Além disso, alguns desses fóruns da internet e páginas de rede social espalham teorias da conspiração, notícias falsas, propaganda extremista e discurso de ódio, o que acaba por promover a radicalização de alguns indivíduos e estimular ataques semelhantes.[40,47]

O papel das notícias e da cobertura da mídia após assassinatos em massa também é relevante. Em vários casos, a descrição detalhada do evento fornece informações técnicas para quem está planejando atos semelhantes. Além disso, a descrição detalhada e excessiva dos perpetradores pode involuntariamente promover seu *status* social e fama.[40,48] Todos esses aspectos podem promover uma imitação do comportamento e um efeito de contágio após um evento semelhante.[40,48] Nesse sentido, várias recomendações têm sido propostas para uma cobertura midiática mais responsável de tais eventos, como pode ser visto no **Quadro 25.3**. Após a tragédia de Blumenau, alguns jornais tiveram o cuidado de não publicar informações do agressor, incluindo dados pessoais de identificação específicos, fotos ou vídeos, o que poderia levar à glorificação e propagação do fenômeno.[49,50]

■ **Quadro 25.3**
Recomendações para a cobertura midiática responsável de incidentes de assassinatos e tiroteios em massa

- Não nomeie ou forneça informações de identificação do perpetrador.
- Não forneça fotos ou vídeos do perpetrador.
- Não reproduza manifestos ou declarações divulgadas pelos perpetradores.
- Não relate motivações e causas autorreferidas para o envolvimento em comportamento violento.
- Não descreva o nome, informações de identificação ou fotos e vídeos de criminosos anteriores.
- Evite a descrição excessiva e aprofundada de estratégias e aspectos técnicos do ataque.
- Evite a cobertura do evento que pareça sensacionalista ou que promova o perpetrador de alguma forma.
- Reduza a duração geral da cobertura do ataque pela mídia.
- Outros detalhes podem ser relatados conforme necessário (sempre com cuidado e de forma responsável) evitando a descrição/representação de linguagem ofensiva ou violência gráfica.

Fonte: Elaborado com base em Roza e colaboradores.[46]

■ CRIPTOMOEDAS

Em termos gerais, a criptomoeda representa uma tecnologia relativamente nova no mundo das finanças, sendo definida como uma moeda digital descentralizada, que se baseia em tecnologias como criptografia e *blockchain*, permitindo transações financeiras entre duas partes no anonimato e sem a necessidade de instituições financeiras intermediárias.[51-53] *Bitcoin*, inventado em 2008 por Satoshi Nakamoto (um pseudônimo que representa uma pessoa ou grupo de pessoas que assinaram o *paper* "*Bitcoin: A Peer-to-Peer Electronic Cash System*"), que é a criptomoeda mais conhecida, é apenas uma dentre as milhares de moedas digitais que existem no momento.[52,53] A indústria das criptomoedas está crescendo rapidamente, com grandes aumentos no valor de mercado na última década.[52] Várias empresas respeitáveis e grandes bancos começaram a aceitar a criptomoeda como método válido de pagamento e de transações financeiras; além disso, recentemente houve uma discussão sobre o papel dos pagamentos em criptomoeda na economia da saúde, desde o pagamento de consultas ambulatoriais até cirurgias e outros procedimentos médicos.[51,54,55]

O comportamento de investimentos em criptomoedas, em muitos casos, se assemelha ao de apostas em jogos de azar e ao jogo patológico.[56] Além disso, outro ponto a se considerar em relação a criptomoedas é sua associação com atividades criminosas. Fraudes e golpes, que vão desde *phishing*, esquemas Ponzi (em que lucros muito altos são prometidos como retorno, com pagamentos de investidores mais antigos sendo feitos com dinheiro recebido por novos investidores) e esquemas de pirâmide, até manipulação de mercado, vêm crescendo em frequência e magnitude nos últimos anos, levando as vítimas a enfrentarem perdas financeiras consideráveis e tornando-se uma questão de preocupação significativa para os governos e para o setor privado.[52,57]

RELAÇÃO ENTRE A INTERNET E O RISCO DE SUICÍDIO

Mesmo que o tópico de avaliação de risco de suicídio com o uso de IA seja assunto de outro capítulo deste livro, é importante também citar brevemente a potencial relação que o mundo digital tem com a promoção de pensamentos e comportamentos suicidas. Dentro desse tópico, destaca-se o papel da internet e das redes sociais na promoção de suicidalidade, de modo que muitos indivíduos com risco de suicídio, principalmente jovens, utilizam a internet para aprender sobre métodos de suicídio ou, quando ambivalentes, visitar *sites* que estimulam esse tipo de comportamento.[58] Ainda assim, muitos indivíduos que utilizaram a internet com finalidade de aprender sobre métodos de suicídio também descreveram a busca de *sites* e páginas de ajuda para lidar com o risco de suicídio.[59] Nesse sentido, ao mesmo tempo que existe o risco da promoção da suicidalidade, a internet e as plataformas de redes sociais também podem fornecer os meios de prevenir ou atenuar o comportamento suicida e ajudar indivíduos vulneráveis.[60]

REFERÊNCIAS

1. Conselho Federal de Medicina. Código de ética médica: resolução CFM nº 2217 de 27/09/2018. Brasília: CFM; 2019.
2. Aïmeur E, Amri S, Brassard G. Fake news, disinformation and misinformation in social media: a review. Soc Netw Anal Min. 2023;13(1):30.
3. Conselho Federal de Medicina. Manual de publicidade médica: resolução CFM nº 1.974/11. Brasília: CFM; 2011.
4. O'Brien M, McNicholas F. The use of telepsychiatry during COVID-19 and beyond. Ir J Psychol Med. 2020;37(4):250-5.
5. Conselho Federal de Medicina. Resolução CFM nº 2.314/2022. Brasília: CFM; 2022.
6. Hubley S, Lynch SB, Schneck C, Thomas M, Shore J. Review of key telepsychiatry outcomes. World J Psychiatry. 2016;6(2):269-82.
7. Conselho Federal de Medicina. Resolução CFM nº 2.299, de 30 de setembro de 2021. Brasília: CFM; 2021.
8. Brasil. Lei nº 13.709, de 14 de agosto de 2018. Lei geral de proteção de dados pessoais (LGPD). Brasília: Presidência da República; 2018.
9. Brasil. Lei nº 13.787, de 27 de dezembro de 2018. Dispõe sobre a digitalização e a utilização de sistemas informatizados para a guarda, o armazenamento e o manuseio de prontuário de paciente. Brasília: Presidência da República; 2018.
10. Conselho Federal de Medicina. Despacho nº SEI-642/2022-CFM/COJUR. Brasília: CFM; 2022.

11. Conselho Federal de Medicina. LGPD: a lei geral de proteção de dados e a atuação do profissional da medicina. Brasília: CFM; 2022.
12. Eizirik CL, Aguiar RW, Schestatsky SS, organizadores. Psicoterapia de orientação analítica: fundamentos teóricos e clínicos. 2. ed. Porto Alegre: Artmed; 2007.
13. Barros DM. Freud é pop: cresce o apelo do pai da psicanálise nas jovens gerações. Veja [Internet]. 2023 maio 12 [capturado em 25 jun. 2023]. Disponível em: https://veja.abril.com.br/comportamento/freud-e-pop-cresce-o-apelo-do-pai-da-psicanalise-nas-jovens-geracoes/.
14. Freud S. Fragmento da análise de um caso de histeria: o caso Dora. Rio de Janeiro: Imago; 1969. v. 7.
15. Conselho Regional de Medicina de São Paulo. Juramento de Hipócrates [Internet]. São Paulo: CREMESP; 2023 [capturado em 25 jun. 2023]. Disponível em: https://www.cremesp.org.br/?siteAcao=Historia&esc=3.
16. Freud S. O caso Schreber: artigos sobre técnica e outros trabalhos (1913-1914). In: Freud S. Edição standard brasileira das obras psicológicas completas de Sigmund Freud. Rio de Janeiro: Imago; 2006. v. 12.
17. Eizirik CL, Aguiar RW, Schestatsky SS, organizadores. Psicoterapia de orientação analítica: fundamentos teóricos e clínicos. 3. ed. Porto Alegre: Artmed; 2015.
18. Bion WR. Atenção e interpretação. Rio de Janeiro: Imago; 2006.
19. Freud S. Um caso de histeria, três ensaios sobre a sexualidade e outros trabalhos (1901-1905). In: Freud S. Edição standard brasileira das obras psicológicas completas de Sigmund Freud. Rio de Janeiro: Imago; 2006. v. 7.
20. Crestana T. Novas abordagens terapêuticas: terapias on-line. Rev Bras Psicoter. 2015;17(2):35-43.
21. Luz AB. A pandemia: relato pessoal após um ano de atendimento on-line. Revista de Psicanálise SPPA. 2021;28(2):391-406.
22. Leichsenring F, Abbass A, Heim N, Keefe JR, Kisely S, Luyten P, et al. The status of psychodynamic psychotherapy as an empirically supported treatment for common mental disorders: an umbrella review based on updated criteria. World Psychiatry. 2023;22(2):286-304.
23. Ogden TH. Do que eu não abriria mão. Rev Psicanálise SPPA. 2005;12(3):403-15.
24. Beauchamp TL, Childress JF. Principles of biomedical ethics. Oxford: Oxford University; 1979.
25. Moraes T (org.). Ética e psiquiatria forense. Rio de Janeiro: IPUB/Cuca; 2001.
26. Silva CGS, Barros AJ, Telles LEB. Perspectivas éticas e legais em perícias de psiquiatria forense. Rev Bioét. 2022;30(2):346-54.
27. Folino JO, Escobar-Córdoba F, Telles L. Latin American aspects of refusal to undergo court-ordered forensic psychiatric examination. Curr Opin Psychiatry. 2005;18(5):542-6.
28. Brasil. Lei nº 13.989, de 15 de abril de 2020. Dispõe sobre o uso da telemedicina durante a crise causada pelo coronavírus (SARS-CoV-2). Brasília: Presidência da República; 2020.
29. Conselho Federal de Medicina. Parecer do CFM veda prática de telepericias ou perícias virtuais sem exame direto [Internet]. Brasília: CFM; 2020 [capturado em 25 jun. 2023]. Disponível em: https://portal.cfm.org.br/noticias/parecer-do-cfm-veda-pratica-de-telepericias-ou-pericias-virtuais-sem-exame-direto/?lang=en.
30. Valença AM, Telles LE de B, Barros A, Silva AG. Perícia psiquiátrica em tempos de Covid-19. Rev Debates Psiquiatr. 2020;10(4):6-8.
31. Vaz CRA, Shine S. Atuação do psicólogo judiciário durante a pandemia: um relato de experiência. Cad Psicol [Internet]. 2020 [capturado em 25 jun. 2023];1. Disponível em: https://cadernosdepsicologias.crppr.org.br/atuacao-do-psicologo-judiciario-durante-a-pandemia-um-relato-de-experiencia/.
32. Dwyer DB, Falkai P, Koutsouleris N. Machine learning approaches for clinical psychology and psychiatry. Annu Rev Clin Psychol. 2018;14:91-118.
33. Jordan MI, Mitchell TM. Machine learning: trends, perspectives, and prospects. Science. 2015;349(6245):255-60.
34. Librenza-Garcia D. Ethics in the era of big data. In: Passos IC, Mwangi B, Kapczinski F, editors. Personalized psychiatry: big data analytics in mental health. Cham: Springer; 2019. p. 161-72.
35. Fusar-Poli P, Manchia M, Koutsouleris N, Leslie D, Woopen C, Calkins ME, et al. Ethical considerations for precision psychiatry: a roadmap for research and clinical practice. Eur Neuropsychopharmacol. 2022;63:17-34.

36. Passos IC, Ballester PL, Barros RC, Librenza-Garcia D, Mwangi B, Birmaher B, et al. Machine learning and big data analytics in bipolar disorder: a position paper from the International Society for Bipolar Disorders Big Data Task Force. Bipolar Disord. 2019;21(7):582-94.
37. Kelly SM. The way we work is about to change. CNN Business [Internet]. 2023 Mar 19 [capturado em 25 jun. 2023]. Disponível em: https://www.cnn.com/2023/03/19/tech/ai-change-how-we-work/index.html.
38. Jha S, Topol EJ. Adapting to artificial intelligence: radiologists and pathologists as information specialists. JAMA. 2016;316(22):2353-4.
39. The workplace of the future. The Economist [Internet]. 2018 Mar 28 [capturado em 25 jun. 2023]. Disponível em: https://www.economist.com/leaders/2018/03/28/the-workplace-of-the-future?.
40. Telles LEB, Roza TH, Silva SMM, Bitencourt MO, Silva CGS, Telles BB, et al. Forensic psychiatry in the age of the internet: the use of internet forums on the promotion and planning of an adolescent mass shooting. Trends Psychiatry Psychother. 2022 Feb 15.
41. O que são crimes cibernéticos? Como se proteger dos crimes cibernéticos [Internet]. Kaspersky; 2023 [capturado em 25 jun. 2023]. Disponível em: https://www.kaspersky.com.br/resource-center/threats/what-is-cybercrime.
42. Fox JA, Levin J, Fridel EE. Extreme killing: understanding serial and mass murder. 5th ed. Thousand Oaks: Sage; 2023.
43. Booty M, O'Dwyer J, Webster D, McCourt A, Crifasi C. Describing a "mass shooting": the role of databases in understanding burden. Inj Epidemiol. 2019;6:47.
44. Silva SMM, Silva CGS, Telles BB, Barros AJS, Telles LEB. Assassinato múltiplo: o que sabemos? Debates Psiquiatr. 2021;11:1-22.
45. Lowe SR, Galea S. The mental health consequences of mass shootings. Trauma Violence Abuse. 2017;18(1):62-82.
46. Roza TH, Valença AM, Alexandre MFF, Silva AG, Telles LEB. Mass murders in Brazil: the rise of a tragic forensic and public health problem. Braz J Psychiatry. 2023 May 25.
47. Roza TH, Noronha LT, Makrakis MA, Spritzer DT, Gadelha A, Kessler FHP, et al. Gaming disorder and problematic use of social media. In: Passos IC, Rabelo-da-Ponte FD, Kapczinski F, editors. Digital mental health: a practitioner's guide. Cham: Springer; 2023. p. 237-53.
48. Meindl JN, Ivy JW. Mass shootings: the role of the media in promoting generalized imitation. Am J Public Health. 2017;107(3):368-70.
49. Eskelsen V. Ataque a creche em Blumenau: crianças mortas eram filhas únicas, diz prefeito. Estadão [Internet]. 2023 abr. 5 [capturado em 25 jun. 2023]. Disponível em: https://www.estadao.com.br/brasil/ataque-creche-blumenau-quem-sao-as-vitimas-nprm/.
50. ABP lista 10 abordagens para crimes bárbaros como o de Blumenau. Estado de Minas [Internet]. 2023 abr. 6 [capturado em 25 jun. 2023]. Disponível em: https://www.em.com.br/app/noticia/saude-e-bem-viver/2023/04/06/interna_bem_viver,1478361/abp-lista-10-abordagens-para-crimes-barbaros-como-o-de-blumenau.shtml.
51. Wiener JGD, Boyd CJ. Cryptocurrency in surgery: current adoption and future direction. Am J Surg. 2022;223(4):825-6.
52. Trozze A, Kamps J, Akartuna EA, Hetzel FJ, Kleinberg B, Davies T, et al. Cryptocurrencies and future financial crime. Crime Sci. 2022;11(1):1.
53. Nakamoto S. Bitcoin: a peer-to-peer electronic cash system [Internet]. 2008 [capturado em 25 jun. 2023]. Disponível em: https://www.ussc.gov/sites/default/files/pdf/training/annual-national-training-seminar/2018/Emerging_Tech_Bitcoin_Crypto.pdf.
54. Boyd CJ, Bekisz JM, Salibian AA, Choi M, Karp NS. Cryptocurrency as an alternative payment for plastic surgery. Plast Reconstr Surg. 2022;150(3):720e-1e.
55. Zaza T, Boudreau HS, Boyd CJ. The utilization of cryptocurrency as financial reimbursement in dermatology practices. Dermatol Online J. 2021;27(10):1-2.

56. Roza TH, Tavares H, Kessler FHP, Passos IC. Problematic trading: gambling-like behavior in day trading and cryptocurrency investing. Trends Psychiatry Psychother. 2023 Apr 17.
57. Delfabbro P, King DL, Williams J. The psychology of cryptocurrency trading: risk and protective factors. J Behav Addict. 2021;10(2):201-7.
58. Harris KM, McLean JP, Sheffield J. Examining suicide-risk individuals who go online for suicide-related purposes. Arch Suicide Res. 2009;13(3):264-76.
59. Prior TI. Suicide methods from the internet. Am J Psychiatry. 2004;161(8):1500-1.
60. Mars B, Heron J, Biddle L, Donovan JL, Holley R, Piper M, et al. Exposure to, and searching for, information about suicide and self-harm on the Internet: prevalence and predictors in a population based cohort of young adults. J Affect Disord. 2015;185:239-45.

ÍNDICE

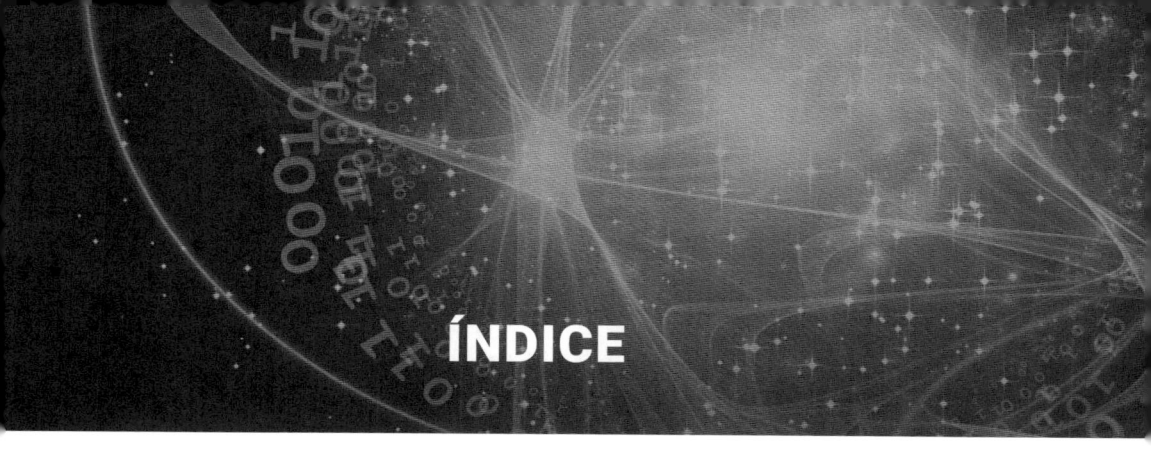

As letras *f*, t indicam, respectivamente, figuras e tabelas

A

Actimetria, 106-107
Adolescentes, 93-95
    intervenções digitais no TOC, 93-95
Adultos, 121-123
    e uso de aplicativos no TDAH, 121-123
        diagnóstico e monitoramento, 121
        psicoeducação e adesão ao tratamento, 122
        psicoterapias, 122-123
        treinamento cognitivo, 121-122
Agentes glutamatérgicos, 148
Alimentação e comportamento alimentar, 250-264
    abordagens digitais, 252-263
        alterações metabólicas nos transtornos, 254-257
        barreiras e facilitadores, 260-263
        controle de peso, 257-260
    saúde mental e alimentação, 252
Alterações metabólicas nos transtornos psiquiátricos, 254-257
Ansiedade, aplicativos, 139
Aplicativos, 7-9, 29-37, 45-54, 61-65, 76-77, 80, 108-110, 117-123, 137-141, 257-260, 275-278
    avaliação da qualidade, 297-301
    barreiras, desafios e limitações, 35-36
    de *mindfulness*, 34-35, 137-141
    e TDAH, 117-123
    e transtornos de ansiedade, 76-77, 80, 81
    escalas aplicadas em, 275-278
    para intervenções terapêuticas, 33-35
        DBT, 35
        mindfulness, 34-35
        TCC, 33-34
    para avaliação do sono, 108-110
    para controle de peso, 257-260
    para intervenções no TB, 61-65
    para intervenções no TDM, 45-54
    para monitoramento clínico, 31-33
    para triagem diagnóstica, 30-31
Aprendizado de máquina, 164-168, 338-339
Assassinatos em massa, 340-341
Atividade física, 17, 241-247
    benefícios na saúde mental, 241-242
    tecnologias para promoção em pacientes psiquiátricos, 244-246
Avaliação, 9f, 15, 32, 42, 44t, 87-89, 101-110, 163, 178-182, 297-301
    avaliação momentânea ecológica (AME), 15, 32, 42, 44t, 163
    clínica da insônia, 101-110
    da qualidade de aplicativos, 297-301
    de risco de suicídio, 178-182
    do sono, 108-110
    modelo da APA, 9f
    virtual do TOC, 87-89

Avanço digital, barreiras, 68-69

B

Bem-estar e realidade virtual (RV), 236
Big data, 161-172
    avaliação momentânea ecológica (AME), 163
    psiquiatria de precisão, 163-172
        limitações e obstáculos, 170-172
        psiquiatria computacional, 164-170
Biofeedback, 78-79
Biomarcadores, 204-205

C

Chatbots, 22-23, 54-55, 78, 81, 282-293
    auxílio na prática clínica, 285-288
    ChatGPT, 288-289
    e transtornos de ansiedade, 78, 81
    no TDM, 54-55
    questões emergentes, 289-292
    taxonomia dos, 283-285
ChatGPT, 288-289
Cibercondria, 320-321
Clínica, 1-11
    digital, 4-5, 6f
    inteligência artificial, 5-7
    perspectivas futuras, 10-11
    regulamentação de aplicativos, 7-9
    saúde mental digital, 2-4, 10
Coleta de dados via *smartphones/gadgets*, 15-18, 42-45, 105-110
    na insônia, 105-110
    no TDM, 42-45
    pesquisas envolvendo tecnologias digitais na, 15-18
        tipo de dados e utilidade, 17-18
            atividade física e mobilidade, 17
            interações sociais, 17
            outras atividades diárias, 18
            sono, 18

Comportamento alimentar *ver* Alimentação e comportamento alimentar
Confiabilidade de instrumentos, 269
Confidencialidade, 328
Consentimento informado, 328
Controle de peso, aplicativos, 257-260
Crianças, 93-95, 118-121
    e uso de aplicativos no TDAH, 118-121
    intervenções digitais no TOC, 93-95
Crimes cibernéticos e criminologia digital, 340-342
    assassinatos em massa, 340-341
    criptomoedas, 341-342
Cyberbullying, 318-319

D

Dados, 15-20, 42-45, 105-110, 203-204, 328-331
    análise de, 18-20
    coleta de, 15-18, 42-45, 105-110
    fontes de dados, 203
    Lei Geral de Proteção de Dados (LGPD), 328-331
    processamento de dados, 204
Déficit de atenção/hiperatividade (TDAH), 115-126
    FOCUS TDAH, 123-125
    uso de aplicativos, 117-123
        resultados em adultos, 121-123
        resultados em crianças, 118-121
        tipos e objetivos, 117-118
Dependências químicas e comportamentais e realidade virtual, 233-234
Depressão, aplicativos, 139
Diagnóstico, 30-31, 121, 146-147, 168-169, 205-206, 306
Discurso de ódio, 321-322
Dispositivos vestíveis, 79, 107-108
    e monitoramento do sono, 107-108
    e transtornos de ansiedade, 79

Índice

E

Empatia, desenvolvimento a partir da realidade virtual, 234-235
Escalas, 271-278
   aplicadas em aplicativos, 275-278
   aplicadas em *softwares* para computador, 274-275
   aplicadas em *websites*, 272-274
Esquizofrenia e uso de IA, 198-198
Ética na era digital, 326-342
   aspectos éticos da telepsiquiatria, 328
   crimes cibernéticos e criminologia digital, 340-342
      assassinatos em massa, 340-341
      criptomoedas, 341-342
   em psicoterapia, 331-335
   IA e aprendizado de máquina, 338-339
   Lei Geral de Proteção de Dados (LGPD), 328-331
   na perícia psiquiátrica, 335-338
   relação entre internet e risco de suicídio, 342
Exercícios físicos *ver* Atividade física
Exposição e prevenção de resposta (EPR), 86-87

F

Fake news, 321-322
Fenótipo digital, 42-45, 202-210
   como recurso para transtornos do humor, 204-208
      atendimento a populações especiais, 208
      como biomarcador, 204-205
      como ferramenta diagnóstica, 205-206
      entrega de tratamento personalizado, 207-208
      monitoramento do tratamento, 206-207
   dados de, 203-204
      fontes de dados, 203
      processamento de dados, 204
   limitações, 208-209
   problemas éticos, 209-210
FOCUS TDAH, 123-125
FoMO, 316-318

G

Gaming disorder como transtorno mental, 303-309
   diagnóstico diferencial, 306
   comorbidades psiquiátricas, 306
   prejuízo funcional, 306
   uso normal de jogos digitais, 306
   epidemiologia e fatores de risco, 306-308
   tratamento e prevenção, 308-309

H

Hiperatividade (TDAH), 115-126
Humor, transtornos do, 204-208

I

Inibidores seletivos da recaptação de serotonina (ISRSs), 148
Insônia, 99-112, 140
   aplicativos, 140
   avaliação clínica da, 101-110
      coleta de dados autorrelatados e variáveis subjetivas, 105-106
      coleta passiva de dados e variáveis objetivas, 106-110
   fatores perpetuadores, 101
   fatores precipitantes, 100-101
   fatores predisponentes, 100
   tratamento, 111-112
Instrumentos psicométricos: escalas, 271-278
   aplicadas em aplicativos, 275-278
   aplicadas em *softwares* para computador, 274-275
   aplicadas em *websites*, 272-274
Inteligência artificial (IA), 5-7, 179-182, 189-198, 338-339

e aprendizado de máquina, 338-339
e identificação de doenças psiquiátricas, 189-198
  esquizofrenia, 196-198
  transtorno bipolar, 192-194
  transtorno depressivo maior, 194-196
e predição de risco de suicídio, 179-182
Interações sociais, 17
Internet e redes sociais, 311-322
  uso problemático, 311-322
    cibercondria, 320-321
    cyberbullying, 318-319
    discurso de ódio e *fake news*, 321-322
    FoMO, 316-318
    transtorno de compras, 319-320
    uso passivo *versus* uso ativo, 314-316
Intervenções digitais, 20-23, 45-56, 65-68
  efetividade das, 65-68
  em pesquisas, 20-23
    chatbots, 22-23
    intervenções psicoterápicas, 20-21
    realidade virtual, 21-22
  no *skin picking*, 149-154
  no TDM, 45-54
  no TOC, 89-95
iTCC, 80

J
Jogos digitais, uso problemático, 303-309

L
Lei Geral de Proteção de Dados (LGPD), 328-331
Limitações dos aplicativos, 35-36, 111-112
  para insônia, 111-112
Lose It!, 260

M
Máquina, aprendizado de, 164-168
Mindful eating, 139-140
Mindfulness, 34-35, 130-141, 235-236

aplicativos de, 34-35, 137-141
  desempenho geral, 139-140
  ansiedade e depressão, 139
  insônia, 140
  metanálises, 140-141
  transtornos alimentares, 139-140
  associada à realidade virtual, 235-236
  intervenções baseadas em, 131-134, 135-136t
  intervenções informadas por, 134, 137
Mobilidade, 17
Monitoramento clínico, aplicativos para, 31-33
Monitoramento virtual, 87-89, 121
  no TDAH, 121
MyFitnessPal, 259

N
Noom, 259-260

P
Perícia psiquiátrica, 335-338
Peso, aplicativos para controle de, 257-260
Pesquisa científica e tecnologias digitais, 13-26
  análise de dados, 18-20
  coleta de dados, 15-18
    tipo de dados e utilidade, 17-18
  ética e privacidade, 24-25
  intervenções digitais, 20-23
    chatbots, 22-23
    intervenções psicoterápicas, 20-21
    realidade virtual, 21-22
  regulamentação e liberação, 23-24
Populações especiais e fenotipagem digital, 208
Prejuízo funcional, 306
Prevenção, 86-87, 155-156, 182-183, 308-309
Privacidade, 328, 339
Psicoeducação, 122

e TDAH em adultos, 122
Psicometria, 267-279
   confiabilidade, 269
   instrumentos psicométricos: escalas, 271-278
      aplicadas em aplicativos, 275-278
      aplicadas em *softwares* para computador, 274-275
      aplicadas em *websites*, 272-274
   validade de construto, 269-270
      convergente, 269-270
      discriminante, 270
   validade do conteúdo, 268-269
   validade do critério, 270-271
Psicoterapia, 45-56, 122-123, 217-225
   on-line, 217-225
      contraindicações, 224-225
      indicações, 223
      setting, 220-222
      técnica, 222-223
      vantagens e desvantagens, 217-220
Psiquiatria de precisão, 163-172
   aprendizado de máquina, 164-168
   limitações e obstáculos, 170-172
      dilemas éticos, 171-172
   psiquiatria computacional, 164-170
      aplicabilidade, 168-170
      diagnósticos, 168-169
      prognósticos, 169
      risco de suicídio, 169-170
      tratamentos, 170

Q

Qualidade de aplicativos, avaliação, 297-301

R

Realidade virtual (RV), 21-22, 78, 80-81, 227-238
   aplicações da, 229-234
      dependências, 233-234
      TEA, 234
      TEPT, 231
      TOC, 232-233
      transtornos alimentares, 233
      transtornos de ansiedade, 230-231
      transtornos depressivos, 231-232
      transtornos psicóticos, 232
   associada à *mindfulness*, 235-236
   e bem-estar, 236
   e transtornos de ansiedade, 78, 80-81, 230-231
   limitações e considerações éticas, 236-237
   para desenvolvimento da empatia, 234-235
Redes sociais *ver* Internet e redes sociais
Risco de suicídio, 169-170, 175-185, 342
   aspectos éticos, 184
   estratégias de prevenção, 182-183
   predição e avaliação de, 178-182
   relação com a internet, 342
   uso de IA, 179-184
      limitações e desafios técnicos, 183-184

S

Saúde mental digital, 2-4, 10
Segurança do paciente, 328
Serious games e transtornos de ansiedade, 79
Setting on-line, 220-222
Skin picking, 144-157
   diagnóstico, 146-147
   prevenção, 155-156
   transtornos relacionados, 156-157
   tratamento, 147-155
      farmacológico, 148
      inovadores e alternativos, 155
      intervenções digitais, 149-154
Smartphones e coleta de dados *ver* Coleta de dados via *smartphones/gadgets*
Sono, 18, 108-110
   aplicativos para avaliação do, 108-110
Suicídio, risco de, 169-170 *ver também* Risco de suicídio

SuperBetter (SB), 47f

T

Telemedicina, 213-225
    diretrizes operacionais, 214-215
    telepsiquiatria, 215-225
Telepsiquiatria, 215-225, 328
    aspectos éticos da, 328
    atendimento em, 215-216
    eficácia e efetividade, 216-217
    na prática da psicoterapia, 217-225
        contraindicações, 224-225
        indicações, 223
        setting, 220-222
        técnica, 222-223
        vantagens e desvantagens, 217-220
Terapia(s), 33-35, 77-78, 80, 86-87
    baseadas em internet, 77-78
    cognitivo-comportamental (TCC), 33-34, 80, 86-87
        aplicativos de, 33-34
        e TOC, 86-87
        e transtornos de ansiedade, 80, 81
    cognitivo-comportamentais baseadas na internet (iTCCs), 80
    comportamental dialética (DBT), aplicativos de, 35
Thrive, 53f
Transtorno bipolar (TB), 59-71, 192-194
    aplicativos, 61-65, 69-70
        desafios no desenvolvimento, 69-70
        intervenções baseadas em, 61-65
    barreiras do avanço digital, 68-69
    e uso de IA, 192-194
    efetividade das intervenções digitais, 65-68
    revolução digital na saúde mental, 60-61
Transtorno de compras relacionado à internet, 319-320
Transtorno de estresse pós-traumático (TEPT), 231
    uso de realidade virtual no tratamento, 231

Transtorno depressivo maior (TDM), 40-56, 194-196
    chatbots, 54-55
    e uso de IA, 194-196
    ferramentas digitais na prática clínica, 42-45
        coleta de dados e fenótipo digital, 42-45
        intervenções via *smartphones*/internet, 45-54
Transtorno do espectro autista (TEA), 234
    e intervenções com realidade virtual, 234
Transtorno obsessivo-compulsivo (TOC), 85-97, 232-233
    avaliação e monitoramento virtual, 87-89
    intervenções digitais, 89-95
        assíncronas, 92-93
        em crianças e adolescentes, 93-95
        síncronas, 90-92
    intervenções por realidade virtual, 232-233
    TCC e EPR, 86-87
Transtornos alimentares, 139-140, 233
    aplicativos, 139-140
    intervenções por realidade virtual, 233
Transtornos de ansiedade, 74-82, 230-231
    eficácia das intervenções, 79-81
        na fobia específica, 81
        no transtorno de ansiedade generalizada, 80
        no transtorno de ansiedade social, 80-81
        no transtorno de pânico, 81
    intervenções digitais, 75-79
        aplicativos móveis, 76-77
        biofeedback, 78-79
        chatbots, 78
        dispositivos vestíveis, 79
        realidade virtual, 78
        serious games, 79
        terapias baseadas em internet, 77-78
    intervenções por realidade virtual, 230-231
Transtornos depressivos, 231-232

intervenções por realidade virtual, 231-232
Transtornos do humor, 204-208
    fenótipo digital como recurso, 204-208
Transtornos psicóticos, 232
    intervenções por realidade virtual, 232
Tratamentos, 111-112, 122, 147-155, 170, 206-208, 231, 308-309
Treinamento, 119-122
    cognitivo, 119-122
        e TDAH em adultos, 121-122
        e TDAH em crianças, 119-120
    parental, 120
        e TDAH em crianças, 120

Triagem diagnóstica, aplicativos para, 30-31

U

Uso passivo *versus* uso ativo das redes sociais, 314-316

V

Validade, 268-271
    de construto, 269-270
        convergente, 269-270
        discriminante, 270
    do conteúdo, 268-269
    do critério, 270-271